U0349014

陈有信 / 著

视网膜黄斑病变
陈有信 2020 观点

科学技术文献出版社
SCIENTIFIC AND TECHNICAL DOCUMENTATION PRESS

·北京·

图书在版编目（CIP）数据

视网膜黄斑病变陈有信2020观点 / 陈有信著. —北京：科学技术文献出版社，2019.9（2020.12重印）

ISBN 978-7-5189-5879-5

Ⅰ. ①视… Ⅱ. ①陈… Ⅲ. ①视网膜疾病—黄斑病变—诊疗 Ⅳ. ① R774.5

中国版本图书馆 CIP 数据核字（2019）第 167859 号

视网膜黄斑病变陈有信2020观点

策划编辑：蔡 霞　　责任编辑：蔡 霞　　责任校对：文 浩　　责任出版：张志平

出 版 者	科学技术文献出版社
地　　址	北京市复兴路15号　　邮编　100038
编 务 部	（010）58882938，58882087（传真）
发 行 部	（010）58882868，58882870（传真）
邮 购 部	（010）58882873
官方网址	www.stdp.com.cn
发 行 者	科学技术文献出版社发行　全国各地新华书店经销
印 刷 者	北京虎彩文化传播有限公司
版　　次	2019 年 9 月第 1 版　2020 年 12 月第 4 次印刷
开　　本	710×1000　1/16
字　　数	358千
印　　张	36　彩插32面
书　　号	ISBN 978-7-5189-5879-5
定　　价	198.00元

序
Preface

韩启德

　　欧洲文艺复兴后，以维萨利发表《人体构造》为标志，现代医学不断发展，特别是从 19 世纪末开始，随着科学技术成果大量应用于医学，现代医学发展日新月异，发生了根本性的变化。

　　在过去的一个世纪里，我国现代化进程加快，现代医学也急起直追。但由于启程晚，经济社会发展落后，在相当长的时期里，我国的现代医学远远落后于发达国家。记得 20 世纪 50 年代，我虽然生活在上海这个最发达的城市里，但是母亲做子宫切除术还要到全市最高级的医院才能完成；我患猩红热继发严重风湿性心包炎，只在最严重昏迷时用过一点青霉素。20世纪60—70年代，我从上海第一医学院毕业后到陕西农村基层工作，在很多时候还只能靠"一根针，一把草"治病。但是改革开放仅仅30多年，我国现代医学的发展水平已经接近发达国家。可以说，世界上所有先进的诊疗方法，中国的医生都能做，有的还做得更好。更为可喜的是，近年来我国医学界开始取得越来越多的原创性成果，在某些点上已经处于世界领先地位。中国医生已经不再盲从发达国家的疾病诊疗指南，而能根据我们自己的经验和发现，根据我国自己的实际情况制定临床标准和规范。我们越来越有自己的东西了。

要把我们"自己的东西"扩展开来，要获得越来越多"自己的东西"，就必须加强学术交流。我们一直非常重视与国外的学术交流，第一时间掌握国外学术动向，越来越多地参与国际学术会议，有了"自己的东西"也总是要在国外著名刊物去发表。但与此同时，我们更需要重视国内的学术交流，第一时间把自己的创新成果和可贵的经验传播给国内同行，不仅为加强学术互动，促进学术发展，更为学术成果的推广和应用，推动我国医学事业发展。

　　我国医学发展很不平衡，经济发达地区与落后地区之间差别巨大，先进医疗技术往往只有在大城市、大医院才能开展。在这种情况下，更需要采取有效方式，把现代医学的最新进展以及我国自己的研究成果和先进经验广泛传播开去。

　　基于以上考虑，科学技术文献出版社精心策划出版《中国医学临床百家》丛书。每本书涵盖一种或一类疾病，由该疾病领域领军专家撰写，重点介绍学术发展历史和最新研究进展，并提供具体临床实践指导。临床疾病上千种，丛书拟以每年百种以上规模持续出版，高时效性地整体展示我国临床研究和实践的最高水平，不能不说是一个重大和艰难的任务。

　　我浏览了丛书中已经完稿的几本书，感觉都写得很好，既全面阐述了有关疾病的基本知识及其来龙去脉，又介绍了疾病的最新进展，包括笔者本人及其团队的创新性观点和临床经验，学风严谨，内容深入浅出。相信每一本都保持这样质量的书定会受到医学界的欢迎，成为我国又一项成功的优秀出版工程。

　　《中国医学临床百家》丛书出版工程的启动，是我国现代医学百年进步的标志，也必将对我国临床医学发展起到积极的推动作用。衷心希望《中国医学临床百家》丛书的出版取得圆满成功！

是为序。

作者简介
Author introduction

    陈有信，北京协和医院眼科常务主任，中国医学科学院眼底病重点实验室主任，教授，博士研究生导师。中华医学会眼科学分会常务委员兼主任委员助理，中国医师协会眼科医师分会顾问，中国老年保健协会眼科分会副会长，中国老年医学会常务委员兼秘书长，北京医生协会眼科专业委员会会长兼眼科人工智能分委会主任委员，海峡两岸医药卫生交流协会理事兼眼科分委会副主任委员、黄斑学组组长，中国非公医疗机构协会眼科分会副会长兼眼科影像信息学组组长；兼任《中华眼科杂志》*BMC Ophthalmology* 等杂志编委等。作为合作研究者完成的"泪液学临床及实验研究"获得国家科技进步二等奖。主持国家自然科学基金等多项。

    近年来，致力于黄斑变性及息肉状脉络膜血管病变和人工智能方面的研究。参与《眼底病学》"Retina"（第五版）等十余部专著的写作，共同主编《视网膜色素上皮基础与临床》《眼底荧光素血管造影》《常用眼底病检查技术（DVD）》。翻译出版《白内障诊治》"Retinal Vascular disease""Retina, 4th edition"（第一卷）。发表各类眼科学术文章 70 多篇。2004 年被授予"中华眼科学会奖"，2008 年被授予亚太眼科学会"杰出服务奖"，2015 年荣获"中国优秀医生奖"，2016 年、2018 年分别获得亚太眼科学会"成就奖"，2018 年获得海外华人视觉与眼科研究协会颁发的"杰出领导力奖"。

特别鸣谢

（按姓氏拼音排序）

陈　欢　　陈露璐　　戴荣平　　耿　爽

韩若安　　李　冰　　刘姝林　　刘雨桐

刘子扬　　陆慧琴　　罗明月　　孙晓蕾

汤　加　　王尔茜　　吴　婵　　徐至研

杨景元　　杨治坤　　于伟泓　　原铭贞

张　潇　　张碧磊　　张辰茜　　张梦雨

赵欣宇

编写秘书：张辰茜

前 言
Foreword

    黄斑是眼底最重要的结构，它司人的光觉、形觉和色觉。因此，一旦黄斑因为各种原因，如疾病、外伤，甚至一些先天遗传因素，使得黄斑的结构受到损害，则视功能势必受到严重影响。

    近年来，随着科技水平的发展，有两方面主要的进步，大大推动了黄斑疾病的诊断和治疗水平。

    一是影像技术，特别是光相干断层扫描术（optical coherent tomography，OCT）技术，此项技术使得我们可以在活体下无创地看到视网膜、脉络膜，甚至部分巩膜的结构和层次，看到不同病变成分在眼底的光学反射特性，看到病变累及视网膜或脉络膜在哪个层次，为了解黄斑病变的定位、研究疾病的发病机制提供了可能，而且图像清晰度越来越高，并且具有很多定量测定功能。此外，OCT 血管成像术（OCT angiography，OCTA）的进展，使得不用造影剂观察眼底血管血流成为可能。随着扫描深度和速度的提高，如扫频源 OCT 技术的出现，扫描的深度显著提高，一次扫描的图像既可以看到后部玻璃体，同时可以清晰地看到视网膜和脉络膜层，而速度的提高使得扫描的广度得到极大的提升，结构 OCT 的扫描宽度可达 16mm，OCTA 的扫描面积可达 12mm×12mm。而且设备性能还在不断提升之中，扫描速度可以达到 20 万次/秒以上，将来可以做到更大范围的扫描，很大程度上替代荧光素血管造影。技术的进展还包括人工智能技术在眼底影像诊断方面的应用。

二是治疗药物的进展，这方面主要是抗 VEGF 药物在血管性眼底疾患方面的应用，使得过去束手无措的疾患，有了治疗手段。同时，基因治疗、干细胞技术、电子芯片技术都在黄斑疾患治疗方面有较大进步。

本书由北京协和医院眼科组织编写，试图将近年来黄斑疾病相关的基础研究、影像学进展、治疗进展进行归纳并介绍给大家，以期读者在较短时间内了解国内外有关黄斑疾病的诊疗进展，同时对黄斑疾病的基础研究和临床诊疗工作有一定的启示。编写过程中得到了科室多位同事及研究生、进修生们的大力帮助，特别是张辰茜医师在本书后期整理中做出了大量工作和贡献，在此一并致谢。由于水平所限，特别是近年来技术的飞速发展，往往待书出版后，某些理论、概念或诊疗方案已经有所改变，因此，本书的局限性在所难免，敬请广大读者鉴谅！

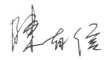

目 录
Contents

光相干断层扫描血管成像术在黄斑疾病研究中的应用 / 001

1. 光相干断层扫描血管成像术的概述 / 001

2. OCTA 的基本原理 / 002

3. OCT 图像解读 / 006

4. OCTA 可以让人们重新思考现有临床实践对黄斑疾病的影响 / 017

自发荧光的概述、基本原理及在眼底疾病研究中的应用 / 019

5. 正常 FAF 的功能状态 / 020

6. 临床常见眼底疾病 FAF 特征及意义 / 022

年龄相关性黄斑变性的诊治新进展 / 033

7. AMD 病因研究进展 / 033

8. 萎缩性年龄相关性黄斑变性的检查和治疗进展 / 037

9. 湿性年龄相关性黄斑变性的临床表现和治疗进展 / 045

10. OCTA 在 AMD 诊断和治疗中的应用 / 048

11. 人工智能在 AMD 诊断和治疗中的应用 / 053

息肉状脉络膜血管病变的病理机制与基因研究进展 / 066

12. 息肉状脉络膜血管病变的病理机制研究进展 / 066

13. 息肉状脉络膜的基因研究进展 / 075

息肉状脉络膜血管病变的分型及基于分型的治疗研究进展 / 093

14. PCV 的分型 / 094

15. PCV 治疗的研究进展 / 102

视网膜下高反射物质的研究及临床意义 / 117

16. 视网膜下高反射物质的临床特点 / 118

17. 视网膜下高反射物质的分类研究 / 119

18. SHM 的治疗及预后 / 126

19. SHE 是新生血管活动性征象，抗 VEGF 药物注射能有效消解 SHE / 127

视网膜色素上皮脱离 / 133

20. PED 的临床表现与检查 / 134

21. PED 的病因 / 134

22. PED 与 CNV 的鉴别 / 135

23. AMD 继发的 PED / 136

24. 其他可能造成 PED 的疾病 / 140

25. 不同类型 PED 的治疗方法 / 141

26. PED 的预后和预防 / 144

视网膜色素上皮撕裂的分类、病因、治疗及预后 / 151

27. RPE 撕裂的流行病学特点 / 152

28. RPE 撕裂的分类 / 152

29. RPE 撕裂的发病机制 / 154

30. RPE 撕裂的诊断 / 155

31. RPE 撕裂的转归 / 156

32. RPE 撕裂的治疗 / 156

VEGF 的神经保护作用及抗 VEGF 治疗的不良反应 / 161

33. VEGF 家族及其受体 / 161

34. VEGF 的神经保护作用 / 162

35. VEGF 神经保护作用的机制 / 163

36. 抗 VEGF 药物的特性 / 166

37. 抗 VEGF 治疗的局部不良反应 / 167

38. 抗 VEGF 治疗的系统性不良反应 / 171

光动力疗法的作用机制及在眼底疾病治疗中的应用 / 178

39. 光动力疗法的作用机制 / 179

40. 光动力疗法的临床应用 / 183

抗 VEGF 时代的眼底激光治疗进展 / 197

41. 激光作用原理 / 198

42. 激光的临床运用 / 202

精准医疗与药物遗传学在 AMD 治疗中的研究进展 / 216

43. AMD 治疗中精准的诊断 / 218

44. AMD 治疗中精准的药物选择 / 218

45. AMD 治疗中精准治疗的剂量与治疗方案 / 221

46. AMD 精准治疗的药物遗传学 / 224

视网膜静脉阻塞的概述及诊疗进展 / 233

47. RVO 的流行病学与危险因素 / 235

48. RVO 的临床表现 / 236

49. RVO 的诊断 / 237

50. 视网膜静脉阻塞的治疗方向 / 241

糖尿病黄斑水肿是血管异常、神经衰退和炎症反应共同作用的结果 / 253

51. 微血管异常、BRB 功能障碍是 DME 最显著的病理改变 / 254

52. 神经退行性病变隐匿发生 / 256

53. 局部慢性炎症反应推波助澜 / 257

DME 治疗的临床研究进展 / 261

54. DME 的流行病学现状及进展 / 261

55. DME 的诊断新进展 / 263

56. DME 的治疗新进展 / 264

57. DME 治疗国际指南的解读 / 289

58. DME 治疗的临床病例解析 / 293

糖尿病视网膜病变的表观遗传学研究进展 / 301

59. 糖尿病视网膜病变的代谢记忆 / 301

60. 表观遗传学与糖尿病视网膜病变 / 304

61. 基于表观遗传学的糖尿病视网膜病变治疗 / 309

病理性近视的分型及影像学研究进展 / 314

62. Meta-PM 研究的分级标准 / 315

63. 病理性近视分类中的相关眼底表现 / 317

高度近视黄斑劈裂 / 339

64. MF 的诊断 / 339

65. MF 的 OCT 分型 / 340

66. MF 的发生机制 / 342

67. MF 的自然病程与转归 / 342

68. MF 的治疗 / 343

病理性近视继发 CNV 的治疗进展 / 352

69. Anti-VEGF 仍为病理性近视继发 CNV 的一线治疗 / 353

70. 病理性近视继发 CNV 的辅助治疗措施 / 356

71. 病理性近视继发 CNV 治疗的终极困境 / 358

黄斑前膜研究新进展 / 364

72. 黄斑前膜的临床表现与自然病程 / 364

73. 黄斑前膜的病理及病理生理机制 / 366

74. 黄斑前膜的影像学研究 / 367

75. 黄斑前膜的治疗进展 / 374

黄斑裂孔手术治疗新进展 / 386

76. 玻璃体切割手术是 FTMH 的首选治疗方式 / 387

77. 重组微纤溶酶 Ocriplasmin 在 MH 中的临床应用 / 396

78. 单纯玻璃体腔注气术在 MH 中的临床应用 / 396

脉络膜肥厚系疾病 / 403

79. 新技术带来新视野 / 403

80. 脉络膜肥厚系疾病的典型临床特点 / 408

81. 脉络膜肥厚系疾病的诊断治疗 / 414

82. 未解之谜 / 415

AZOOR 的概述、临床表现和发病机制 / 419

83. AZOOR 病如其名，是一种少见的外层视网膜病变 / 419

84. AZOOR 多见于中高度近视的青年女性 / 420

85. AZOOR 病因不明，可能与病毒感染及免疫功能紊乱有关 / 421

急性黄斑旁中心中层视网膜病变的概述、诊断和治疗 / 426

86. PAMM 的发现与命名得益于相干光断层扫描等影像技术的精进 / 426

87. 近红外眼底照相和 OCT 是诊断 PAMM 的利器 / 427

88. PAMM 可以是特发性，也可以继发于眼部及其他全身疾病 / 427

89. PAMM 目前尚无有效的治疗方法 / 428

Mac Tel 概述、分类、发病机制及治疗进展 / 434

90. 视网膜毛细血管扩张的分型 / 435

91. 视网膜毛细血管扩张的发病机制 / 438

92. 视网膜毛细血管扩张的治疗进展 / 448

遗传性视网膜病变的治疗研究进展 / 455

93. 基因治疗与基因编辑 / 455

94. 细胞治疗 / 463

95. 人工视网膜 / 465

96. 新药及新型给药系统 / 469

视网膜假体研究进展 / 474

97. 视网膜假体是一种人工视网膜植入系统 / 474

98. 视网膜植入电极系统的作用及原理 / 475

眼科人工智能与深度学习技术 / 488

99. 人工智能概述、历史及基本研究方法 / 488

100. 眼科人工智能研究 / 492

眼科立体可视化技术的研究进展 / 514

101. 眼科立体可视化技术的基本原理 / 514

102. 眼科立体可视化技术在眼科的应用 / 515

103. 3D 可视化系统的优点 / 516

104. 3D 可视化系统的不足 / 517

眼科手术机器人的研究进展 / 518

105. 手术机器人发展史 / 519

106. 手术机器人与眼表手术 / 521

107. 手术机器人与玻璃体视网膜手术 / 523

108. 眼科手术机器人的展望 / 528

眼底病的基因治疗 / 530

109. 基因治疗的分类 / 531

110. 基因治疗相关技术及发展 / 533

111. 基因增强应用于眼底疾病治疗 / 536

112. 基因治疗眼底疾病的展望 / 548

出版者后记 / 555

光相干断层扫描血管成像术在黄斑疾病研究中的应用

1. 光相干断层扫描血管成像术的概述

光相干断层扫描血管成像（optical coherence tomography angiography，OCTA）是基于光相干断层扫描（optical coherence tomography，OCT）发展而来，主要用于无创、立体、快速显示有限区域的视网膜与部分脉络膜血流。

1991 年，David Huang 在 *Science* 杂志报道 OCT 技术，发展至今已超过 20 年。1997—2000 年，基于多普勒效应的 OCT 技术被用于探测血流速度与方向。然而，越接近垂直于探测光线的血流，即入射光线与血流所成角度越接近 90°，血流越不容易被探测到。尽管双光源多普勒 OCT 可以被用于解决部分角度的血流无法探测的问题，但实用性与图像质量仍有待改善。2006 年起，基于分析 OCT 干涉信号相位、波幅，OCTA 技术开始出现，并不断优化，普及商用，OCTA 的扫描速度、范围、分辨率都在逐步提升。

不同厂商或实验室根据算法及采用的激光扫描探头的不同，研究出了不同的 OCTA 机器，现在广为使用的主要有谱域 OCTA（spectrum domain OCTA，SD-OCTA）与扫频 OCTA（swept source OCTA，SS-OCTA）。商用 OCTA 机器陆续上市，标志着 OCTA 技术已经逐渐成熟到可广泛应用于临床与基础研究。

2. OCTA 的基本原理

OCTA 是 OCT 功能的拓展。OCT 以图像的形式显示视网膜、脉络膜，甚至玻璃体与巩膜的结构。血管内有血细胞运动，理论上血管的 OCT 信号会持续变化；血管外的组织是静态的，理论上其 OCT 信号没有明显变化。对同一位置重复进行 OCT 扫描并进行对比（图 1），若该位置每次 OCT 信号区别较大，则可以认为该位置是运动的血流；若该位置每次 OCT 信号区别较小，则可以认为该位置是静态的组织。

OCT（A）的入射光是一束垂直或近似垂直于眼底的光线，这束光线每次扫描称作 A 扫描，可分析得到与入射光照射到的眼底组织相同区域（空间中为一束区域）的线状区域的图像。若入射光沿着水平或垂直方向不断进行 A 扫描，即针对一个截面

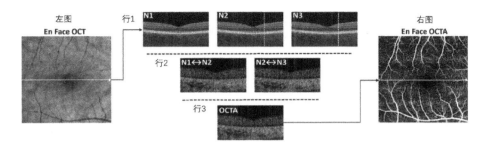

左图为 en face OCT 图像及扫描区域视网膜的平面 OCT 图像，对其中白线对应的视网膜横断面进行 3 次扫描（即 B 扫描），获得行 1 中的 3 幅横断面 OCT 图像，分别对比这 3 幅图像以获得图像中的区别，获得行 2 中的图像。行 2 图像中某个点越白，表示行 1 不同扫描图像中其对应位置的 OCT 信号区别越大，则行 2 图像中该点越可能为血流。将获得的行 2 图像进行处理（不同厂家具有不同的算法），获得左图所示横截面 OCTA 图像，即行 3 图像。一个横截面 OCTA 图像可以提供该横截面的血流信息，数以百计的横截面 OCTA 图像则可以提供立体的血流信息，并允许以 en face OCTA 图像方式查看右图。行 1 中每幅图像均为 1 次 B 扫描，B 扫描是由数以百计的 A 扫描组成。线构成面，A 扫描图像是 1 条垂直的线，B 扫描是横截面图像，每个 A 扫描在 OCT 图像中表现为 B 扫描图像中的一纵列图像 [图源：Spaide R F，Fujimoto J G，Waheed N K. Optical coherence tomography angiography.Prog Retin Eye Res，2018，64（5）：1-55.]。

图 1 OCTA 原理

的扫描，称作 B 扫描，可得到一个横截面的图像。每个 B 扫描图像是由若干 A 扫描图像组成，而若干个相邻足够紧密的 B 扫描可以提供扫描区域的立体信息，即为线（A 扫描）构成面（B 扫描），面（B 扫描）构成体（三维图像）。

目前，商用 SD-OCT（A）扫描速度为每秒 70000 ～ 85000 次 A 扫描，SS-OCT（A）扫描速度约为每秒 100000 次 A 扫描。每次 B 扫描得到一个横截面信息，OCTA 需要对同一位置重复扫描。入射光线回到该 B 扫描初始位置准备下一次重复扫描，或入射光线移动到下一个 B 扫描的初始位置，所需的时间，或故意预留的间隔时间，即为扫描间隔时间。因此，OCTA 检查时间为扫描时间与扫描间隔时间之和。

OCTA 图像分辨率越高，需要的 B 扫描就越多，且每一次 B 扫描所包含的 A 扫描就越多，最终扫描时间就越长。OCTA 扫描速度越快，扫描时间就越短。

OCTA 扫描间隔时间在 OCTA 成像中具有重要作用。A 扫描光线直径大于血细胞直径，当 A 扫描重复扫描某处血管，扫描间隔时间适当延长时，扫描光线范围内的血管内血细胞移动距离会较远，血管内 OCT 信号变化会比较明显，每次 A 扫描所得到的血管内 OCT 信号差别会较大，该位置的血流就比较容易被探测到。因此适当延长扫描间隔时间，有利于探测流速较慢的血流信号，但也会导致表现为强 OCTA 信号的血流增多。

OCTA 只能探测一定血流速度的血流。对于流速过慢的血流，OCTA 不足以探测到血流改变的差异，便表现为 OCTA 无信号。对于流速过快的血流，如脉络膜 Haller 层血管内的血流，其 OCT 图像尤其是血管中央区域为均一的低信号，不同于视网膜血管的中高信号，因此流速过快血流的 OCT 重复扫描图像之间是没有差异的，OCTA 不能显示其信号，而靠近血管壁的血流流速较慢，可以显示 OCTA 信号。

眼球运动可以显著影响 OCTA 图像质量。眼球转动、微颤或血管搏动均可导致眼球运动。当 OCTA 设备拟扫描同一位置时，可能因为眼球运动，OCTA 设备并没有扫描同一区域，也导致 OCTA 仅能从有或无血流上进行判断，难以更细致地量化分析。相对于 OCTA 扫描光源，眼球运动可以导致静态

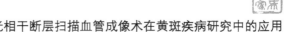

组织也发生移动，导致静态组织也有 OCTA 信号。为了保证
多次 OCT 扫描确实扫描了同一区域，矫正眼动的眼动追踪与
去噪技术尤为关键。目前，商用设备可以通过眼底图像或激光
扫描检眼镜追踪眼动，将同一位置的多幅 OCT 图像配准后，
分析 OCT 图像中的噪点，进而去除 OCTA 图像中的噪点，达
到去噪的目的。

　　为了从 OCT 信号中获得 OCTA 图像，不同厂家使用了不
同的算法。与同时使用 OCT 信号相位与波幅信息的算法相比，
尽管理论上仅使用 OCT 信号相位或波幅的算法似乎不容易探测
到血流细小的变化，但同时也不容易探测到眼动引起的噪点和
伪影。除了合理确定何种强度的 OCTA 信号可以被定义为血流
信号，算法的优化也极其重要。但不同算法是否适用于不同的
OCTA 设备或不同的疾病，尚未可知。

　　SD-OCTA 发射光的波长为 840nm，SS-OCTA 发射光波长
为 1050nm，SS-OCTA 具有更强的穿透力与更快的扫描速度，可
以扫描到更外层的脉络膜甚至巩膜信号。尽管 OCT 原型机已经
能达到每秒 40 ～ 50 万次的扫描速度，但过快的扫描速度导致的
OCT 图像信噪比下降，并不利于 OCTA 成像，因此，OCTA 设
备不应当过度追求扫描速度。SD-OCTA 与 SS-OCTA 也许在显示
视网膜血管网方面差异不大，但两种 OCTA 设备图像的区别仍需
进一步的研究。

3. OCT 图像解读

（1）显示形式

OCTA 图像主要有 3 种显示形式：en face 图像、横断面（crosssection）图像、立体透视（volume rendering）图像（图 2，图 3），

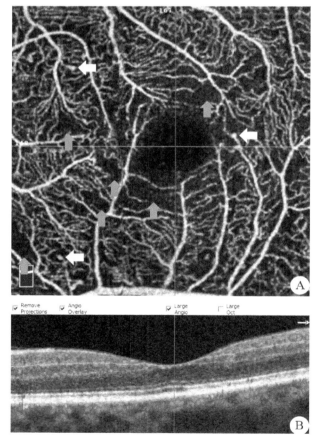

A：en face OCTA 图像，图中白色网络为血流信号，红色箭头所指为毛细血管丢失区域，黄色箭头所指为微血管瘤；

B：横断面 OCTA 图像，OCT 图像中红色信号为血流信号。

图 2 一名 76 岁男性左眼糖尿病视网膜病变（彩图见彩插 1）

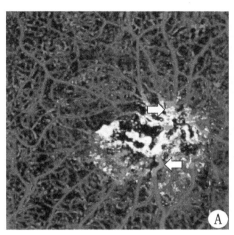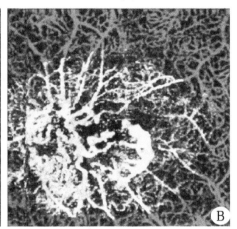

视网膜毛细血管网浅层、深层分别用蓝色、红色表示，外层视网膜用黄色表示，RPE 下异常血流信号用绿色显示。A：从视网膜向脉络膜方向透视；B：从脉络膜向视网膜方向透视，可见视网膜毛细血管丢失、扩张（白色箭头所指），浅层毛细血管与深层毛细血管吻合，并形成"直角血管"（棕色箭头所指处红色、红色、绿色血流信号多处重叠，提示垂直于视网膜的直角血管形成），异常血管侵及外层视网膜及视网膜下（黄色、绿色信号）[图源：Spaide R F，Suzuki M，Yannuzzi L A，et al. volume-rendered angiographic and structural optical coherence tomography angiography of macular telangiectasia type 2.Retina，2017，37（3）：424-435.]。

图 3 一名 58 岁男性 Mac Tel 2 的立体透视 OCTA 图像（彩图见彩插 2）

en face OCTA 图像可以平面的形式显示视网膜及部分脉络膜不同层次信号，显示平面与后极部视网膜或不同视网膜层次平行。通过调节显示层面的位置与厚度，可将该范围内血流信号叠加成二维图像。该方式虽然被广为应用，但需要注意其不足以显示图像中血流与图像上下层面的血流的关系，并且不同层次的血流可能被误认为存在吻合，OCTA 软件视网膜与脉络膜分层错误将直接导致不准确的 OCTA 图像。

横断面 OCTA 图像可将血流信号与结构 OCT 相结合，在判断血流信号的层次与位置时，可以提供更直观的图像。该方式从根本上避免了 en face OCTA 显示方式的分层错误，然而使用该方式显示 OCTA 图像，在寻找某一血流信号时，可能需要查看大量的横断面图像，且不能查看异常血流的整体图像。因此该方式可以辅助分析 en face OCTA 图像。

立体透视 OCTA 图像的显示方法使用不同的颜色显示不同层次、深度的血流，并允许使用者从空间的各个角度观察这个血流网。目前，大多数商用 OCTA 机器不提供立体透视显示功能，血流从动脉流向静脉，这个复杂的血管网络实际是立体的网状。这种 OCTA 显示方法已经拓展到脉络膜血管，并可使用 3D 打印技术制造脉络膜血管立体模型。这种方法在评估异常血管与新生血管方面具有明显的优势，可以判断血管层次、起源、形态及其与周围血管的关系，且不再具有上述另外两种二维显示方法的部分局限性。但如何允许医生在临床工作中应用该方法，值得 OCTA 厂家进一步探索。

（2）解读图像时需要注意的问题

1）信号强度异常的情况

虽然不同 OCTA 厂商使用不同的算法尽可能提高信噪比，但白内障、人工晶状体眼、玻璃体混浊、色素增殖、屈光不正、脉络膜大血管内血流等都可能存在 OCTA 信号减弱的情况。视网膜内大片的脂质沉积与视网膜囊样水肿的囊腔之间可能显示 OCTA 假阳性信号。

2）投射伪影

血液是不均质的，且在时刻流动，所以在有流动血液位置处的物质，处于时刻变化之中，血液所在位置的反射光线的物理性质一直在变化。入射光穿过流动的血液后，光线的物理性质也在时刻变化，这种时刻变化的光线经血液深处组织反射回的反射光的物理性质也在时刻变化，在 OCTA 图像中便表现为该血液深处的组织也具有血流信号。因此，视网膜色素上皮（retinal pigment epithelium，RPE）、脉络膜中有色素的成分，以及脂质等，都可以产生投射伪影。去除投射伪影的方法还在不断研究、改进中，目前除了在深层组织中减去浅层的血流信号影方法外，还可以通过分析浅层的血流信号在深层组织的投射信号（projection-resolved OCTA），去除投射伪影。

3）分层错误

对视网膜、脉络膜分层后，可以生成 en face OCTA 图像。若是分层错误，便可导致 OCTA 图像异常，并影响进一步的分析、判断，如高度近视眼、视网膜前增殖、视网膜水肿等导致的层次异常或欠清都可能引起分层错误。目前的分层方法是通过分析正常视网膜得到的，因此，病态或异常的视网膜常不能被 OCTA 软件正确分析。通过手工调整 OCTA 所有横断面图像的分层，从而获得正确分层，又常是耗时、耗力、近乎不可能的事情。因此，如果让人工智能学会分层，可能有助于解决分层错误。

（3）OCTA 图像

1）正常黄斑区 OCTA 图像

黄斑区 OCTA 图像以中心凹无血管区（foveal avascular zone，FAZ）为中心，FAZ 以拱环为边界。其周围的视网膜血管实际存在浅层、中层、深层 3 层，但因为无法有效消除投射伪影，即使分为 3 层，不同层次也会得到相似的图像，所以商用 OCTA 机器常将其分为浅层与深层。

不同商用 OCTA 机器在分层定义上存在不同。视网膜动脉周围常有无血管区。正常的外层视网膜无血管有时可见投射伪影。目前仅有部分商用 OCTA 机器提供定量分析功能，在计算黄斑区血流密度时，要注意不同设备间的差异及不同扫描面积间的差异。

脉络膜毛细血管层 OCTA 图像通常表现为明暗颗粒相间的图案，但常在健康人眼脉络膜毛细血管层 OCTA 图像中观察到小片暗区，面积常小于一个脉络膜小叶，提示该区域低灌注或无灌注。组织学研究中观察到的脉络膜毛细血管丢失也许可以解释此现象。研究发现小片暗区数量的对数与小片暗区面积的对数成线性相关，这提示脉络膜微血管发生不同程度的改变，但是否能提示全身微血管健康程度还需要进一步研究。在年龄相关性黄斑变性（age-related macular degeneration，AMD）等疾病中值得进一步探索。但需要注意脉络膜基质中的色素可能造成投射伪影，导致假阳性 OCTA 信号。

更外层的组织（如脉络膜 Sattler 层、Haller 层、巩膜）无法探测到准确的 OCTA 信号。RPE 与脉络膜毛细血管网络对入射光线与外层组织的反射光线的散射导致不能观察到可靠的外层组织的 OCTA 信号，而在 RPE 萎缩、脱色素或高度近视眼中常可以观察到外层组织的血流信号。另外需要注意，脉络膜中大血管的 OCTA 图像可以表现为仅血管边缘有信号（见 OCTA 的基本原理部分）。

2）新生血管性 AMD

相比使用眼底血管造影，使用 OCTA 观测脉络膜新生血管（choroidal neovascularization，CNV）可以获得高分辨率、立体的血流信息，但无法显示渗漏及流速超过可探测范围的血流。

AMD 的 CNV 可分为 1 型（RPE 以下）、2 型（RPE 以上）及 3 型（视网膜血管瘤样增生，起源于视网膜）。1 型与 2 型常具有较粗大的主干，并发出分支（图 4），其主干不一定仅有一支。病灶周围脉络膜毛细血管层常为低信号，提示该区域脉络膜毛细血管低灌注，处于缺血状态，刺激新生血管产生。

视网膜水肿通常不会导致脉络膜毛细血管层信号减弱。尽管相关文献报道使用 OCTA 探测到 CNV 的灵敏度、特异度不一，但其显示 CNV 的形态与层次的能力要优于眼底血管造影。

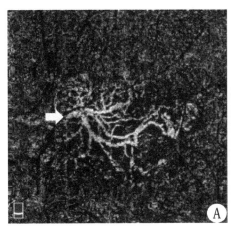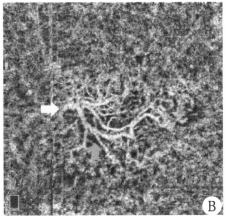

A：外层视网膜层，黄色箭头所指为 CNV 主干，主干不断分支并形成 CNV 网络；B：脉络膜毛细血管层 en face OCTA 图像，红色箭头所示为脉络膜毛细血管层 CNV 之间及周围低信号区域，提示该区域低灌注，可能处于缺血状态。

图 4 一名 80 岁男性右眼新生血管性 AMD 患者 OCTA 图像（彩图见彩插 3）

3 型 CNV 的 en face OCTA 图像早期表现为类圆形的血流信号，没有明显的血管结构，随后可发展为视网膜深层毛细血管网层次的异常血管，并形成毛细血管间的吻合，累及外层视网膜直至 RPE 下，但通常不形成广泛的血管网络。

在无症状中的 AMD 眼中，有时 OCTA 探测到 1 型 CNV，这种情况在临床诊断为中期 AMD（intermediate AMD）的患者可见。通常这种情况医生也许不会使用有创的 FA 检查患者，而 OCTA 作为多模式影像中最新的一员，使医生可以更准确地评估眼底。

使用 OCTA 判断 CNV 活动性存在困难。① CNV 活动性的定义尚无共识。②现有关于 OCTA 判断 CNV 活动性的文献都是定性描述，而非定量区分，因此必然存在难以准确区分活动与否的 CNV 形态。③形成的瘢痕组织对判断 CNV 活动性造成影响。所以，OCTA 图像的解读需要结合 OCT 图像，甚至眼底血管造影。

OCTA 的应用，使密切监测 CNV 成为现实。CNV 经过抗血管内皮生长因子治疗后，OCTA 图像显示在治疗后 1 ～ 2 周血管消退最为明显，此后出现反弹。多次抗 VEGF 制剂治疗过的 CNV 可能表现为残留粗大的血管，细密的末端 CNV 常可以消退。

3）干性 AMD

如上所述，脉络膜毛细血管层 OCTA 图像解读需要警惕错误的 OCTA 信号，结合 en face 与横断面 OCTA 图像有助于了解 OCTA 图像中真实的变化。波长更长的 OCTA 设备有助于减少信号衰减。玻璃膜疣下方可能存在脉络膜毛细血管丢失。脉络膜毛细血管有萎缩或受损的区域，这些区域面积常大于外层视网膜与RPE 萎缩的区域。地图状萎缩区域边界处的脉络膜毛细血管主要发生萎缩的改变，萎缩区域外的脉络膜毛细血管血流速度可能较慢。萎缩区域可能观察到深层脉络膜中、大血管的 OCTA 信号。

4）息肉状脉络膜血管病变

息肉状脉络膜毛细血管病变（polypoidal choroidal vasculopathy，PCV）诊断金标准为 ICGA 观察到息肉样病灶伴或不伴异常分支血管网。与 ICGA 相比，OCTA 观察异常分支血管网具有更好的对比度与清晰度（图 5）。仅通过 en face OCTA 图像寻找息肉样病灶十分困难，笔者的经验是横断面 OCTA 图像可以帮助寻找RPE 下的息肉样血流信号，但当息肉样病灶内的血流速度过慢时，使用 OCTA 观察息肉样病灶会受到影响。此外，OCTA 分层错误常造成 PCV OCTA 图像判读困难。

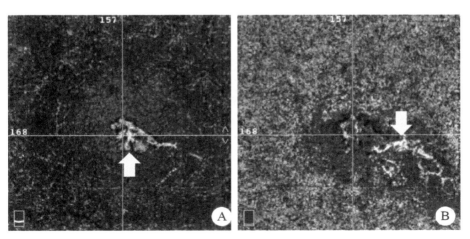

A、B：外层视网膜层与脉络膜毛细血管层 en face OCTA 图像，可见异常脉络膜分支血管网血流信号，但难以分辨出息肉样病灶血流信号。

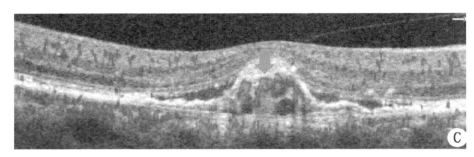

C：与 en face OCTA 图像中绿线对应横断面的 OCTA 图像，红色箭头所示为 RPE 下数个较强的息肉样血流信号。

图 5 一名 64 岁男性右眼 PCV 患者的 OCTA 图像（彩图见彩插 4）

5）糖尿病眼底病变

糖尿病视网膜病变（Diabetic Retinopathy，DR）OCTA 图像中可以观察到拱环破坏、FAZ 扩大、毛细血管丢失，仅有约 50% 微血管瘤能被探测到，这可能与微血管瘤中的血流速度有关（图 2），视网膜深层毛细血管丢失的情况可能更明显。与眼底血管造影相比，OCTA 在探测新生血管、视网膜内微血管内异常等方面具有无创、高分辨率的优势，并且能够定量分析，在随访过程中可以监测病情变化。

OCTA 有可能作为 DR 的筛查手段，在评价 DR 进展风险与全身情况方面可能具有应用价值。然而，OCTA 无法探测糖尿病黄斑水肿（diabetic macular edema，DME）与微血管瘤的渗漏，且 OCTA 分层错误导致不准确的 en face OCTA 图像。OCTA 分辨率虽高，但扫描范围小于 FA，所以广角 OCTA 具有良好的发展前景。

对于糖尿病脉络膜病变（diabetic choroidopathy）关注较少，但笔者研究发现重度非增殖性糖尿病视网膜病变（nonproliferative diabetic retinopathy，NPDR)、增殖性糖尿病视网膜病变(proliferative diabetic retinopathy，PDR)及伴随 DME 的眼中，脉络膜毛细血管层血管密度明显下降。

6)视网膜血管阻塞

OCTA 可以显示不同层次的血管网，且不受荧光渗漏影响。视网膜血管阻塞包括视网膜动脉阻塞和视网膜静脉阻塞。其 OCTA 图像可以观察到视网膜浅层与深层毛细血管网无灌注(图6)，且两层血管网之间的无灌注区不一定重合。有神经上皮囊样水肿改变的眼中，视网膜深层毛细血管网丢失较浅层明显。在随访中，OCTA 可以用于监测病情变化。

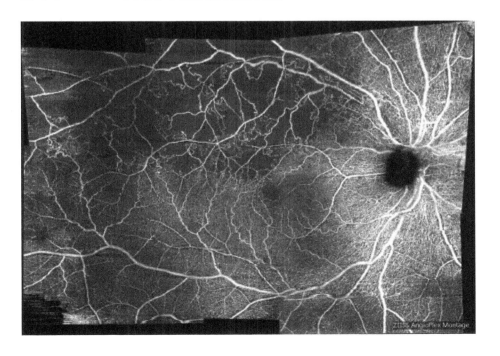

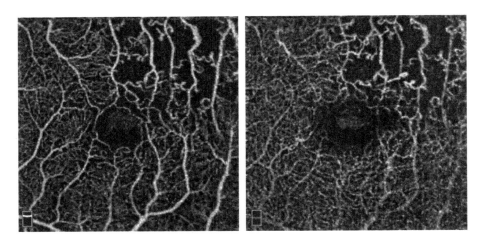

可见右眼颞上方视网膜无灌注区、视网膜血管迂曲。

图 6 一名 54 岁女性右眼颞上视网膜分支静脉阻塞 en face OCTA 图像

7）黄斑中心凹旁毛细血管扩张症 2 型

使用 OCTA 可以清晰、立体地观察到黄斑中心凹旁毛细血管扩张症 2 型（macular telangiectasia 2，Mac Tel 2）的血管改变。Mac Tel 2 可分为非增殖期与增殖期。非增殖期早期可观察到中心凹颞侧视网膜深层毛细血管网扩张，随后浅层毛细血管网也发生扩张并与深层毛细血管吻合，视网膜毛细血管开始丢失（可累及拱环），并形成"直角血管"。增殖期可观察到异常血管侵及外层视网膜及视网膜下，受影响的血管网络进一步扭曲，视网膜与脉络膜毛细血管进一步丢失（图 3）。Mac Tel 2 其他结构性改变可在 OCT 等影像学中有相应表现。

8）中心性浆液性脉络膜视网膜病变

OCTA 不能显示中心性浆液性脉络膜视网膜病变（central serous chorioretinopathy，CSC）的渗漏。OCTA 可以观察到脉络膜毛细血管层血流信号的降低与增强，与 ICGA 中脉络膜灌注异常区域相对应，但 OCTA 改变的意义需要进一步探索。CSC 继发 CNV 可在 OCTA 图像中清晰显示。

9）其他疾病

OCTA 通过探测血流显示血管网络。在病理性近视、血管样条纹、脉络膜裂伤、特发性 CNV、放射性视网膜病变、卵黄样变性、葡萄膜炎、脉络膜缺损、视网膜色素变性、Stargardt 病等疾病中，都可以探测到相应的血管网络改变。OCTA 在这些疾病诊治、随访及阐明发病机制等方面中的作用值得进一步研究。

4. OCTA 可以让人们重新思考现有临床实践对黄斑疾病的影响

毫无疑问，其他任何影像学方法都不能取代 OCTA。OCTA 具有高分辨率、分层显示视网膜及脉络膜各层血流信号、高对比度、多种图像显示方式、不受造影及渗漏影响、安全、快速、可重复检查等诸多优势。OCTA 可以直观显示血管网络，甚至一定程度上可替代荧光素与吲哚菁绿血管造影。但目前的设备具有局限性不能观察到血管的渗漏及扫描范围小，且不同 OCTA 设备产生的图像之间的对比，也需要仔细且谨慎的分析、解读。

OCTA 设备需要更快的扫描速度与更大的扫描范围，并尽量缩短扫描时间，随着扫描范围变大，以及医生对 OCTA 图像深度分析的需要，更多的定量分析参数、更好的软件算法、更快的运

中国医学临床百家

算速度都是 OCTA 厂商需要关注的方面。计算机有能力进行大量复杂的并行运算是这一切的基础，现阶段显卡供应商及部分科技公司能够提供这类硬件。人工智能学习在 OCTA 图像获取、分层、生成、分析方面也具有潜力。

OCTA 作为一种新型的眼科影像技术，其在疾病诊断、治疗、随访及阐明疾病发展机制方面可以发挥更重要的作用。尽管还无法预测这样一种具有颠覆性的图像技术究竟能发展到何种程度，但毫无疑问，OCTA 可以让人们重新思考现有临床实践对黄斑疾病的影响。

参考文献

1. Huang D，Swanson E A，Lin C P，et al. Optical coherence tomography. Science（New York），1991，254（5035）：1178-1181.

2. Maloca P M，Tufail A，Hasler P W，et al. 3D printing of the choroidal vessels and tumours based on optical coherence tomography. Acta ophthalmologica，2017，97（2）：e313-e316.

3. Zhang M，Hwang T S，Campbell J P，et al. Projection-resolved optical coherence tomographic angiography. Biomedical optics express，2016，7（3）：816-828.

4. Spaide R F. Choriocapillaris Flow Features Follow a Power Law Distribution：Implications for Characterization and Mechanisms of Disease Progression. American journal of ophthalmology，2016，170：58-67.

（杨景元）

自发荧光的概述、基本原理及在眼底疾病研究中的应用

　　眼底自发荧光（fundus autofluorescence，FAF）技术通过无创方式显示视网膜色素上皮（RPE）细胞内脂褐素含量与分布，反映RPE及光感受器细胞功能状态，对临床常见眼底疾病病因、发病机制研究及治疗、随访观察提供了其他眼底影像检查技术不能提供的新信息。但临床常见眼底疾病因其病变类型、程度及病程所导致的RPE和光感受器细胞损害不同，FAF表现复杂多变。不同疾病可能表现为相同FAF特征，而同一疾病在发展的不同阶段又有不同的FAF表现。全面认识了解临床常见眼底疾病FAF特征，探讨其产生形成机制及临床意义，对于提高FAF技术应用水平、加深对临床常见眼底疾病发病机制的认识、提升其诊断治疗水平均有重要作用。

5. 正常 FAF 的功能状态

物质中的分子或原子吸收入射光照射的能量进入不稳定激发态，外层电子跌回基态或较低的能级发出出射光，一旦入射光停止照射，发光现象也随之消失。具有这种性质的出射光被称为荧光。人体自发荧光（autofluorescence，AF）是在不外增加荧光染料的情况下，由人体组织中某些物质在不同波长光波刺激下产生，不同波长激发光产生的 AF 波长也不同。FAF 则主要来源于眼底 RPE 细胞中的脂褐素。光感受器细胞外节盘膜经过 RPE 细胞吞噬、消化、代谢，形成脂褐素存留聚集在 RPE 细胞内。脂褐素内主要荧光团 N- 视黄基 -N- 亚视黄基乙醇胺可抑制溶酶体活性并具有蓝光介导的光毒性，因此 RPE 细胞内脂褐素沉积可抑制 RPE 细胞降解能力并影响光感受器细胞功能。在生理状况下，脂褐素在 RPE 细胞中积聚清除可达到动态平衡。年龄增长或 RPE 细胞功能异常时，过量脂褐素在 RPE 细胞内聚集，导致病变发生。所以脂褐素含量及分布的异常可反映 RPE 细胞及光感受器细胞的功能状态。

目前，有海德堡血管造影仪（HRA）、Rodenstock 共焦激光扫描眼底镜、蔡司标准 SM 304024 3 种共焦扫描激光眼底镜（CSLO）用于 FAF 检测，基本工作方式均是将单色光通过共焦光学系统投射到眼底，并采集从相应焦平面反射回来的光线。临床应用较广泛的 HRA，在荧光素眼底血管造影（fundus fluorescein angiography，FFA）模式下，激发光波长为488nm，作用于RPE细胞内脂褐素，发射出＞500AF。

正常FAF（图7）表现为视盘弱荧光，原因是视盘上缺乏脂褐素，从而缺乏AF物质。视网膜血管内血液可吸收蓝光，也呈现弱荧光。黄斑中心凹富含叶黄素，能吸收蓝光，故中心凹也呈现明显的弱荧光。旁中心凹区域FAF强度介于中心凹和正常脂褐素聚集区之间，呈现中弱强度荧光，可能是因为该区RPE细胞中黑色素沉积降低和脂褐素颗粒密度降低。在RPE细胞缺失情况下，由于血管壁具有AF特征，脉络膜大血管可显现出来。

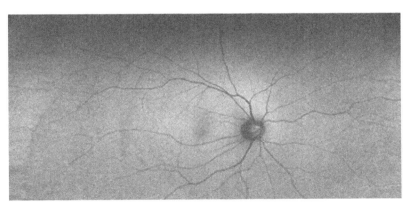

图7 正常眼底自发荧光影像

正常情况下由于其蓝色激发光线大部分被完整地RPE细胞层吸收，脉络膜大血管无法呈现。AF成像质量与屈光间质透明度有关，白内障患者暗黄色晶状体对蓝色激光吸收甚强，容易导致光线被吸收。

总体而言，眼底病灶自发荧光增强表明致病因素导致局部

RPE 细胞内脂褐素沉积增多；而自发荧光减弱多见于致病因素使 RPE 细胞内脂褐素含量减低、RPE 细胞的萎缩、坏死或 RPE 缺损，在视网膜下出血等病情导致的荧光遮蔽中亦可出现。

6. 临床常见眼底疾病 FAF 特征及意义

（1）老年性黄斑变性（AMD）

早期及中期 AMD，FAF 较眼底彩色照相能提供更加广泛的信息。眼底彩色照相色素沉着区域常显示为 AF 信号增强，这可能是黑色素脂褐素复合体作用的结果，而低色素区的 AF 减低，这可能与该区域 RPE 细胞缺失或变性有关。玻璃膜疣 AF 信号可显示为较背景荧光轻微增强、不变或降低等情况。荧光增强或降低可能由于玻璃膜疣组成、大小及沉积于视网膜水平等不同造成。大玻璃膜疣荧光改变较小玻璃膜疣明显，软性融合性玻璃膜疣常表现强荧光，而结晶状玻璃膜疣则显示弱荧光。

一个国际共识研究组将早期 AMD 的 FAF 图像分为 8 种类型：正常、微小改变、局部增强、补丁样、线样、蕾丝样、网状及斑点样，此种分型方式对于 AMD 预后观察、表型基因型研究及结构功能研究有很大帮助。

萎缩型 AMD 在发展过程中观察到有一种淡黄色交织样图形病变，目前多称为网状假性玻璃膜疣（reticular pseudodrusen，RPD）。其 FAF 多表现为一种特征性的网状形态，即在中度升高的 AF 背景下所出现的多发边界模糊的圆形或长形弱 AF 损害。

Smith 等证实，这些损害与眼底彩色照相的 RPD 相吻合。许多研究表明，RPD 发生是地图状萎缩（geographic atrophy，GA）、脉络膜新生血管（CNV）及进展至晚期 AMD 的高风险因素。萎缩型 AMD 晚期表现为 GA。由于 RPE 细胞缺失，造成脂褐素减少，GA 萎缩区在 FAF 图像上表现为弱荧光，萎缩区与周围视网膜交界处常有增强的 AF 带。该交界区的 AF 改变可能是因为交界区脂褐素累积，造成外层视网膜萎缩进一步发展、扩大，从而引起不同程度的视网膜敏感度降低。相关研究根据 CSLO 获得的 FAF 图像中交界区形态将 GA 分为无异常型、焦点型、斑块型、条带型和弥散型。统计发现，GA 以 $1.52mm^2/$ 年的平均速度扩增，其中交界区无异常型的发展速度最慢，平均发展速度为 $0.38mm^2/$ 年；其次是焦点型、弥散型、条带型。此外，弥散型中以渗漏弥散型发展速度最快。该研究认为，与吸烟、高血压、糖尿病等其他高危因素相比，萎缩交界区的 AF 表型影响萎缩型 AMD 的发展，同时也是决定其预后的一个更为重要的因素。交界区 AF 增强现象及其对萎缩区增大的影响也支持脂褐素累积促进 RPE 细胞死亡这一假说。

渗出型 AMD 主要表现为 CNV 形成，可出现渗漏、出血、瘢痕化，最终形成盘状瘢痕。有研究表明，CNV 发生初期黄斑区 AF 无明显改变。这说明在 CNV 发生初期黄斑光感受器—RPE 复合体是完整的，早期及时治疗可有效改善视力。晚期渗出型 AMD 的 AF 表现为边界清楚的弱荧光，周围荧光轻微增强。隐匿性 CNV 表现不规则或荧光增强。Kumar 等的研究表明，AF 的融合缺失范围与基线和随访过程中的视力显著相关，弱 AF 代表 RPE 细胞缺失，故防止 RPE 细胞缺失的治疗方式可能对于渗出型 AMD 的治疗有效。

在 AMD 发病机制研究方面，FAF 也可提供一定信息。FAF 主要来源于 RPE 中的脂褐素，脂褐素具有一定的光化学反应性。脉络膜氧通过 RPE-Bruch 膜复合体不断转运给光感受器细胞，RPE 长期暴露于高氧环境，其中脂褐素吸收蓝光等一定波长的光后与氧相互作用，导致脂质过氧化、溶酶体酶及抗氧化酶等失活，这些作用可被抗氧化剂所阻止，证实了氧化应激在 AMD 等视网膜衰老性疾病发病中的重要作用。有研究发现，代表 RPE 细胞内脂褐素量的局部 FAF 程度增加是 AMD 发展的危险因素，且出现强 AF 表现的区域易变为 AMD 的萎缩区。这些研究结果均提示 RPE 中脂褐素量与 AMD 发生发展机制有密切关系。

（2）息肉状脉络膜血管病变（PCV）

PCV 是一种与渗出型 AMD 相似但又具有其特殊性的一种渗出性病变，临床上以视网膜下橘红色结节样病灶和 ICGA 显示脉络膜异常分支血管网及其末梢的息肉样血管扩张灶为特征（图8）。Yamagishi 等对比了 PCV 及具有隐匿性 CNV 的渗出型 AMD 患者的 FAF 图像特征，发现 PCV 患者息肉样病灶表现为融合性弱荧光，周围常伴强荧光环，脉络膜异常分支血管网表现为颗粒状弱荧光；PCV 患者眼底弱荧光较渗出型 AMD 患者更易累及黄斑外区域，且正常对侧眼出现弱荧光的频率更高，这说明息肉样病灶及脉络膜异常分支血管网可影响 RPE 细胞功能。与渗出型 AMD 相比，PCV 造成的 RPE 细胞损害面积更大。这些区别有助于帮助鉴别 PCV 及渗出型 AMD，并对疾病的治疗起到一定的指导作用。

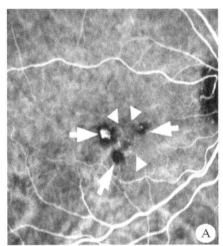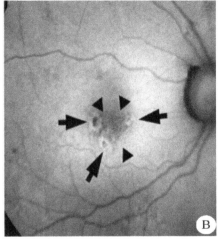

A：吲哚菁绿血管造影上可见息肉状病灶；B：自发荧光图像上可见对应的融合弱荧光病灶，伴强荧光环。

图 8 息肉状脉络膜血管病变的自发荧光表现

（3）视网膜色素变性

视网膜色素变性（retinitis pigmentosa，RP）患者黄斑区 AF 在旁中心区出现增强环，环外荧光信号减弱；RP 不同阶段 FAF 与视野、视网膜电图等视网膜功能检查有良好的相关性；AF 环代表有功能视网膜及功能障碍视网膜的分界。环外弱荧光区的存在表明预后较差、黄斑部损害较重及光感受器和 RPE 细胞结构退行性变。广角 FAF 图像中弱荧光区域与视野缺损区域有显著相关性，补丁状弱荧光区域与症状持续时间有关。利用广角 FAF 可有效评估 RP 视网膜功能，帮助监测疾病进展（图 9）。

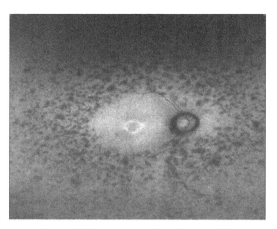

图 9 视网膜色素变性的自发荧光影像

（4）中心性浆液性脉络膜视网膜病变（CSC）

CSC 由于脉络膜血管异常造成 RPE 功能障碍，急性 CSC 患者渗漏点处表现出增强 AF 信号，与光感受器受损、脂褐素在 RPE 细胞中堆积有关。但是也有部分急性 CSC 患者在 FAF 图像上表现为渗漏点或视网膜感觉神经层脱离部位荧光减弱，考虑与视网膜下积液导致荧光被遮蔽有关。强荧光多沿神经上皮脱离区边界处累积，视网膜下方区域表现更加明显；当急性 CSC 视网膜下积液吸收后，这种强荧光随之消失。CSC 持续 4 个月以上，神经上皮脱离区有轻微的弥漫性 AF 增强，造影显示的渗漏点为局限性强荧光，提示 RPE 细胞代谢活力增强。慢性 CSC 患者的 AF 不规则，可以表现为比背景荧光增强或减弱，原因与光感受器细胞丧失导致 RPE 细胞代谢功能下降有关。

（5）Stargardt 病及眼底黄色斑点症

Stargardt 病和眼底黄色斑点症可看作同一种疾病的不同时期，此类遗传性视网膜病变存在脂褐素的大量堆积。在疾病早期，眼底可正常，随后萎缩性黄斑改变及视网膜黄斑点逐渐出现，AF 表现为中央卵圆形弱荧光区及强荧光斑点，许多与眼底看到的黄色斑点一致，而有些强荧光斑点在眼底无明显改变（图 10）

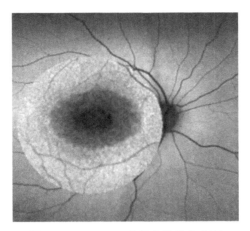

图 10　Stargardt 病的自发荧光表现

（6）Best 卵黄样黄斑营养不良

Best 卵黄样黄斑营养不良（best vitelliform macular dystrophy，BVMD）主要影响 RPE 层，不同时期有不同 AF 特点。卵黄前期可见黄斑明显强荧光区；卵黄样病变期表现为均匀的圆形或卵圆形强荧光；假性积脓期，AF 增强区由于卵黄样物质沉积，有向下的运动趋势；卵黄破裂期，荧光物质量降低到一定程度并浓缩在病灶边缘，而病灶中央荧光轻微降低；萎缩期，病灶主要为弱荧光区，AF 增强区在病变区逐渐消退为一个斑点；瘢痕期，主要为弱荧光，在弱荧光区可见散在的强荧光斑点。萎缩期及瘢痕期的 AF 信号减弱是由于 RPE 萎缩和（或）瘢痕组织遮挡了信号，同时 AF 物质也有所减少。BVMD 不规则的 AF 表现与视力相关。有研究发现，对于眼底表现正常、视力未明显受损的亚临床 BVMD，近红外 FAF 可显示异常 AF 信号，表现为中央弱荧光区域，这提示 FAF 对于 BVMD 的早期诊断起到了一定帮助（图 11）。

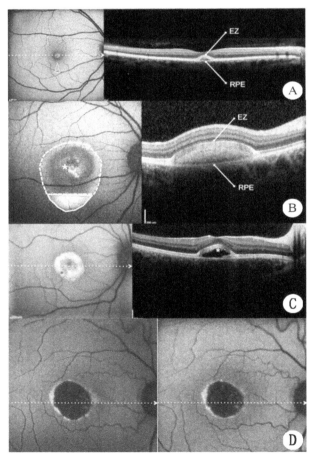

A：Ⅰ期卵黄样病变期；B：Ⅱ期假性前房积脓期；C：Ⅲ期卵黄破裂期；D：萎缩期。

图 11 BVMD 病的自发荧光表现

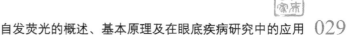

发病机制研究方面，BVMD 病损处液体及卵黄样物质的积聚源于上皮细胞离子转运和液体平衡机制的破坏，积聚在视网膜神经上皮层和光感受器细胞间的液体阻碍了 RPE 吞噬光感受器细胞外节，这些外节中的脂褐素前体沉积于视网膜下间隙，产生了毒性作用，干扰光感受器细胞外节的正常丢失，并破坏光感受器细胞，在 RPE 萎缩前即引起中心视力的丧失。最终这些外节仍被 RPE 细胞吞噬，使 RPE 内有毒的 AF 脂褐素超负荷，影响了正常 RPE 功能，导致 RPE 萎缩。BVMD 的异常 AF 表现与这一病理生理过程一致。

（7）黄斑裂孔

特发性黄斑裂孔的 AF 表现为强荧光，与 FFA 相似。由于 RPE 前视网膜组织缺失，中心凹部分缺少了叶黄素遮挡，蓝光直射到中心凹区域 RPE 层产生强荧光。Ⅱ、Ⅲ期黄斑裂孔表现为局部不规则增强 AF。但如果裂孔时间长、裂孔区 RPE 萎缩，则表现为弱荧光。封闭裂孔后，AF 可表现为强荧光、斑驳状强荧光或弱荧光，外界膜完整且手术后表现为弱荧光的患者具有更好的手术后最佳矫正视力。

（8）脉络膜肿瘤

RPE 状况在评估脉络膜黑色素瘤活跃度方面非常重要。Shields 等观察发现，5 年内 37% 上方有黄色素的小脉络膜黑色素细胞瘤患者发展成脉络膜黑色素瘤。RPE 内脂褐素积聚是预测小脉络膜黑色素细胞瘤恶变的五大因素之一。脉络膜黑色素瘤 AF 表现分为斑驳状和弥漫状两种。斑驳状特征为正常 AF 背景下出现独立的强荧光区域；弥漫状特征为具有模糊边界的强荧光，范围覆盖肿瘤的 50% 以上。较大脉络膜黑色素瘤与弥漫状 AF 更为相关。视网膜厚度增加、视网膜水肿、视网膜下积液也可能影响脉络膜黑色素瘤 AF 信号。

部分脉络膜转移癌患者不能耐受 FFA 等有创检查，但在 FAF 图像中可见特异的肿瘤边缘颗粒样强荧光改变，可能作为这部分患者诊断及随访的重要辅助检查。

（9）急性区域性隐匿性外层视网膜病变的疾病谱

急性区域性隐匿性外层视网膜病变（acute zonal occult outer retinopathy，AZOOR）是一类部分视网膜外层功能障碍性疾病，多见于年轻健康女性，临床表现常出现单眼或双眼闪光感及急性进展性视野缺损。Gass 认为，AZOOR 与点状内层脉络膜病变（punctate inner choroidopathy，PIC）、多发性一过性白点综合征、多灶性脉络膜和全葡萄膜炎、急性黄斑神经视网膜病变、急性特发性生理盲点扩大综合征等属于 AZOOR 疾病谱。此类疾病具有相似临床特征、症状及眼部表现，文献报道其中的两种或多种可能同时或相继发生在同一患者中。

AZOOR 的病因和发病机制尚不明确，诊断主要依靠一系列症状和临床检查结果，各种临床及影像检查提示病变位于光感受器—RPE 复合体。AZOOR 病变视网膜与正常视网膜交界处存在环形边界，其 FAF 检查多在边界处出现弥散或闪光样斑驳状强荧光改变，随着病情进展而变化。出现此种 AF 信号的原因可能是由于病灶边缘外层视网膜出现破坏，光感受器细胞受损，从而加速了 RPE 中 AF 物质的堆积。病灶边缘的强荧光是 AZOOR 的典型改变。随着急性病灶逐渐缓解，脉络膜萎缩进展，强荧光信号消失，逐渐表现为弱荧光信号。

PIC 好发于近视的年轻女性，特征表现为眼后极部多发小的黄白色点状病灶，不伴眼前节或玻璃体炎症。PIC 病灶可能位于内层脉络膜和 RPE 层，FAF 可表现为弱荧光点伴或不伴病灶边缘的强荧光、弱荧光点伴斑驳状强荧光。出现边缘及斑驳状强荧光的原因与 AZOOR 类似，可能由于光感受器细胞外节缺损或外节盘膜脱落加速导致 RPE 中 AF 物质堆积。

参考文献

1. Finger R P, Wu Z, Luu C D, et al. Reticular pseudodrusen: a risk factor for geographic atrophy in fellow eyes of individuals with unilateral choroidal neovascularization. Ophthalmology, 2014, 121 (6): 1252-1256.

2. Pumariega N M, Smith R T, Sohrab M A, et al. A prospective study of reticular macular disease. Ophthalmology, 2011, 118 (8): 1619-1625.

3. Pilotto E, Benetti E, Convento E, et al. Microperimetry, fundus autofluorescence, and retinal layer changes in progressing geographic atrophy. Can J Ophthalmol, 2013, 48 (5): 386-393.

4. Fritsche L G, Fleckenstein M, Fiebig B S, et al. A subgroup of agerelated macular degeneration is associated with mono-allelic sequence variants in the ABCA4

gene. Invest Ophthalmol Vis Sci, 2012, 53 (4)：2112-2118.

5. Fleckenstein M, Schmitz-Valckenberg S, Lindner M, et al. The "diffuse-trickling" fundus autofluorescence phenotype in geographic atrophy. Invest Ophthalmol Vis Sci, 2014, 55 (5)：2911-2920.

6. Kumar N, Mrejen S, Fung A T, et al. Retinal pigment epithelial cell loss assessed by fundus autofluorescence imaging in neovascular age-related macular degeneration. Ophthalmology, 2013, 120 (2)：334-341.

7. Ogura S, Yasukawa T, Kato A, et al. Wide-field fundus autofluorescence imaging to evaluate retinal function in patients with retinitis pigmentosa. Am J Ophthalmol, 2014, 158 (5)：1093-1098.

8. Parodi M B, Iacono P, Del Turco C, et al. Near-infrared fundus autofluorescence in subclinical best vitelliform macular dystrophy. Am J Ophthalmol, 2014, 158 (6)：1247-1252.

9. Kao T Y, Yang C M, Yeh P T, et al. The value of combining autofluorescence and optical coherence tomography in predicting the visual prognosis of sealed macular hole. Am J Ophthalmol, 2013, 156 (1)：149-156.

10. Mrejen S, Khan S, Galleogo-Pinazo R, et al. Acute zonal occult outer Retinopathy：a classification based on multimodal imaging. JAMA Ophthalmol, 2014, 132 (9)：1089-1098.

11. Li M, Zhang X, Wen F. The fundus autofluorescence spectrum of punctate inner choroidopathy. J Ophthalmol, 2015, 2015：202097.

（韩若安 赵欣宇 陈有信）

年龄相关性黄斑变性的诊治新进展

年龄相关性黄斑变性（age-related macular degeneration，AMD），亦称老年性黄斑变性，是与年龄相关的重要致盲性眼病之一。我国目前已步入老年化社会，老年性黄斑变性正日益成为重要的致盲眼病。

根据临床与病理表现，老年性黄斑变性分为两型，即萎缩型（atrophic senile macular degeneration）和渗出型（exudative senile macular degeneration）。萎缩型又称干性 AMD，渗出性又称湿性或新生血管性 AMD。

7. AMD 病因研究进展

研究表明，AMD 的发病是环境和遗传因素共同作用的结果。报道中介绍环境因素除年龄外，还包括吸烟史、氧化应激、心血管病史、高脂血症、阳光照射、虹膜颜色、膳食微量元素等。

遗传因素也是 AMD 发病的重要因素。对家族聚集、分离现象和双生子研究中，均表明遗传因素在 AMD 中起重要作用，但要提供确切的遗传学证据却相当困难。AMD 发病相对较晚，且临床表现具有异质性。患者的上一代人已经去世，而下一代人尚未到发病年龄，这就使得临床研究往往只能局限于家系中的一代人。但随着研究方法的进步，近年来，国内外相继报道了多种 AMD 危险基因，其中补体因子 H（*CFH*）、年龄相关性黄斑变性易患位点 2(*ARMS2*)、高温必需蛋白 A1(*HTRA1*)等研究比较深入。

（1）人种差异

AMD 的发生具有种族差异。巴尔的摩眼病研究结果显示，无论是早期 AMD，还是晚期 AMD，白种人比黑种人高发。在日本 Hisayama 通过对 1486 人（≥ 50 岁）研究发现，早期 AMD 患病率为 12.7%，晚期 AMD 患病率为 0.87%；渗出性 AMD 是地图状萎缩 AMD 的 3 倍；均远低于白种人的发病率。但有色人种的 PCV 相对高发，显示这类疾病的发病有人种差异。白种人 AMD 最多的致病突变是第 9 外显子 1277 位上 T → C 的突变，导致 *CFH* 蛋白上 402 位酪氨酸到组氨酸的改变（Y402H）。而来自中国香港的一项研究表明，中国人群 Y402H 突变与 AMD 无显著相关性。

（2）*CFH* 基因

AMD 患者中最多的突变是 *CFH* 第 9 外显子 1277 位上 T → C 的突变，导致了白种人中约 40% 的 AMD 发病。一项荟萃分析显示，1277 位上 *CC* 基因型和 *TC* 基因型患 AMD 的风险分别是 *TT* 基因型的 6 倍和 2.5 倍。*CFH* 基因定位于 1q25 ～ 31

区域，其编码蛋白抑制补体级联反应。*CFH* 的突变可能丧失了这种抑制作用，从而导致补体系统的激活，炎症反应增加，造成 RPE 的损伤。中国人群中的 *CFH* 基因突变可能与白种人不同。Ng 等对中国香港人群的研究发现，*CFH* 基因的单核苷酸多态性位点（SNPs）rs3753394、rs800292、rsl329428 与湿性 AMD 有显著相关性，这 3 个 SNPs 位于 *CFH* 的启动子区域，紧密连锁，调控 *CFH* 表达。Keenan 等检测评估捐赠者黄斑组织的纯合子基因型发现 AMD 相关通路由 CFH-F13B 所致。*CFH* 基因多态性也是干性 AMD 硬性玻璃膜疣形成的主要危险因素。

（3）*ARMS2*

ARMS2/LOC387715 是目前报道的黄种人群中 AMD 的主要危险因素之一。Rivera 等发现 *ARMS2/LOC387715* 位于人类染色体 10q26 上，是一个微量表达于视网膜的 AMD 易患基因位点，独立于 *CFH* 的相关性。Sven Micklisch 等发现，rs2736911 的突变导致 *ARMS2* 的缺失与 AMD 发病相关，他们进一步的研究表明，*ARMS2* 参与了补体介导的细胞废物的清除，*ARMS2* 蛋白的缺失是玻璃膜疣形成的重要因素。

（4）*HTRA1*

Dewan 等对中国香港人群的高温必需蛋白 A1（high temperature requirement factor A1，*HTRA1*）上 AMD 相关位点进行了研究，结果显示 *HTRA1* 基因启动子区域的多态性位点变异型 rsll200638 增加了 *HTRA1* 信使 RNA 的表达，从而导致 AMD

的发病风险增加，但其与湿性 AMD 的相关性更为密切。Lu 等的研究结果也得出了一致结论，同时还指出其等位基因与中国汉民族人群中的玻璃膜疣无明显相关。Liao SM 等人的最近研究发现，染色体 10q26 的 SNP 突变导致的 *HTRA1* 基因变化才与 AMD 相关。

（5）*ABCR* 基因

ABCR 基因全称为 ATP 结合暗箱转运基因（ATP-binding casset te-transporter gene，ABC-transporter gene），为 Stargardt 病的致病基因。欧美研究人员进行的大规模病例对照研究发现，AMD 患者 *ABCR* 基因中的 G1961E 和 D2177N 突变显著高于对照组，支持 *ABCR* 基因可能是 AMD 的易感基因。Zhang R 等发现 *ABCA4* 基因中 G1961E 和 D2177N 变异与 AMD 相关。Wu Y 等发现，*ABCA4* 基因的 2633C > A（CC+CA）基因型、5646G > Aa 和 6389T > A 多态性及吸烟与 AMD 相关。

（6）*APOE* 基因

APOE 基因又名载脂蛋白基因，是中枢神经系统的胆固醇和脂类转运的重要调节因子，与神经退变有关。*APOE4* 基因被认为是 Alzheimer 病的危险因子和 AMD 的保护因子。研究发现，在 AMD 患者中 *APOE 112R* 基因频率显著低于对照组，提示 *APOE 112R* 突变可能降低 AMD 的发生。但在一项样本量为 4289 人的荟萃分析中发现，*APOE 112R* 和 AMD 存在强的相关性。Liutkeviciene 等人的研究发现，*APOE 4/2* 基因型可能是 AMD 的保护因素。

（7）*CX3CRl* 基因多态性与 AMD 的相关性

Frac-talkine（CX3CL1）是一种独特的趋化因子，是 CX3C 类唯一的代表，CX3CL1 与其受体（*CX3CRI*）结合后可参与细胞的多种生理和病理过程。*CX3CRI* 基因多态性可能是 AMD 的一个危险因素。

（8）Toll 样受体 2 和 4 基因

Toll 样受体（toll-like receptor，TLRs）是参与非特异性免疫的一类重要蛋白质分子，也是连接非特异性免疫和特异性免疫的桥梁。*TLR2 Ar9753Gln* 基因型对 AMD 的风险约是 *TLR2 Ar9753Arg* 基因型的 4 倍。*TLR2 Ar9753G1-1* 基因型在干性和湿性 AMD 患者中分别占 16％和 18％。*TLR4-Asp299Gly* 和 *TLR4-Thr399* 基因型在 AMD 患者和对照组中的分布无明显差异。*TLR2* 和 *TLR3* 的上调可能与 AMD 发病有关。

8. 萎缩性年龄相关性黄斑变性的检查和治疗进展

萎缩性黄斑变性眼底可见玻璃膜疣和地图状萎缩。玻璃膜疣分为硬性、软性、钙化性、网状假性玻璃膜疣（RPD）等。

OCT 可见色素上皮层斑点样突起，玻璃膜疣可以融合成较大的色素上皮脱离。地图状萎缩的患者视网膜神经变薄，脉络膜厚度下降，脉络膜毛细血管萎缩。网状假性玻璃膜疣表现为 RPE 上点状高反射物质的沉积，椭圆体带呈波浪状隆起。

Angio OCT 可以发现约 14.4％的患者有亚临床的 CNV 存在，

这些患者以后发生渗出性病变的可能性比较大。

（1）自发荧光

眼底自发荧光（FAF）是近年来逐渐推广使用的一种新的检查方法。眼底自发荧光主要是由位于 RPE 内的脂褐素发出的，而脂褐素里的发光物质是 N-Retinylidene-N-Retinylethanolamine（A2E），它是 RPE 吞噬感光细胞外节膜盘里不完全降解的副产物。很多的代谢类疾病中，在感光细胞变性之前可见 RPE 内脂褐素过度聚集。因此，FAF 的异常即反映了 RPE 内脂褐素的状态，也反映了 RPE 的代谢状态。

FAF 的采集过程多数是用蓝光作为激发光，经共聚焦激光扫描眼底镜显示自发荧光影像。FAF 的临床阅片目前以定性为主，即通过高、低自发荧光来解释 RPE 的状态，而定量的自发荧光强度的评估也用于科研中。目前的自发荧光有后极部的自发荧光，也有欧宝广角自发荧光成像。

RPE 变动是干性 AMD 的标志性改变，由于 FAF 检查相对于传统基于荧光染料的经静脉荧光造影而言，具有无创性、便捷性和可重复性的特点，在评价 RPE 的状态方面有很大的优势，尤其是对于早期干性 AMD 的识别及病情进展的监测具有重要的检查意义。很早期的干性 AMD 在临床上可能表现并不明显，但由于 FAF 敏感性高，在临床前即可检测到 RPE 的变化并提示干性 AMD 的存在。干性 AMD 的表现主要为玻璃膜疣的 RPE 变动，以及地图状萎缩等，如下从这些特征的自发荧光表现分别进行阐述。

1）自发荧光的描述用语

国际眼底自发荧光分类小组（International Fundus Autofluorescence Classification Group，IFAG）对早期和中期 AMD 的自发荧光的描述用语做了一些界定，包括正常荧光、微小改变、局部荧光增强斑、线状、花瓣状、网状或斑点状（speckled）自发荧光，其他的一些描述包括局部融合性荧光、局部斑片状荧光和散在荧光等。

2）玻璃膜疣的自发荧光表现

玻璃膜疣因成分、性质及其继发的 RPE 改变的不同，自发荧光的表现可为强荧光、弱荧光。小的和中等大小的玻璃膜疣可以表现为正常荧光，在自发荧光上没有异常表现。大的（尤其是软性玻璃膜疣）常表现为强荧光。Drusenoid PED 可表现为强荧光或弱荧光。一般来说，自发荧光的高低提示其对应的 RPE 代谢功能情况，如自发荧光减低提示 RPE 的代谢功能降低、吞噬功能下降、向地图状萎缩进展的可能性。早期和中期 AMD 患者如果出现网状假性玻璃膜疣，提示其病情进展的风险增加，及早发现网状假性玻璃膜疣对于病情进展有一定的预测作用，并且可以提示对这些患者需要进行密切随访，而自发荧光很适合对于眼底网状假性玻璃膜疣的检测。网状假性玻璃膜疣的自发荧光表现为与其分布和形状相一致的多簇状、小的、网状分布且均匀一致的圆形或类圆形弱荧光病灶。网状假性玻璃膜疣呈弱荧光的原因目前仍不清楚，推测可能由于它位于视网膜下，对于其下的 RPE

的自发荧光有遮挡作用所致。当然有些情况还需仔细观察，网状假性玻璃膜疣有各种不同的表现，因此要结合多模态检查（如OCT、无赤光等）综合判断。

3）色素变动的自发荧光表现

色素变动分为色素聚积和脱色素两种表现，①色素聚积通常表现为与其分布和形状相对应的高自发荧光，但也与RPE的代谢状态有关，有时色素增强处的自发荧光增强并不明显。②脱色素通常伴随RPE中黑色素及相应的脂褐素的缺失而表现为低自发荧光，但有时也可表现为强荧光，可能因黑色素的缺失对脂褐素荧光的遮挡减少所致。

4）地图样萎缩的自发荧光表现

晚期AMD表现为地图样萎缩时，自发荧光改变也非常有特征性。有学者将萎缩区域依据其FAF表现特点分为三类：强荧光为主型、强弱荧光兼备型及弱荧光为主型。GA病变区域通常表现为弱荧光，而GA边缘区域有时可表现为强荧光。

5）自发荧光提示病情进展

由于FAF敏感性较高，对于早期干性AMD的预后判断和提示具有较高的价值，所以密切观察和随访AMD风险人群眼底GA及其边缘区域，有重要的临床意义。

自发荧光用于检测干性AMD出现脉络膜新生血管敏感性也很高，有报道自发荧光和视网膜渗漏分析在检测新生血管生成方面较荧光血管造影和OCT更为敏感。但自发荧光的形状与新生

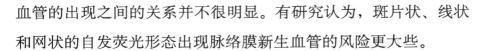

血管的出现之间的关系并不很明显。有研究认为，斑片状、线状和网状的自发荧光形态出现脉络膜新生血管的风险更大些。

（2）治疗和预后

萎缩性 AMD 患者目前没有特效治疗，多项研究正致力于延缓或防止 AMD 的发展。

1）激光治疗

软性玻璃膜疣可短期内提高视力和对比敏感度，但长期效果有待进一步研究。近年来，利用低能量激光进行光生物调节治疗（Photobiomodulation）干性 AMD 取得了一定的疗效。

2）抑制炎症反应和补体通路

Comstatin：一种选择性的补体 C3 活化抑制剂，在食蟹和猴眼模型中可以抑制或逆转玻璃膜疣的形成。

POT-4：Comstatin 的衍生物，可以结合 C3，阻止 C3a 水解为 C3b，玻璃体腔注射给药后，可以持续 6 个月，目前仍处于临床试验阶段。

伊库丽单抗：具有阻断 C5 的作用，通过静脉注射给药，但目前并未发现具有减缓地图样萎缩速率的作用。

雷帕霉素：每 3 个月结膜下注射 440μg，个别研究显示治疗眼视力增加较对照组有显著差异。

醋酸格拉替雷：属于免疫调节药，主要用于治疗多发性硬化。在小鼠模型中，对玻璃膜疣有效。针对干性 AMD 的临床试验正在进行中。

Lampalizumab：一种抗补体 D 因子拮抗剂。Lampalizumab 通过抑制蛋白质因子 D 而发挥作用，可调节免疫系统的细胞破坏特性。临床 Ⅱ 期试验（NCT01602120，MAHALO）包含了 143 例双眼地图状萎缩的患者，每月玻璃体腔注射一次 Lampalizumab，分为 5mg 组、10mg 组、对照组，疗程 18 个月，结果显示地图状萎缩发展的速度下降。

其他补体抑制剂：LFG316（一种 C5 的抗体）、ARCL905（一种抗 C5 聚乙二醇化适配子）及 AL-78898A（一种与 C3 可逆结合的环肽）抑制了 3 条主要的补体通路。LFG316 是一种对抗 C5 的抗体，通过玻璃体腔内注射给药。LFG316 临床 Ⅱ 期试验（NCT01527500）正在进行中，评估了正在发展的地图样萎缩的患者每月连续给药效果，但结果并未公布。ARCl905 及 AL-78898A 治疗尚无明确试验结论。

3）抑制氧化应激

抗氧化剂：AREDS 中，大量补充抗氧化剂（如维生素 C、维生素 E、β 胡萝卜素、锌、铜）对于减缓早期干性 AMD 具有作用。但也有 Meta 分析显示，抗氧化剂对 AMD 的一级预防并无作用。

Ω-3 脂肪酸：补充多不饱和脂肪酸包括多食用鱼类有助于预防 AMD。

番红花酸：一种天然的类胡萝卜素二羟酸，存在于藏红花中，短期补充可以提高干性 AMD 患者的光敏感性。

姜黄素：AMD 患者的多能干细胞，诱导分化为 RPE 类似细胞，用姜黄素预处理后显示其具有细胞保护作用，可以对抗氧化应激，减少细胞死亡，降低活性氧水平。

白藜芦醇（3，4，5-白藜芦醇）：主要来源于葡萄皮和葡萄籽，具有显著的抗衰老、抗癌和心脏保护作用。在活体模型中，它对 RPE 的作用主要为增强促分裂原活化蛋白激酶、细胞外信号调节激酶和血管内皮生长因子的表达。

纳米二氧化铈：表面结构的物理化学特性使其可以在 +3 与 +4 电价中自由转换，从而破坏活性氧。研究显示，纳米二氧化铈可以预防白鼠视网膜光损伤，延迟小鼠光感受器的死亡，保护视网膜功能。纳米二氧化铈可以通过连续清除活性氧，预防氧化物的形成，减少脂褐素－玻璃膜疣前体的聚集，预防 RPE 细胞及光感受器细胞死亡，有可能用于治疗干性 AMD。

4）神经保护作用

睫状神经营养因子（ciliary neurotrophic factor，CNTF）是 IL-6 家族成员的促神经元细胞生长因子。修改 RPE 细胞基因使其过度表达 CNTF，将其封装在半渗透聚合物胶囊内，将胶囊及封装装置一起植入玻璃体内，可持续释放胶囊内的 CNTF，可以保护视网膜光感受器结构的完整性，可以延缓干性 AMD 患者视力的下降。

5）增加代谢物清除或减缓视循环

视循环过程中有玻璃膜疣、脂褐素及氧化产物沉积，因此防止代谢物的沉积或通过视循环调节减缓视循环，可以控制干性AMD 病情的进展。

芬维 A 胺：一种与视黄醇结合蛋白结合的维生素 A 拮抗剂，口服芬维 A 胺可以减缓地图样萎缩的病情进展。

ACU4429：高活性抑制剂，也可以减缓视循环进程。目前，该药处于临床 I 期试验阶段。

ALK-001：一种改良的维生素 A，可以避免维生素 A 分子的二聚作用形成脂褐素。

6）增加脉络膜血流量

脉络膜血流量随着年龄的增加而减少，研究证实，解剖上脉络膜血流量减少增加了脉络膜新生血管形成的风险。增加脉络膜血流量和血流速度可以延缓 AMD 的发展。血管舒张药可以增加脉络膜血流量，延缓萎缩性和渗出性黄斑变性的病程进展。MC-1101 滴眼液可以通过产生一氧化氮扩张血管增加脉络膜的血流量，预防 Bruch 膜破裂，同时也是一种抗炎和抗氧化剂。对非渗出性 AMD 患者可以使用 MC-1101 滴眼液治疗，3 次 / 天。莫沙维林是一种磷酸二酯酶抑制剂，可以增加脉络膜视网膜动脉和睫状动脉平均血流速度，但对于干性 AMD 的治疗效果需要进一步研究。

7）干细胞疗法

目前正在研究各种类型干细胞治疗干性 AMD。

临床试验通过将胚胎干细胞分化的 RPE 细胞移植于患者视

网膜下腔，结果表明患者视力得到部分提高。在各种退行性视网膜病变的动物模型中，干细胞分化的 RPE 细胞和光感受器细胞可以修复视网膜，替换死亡的视网膜神经元，恢复视力。在 AMD 模型中，干细胞分化的 RPE 细胞可以产生神经营养因子营养尚存活的光感受器细胞。诱导多能干细胞、间充质干细胞、视网膜干细胞、体细胞分化为 RPE 细胞，自体 RPE 细胞是最佳移植物，也是黄斑变性疾病的药物作用靶点。一项正在进行的试验（NCT01632527），在干性 AMD 患者患眼视网膜下移植人中枢神经系统干细胞，并且评估了这项治疗方法的安全性和有效性。最新研究提出，可以同时移植光感受器细胞和 RPE 细胞，替换光感受器细胞比 RPE 细胞移植更具挑战性，光感受器移植细胞可发育成正常细胞，并融入损伤的视网膜中，可能更易于建立所需神经连接传输大脑视觉信息。近期一项实验将健康小鼠视网膜中视杆细胞前体细胞移植于夜盲症小鼠模型中，夜盲症小鼠视功能得到修复。

9. 湿性年龄相关性黄斑变性的临床表现和治疗进展

渗出性老年性黄斑变性的特点是脉络膜新生血管（CNV）形成。CNV 的典型表现为黄斑区中心凹或旁中心凹有一不规则的类圆形病灶，呈灰白色或黄白色。病灶周围或表面有出血及反光晕。在病灶边缘或外围常可见黄色硬性渗出、玻璃膜疣、色素上皮脱失或增生。病程已久者或激光治疗后，黄斑病变瘢痕化。

光学相干断层扫描：在 OCT 图像上可以发现 CNV 的高反射团块 RPE 脱离、RPE 撕裂、神经上皮脱离、黄斑水肿及视网膜下高反射物质等。现广泛应用于 AMD 的诊断和随访中。

angio OCT 检查：angio OCT 又称血管成像 OCT，是利用动态血流在每次 OCT 成像中信号的差异进行血流的成像。对 CNV 显像具有不需要造影剂的优势，且成像清晰，在很大程度上可以替代 FFA 和 ICGA 检查，尤其适用于随访。大部分湿性 AMD 患者可以显示团块状、轮辐状、扇形等 CNV 血管，并可以测定 CNV 的面积和血管密度。

（1）治疗和预后

目前大多数临床上采用的治疗方法都是针对湿性 AMD，进展迅速，给 AMD 患者带来了福音。

1）抗 VEGF 药物

抗 VEGF 药物是目前治疗渗出型 AMD 的主要方法，目前抗 VEGF 药物主要包括以下几种：

贝伐单抗（Avastin）：为重组人 VEGF 单克隆抗体，于 2004 年 2 月获得美国食品和药物管理局（FDA）批准，是美国第一个获得批准上市的抑制肿瘤血管生成的药物。因其结构与雷珠单抗相似，被一些临床医生应用到眼科新生血管类疾病中，显示出良好的安全性和疗效。

雷珠单抗（Lucentis）：为第二代重组人 VEGF 单克隆抗体，能够特异性结合 VEGF-A，比贝伐单抗具有更高的亲和力。作为抗 VEGF 药物之一，临床研究显示雷珠单抗能够有效减少新生血管渗漏，减轻黄斑水肿，提高和维持现有视力。雷珠单抗进行了多项临床研究均证实了其有效性：MARINA、ANCHOR、HARBOR、PrONTO、DRAGON、VERO、RIVAL。LUMINOUS研究是一项真实世界的研究，评价了真实世界治疗的次数和疗效。目前该药已进入医保范围。

阿柏西普（Aflibercept）：于 2011 年上市，是一种重组 VEGF 受体融合蛋白，由 VEGF-R1 的 Domain2 和 VEGF-R2 的 Domain3 及 IgG 的 Fc 段组成，能特异性结合 VEGF-A、VEGF-B 及胎盘生长因子（PlGF）。VIEW1、VIEW2、CLEARIT2、SIGHT 等相关的临床研究证实了阿柏西普治疗 AMD 的疗效和安全性。目前该药已进入中国市场。

康柏西普（Conbercept）：是中国第一个自主研发的抗 VEGF 药物，是一种新型受体融合蛋白，于 2013 年获得国家食品药品监督管理总局批准用于治疗渗出型 AMD。康柏西普能特异性结合 VEGF-A、VEGF-B、VEGF-C 及胎盘生长因子（PlGF）。PHOENIX、AURORA、LAMP 等研究证实了该药的有效性和安全性。目前该药已进入国家医保范围。

2）皮质类固醇药物

皮质类固醇药物具有很强的抗感染作用，可以降低血管通透性，减少炎性渗出及水肿，减轻白细胞浸润，抑制新生血管生成。常用的皮质类固醇药物主要有地塞米松和曲安奈德。玻璃体腔注射曲安奈德常见的不良反应为眼压升高、白内障、感染等。不良反应限制了其在黄斑变性治疗中的应用。

（2）手术和激光治疗

1）RPE 移植术

AMD 下膜可以手术取出，取出后如果合并 RPE 损伤，可以移植 RPE。RPE 移植术包括自体 RPE 细胞移植、自体带 Bruch 膜 RPE 移植、自体带全层脉络膜的 RPE 移植等。自体 RPE 细胞移植现在多在动物实验阶段，取材可为自身健康的 RPE 细胞，也可取自虹膜色素上皮，将细胞悬浊液注入病变区域，但其疗效及安全性尚需进一步研究。

2）其他手术方式

单纯玻璃体切除、玻璃体切除 + 视网膜下 TPA 注入 + 气体填充、黄斑转位术等，这些手术方式在特定的患者中可以采用。

3）光动力疗法（PDT）

通过静脉注射光敏药物维替泊芬，该药物与新生血管有较高的亲和力，待药物聚集于 CNV 时，用特定低强度激光照射该处以激活维替泊芬，使新生血管坏死。目前已经逐渐成为二线治疗方法。普通视网膜光凝治疗仅针对个别中心凹外的 CNV 病灶，而经瞳孔温热疗法（TTT）、放射治疗等治疗方法，目前已很少采用。

10. OCTA 在 AMD 诊断和治疗中的应用

（1）评估和预测地图状萎缩的发展

地图状萎缩是干性 AMD 的晚期，可造成严重的视力下降，

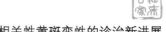

患者可能因此而失明。早期诊断地图状萎缩并研究其进展的原因对治疗具有重大的意义。Choi 等发现干性 AMD 患者的脉络膜毛细血管密度降低，未累及中心凹的 GA 多数中心凹下脉络膜毛细血管也未受累。Rosenfeld 等也发现 GA 早期有点片状的脉络膜毛细血管缺失，GA 下的脉络膜毛细血管萎缩，周围也有不对称的 CC 萎缩区。Qin 等应用自适应光学扫描眼底镜（adaptiveoptics scanning laser ophthalmoscopy，AOSLO），眼底自发荧光（FAF）和 SS-OCTA 来观察 GA 与脉络膜毛细血管及感光细胞的关系。在排除 GA 和玻璃膜疣外，AMD 患者的 CC 缺失显著高于正常人。缺失的程度与离 GA 的距离呈负相关，CC 缺失比感光细胞缺失更为广泛。这表明 CC 缺失可能与 GA 的发展有关。Nassisi 等进一步应用 Cirrus OCT 分区来评价 GA 的进展情况，结果发现 GA 进展与 GA 外 500μm 环内的脉络膜毛细血管密度及 500μm 环与 1000μm 环的密度差值显著相关。在评估脉络膜毛细血管萎缩时，要注意在 SD-OCTA 中，玻璃膜疣下的脉络膜毛细血管缺失可能呈现假阳性结果。

（2）观察 CNV 结构和分型

De Carlo 等 2015 年应用 OCTA 观察 CNV 并与 FFA 比较，发现 OCTA 诊断 CNV 的敏感性为 50%（4/8），特异性为 91%（20/22）。但随着研究的深入，OCTA 诊断的敏感性和特异性也越来越高，不同类型的 CNV 均能清晰显示。Ameen 等发现 OCTA 能清晰显示 2 型 CNV，多数呈肾小球形或水母型，周围有低信号晕。Kuehlewein 利用 OCTA 观察 1 型 CNV，结果发现 72% 的患者都有大的主干血管，周围血管向外生长呈扇形或水母形。这些血管大多数抗 VEGF 后变化不大。Rosenfeld 等运用 SS-OCTA 对 1 型和 2 型 CNV 进行分层分析。1 型 CNV 采用的分层为 RPE 至脉络膜毛细血管，2 型为外层视网膜到 RPE。这种分层方法可以很好地显示 CNV。Told 等对比了 ICGA 和 OCTA 检测 CNV 的效率。结果发现，OCTA 检测出 95% 的 1 型 CNV 及 86% 的 2 型 CNV。ICGA 中平均 CNV 面积（2.8 ± 2.7）mm^2 较 OCTA 上的 CNV 面积（2.1 ± 2.7）mm^2 显著要大。Faridi A 等应用 enface OCTA 来观察 CNV，结果发现，它的敏感度为 81.3%，去除视网膜下大出血的患者后，敏感度提高至 94%。OCTAB 扫描联合 en face OCTA 检测 CNV 敏感性为 100%，特异性也接近 100%。Luiz Novais 等对 SS-OCTA 和 SD-OCTA 进行对比。发现 SS-OCTA 3mm × 3mm 测定的 CNV 面积平均为（0.949 ± 1.168）mm^2，显著高于 SD-OCTA 的（0.340 ± 0.301）mm^2。6mm 区域的 CNV 面积分别是（1.218 ± 1.2841）mm^2 和（0.604 ± 0.597）mm^2，也有显著差异，这可能与 SS-OCTA 的穿透力更强有关。

（3）检测亚临床 CNV

Rosenfeld 等利用 SS-OCTA 可以发现无症状 AMD 患者中存在 CNV，并与 ICG 中的斑片状强荧光相对应。OCTA 检测亚临床静止型 CNV 的敏感性为 81.8%，特异性为 100%，OCTA 可用于 CNV 的随访和指导治疗。Treister 等在 140 例 AMD 患者中发现

34 例为单侧渗出性 AMD，14.7% 有亚临床 CNV。Roisman 等应用 OCTA 在干性 AMD 中评估脉络膜毛细血管灌注，并可以发现亚临床 CNV。

（4）评估 AMD 的活动性，指导随访治疗

OCTA 虽然无法像 FFA 和 ICGA 那样显示血管的渗漏，但也可以根据形态学指标进行评估。Coscas 等利用 OCTA 来评价 AMDCNV 的活动性，主要的指标包括是否有细小的分支血管、环状结构、周边吻合弓和脉络膜毛细血管低信号晕。他们对 126 名患者进行分析，最后发现细小分支血管和周边吻合弓与 CNV 的活动性最相关，可用于渗出性 AMD 的再治疗决策。Invernizzi 等研究了脉络膜厚度和血管指数与湿性 AMD 活动性之间的关系。他们发现活动性 CNV 组的中心凹下脉络膜厚度从（164±67）μm 增加到（175±70）μm，平均脉络膜厚度从（144±45）μm 增加到（152±45）μm，具有显著差异。脉络膜血管指数（choroidal vascularity index，CVI）从 54.5%±3.3% 增加到 55.4%±3.8%（P=0.04）。脉络膜厚度和脉络膜血管指数可用于预测疾病活动性。

OCTA 可用于 AMD 治疗后的病情判断。Muakkassa 等观察 CNV 抗 VEGF 后的变化，发现治疗后病灶的面积和血管密度均明显降低。Mcclintic 等运用 OCTA 评估 CNV 对抗 VEGF 治疗的反应。CNV 血管面积在 1、3、6、12 个月时分别减少 39%、50%、43%、41%。新生血管面积分别减少 39%、51%、54%、

45%。每例 CNV 对 PRN 的治疗反应都可能不同。新生血管面积的复发可能导致渗出。Pilotto E 等对 AMD 患者在抗 VEGF 48h后进行 OCTA 观察，发现 CNV 面积和色素上皮脱离面积显著降低；75% 的患者 CNV 细小血管密度降低；66.7% 的患者 CNV 大血管密度保持稳定；42.9% 的患者脉络膜血流缺失增加；其他患者保持稳定。Mastropasqua 观察阿柏西普治疗 1 型 CNV 的反应，发现 CNV 的面积变化不大，但血流密度明显降低。

（5）探讨 AMD 的发病机制

Lee 等发现早期 AMD 的视网膜浅层和深层血流密度及脉络膜毛细血管密度均较正常眼减少，提示视网膜血管也可能与 AMD 的发病有关。Ahn 等研究了有或无网状假性玻璃膜疣的 AMD 患者视网膜血管密度、视网膜和脉络膜厚度。发现网状假性玻璃膜疣组的浅层和深层毛细血管密度分别是 32.35%±3.67 和 26.71%±2.88%，与无网状假性玻璃膜疣组没有显著差异。2 组之间视网膜厚度也没有显著差异。网状假性玻璃膜疣组的中心凹下脉络膜厚度为 $158.13\mu m \pm 42.53\mu m$ 显著低于无网状假性玻璃膜疣组 $237.89\mu m \pm 60.94\mu m$（$P < 0.001$）。多因素分析显示网状假性玻璃膜疣组浅层毛细血管密度降低、脉络膜厚度降低与视网膜变薄显著相关。而无网状假性玻璃膜疣组，年龄与视网膜厚度相关，这提示网状假性玻璃膜疣患者的视网膜变薄可能与脉络膜和视网膜血管病变有关。

11. 人工智能在 AMD 诊断和治疗中的应用

近年来，人工智能（artificialintelligence，AI）技术发展迅速，已经成为医学领域的研究热点之一，基于人工神经网络的深度学习算法成为最具代表性的工具之一。AI 技术在眼科疾病筛查、诊疗及随访中显示出巨大的应用前景。AI 在 AMD 方面的应用也已经有了不少研究和探索。

（1）AI 在 AMD 诊断和分级中的应用

2015 年，Mookiah 等就利用眼底像对 AMD 进行自动诊断，并具有较高的敏感性和特异性。2016 年，Chakravarthy 等利用 Notal OCT Analyzer（NOA）判断 AMD 疾病活动性，发现 AI 判断与眼科医生的判断基本一致，该机器算法的主要判断的依据是视网膜下液、视网膜间液和视网膜色素上皮下液。Peng 等利用 Deep See Net 根据眼底彩照中玻璃膜疣和色素来判断 AMD 的严重程度，显示了很高的准确性。Venhuizen 等发现 AI 系统对 AMD 分级和眼科医生的分级具有很高的一致性，甚至在某些方面更加突出。Grassman 等应用彩照对 AMD 进行 13 种分级，可以将该系统应用于其他 AMD 数据。Yoo 等发现，单纯利用 OCT 的深度学习系统诊断有效性的 AUC 为 0.906（0.891 ～ 0.921），准确率为 82.6%（81.0% ～ 84.3%）；单纯利用眼底彩照的深度学习系统诊断有效性的 AUC 为 0.914（0.900 ～ 0.928），准确率为 83.5%（81.8% ～ 85.0%）；联合 OCT 和眼底彩照的 AUC 为 0.969（0.956 ～ 0.979），准确率为 90.5%（89.2% ～ 91.8%）。

Govindaiah 等应用集成深度学习神经网络 Inception-ResNet-V2 和 Xception 诊断 AMD。De-Kuang Hwang 等已经开发出基于 AI 平台的云网站（https：//www.ym.edu.tw / -AI-OCT）患者可以上传 OCT 图片进行 AMD 的诊断及治疗，灵敏度和特异性都在 90% 以上。

（2）AI 预测疾病进展和指导治疗

Bogunovic 等发现机器学习可以预测玻璃膜疣进展情况，前两年预测的 AUC 为 0.75。Wan 等进一步应用神经网络来预测 OCT 异常对视力的影响，包括 ILM 的完整性、视网膜下高反射物质及视网膜下液。Rohm 等比较了 5 种机器学习的算法预测视力预后的差别，他们发现预测 12 个月的视力有助于患者坚持抗 VEGF 治疗。在 AMD 进展方面，Ursula 等研究了大量 AMD 病例，其中 114 只眼进展至 CNV，45 只眼进展至 GA。AI 对 CNV 的预测因子是中心玻璃膜疣，对 GA 的标志是神经上皮的损伤。Burlina 等应用深度学习神经网络进行 AMD 分级及预测 5 年发展成晚期 AMD 的风险，预测错误率为 3.5% ～ 5.3%。AI 还可以预测患者是否需要抗 VEGF 治疗，依据的指标中最相关的是中央 3mm 区域内的视网膜下液体积。

参考文献

1. Ambati J. Age-related macular degeneration and other double helix. Invest Ophthalmol Vis Sci，2011，52（5）：2165-2169.

2. Woo S J, Ahn J, Morrison M A, et al. Analysis of genetic and environmental risk factors and their interactions in Korean patients with age-related macular degeneration. PLoS one, 2015, 10 (7): e0132771.

3. Nakayama M, Iejima D, Akahori M, et al. Overexpression of HTRA1 and exposure to mainstream cigarette smoke leads tochoroidal neovascularization and subretinal deposits in aged mice. Investigative ophthalmology & visual science, 2014, 55 (10): 6514-6523.

4. Thomas J, Mohammad S, Charnigo R, et al. Age-related macular degeneration and coronary artery disease in a Va population. Southern medical journal, 2015, 108 (8): 502-506.

5. Cougnard-Gregoire A, Delyfer M N, Korobelnik J F, et al. Long-term blood pressure and age-related macular degeneration: the ALIENOR study. Investigative ophthalmology & visual science, 2013, 54 (3): 1905-1912.

6. Katsi V K, Marketou M E, Vrachatis D A, et al. Essential hypertension in the pathogenesis of age-related macular degeneration: a review of the current evidence. Journal of hypertension, 2015, 33 (12): 2382, 2388.

7. Pujol-Lereis L M, Schafer N, Kuhn L B, et al. Interrelation Between Oxidative Stress and Complement Activation in Models of Age-Related Macular Degeneration. Berlin: Springer International Publishing, 2016: 87-93.

8. Cougnard-Gregoire A, Merle B M, Korobelnik J F, et al. Vitamin D deficiency in community-dwelling elderly is not associated with age-related maculay degeneration. The Journal of nutrition, 2015, 145 (8): 1865-1872.

中国医学临床百家

9. Cougnard-Gregoire A, Delyfer M N, Korobelnik J F, et al. Elevated high density lipoprotein cholesterol and age-related macular degeneration: the Alienor study. PloS one, 2014, 9 (3): e90973.

10. Delcourt C, Cougnard-Gregoire A, Boniol M, et al. Lifetime exposure to ambient ultraviolet radiation and the risk for cataract extraction and age-related macular degeneration: the Alienor Study. Investigative ophthalmology & visual science, 2014, 55 (11): 7619-7627.

11. Keenan T D, Toso M, Pappas C, et al. Assessment of proteins associated with compliment activation and inflammation in macula of human donors homozygous risk at chromosome 1 CFH-to-F13B. Invest Ophthalmol Vis Sci, 2015, 56 (8): 4870-4879.

12. Ulrike Friedrich, Connie A Myers, Lars G Fritsche, et al. Risk-and non-risk-associated variants at the 10q26 ARMD locus influence ARMS2 mRNA expression but exclude pathogenic effects due to protein deficiency. Hum Mol Genet, 2011, 20 (7): 1387-1399.

13. Sven Micklisch, Yuchen Lin, Saskia Jacob, et al. Age-related macular degeneration associated polymorphism rs10490924 in ARMS2 results in deficiency of a complement activator. J Neuroinflammation, 2017, 14: 4.

14. Liao S M, Zheng W, Zhu J, et al. Specific correlation between the major chromosome 10q26 haplotype conferring riskfor age-related macular degeneration and the expression of HTRA1. Mol Vis, 2017, 23 (1): 318-333.

15. Zhang R, Wang L Y, Wang Y F, et al. Associations of the G1961E and D2177N variants in ABCA4 and the risk ofage-related macular degeneration. Gene, 2015, 567 (1): 51-57.

16. Wu Y, Tian L, Huang Y, et al. Correlation between the interactions of ABCA4 polymorphisms and smoking with the susceptibility to age-related macular degeneration. Int J Clin Exp Pathol, 2015, 8 (6) : 7403-7408.

17. Mads Krüger Falk, Amardeep Singh, Carsten Faber, et al. CX3CL1 / CX3CR1 and CCL2 / CCR2 Chemokine / Chemokine Receptor Complex in Patients with ARMD. PLoS One, 2014, 9 (12) : e112473.

18. Yi Zhu, Liang Liang, Dan Qian, et al. Increase in peripheral blood mononuclear cell Toll-like receptor 2 / 3 expression and reactivity to their ligands in a cohort of patients with wet age-related macular degeneration. Mol Vis, 2013, 19: 1826-1833.

19. Merry G F, Munk M, Dotson R S, et al. Photobiomodulation reduces drusen volume and improves visual acuity and contrast sensitivity in dry age-related macular degeneration. Acta Ophthalmologica, 2017, 95 (4) : e270-e277.

20. Gorham R D Jr, Forest D L, Tamamis P, et al. Novel compstatin family peptides inhibit complement activation by drusen-likedeposits in human retinal pigmented epithelial cell cultures. Exp Eye Res, 2013, 116: 96-108.

21. Zohar Y, Portelia N R, Giovanni G, et al. systemic complement inhibition with eculizumab for geographic atrophy in age-related macular degenerationn: the complete study. Ophthamology, 2013, 121 (3) : 693-701.

22. Wong W T, Dresner S, Forooghian F, et al. Treatment of geographic atrophy with sub-conjunctival sirolimus: results of a phase I / II clinical trial. Invest Ophthalmol Vis Sci, 2013, 54 (4) : 2941-2950.

23. K N Le, L Gibiansky, M van Lookeren Campagne, et al. Population Pharmacokinetics and Pharmacodynamics of Lampalizumab Administered Intravitreally to Patients With Geographic Atrophy. CPT Pharmacometrics Syst Pharmacol, 2015, 4 (10): 595-604.

24. Ibrahim Taskintuna, MEA Abdalla Elsayed, Patrik Schatz1, et al. Update on Clinical Trials in Dry Age-related Macular Degeneration. Middle East Afr J Ophthalmol, 2016, 23 (1): 13-26.

25. Vishwanathan R, Chung M, Johnson E J. A systematic review on zinc for the prevention and treatment of age-related macular degeneration. Investigative Ophthalmology & Visual Science, 2013, 54 (6): 3985.

26. Buschini E, Fea A M, Lavia C A, et al. Recent developments in the management of dry age-related macular degeneration. Clinical Ophthalmology, 2015, 2015 (default): 563-574.

27. Cai X, Mcgginis J F. Nanoceria: a potenial therapeutic for wet ARMD. Adv ExpMed Biol, 2016, 854: 111-118.

28.Mata N L, Lichter J B, Vogel R, et al. Investigation of oral fenRetinide for treatment of geographic atrophy in age-related macular degeneration. Retina, 2013, 33 (3): 498.

29. I Macuclear. Efficacy and Safety Study of MC-1101 1% TID in the Treatment of Nonexudative Age-Related Macular Degeneration. J Child Adolesc Psychopharmacol, 2014, 24: 180-189.

30. Pennington B O，Clegg D O. Pluripotent Stem Cell-Based Therapies in Combination with Substrate for the Treatment of Age-Related Macular Degeneration. Journal of Ocular Pharmacology & Therapeutics the Official Journal of the Association for Ocular Pharmacology & Therapeutics，2016，32（5）：261.

31. van Romunde S H，Polito A，Bertazzi L，et al. Long-Term Results of Full Macular Translocation for Choroidal Neovascularization in Age-Related Macular Degeneration. Ophthalmology，2015，122（7）：1366-1374.

32. Lu Y，Han L，Wang C，et al. A comparison of autologous transplantation of retinal pigment epithelium（RPE）monolayer sheet graft with RPE-Bruch's membrane complex graft in neovascular age-related macular degeneration. Acta Ophthalmologica，2017，95（6）：e443.

33. Clemens C R，Alten F，Heiduschka P. Volumetric analysis of vascularized pigment epithelium detachment in AMD：post hoc analysis of the RECOVER study. Ophthalmologe，2018，115（9）：754-760.

34. Maruyama-Inoue M，Sato S，Yamane S，et al. Variable response of subretinal hyperreflective material to anti-vascular endothelial growth factor classified with optical coherence tomography angiography. Graefe's Arch Clin Exp Ophthalmol，2018，256（11）：2089-2096.

35. Volz C，Grassmann F，Greslechner R. Spectral Domain Optical Coherence Tomography Allows the Unification of Clinical Decision Making for the Evaluation of Choroidal Neovascularization Activity. Ophthalmologica，2019，241（1）：32-37.

中国医学临床百家

36. Kimura M, Yasukawa T, Shibata Y. Flattening of retinal pigment epithelial detachments after pneumatic displacement of submacular hemorrhages secondary to age-related macular degeneration. Graefe's Arch Clin Exp Ophthalmol, 2018, 256 (10): 1823-1829.

37. Choi W, Moult E M, Waheed N K, et al. Ultrahigh-Speed, Swept-Source Optical Coherence Tomography Angiography in Nonexudative Age-Related Macular Degeneration with Geographic Atrophy. Ophthalmology, 2015, 122: 2532-2544.

38. Rosenfeld P J, Waheed N K, Moult E M, et al. Optical Coherence Tomography Angiography of Dry Age-Related Macular Degeneration. Developments in ophthalmology, 2016, 56: 91-100.

39. Qin J, Rinella N, Zhang Q, et al. OCT Angiography and Cone Photoreceptor Imaging in Geographic Atrophy. Invest Ophthalmol Vis Sci, 2018, 59 (15): 5985-5992.

40. Nassisi M, Baghdasaryan E, Borrelli E, et al. Choriocapillaris flow impairment surrounding geographic atrophy correlates withdisease progression. PLoS One, 2019, 14 (2): e0212563.

41. Lane M, Moult E M, Novais E A, et al. Visualizing the Choriocapillaris Under Drusen: Comparing 1050-nm Swept-Source Versus 840-nm Spectral-Domain Optical Coherence Tomography Angiography. Investigative ophthalmology & visual science, 2016, 57 (10): 585-590.

42. de Carlo T E, Bonini Filho M A, Chin A T, et al. Spectral-domain optical coherence tomography angiography of choroidal neovascularization. Ophthalmology, 2015, 122: 1228-1238.

43. El Ameen A，Cohen S Y，Semoun O，et al. Type 2 Neovascularization Secondary to Age-Related Macular Degeneration Imaged by Optical Coherence Tomography Angiography. Retina，2015，35：2212-2218.

44. Kuehlewein L，Bansal M，Lenis T L，et al. Optical Coherence Tomography Angiography of Type 1 Neovascularization in Age-Related Macular Degeneration. American journal of ophthalmology，2015，160：739-748.

45. Motulsky E H，Zheng F，Shi Y，et al. Anatomic Localization of Type 1 and Type 2 Macular Neovascularization Using Swept-Source OCT Angiography. Ophthalmic Surg Lasers Imaging Retina，2018，49（11）：878-886.

46. Told R，Sacu S. Hecht A Comparison of SD-Optical Coherence Tomography Angiography and Indocyanine Green Angiography in Type 1 and 2 Neovascular Age-related Macular Degeneration. Invest Ophthalmol Vis Sci，2018，59（6）：2393-2400.

47. Faridi A，Jia Y，Gao S S，et al. Sensitivity and Specificity of OCT Angiography to Detect Choroidal Neovascularization. Ophthalmol Retina，2017，1（4）：294-303.

48. Novais E A，Adhi M，Moult E M，et al. Choroidal Neovascularization Analyzed on Ultrahigh-Speed Swept-Source Optical Coherence Tomography Angiography Compared to Spectral-Domain Optical Coherence Tomography Angiography. American journal of ophthalmology，2016，64：80-88.

49. Roisman L，Zhang Q，Wang R K，et al. Optical Coherence Tomography Angiography of Asymptomatic Neovascularization in Intermediate Age-Related Macular Degeneration. Ophthalmology，2016，123（6）：1309-1319.

50. Carnevali A, Cicinelli M V, Capuano V, et al. Optical Coherence Tomography Angiography: A Useful Tool for Diagnosis of Treatment-Naive Quiescent Choroidal Neovascularization. American journal of ophthalmology, 2016, 169: 189-198.

51. Palejwala N V, Jia Y, Gao S S, et al. Detection of Nonexudative Choroidal Neovascularization in Age-Related Macular Degeneration with Optical Coherence Tomography Angiography. Retina, 2015, 35: 2204-2211.

52. Treister A D, Nesper P L, Fayed A E. Prevalence of Subclinical CNV and Choriocapillaris Nonperfusion in Fellow Eyes of Unilateral Exudative AMD on OCT Angiography. Transl Vis Sci Technol, 2018, 7 (5): 19.

53. Luiz Roisman, Raquel Goldhardt. OCT Angiography: An Upcoming Non-invasive Tool for Diagnosis of Age-related Macular Degeneration. Curr Ophthalmol Rep, 2017, 5 (2): 136-140.

54. Coscas F, Lupidi M, Boulet J F, et al. Optical coherence tomography angiography in exudative age-related maculardegeneration: a predictive model for treatment decisions. Br J Ophthalmol, 2018, pii: bjophthalmol-2018-313065.

55. Invernizzi A, Benatti E, Cozzi M, et al. Choroidal Structural Changes Correlate With Neovascular Activity in Neovascular Age Related Macular Degeneration. Invest Ophthalmol Vis Sci, 2018, 59 (10): 3836-3841.

56. Muakkassa N W, Chin A T, de Carlo T, et al. Characterizing the Effect of Anti-Vascular Endothelial Growth Factor Therapy on Treatment-Naive Choroidal Neovascularization Using Optical Coherence Tomography Angiography. Retina, 2015, 35: 2252-2259.

中国医学临床百家

57. Mc Clintic S M, Gao S, Wang J. Quantitative Evaluation of Choroidal Neovascularization under Pro Re Nata Anti-Vascular Endothelial Growth Factor Therapy with OCT Angiography. Ophthalmol Retina, 2018, 2 (9): 931-941.

58. Pilotto E, Frizziero L, Daniele A R, et al. Early OCT angiography changes of type 1 CNV in exudative AMD treated with anti-VEGF. Br J Ophthalmol, 2019, 103 (1): 67-71.

59. Mastropasqua L, Toto L, Borrelli E, et al. Optical Coherence Tomography Angiography Assessment of Vascular Effects Occurring after Aflibercept Intravitreal Injections in Treatment-Naive Patients with Wet Amd. Retina, 2017, 37 (2): 247-256.

60. Lee B, Ahn J, Yun C, et al. Variation of Retinal and Choroidal Vasculatures in Patients With Age-Related Macular Degeneration. Invest Ophthalmol Vis Sci, 2018, 59 (12): 5246-5255.

61. Ahn S M, Lee S Y, Hwang S Y, et al. Retinal vascular flow and choroidal thickness in eyes with early age-relatedmacular degeneration with Reticular pseudodrusen. BMC Ophthalmol, 2018, 18 (1): 184.

62. Mookiah M R K, Acharya U R, Fujita H, et al. Local Configuration Pattern Features for Age-Related Macular Degeneration Characterisation and Classification. Computers in Biology and Medicine, 2015, 63 (C): 208-218.

63. Chakravarthy U, Goldenberg D, Young G, et al. Automated Identification of Lesion Activity in Neovascular Age-Related Macular Degeneration. Ophthalmology, 2016, 123 (8): 1731-1736.

64. Peng Y, Dharssi S, Chen Q, et al. DeepSeeNet: A deep learning model for automated classification of patient-based age-related macular degeneration severity from color fundus photographs. Ophthalmology, 2019, 126 (4): 565-575.

65. Venhuizen F G, Bram V G, Freekje V A, et al. Automated Staging of Age-Related Macular Degeneration Using Optical Coherence Tomography. Investigative Opthalmology & Visual Science, 2017, 58 (4): 2318-2328.

66. Grassmann F, Mengelkamp J, Brandl C, et al. A Deep Learning Algorithm for Prediction of Age-Related Eye Disease Study Severity Scale for Age-Related Macular Degeneration from Color Fundus Photography. Ophthalmology, 2018, 2017 (2): 8280209.

67. Yoo T K, Choi J Y, Seo J G, et al. The possibility of the combination of OCT and fundus images for improving the diagnostic accuracy of deep learning for age-related macular degeneration: a preliminary experiment. Medical & Biological Engineering & Computing Med Biol Eng Comput, 2019, 57 (3): 677-687.

68. Arun Govindaiah, Roland Theodore Smith, Alauddin Bhuiyan. A New and Improved Method for Automated Screening of Age-Related Macular Degeneration Using Ensemble Deep Neural Networks. Conf Proc IEEE Eng Med Biol Soc, 2018, 2018: 702-705.

69. De-Kuang Hwang, Chih-Chien Hsu, Kao-Jung Chang, et al. Artificial intelligence-based decision-making for age-related macular degeneration. Theranostics, 2019, 9 (1): 232-245.

70. Bogunovic H, Montuoro A, Baratsits M, et al. Machine Learning of the Progression of Intermediate Age-Related Macular Degeneration Based on OCT Imaging. Invest Ophthalmol, 2017, 58 (6): BIO141-BIO150.

71. Wan P, Long E. Use of a Neural Net to Model the Impact of Optical Coherence Tomography Abnormalities on Vision in Age-related Macular Degeneration. American Journal of Ophthalmology, 2018, 187: 167.

72. Rohm M, Tresp V, Müller, et al. Predicting Visual Acuity by Using Machine Learning in Patients Treated for Neovascular Age-Related Macular Degeneration. Ophthalmology, 2018, 125 (7): 1028-1036.

73. Ursula S E, Waldstein S M, Sophie K, et al. Prediction of Individual Disease Conversion in Early AMD Using Artificial Intelligence. Investigative Opthalmology & Visual Science, 2018, 59 (8): 3199-3208.

74. Burlina P M, Joshi N, Pacheco K D, et al. Use of Deep Learning for Detailed Severity Characterization and Estimation of 5-Year Risk Among Patients With Age-Related Macular Degeneration. JAMA Ophthalmol, 2018, 136 (12): 1359-1366.

75. Hrvoje Bogunovi, Waldstein S M, Schlegl T, et al. Prediction of Anti-VEGF Treatment Requirements in Neovascular AMD Using a Machine Learning Approach Prediction of Treatment Requirements in Neovascular AMD. Investigative Ophthalmology & Visual Science, 2017, 58 (7): 3240-3248.

（戴荣平 于伟泓 陈有信）

息肉状脉络膜血管病变的病理机制与基因研究进展

12. 息肉状脉络膜血管病变的病理机制研究进展

息肉状脉络膜血管病变（polypoidal choroidal vasculopathy，PCV）是一种以特异分支状脉络膜血管网及其末梢的息肉状脉络膜血管扩张病灶为特征的血管性病变，拥有年轻化趋势，严重影响患者的生活质量。

PCV 眼底特征包括：视网膜下橘红色结节、脉络膜异常血管末端息肉样膨大、异常血管网、伴反复发生出血性和（或）浆液性视网膜色素上皮脱离（PED），至今发病机制不明。

PCV 病理生理学研究表明：① PCV 患者脉络膜小动脉内弹力层异常和小动脉硬化样改变，主要表现为小动脉壁最内层的内皮细胞损伤及空泡样变，以及血管平滑肌细胞变性。② PCV 患者脉络膜小静脉也出现硬化样改变，主要表现为血管平滑肌细胞萎缩及坏死。③ PCV 患者息肉状脉络膜血管扩张病灶被巨噬细胞和纤维素包围。④反复发作的浆液性视网膜色素上皮层脱离和 Bruch 膜内大量的纤维血管增生。因此，基于 PCV 患者的尸检后结果，提示 PCV 的脉络膜新生血管（CNV）形成过程中的病理改变及生物化学特点与动脉粥样硬化部分相同，如脉络膜局部的血管紊乱、小动脉硬化样改变、小静脉瘤样扩张、周围巨噬细胞和炎性组织等浸润（图 12）。

基因及病理生理研究对于 PCV 的发生发展机制探讨提供了重要的线索，也提示 PCV 是一个发病机制复杂的疾病，绝非单一原因导致发病，其可能由血流动力学、血管壁细胞炎症反应、细胞外基质酶系、脂质代谢等多种因素共同参与引起的。

（1）年龄相关

由于 PCV 好发于 50 岁以上的人群，学界曾认为 PCV 是一个年龄相关性疾病，这也是起初学界认为 PCV 是湿性 AMD 的一种亚型的原因之一。但近年来对于 PCV 早期病变的病理研究认为，PCV 的发生发展过程与湿性 AMD 的年龄相关性退行性变存在差异。例如，Ezzat 等研究发现湿性 AMD 患者黄斑中存在大量 CD8[+]T 细胞，而 PCV 患者中并没有此特征。随后，Yousif 等通过免疫组化方法对 PCV 患者与湿性 AMD 患者 T 细胞分化

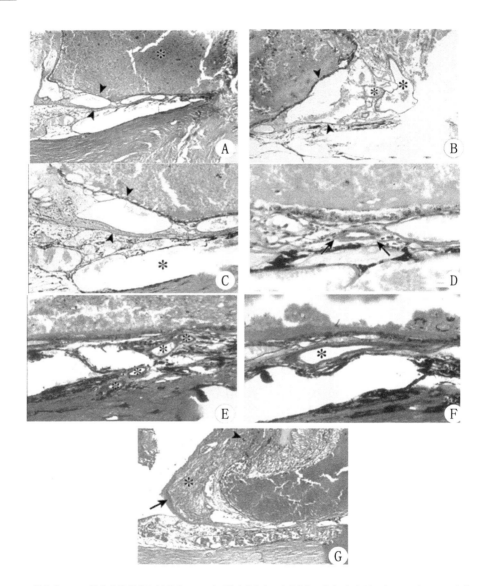

A：视盘旁 Bruch 膜内血管壁薄且扩张的 CNV（两箭头之间），视网膜下出血（星号）（HE×40）；B：出血性 RPE 脱离下边界处扩张的血管结构（星号），上方箭头代表 RPE 和 Bruch 膜内层，下方箭头代表 Bruch 膜外层（PAS×100）；C：高放大倍率下 Bruch 膜内血管壁薄且扩张的 CNV（两箭头之间），上方箭头代表 RPE 和 Bruch 膜内层，下方箭头代表 Bruch 膜外层，RPE 下空泡样变的脉络膜血管结构（星号）（PAS×100）；D：视盘旁 Bruch 膜内伴有小动脉缺陷的 CNV；E：从视盘旁脉络膜延伸至 Bruch 膜的一处睫状后短动脉分支（星号；PAS×250）；F：视盘旁 Bruch 膜内 1～3 层细胞厚度的小动脉肌层（星号；PAS×250）；G：黄斑区盘状斑痕（星号）伴骨样变（箭号），RPE 细胞增生（箭头），与黄斑区盘状斑痕相连的视网膜下出血（HE×40）。

图 12　PCV 脉络膜新生血管形成病理片（彩图见彩插 5）

与衰老进行了比较，结果发现 PCV 患者 T 细胞分化及 CD8$^+$C-D56$^+$T 细胞百分比与健康对照组无显著差异，然而湿性 AMD 患者 T 细胞分化与衰老速率明显加快，且 CD8$^+$CD56$^+$T 细胞与湿性 AMD 玻璃膜疣、视网膜损伤程度、视网膜色素上皮细胞（RPE）功能异常程度密切相关。众所周知，随着年龄的增加，CD8$^+$CD56$^+$T 细胞明显增加，且 CD8$^+$CD56$^+$T 细胞是免疫衰老的标志之一。这些研究均提示湿性 AMD 是一种退行性变，免疫衰老在湿性 AMD 中起到了重要作用，但 PCV 不完全属于年龄相关性疾病，提示 PCV 与湿性 AMD 在发病机制上存在差异，也为 PCV 并非湿性 AMD 的一种亚型提供了理论依据。

（2）血流动力学

近年来，有研究发现 PCV 患者具有脉络膜增厚的特征，并且脉络膜的厚度、巩膜厚度及硬度与息肉状新生血管病变的形态有关。增强深部成像的相干光断层扫描技术（EDI-OCT）发现 PCV 脉络膜的增厚可能是由于脉络膜血管的扩张和充血引起的，且组织病理学中也证实 PCV 患者脉络膜大、中血管扩张，脉络膜血管通透性增高，以及局灶或弥漫的脉络膜肥厚，最大直径可超过 300 μm。除此之外，PCV 患者的涡静脉存在扩张，扩张的部位 90% 以上在颞侧，最多见于颞下象限，其次见于颞上象限。结合脉络膜循环血流速度快、血流量大、结构复杂，涡静脉是脉络膜静脉的主要回流静脉等结构特点，部分学者推测 PCV 患者脉络膜增厚，导致视网膜色素上皮功能的损害、脉络膜静水压力的增高，使脉络膜扩张、充血，久而久之形成 PCV 末端血管息肉样结构（血管囊样扩张）（图 13），但具体机制仍有待进一步研究。

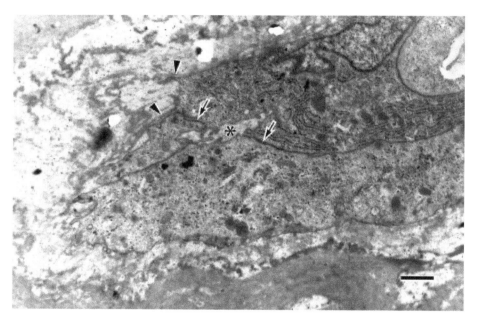

由于血管内皮细胞未形成完善的细胞连接（箭号），导致基底膜不连续（箭头），最终形成不成熟的管腔（星号）。

图 13　扩张的小静脉及其附近的新生血管结构电子显微镜显示

（3）炎症反应与补体系统

近年来，多项有关 PCV 的免疫组化分析均证实，PCV 患者视网膜下间隙、Bruch 膜层、脉络膜层及脉络膜血管囊样扩张病灶周围存在巨噬细胞、炎性组织、浆细胞、淋巴细胞浸润，大量 IgG、IgM 沉积及补体活化反应；基因相关研究发现，补体因子 H（*CFH*）、*C2-CFB-RDBP-SKIV2L*、*HTRA1* 等是 PCV

易感基因；有关 PCV 细胞因子的研究发现，PCV 患者体内 C 反应蛋白、补体因子、单核细胞趋化蛋白 -1（MCP-1）、硫氧还原蛋白及促炎因子（如白细胞介素 -1b 和白细胞介素 -23）等水平增高，一些其他细胞因子或炎性介质也证实与 PCV 存在相关性。这些研究均提示，炎性反应与补体系统在 PCV 发生发展中扮演重要角色。

　　最近的一项研究证实，HTRA1 在 PCV 炎症反应和补体活化中发挥重要作用（图 14）。HTRA1 是编码分泌型丝氨酸蛋白酶，该酶在人和鼠类的视网膜均有表达，具有蛋白水解活性，它的过度表达可以改变 Bruch 膜的完整性，从而有助于 CNV 通过细胞外基质侵入视网膜。此外，HTRA1 介导的蛋白降解能够使脉络膜血管壁内的自身抗原暴露，被 IgG、IgM 抗体识别，从而活化补体系统。该研究提出 PCV 发生发展可分为两个阶段，阶段一（起始阶段）为增加 HTRA1 水解 PRE／脉络膜区域的细胞外基质蛋白（如弹性蛋白），造成局灶性 Bruch 膜和脉络膜血管壁降解，形成轻度 PCV；阶段二（进展阶段）为 RPE／脉络膜组织进一步损伤，通透性增加，渗漏的血浆蛋白激发慢性炎症反应，导致症状加重及严重并发症形成（如 PED、出血）。但仍需更多的研究予以验证。

（4）细胞外基质降解

　　研究发现，弹性蛋白（ELN）基因单核苷酸多态性和血清 MMP-2、MMP-9 水平升高与 PCV 密切相关，且病理学研究指出 PCV 存在脉络膜 -Bruch 膜 -RPE 区域细胞外基质降解、脉络膜大

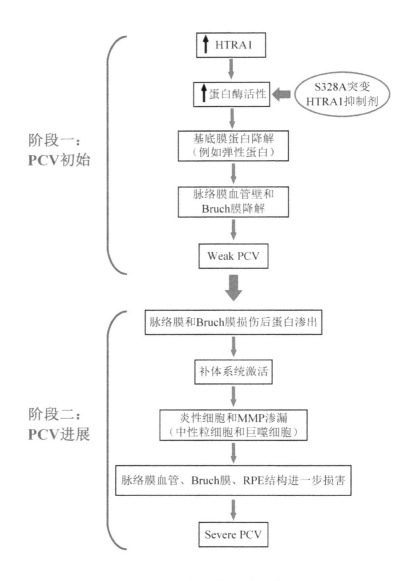

图 14 PCV 发生发展过程示意

血管扩张、血管壁发生玻璃样变等血管硬化的改变。MMP 可以降解 ELN 与其他细胞外基质蛋白（如纤粘连蛋白、胶原蛋白、原纤维蛋白等），使血管壁发生改变，并同时具有促新生血管与抗新生血管的作用，可以分解 VEGF 受体 -1（VEGFR-1）。人体脉络膜血管壁细胞外基质与 Bruch 膜均含有 ELN 与其他细胞外基质蛋白，研究发现 PCV 息肉样病灶表现为孤立、散在或簇状小血管瘤样荧光，部分血管瘤样荧光可有搏动样变化，脉络膜大血管（静脉）与涡静脉呈现扩张状态，这些表现均提示 PCV 是一种与动脉瘤和静脉曲张有相似表现的血管壁异常疾病。因此，学者推测在 PCV 中，MMP 主要通过降解弹性蛋白与其他细胞外基质蛋白，一方面使脉络膜静脉血管弹性丧失、扩张扭曲和血液淤滞，导致末端血管息肉样结构（Polyps）的发生；另一方面破坏 CNV 形成的物理屏障，调节 VEGF 和 PEDF 等表达，为新生血管（BVN）形成提供必需条件。但具体机制仍有待进一步验证与探讨。

（5）脂质代谢紊乱

研究发现，人胆固醇脂转移蛋白（CETP）和 ATP 结合转运体 G1（ABCG1）基因与 PCV 存在密切相关性，CETP 蛋白可以将光感受器外节代谢的氧化脂质转化为高密度脂蛋白颗粒，并被视网膜色素上皮层内化，进而通过 ABCG1 转运通过 Bruch 膜后分泌入血。因此，CETP 基因的功能障碍可以导致脂质氧化物在视网膜内的沉积，一方面可以导致玻璃膜疣的发生；另一方面，这些脂质氧化物沉积物可以激活炎症过程，以及导致异常的新生血管生成，这为 CETP 能够通过脂质代谢在 PCV 发病机制中发挥一定作用奠定了基础。此外，研究发现，在PCV患者中，氧化低密度脂蛋白（OXLDL）含量较高，OXLDL能破坏MMPS / TIMPS之间的动态平衡，上调MMP-9表达且提高其活性，下调TIMP1表达，促进细胞外基质的降解，破坏血管壁基底膜及Bruch膜，有利于血管内皮迁移，参与PCV的CNV形成。此外，血液循环中的OXLDL能够抑制巨噬细胞活化及抗氧化应激途径，在动脉粥样硬化形成中起重要作用，与PCV形成过程中的病理改变及生物化学特点相照应。由此可见，脂质代谢在PCV中的作用受到学界越来越多的关注，具体相关机制有待进一步深入的探讨。

（6）氧化应激反应

随着年龄增加，视网膜下氧化脂质沉积逐渐增多，对视网膜造成一定毒性。研究发现，氧化磷脂（OXPAPC）、*FGD6*基因与PCV的发生发展密切相关。OXPAPC是动脉粥样硬化中OXLDL的主要活化物质，能够促进VEGF诱发新生血管、调节脂质沉积，在PCV患者中含量较高。此外，*FGD6*基因与PCV存在强相关性，与PCV相关基因*CFH*、*HTRA1*及*ARMS2*存在功能学联系；*FGD6*能够作用于F肌动蛋白，在人视网膜内皮细胞（HRECS）中能够从细胞基质转移到细胞膜上，从而在VEGF诱导血管生成过程中起到调节肌动蛋白网动态变化的作用。研究认为，氧化应激能够降低炎性细胞因子的活性、抑制RPE细胞中*CFH*的表达、增加*FGD6*的表达，从而促进PCV的发生发展。此外，硫氧还原蛋白（TRX）是具有氧化还原活性的酸性小分子蛋白质，具有调节抗氧化作用、免疫应答、细胞凋亡等多种生物学效应。研究发现，血浆中 TRX-1 通过与 *CFH* 之间相互作用，调节补体活动，抑制 PCV 的 CNV 形成及发展。由此可见，氧化应激反应也许在 PCV 的发生发展中扮演一定角色，但具体机制仍有待进一步研究。

综上所述，有关 PCV 病理机制的研究众说纷纭，不同机制间相互影响、相互作用，共同参与 PCV 的发生发展过程。除了本文涉及的机制外，还有很多正在探索中的机制，仍需进一步完善病理机制理论，为临床治疗 PCV 患者提供新药物、新方式。

13. 息肉状脉络膜的基因研究进展

遗传学研究表明，PCV 是一个多基因疾病，目前已知 PCV 相关基因包括：*CFH*、*C2-CFB-RDBP-SKIV2L*、*HTRA1*、*ARMS2*、*CETP*、*ELN*、*FGD6* 等基因（图 15）。研究发现 PCV 危险因素包括：年龄、性别、吸烟、饮酒、BMI、高血压、中风、缺血性心脏病、高脂血症等。由此可见，PCV 是多种遗传因素和环境共同作用的结果，但迄今为止其发病原因和发病机制仍不明确。此外，PCV 是一个独立疾病还是年龄相关性黄斑变性（AMD）的一种亚型这一问题至今学术界不仅未形成共识，且还存在较大的争议。因此，遗传因素在 PCV 病因与发病机制中的作用日益受到重视。近二十余年，关于 PCV 的遗传学研究一直是该领域的热点，如 PCV 与 AMD 的候选基因关联分析、PCV 基因多态性分析（single nucleotide polymorphism，SNP）、PCV 遗传连锁分析、全基因组关联分析（genome-wide association studies，GWAS），其对 PCV 的基因易感性、特定的基因多态性与 PCV 的分型和疗效动力学进行了相关分析与报道。

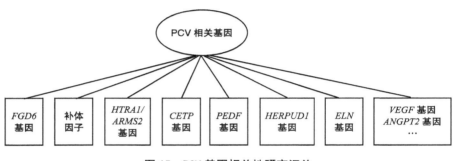

图 15　PCV 基因相关性研究汇总

（1）*FGD6* 基因

FGD6 是 FGD 鸟苷酸交换因子（GEF）家族中的一员，其他家族成员还有 *FGD1*、*FGD2*、*FGD3*、*FGD4*、*FGD5*、*FRG*，其中 *FGD6* 与 *FGD1* 高度同源。*FGD6* 能够编码 FYVE、RhoGEF 和 pH 功能区蛋白 6，但 *FGD6* 的功能仍在进一步研究中。2010 年，Romanoski 等通过序列同源性分析发现 *FGD6* 能够使 GDP/GTP 转换为小 G 蛋白参与细胞传导通路。2014 年，Steenblock C 等发现，Cdc42-GEF FGD6 能够通过与不同肌动蛋白网的相互作用，调节破骨细胞极化和细胞膜再循环，从而使骨骼溶解；在细胞膜上，*FGD6* 通过聚集 Cdc42- 耦合子 IQGAP1 和 Rho GTPase- 活化蛋白 ARHGAP10 形成复合物，从而调节伪足小体的形成，最终

使肌动蛋白与细胞膜紧密相连；在细胞核和胞转小泡内，*FGD6* 通过与肌动蛋白核促进因子 WASH 相互作用来调节细胞的功能。2016 年，Holdsworth-Carson S J 等通过全基因组关联分析发现，*FGD6* 或许在子宫内膜异位症中也扮演着重要角色，具体机制仍待进一步研究。

2016 年，Huang 等通过全外显子组测序技术，对 3318 例 PCV 患者、2457 例 CNV 患者及 9097 例对照亚洲人群进行了研究，结果发现 FGD6 rs77466370（FGD6-Arg329）与 PCV 存在强相关性，但与 CNV 并不相关。为了进一步探讨 FGD6 rs77466370 与 PCV 的相关性，Huang 等进行了体内动物实验和体外细胞实验，结果发现 *FGD6* 几乎存在于人体任何一种组织，其中脉络膜和视网膜色素上皮细胞组织中的含量较高，且 FGD6 在人视网膜内皮细胞（human retinal endothelial cells，HRECs）中的表达也极为丰富，并且 *FGD6* 能够作用于 F 肌动蛋白，在 HRECs 中能够从细胞基质转移到细胞膜上，从而在 VEGF 诱导血管生成过程中起到调节肌动蛋白网动态变化的作用，这为 *FGD6* 在视网膜和脉络膜内皮细胞能够起重要作用提供了支持。此外，研究指出 *FGD6* 与 PCV 相关基因，如补体因子 H（complement factor H，*CFH*）、丝氨酸蛋白酶 A1（high-temperature requirement factor A1，*HTRA1*）及年龄相关性黄斑病变易感基因 2（age related maculopathy susceptibility 2，*ARMS2*）存在功能学联系，这提示 *FGD6* 可能参与了 PCV 的发生发展。

除此之外，研究发现氧化磷脂（OXPAPC）能够上调 *FGD6* 在 HRECs 中的表达及抑制 *CFH* 的表达，并且能够在小鼠体内诱导脉络膜异常血管网的形成，这提示 OXPAPC 与 *FGD6* 可能共同参与了 PCV 的脉络膜异常血管的发病过程。以上均提示，*FGD6* 基因可能参与了 PCV 的发生发展，但仍需更多的研究支持此观点。

（2）补体因子

CFH 基因位于染色体 1q31 ~ 32 区域，近年的研究认为，*CFH* 基因是与 WAMD 有关的首选基因。CFH 蛋白是补体旁路激活途径中起主要作用的负调控因子，而补体旁路激活途径正是机体抵抗病原体感染时的早期防线之一。早在 2009 年，Kondo N 等对有关日本人群 *CFH* 基因 12 个单核苷酸多态性（single nucleotide polymorphism，SNP）进行了研究，结果发现非同义替换编码突变 I62V（SNP rs800292）与 PCV 存在强关联，这为炎性反应及补体系统在 PCV 发病机制中起作用提供了理论依据。随后的几项研究也均发现 CFH *rs800292* 与 PCV 存在关联性。2013 年，Huang 等通过较大的样本量（PCV 368 例，WAMD 344 例，对照 511 例）对中国人群 *CFH* 基因 11 个 SNP 进行了研究，发现所有 SNP 均与 PCV 存在关联性，其中 8 个 SNP 在 PCV 和 WAMD 中表现出了异质性，CFH rs1065489 在两种疾病中的异质性最高，此研究为 PCV 是否为 WAMD 的一种亚型带来了基因层面的探讨，提示两种疾病发病机制可能存在差异。

此外，有学者针对吸烟与 *CFH* 基因的联合效应在 PCV 中的作用进行了研究，Rothman 等发现 PCV 患者中 *CFH Y402H* 与吸烟的相关性有统计学意义。Nakanishi 等有关韩国人群的一项研究显示，吸烟者发生 PCV 的风险较不吸烟者显著提高，且吸烟者携带 *CFH Y402H* 危险等位基因的频率较高。由于近几年有学者认为 PCV 属于脉络膜增厚性疾病谱，Jirarattanasopa 等研究认为 *CFH I62V* 基因多态性与 PCV 脉络膜厚度存在相关性，但由于该研究缺少对照组、可能存在测量误差等因素，需进一步研究予以验证。Sakurada 等研究认为，*CFH I62V* 位点突变与浆液性视网膜脱离、大片视网膜下出血、视网膜色素上皮脱离和典型脉络膜新生血管相关性无统计学意义。另外，Tanaka 等发现 *CFH Y402H* 位点突变与 PCV 及动脉粥样硬化均存在相关性，提示 PCV 发生发展的机制也许与动脉粥样硬化存在相似之处，仍待进一步研究。

补体因子 B（complement factor B，*CFB*）基因也称 *BF* 基因，为补体成分 2 基因编码调节蛋白，有着与 *CFH* 相同的生物学途径。*CFB* 位于人类染色体 6q21，是 C3 转化酶的重要组成部分，是补体系统旁路途径的特异性因子。大量研究发现，*CFB* 作为补体旁路途径中的重要因子调节 VEGF、转化生长因子 -β_2（transforming growth factor-β_2，TGF-β_2）的生成，*CFB* 被抑制可使 VEGF、TGF-β_2 的表达量降低，并且 *CFB* 作为上游的调节因子，其变化先于各血管生成因子的变化。*CFB* 在视网膜神经上皮层、视网膜色素上皮细胞、脉络膜和 Bruch 膜均有一定程度的表达。

有关 *C2/CFB* 基因与 PCV 相关性的研究说法不一，部分有关亚洲人群的研究认为 *C2/CFB* 基因多态性与 PCV 无明确相关性。但部分有关高加索人群的研究则 *C2/CFB* 位点突变与 PCV 和 WAMD 均存在相关性。随后的一项有关 *C2-CFB-RDBP-SKIV2L* 基因座与中国人群 WAMD 和 PCV 的研究发现，CFB rs17201431 在 WAMD 和 PCV 中存在显著差异，其中 CFB rs17201431 与湿性 AMD、PCV 的比值比（95% 可信区间）分别为 2.18、0.23。因此，提示 *CFB* 与 PCV 的相关性可能存在种族差异，但仍需要更多大样本、多种族的研究进一步探究。

补体因子 9（complement component 9，*C9*）为终末补体通路中最下游的成员之一，参与 3 种补体活化途径：经典途径、替代途径、凝集素激活途径。研究发现，终末补体通路与激光诱发的 AMD 脉络膜新生血管（CNV）发生发展密切相关，且 *C9-R95X* 能够抑制湿性 AMD 中 CNV 的发生。近期一项有关日本人群的研究进一步证实了 *C9-R95X* 基因型与湿性 AMD 存在一定相关性，但该研究表明 *C9-R95X* 与 PCV 并无相关性，这提示也许湿性 AMD 与 PCV 在补体通路中发病机制存在差异，仍需更大样本量及其他种族相关研究进一步证实。

（3）*HTRA1/ARMS2* 基因

HTRA1 是编码分泌型丝氨酸蛋白酶，该酶在人和鼠类的视网膜均有表达。虽然 HTRA1 在视觉组织中的功能尚不明确，但它的过度表达可以改变 Bruch 膜的完整性，从而有助于 CNV 通过细胞外基质侵入视网膜，而这正是湿性 AMD 的病理改变过程。日本学者 Kondo 等在日本人群中进行了有关 LOC387715 rsl0490924□HTRA1 rsll200638 的研究，结果发现该基因与湿性 AMD 患者及 PCV 患者均有显著相关，湿性 AMD 组的相关性比 PCV 组高出 2 倍以上。随后，Sakurada 和 Lee 等的研究均表明 LOC387715 A69S 与 PCV 患者显著相关，同时发现该基因与 PCV 玻璃体出血存在一定相关性。LOC387715 也称作 ARMS2，此蛋白在胎盘组织高度表达，但在人视网膜表达较少。

近年来，许多研究表明 HTRA1/ARMS2 与 PCV 患者均有一定的相关性。Yang 等发现 PCV 患者 RPE 存在 HTRA1 基因转录上调，且 HTRA1 在慢性炎症中可以调节 TGF-β 和 MMPs，这为 HTRA1 参与 PCV 的发生提供了证据支持。此外，ARMS2 在光感受器外节中线粒体进行表达，与 RPE 功能缺失存在相关性；ARMS2 能够调节 HTRA1 启动子活性，从而提示 ARMS2 与 HTRA1 可能共同参与了 PCV 的发病过程。随后的研究中，Se 等发现在韩国人群中环境因素并不会影响 HTRA1/ARMS2 在 PCV 发生发展的作用。Huang 等在有关 CFH、ARMS2、ARMS2/HTRA1 在 WAMD 和 PCV 中的基因 – 基因关联的研究指出，ARMS2 rs3750847 与 CFH rs2274700、HTRA1 rs3793917 与

ARMS2 rs3750847 的 相 关 性 较 强， 且 rs3750847_rs2274700 与 PCV 存在强相关，rs3793917_rs3750847 与 WAMD 存在强相关。这一结果提示虽然 PCV 与 WAMD 存在一些相同的基因型及相似的发病机制，但 PCV 是否为 WAMD 的一种亚型，仍需进一步的研究。此外，有研究表明存在 ARMS2 A69S 位点突变的 PCV 患者发病年龄更早，且常双眼发病，容易出现大片视网膜下出血、色素上皮下 PCV 病灶、脉络膜血管通透性增高、中心凹下脉络膜厚度增厚等眼底表现，提示基因层面的研究能够为 PCV 的分型带来一定提示意义。

（4）*CETP* 基因

人 胆 固 醇 脂 转 移 蛋 白（cholesteryl ester transfer protein，CETP）是一个相对分子质量约为 74 000 的血浆糖蛋白，它介导血浆脂蛋白之间中性脂及磷脂的相互转运，而在 CETP 活性异常升高的情况下会减少高密度脂蛋白胆固醇（high density lipoprotein cholesterol，HDL-C）或增加低密度脂蛋白胆固醇（low density lipoprotein cholesterol，LDL-C）。作为胆固醇逆转运中一个不可或缺的成分，CETP 能够促进甘油三酯的转化和调节 HDL-C 的浓度。通过一项动物实验研究发现，CETP 是由猴子光感受器内节基质分泌的，能将氧化脂质从光感受器外节转移到 RPE 进行脂质再加工，然后再通过 Bruch 膜重新进行循环，这为 CETP 能够通过脂质代谢在 PCV 发病机制中发挥一定作用奠定了基础。2013 年，Nakata 等在针对 HDL-C 相关的等位基因和基因型频率的研究中发现，*CETP rs3764261* 与 PCV 存在强相关性，而肝脂酶（LIPC）rs493258 和脂蛋白脂酶基因（*LPL*）rs12678919 与 PCV 并无关联。在随后的研究中，Liu 和 Meng 等学者也证实了 *CETP rs3764261* 是 PCV 形成的极高危因素，并且 *CETP rs3764261* 与 *CFH rs800292* 存在强相关，两基因相互影响；此外，研究还发现 LIPC rs1532085 也是 PCV 形成的高危因素，而 LPL rs12678919、LIPC rs10468017、*CETP rs173539* 与 PCV 并无关联，而以上的 4 种 SNP 均未发现与 AMD 有任何关联。值得一提的是，2017 年 Qiao F 通过全基因组关联分析（genome-wide association study，GWAS），发现 *CFH*、*CETP*、*VEGFA* 基因突变与亚洲 PCV 患者存在相关性，再一次证明了 *CETP* 基因与 PCV 存在关联，以上研究均提示脂质代谢与炎症反应可能共同参与了 PCV 的发病机制，具体机制仍有待进一步研究。

（5）*PEDF* 基因

色素上皮细胞衍生因子（pigment epithelium-derived fact Metabolic，PEDF）是一种相对分子量为 50 000 的分泌蛋白，属于丝氨酸超家族的一员，在视网膜色素上皮层和脉络膜中均有表达。近年研究发现，PEDF 具有多种生物学功效，包括抗新生血管、神经营养及神经保护功能。PEDF 是最有效的内源性眼部新生血管抑制物。2005 年，Yamagishi 等认为 PEDF rs1136287 也许是 AMD 的遗传标识，此氨基酸置换位于 PEDF 蛋白螺旋结构域的末端，这说明 PEDF rs1136287 拥有一定的功能。随后，Lin 等在针对中国台湾人群和韩国人群的研究中发现，PEDF rs1136287 与 AMD 存在一定相关性。随后欧洲、日本和中国的科学家分别进行了研究，发现 PEDF rs12150053/rs12948385/rs9913583 与 AMD、PCV 均存在一定的相关，但具体机制仍在进一步研究中。

（6）*HERPUD1* 基因

已有研究证实，*HERPUD1* 可以促进淀粉样蛋白 b（Ab）的生成，淀粉样蛋白 b 是在 RPE 上沉积的脉络膜小疣的一种成分，可以上调 RPE 中的血管生成因子、趋化因子和基质金属蛋白酶的表达。2015 年，Enzhong 等应用免疫组化染色法对 *HERPUD1* 进行研究，结果发现 *HERPUD1* 表达于 PCV 患者视网膜下，且 *HERPUD1 rs2217332* 与中国 PCV 患者存在强相关性，*HERPUD1* 的过度表达能够诱导淀粉样蛋白 b 的上调，过度表达的 Ab 又能够增加 VEFG-A、TGF-β、纤维母细胞生长因子（fibroblast growth factor，FGF）的表达，从而诱导血管内皮细胞的增殖、迁移和管腔形成，此外，Ab 还可以促使周细胞成熟、增加趋化因子 CXCL12 的表达、聚集巨噬细胞来诱导免疫炎症应答、增加金属蛋白酶 1（Metal matrix proteinase，MMP1）、MMP2、MMP3 和 MMP9 的表达，参与脉络膜血管壁细胞外基质的改变，从而导致 Bruch 膜的破裂，这一机制可能参与了 PCV 的形成。但虽然 *MMP9* 在 PCV 患者中表达增高，但 Zeng 却并未发现 *MMP9* 基因多态性与 PCV 相关。

（7）*ELN* 基因

弹性蛋白（elastin，*ELN*）基因位于染色体 7q11.23 区域，包含 34 个内显子，其编码的弹性蛋白是血管壁的主要成分，因此弹性蛋白功能障碍可能造成血管病变的形成。*ELN* 是细胞外基质、Bruch 膜的主要成分之一，眼部 *ELN* 还存在于脉络膜血管中，维持血管壁的形态。*ELN* 可被 MMPs 水解，使 Bruch 膜中弹性纤维层变薄甚至断裂，脉络膜血管内皮细胞更易迁移，也使脉络膜血管壁弹性蛋白受损形成囊样扩张。研究认为，弹性蛋白水解后释放可溶性的弹性蛋白衍生肽（elastin derived peptides，EDPs），可与作用于血管的生长因子和细胞因子相互作用，刺激内皮细胞增生，在 CNV 形成过程中起重要作用。

2008 年，有关日本人群的一项研究发现 ELN rs868005、rs884843、rs2301995、rsl3239907 及 rs28566728 变异与 PCV 的易感性显著相关，使 PCV 的患病风险增加 7.5 倍，而这些位点均与 nAMD 患病率无关。然而，Lima 等在欧美人群中对 ELN rs2301995 进行了相关分析研究，发现其与 PCV 表型无显著相关性，其次要等位基因频率在 PCV、AMD 及对照组中几乎相同，研究认为在欧美人群中 ELN rs2301995 与 PCV 表型无显著相关性。同年，有关日本人群的两项研究均发现 ELN 可作为湿性 AMD 的 ELN rs2301995 与湿性 AMD 的易感性存在显著相关性，而与 PCV 并无关。2015 年，Suiho 等通过纳入未治疗的 152 例 1 型 PCV 患者、

259 例 2 型 PCV 患者及 350 例对照人群，对 *ELN* 基因与 PCV 的相关性进行了更深入的研究，结果发现 *ELN rs868005* 与 2 型 PCV 易感性存在强相关性，但与 1 型 PCV 无关联，这不仅提示 1 型 PCV 与 2 型 PCV 在发病机制上存在差异，也提示不同类型 PCV 间脉络膜血管结构的稳定性存在差异，仍需要更大样本量的研究进一步证实。

（8）其他

2014 年，Liang 等针对中国香港人群的研究发现，甲酰肽受体 1（FPR1）rs78488639 与 *CFH rs800292* 及 *HTRA1 rs11200638* 存在强关联，并与 PCV 及 WAMD 均存在相关性。2016 年，Li 等发现 TCF20（rs5758651，p.Ser722Gly）和 TRMT13（rs472498，rs687513）存在相互关联，但关联程度并未达到邦费洛尼相关性阈值。在 2016 年，Zuo 等的一项研究中发现，中国人群内皮型一氧化氮合酶（endothelial nitric oxide synthase，ENOS）中基因变异可能与 PCV 存在一定关联，但具体机制尚不清楚。此外，英国一项全基因组关联分析研究发现，rs12153855 和 rs9391734 为 AMD 的危险因素，但在 PCV 中却可能起到保护的作用，但由于 rs12153855 和 rs9391734 的次要等位基因在人群中出现的频率较低，因此，rs12153855 和 rs9391734 对 AMD 和 PCV 遗传分化的影响较为有限。

目前有关 rs12661281 与 PCV 的研究较为火热，其中国香港和新加坡的两项研究发现 rs12661281 与 PCV 无关联，但日本的一项研究却发现 rs12661281 与 PCV 存在一定相关性，这提示 rs12661281 与 PCV 的相关性可能存在种族差异，仍需要更多的研究来进一步证实。

此外，*VEGF-A* 基因与 PCV 相关性目前仍存在争议，有研究指出 VEGF-A rs4711751、rs833069 和 rs943080 与中国 PCV 患者不相关，但另一研究发现 VEGF-A rs833069 是韩国 PCV 形成的高危因素。2017 年，Li 等发现了 PCV 的新易感基因血管生成素 2（*ANGPT2*），并且 *ANGPT2 rs13269021* 与 *CFH rs800292* 高度相关，提示 *ANGPT2* 与 *CFH* 可能共同参与了 PCV 的发病机制，但具体机制仍有待进一步研究。此外，仍有许多基因暂认为与 PCV 无相关性，如 *APOE*、*SOD2*、*TLR3*、*LOXL1*、*TIMP3*、*COL1A2*、*FPR1* 等。

综上所述，PCV 的发病机制尚未明确，目前认为它是一种多因素疾病，是环境因素、生物因素与遗传因素相互作用的结果。虽然大量的研究证实，相关基因与 PCV 易感性存在一定相关性，但仍有许多研究尚未得出明确具体的结论，还有待于更广泛和深入的研究。未来学者应更加关注 PCV 基因与环境的相互影响、基因型与表现型的相关性及基因功能学的研究，从而探讨 PCV 病因与发病机制提供更多的依据、制定更加完善合理的 PCV 分类标准、预测个体发生 PCV 概率、指导 PCV 临床治疗选择及预测 PCV 治疗敏感性。

中国医学临床百家

参考文献

1. Wong R L, T Y Lai. Polypoidal choroidal vasculopathy: an update on therapeutic approaches. J Ophthalmic Vis Res, 2013, 8 (4): 359-371.

2. Subhi Y, Nielsen M K, Molbech C R, et al. T-cell differentiation and CD56+ levels in polypoidal choroidal vasculopathy and neovascular age-related macular degeneration. Aging (Albany NY), 2017, 9 (11): 2436-2452.

3. Michel J J, P Griffin, A N Vallejo. Functionally Diverse NK-Like T Cells Are Effectors and Predictors of Successful Aging. Front Immunol, 2016, 7: 530.

4. Kawamura A, Yuzawa M, Mori R, et al. Indocyanine green angiographic and optical coherence tomographic findings support classification of polypoidal choroidal vasculopathy into two types. Acta Ophthalmol, 2013, 91 (6): e474-e481.

5. Yang L H, J B Jonas, W B Wei. Optical coherence tomographic enhanced depth imaging of polypoidal choroidal vasculopathy. Retina, 2013, 33 (8): 1584-1589.

6. Chung S E, Kang S W, Kim J H, et al. Engorgement of vortex vein and polypoidal choroidal vasculopathy. Retina, 2013, 33 (4): 834-840.

7. Huang L, Meng Q, Zhang C, et al. Gene-gene interaction of CFH, ARMS2, and ARMS2 / HTRA1 on the risk of neovascular age-related macular degeneration and polypoidal choroidal vasculopathy in Chinese population. Eye (Lond), 2015, 29 (5): 691-698.

8. Huang L, Li Y, Guo S, et al. Different hereditary contribution of the CFH gene between polypoidal choroidal vasculopathy and age-related macular degeneration in Chinese Han people. Invest Ophthalmol Vis Sci, 2014, 55 (4): 2534-2538.

9. Tanaka K, Nakayama T, Mori R, et al. Associations of complement factor B and complement component 2 genotypes with subtypes of polypoidal choroidal vasculopathy. BMC Ophthalmol, 2014, 14: 83.

10. Kumar S, Nakashizuka H, Jones A, et al. Proteolytic Degradation and Inflammation Play Critical Roles in Polypoidal Choroidal Vasculopathy. Am J Pathol, 2017, 187 (12): 2841-2857.

11. Chen Y, Peng W, Raffetto J D, et al. Matrix Metalloproteinases in Remodeling of Lower Extremity Veins and Chronic Venous Disease. Prog Mol Biol Transl Sci, 2017, 147: 267-299.

12. Rabkin S W. The Role Matrix Metalloproteinases in the Production of Aortic Aneurysm. Prog Mol Biol Transl Sci, 2017, 147: 239-265.

13. Nordon I M, Hinchliffe R J, Loftus I M, et al. Pathophysiology and epidemiology of abdominal aortic aneurysms. Nat Rev Cardiol, 2011, 8 (2): 92-102.

14. Shaw P X, Zhang L, Zhang M, et al. Complement factor H genotypes impact risk of age-related macular degeneration by interaction with oxidized phospholipids. Proc Natl Acad Sci USA, 2012, 109 (34): 13757-13762.

15. Huang L, Zhang H, Cheng C Y, et al. A missense variant in FGD6 confers increased risk of polypoidal choroidal vasculopathy. Nat Genet, 2016, 48 (6): 640-647.

16. Cheng C Y, Lee S, Kim M J, et al. New loci and coding variants confer risk for age-related macular degeneration in East Asians. Nat Commun, 2015, 6: 6063.

17. Holdsworth-Carson S J, Fung J N, Luong H T, et al. Endometrial vezatin and its association with endometriosis risk. Hum Reprod, 2016, 31 (5): 999-1013.

18. Hong N, Shen Y, Yu C Y, et al. Association of the polymorphism Y402H in the CFH gene with response to anti-VEGF treatment in age-related macular degeneration: a systematic review and Meta-analysis. Acta Ophthalmologica, 2016, 94 (4): 334-345.

19. Tanaka K, Nakayama T, Mori R, et al. Associations of complement factor B and complement component 2 genotypes with subtypes of polypoidal choroidal vasculopathy. Bmc Ophthalmology, 2014, 14: 83.

20. Liu K, Chen L J, Tam P O, et al. Associations of the C2-CFB-RDBP-SKIV2L Locus with Age-related Macular Degeneration and Polypoidal Choroidal Vasculopathy. Ophthalmology, 2013, 120 (4): 837-843.

21. Ma L, Li Z, Liu K, et al. Association of Genetic Variants with Polypoidal Choroidal Vasculopathy A Systematic Review and Updated Meta-analysis. Ophthalmology, 2015, 122 (9): 1854-1865.

22. Woo S J, Ahn J, Morrison M A, et al. Analysis of Genetic and Environmental Risk Factors and Their Interactions in Korean Patients with Age-Related Macular Degeneration. Plos One, 2015, 10 (7): e0132771.

23. Yoneyama S, Sakurada Y, Kikushima W, et al. Genetic Factors Associated with Choroidal Vascular Hyperpermeability and Subfoveal Choroidal Thickness in Polypoidal Choroidal Vasculopathy. Retina, 2016, 36 (8): 1535-1541.

24. Maroufi N F, Cheung C M G, Chen L J, et al. Taq1B Polymorphism of Cholesteryl Ester Transfer Protein (CETP) and Its Effects on the Serum Lipid Levels in Metabolic Syndrome Patients. Biochem Genet, 2016, 54 (6): 894-902.

25. Loegl J, Nussbaumer E, Hiden U, et al. Pigment epithelium-derived factor (PEDF): a novel trophoblast-derived factor limiting feto-placental angiogenesis in late pregnancy. Angiogenesis, 2016, 19 (3): 373-388.

26. Ma L, Tang S M, Rong S S, et al. Association of PEDF polymorphisms with age-related macular degeneration and polypoidal choroidal vasculopathy: a systematic review and meta-analysis. Sci Rep, 2015, 5: 9497.

27. Jin E, Bai Y, Huang L, et al. Evidence of a novel gene HERPUD1 in polypoidal choroidal vasculopathy. Int J Clin Exp Pathol, 2015, 8 (11): 13928-13944.

28. Zeng R, Zhang X, Wu K, et al. MMP9 gene polymorphism is not associated with polypoidal choroidal vasculopathy and neovascular age-related macular degeneration in a Chinese Han population. Ophthalmic Genet, 2014, 35 (4): 235-240.

29. Gunda V, R K Verma, Y A Sudhakar. Inhibition of elastin peptide-mediated angiogenic signaling mechanism (s) in choroidal endothelial cells by the alpha6 (IV) NC1 collagen fragment. Invest Ophthalmol Vis Sci, 2013, 54 (13): 7828-7835.

30. Yanagisawa S, Sakurada Y, Miki A, et al. The association of elastin gene variants with two angiographic subtypes of polypoidal choroidal vasculopathy. PLOS One, 2015, 10 (3): e0120643.

31. Liang X Y, Ma L, Chu W K, et al. FPR1 interacts with CFH, HTRA1 and smoking in exudative age-related macular degeneration and polypoidal choroidal vasculopathy. Eye (Lond), 2014, 28 (12): 1502-1510.

32 Zuo C, Li M, Zhang X, et al. ENOS polymorphisms in neovascular age-related macular degeneration and polypoidal choroidal vasculopathy in a Chinese Han population. Ophthalmic Genet, 2016, 37 (4): 394-399.

中国医学临床百家

33. Ye Z, Shuai P, Zhai Y, et al. Associations of 6p21. 3 Region with Age-related Macular Degeneration and Polypoidal Choroidal Vasculopathy. Sci Rep, 2016, 6: 20914.

34. Liu K, Chen L J, Tam P O, et al. Associations of the C2-CFB-RDBP-SKIV2L locus with age-related macular degeneration and polypoidal choroidal vasculopathy. Ophthalmology, 2013, 120 (4): 837-843.

35. Lu F, Shi Y, Qu C, et al. A genetic variant in the SKIV2L gene is significantly associated with age-related macular degeneration in a Han Chinese population. Invest Ophthalmol Vis Sci, 2013, 54 (4): 2911-2917.

36. Su, Y, Zhang X, Zuo C, et al. Three Variants of or near VEGF-A Gene are Not Associated with Neovascular Age-Related Macular Degeneration and Polypoidal Choroidal Vasculopathy in a Han Chinese Population. Ophthalmic Genet, 2015, 36 (3): 218-223.

37. Ma L, Brelen M E, Tsujikawa M, et al. Identification of ANGPT2 as a New Gene for Neovascular Age-Related Macular Degeneration and Polypoidal Choroidal Vasculopathy in the Chinese and Japanese Populations. Invest Ophthalmol Vis Sci, 2017, 58 (2): 1076-1083.

38. Lechner J, Chen M, Hogg R E, et al. Higher plasma levels of complement C3a, C4a and C5a increase the risk of subretinal fibrosis in neovascular age-related macular degeneration: Complement activation in AMD. Immun Ageing, 2016, 13: 4.

（原铭贞）

息肉状脉络膜血管病变的分型及基于分型的治疗研究进展

息肉状脉络膜血管病变（PCV）于 1990 年由 Yannuzzi 等首先提出，是一种以脉络膜分支状血管网和末端的息肉状病灶（polyps）为特征的视网膜脉络膜疾病。也有学者认为，PCV 是湿性年龄相关性黄斑变性（AMD）的变异型。眼底镜下可见视网膜橘红色病灶，合并或不合并异常的分支状血管网（branching vascular net work，BVN），息肉状病灶可以出现在黄斑区或视盘附近，甚至周边视网膜。

吲哚菁绿血管造影（ICGA）可更为清晰的显示病灶的位置及形态，是诊断 PCV 的金标准。Polyps 和 BVN 的存在导致浆液性或出血性色素上皮脱离（Pigment epithelial detachment，PED），同时伴有视网膜出血及反复出现的渗出性视网膜脱离等。

目前相关的专家共识提出其诊断标准是 ICGA 可见结节状强荧光病灶，可伴有局灶性强荧光周围环绕弱荧光环、BVN、polyps 搏动、黄斑下大量出血等表现。PCV 分型及相关影响因素研究存在较多问题，不同 PCV 患者临床表现、疾病进程、治疗效果也存在很大差异。

进一步加强 PCV 临床特征归类与分型研究，探讨不同类型的影响因素，与治疗预后的关系，对于提高 PCV 诊断与鉴别诊断水平、根据不同类型进行个体化治疗并预测疾病进程均具有重要意义。

14. PCV 的分型

（1）按眼底表现

按眼底表现可将 PCV 分为出血型和渗出型，出血型的特征为除 polyps 外，主要是出血性视网膜色素上皮（RPE）脱离（PED）和（或）大片视网膜下出血；可导致突然视力下降；出血长期反复发作会导致 RPE 退化变性及永久视力下降。渗出型 PCV 指除 polyps 外，有明显的浆液性 PED 和（或）视网膜脱离及大量黄白色脂质渗出。这些特征可维持稳定，但最终也会发展至 RPE 退化萎缩及视力下降。一般来说，渗出型 PCV 较出血型 PCV 预后好，但两者可以同时存在或互相转化（图16，图 17）。

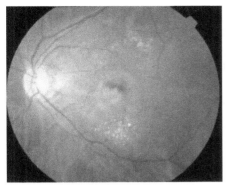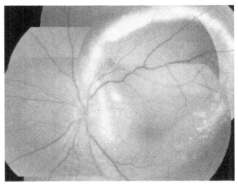

浆液性 PED 伴后极部少量出血。

图 16 渗出型 PCV

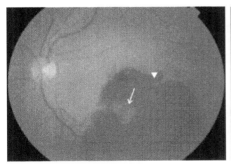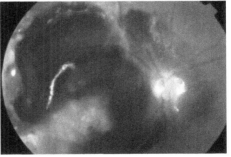

血性 PED 伴后极部视网膜下出血。

图 17 出血型 PCV

（2）按 ICGA 表现

根据 ICGA 表现将 PCV 分为 1 型和 2 型，是目前应用较为广泛的一种分类方法。1 型 PCV 即息肉样脉络膜新生血管（choroidal neovasculopathy，CNV），其表现类似于 1 型 CNV，有可见供养、引流血管的 BVN 及 polyps。BVN 根据形态可细分为伞型和耙型。光相干断层扫描检查可见 Bruch 膜断裂，供养血管穿过 Bruch 膜，将 Bruch 膜与 RPE 分离。OCT 血管成像检查可见 1 型 PCV 的 polyps 位于 RPE 下腔，BVN 位于 RPE 和 Bruch 膜之间。2 型 PCV 又称为典型 PCV、狭义 PCV。供养血管和引流血管均不可见，BVN 相对于 1 型 PCV 更小，并可见血管搏动，提示血流速度快。OCT 检查结果表现为强反射线的连续增厚、指状突起。OCTA 检查提示 polyps 病变位置多变，其中 6.0% 位于视网膜外层，18.0% 位于脉络膜，76.0% 位于 RPE 下。BVN 主要位于 RPE 下，少数位于脉络膜。病理检查提示，Bruch 膜下血管透明样变，伴有纤维蛋白和血浆渗出，导致脉络膜增厚，故 2 型 PCV 发病可能与脉络膜血管异常相关。与 1 型 PCV 相比，2 型 PCV 更常见，视力更佳，脉络膜更厚，病变直径小，polyps 数目少，病程缓慢。

息肉样 CNV 可分为活动性和非活动性，各占比例为 70.8% 和 29.2%。活动性，指 polyps 在 ICGA 检查早期呈囊袋样强荧光，后期荧光素渗漏或染色；非活动性或称为静止性，指 polyps 在 ICGA 检查早期不显影，中晚期呈稍强荧光，后期荧光逐渐消退或呈现中心弱荧光、周围环状染色的"冲刷"现象。静止性病灶又可分为无症状、萎缩瘢痕和与活动性病灶共存 3 种情况。其中，以多种情况共存者最多见。在静止性病灶的 RPE 和脉络膜中存在一种色素上皮衍生因子，这是一种抗血管生成因子，对保持血管的静止状态起着重要作用。

类似于活动性和非活动性，另外一项研究将 PCV 分为渗漏型和消退型。与渗漏型 PCV 相比，消退型 PCV 视力预后差，视网膜下大出血比例高，病程显著延长。也有研究认为，渗漏型 PCV 可能是疾病的早期阶段，而消退型 PCV 则处于疾病的晚期阶段。

polyps 也可进一步分为聚集型和非聚集型。以聚集型更常见，容易出血和渗漏，可导致严重视力下降。非聚集型病变较为稳定，可退化消失。

（3）按 ICGA 和 FFA 表现

根据 ICGA 和荧光素眼底血管造影（FFA）表现，Tan 等将 PCV 分为 A、B、C 3 种类型。其中，A 型 PCV 特点为 polyps 由互相连接的血管网供应，ICGA 表现为互相连接的血管网，而没有供养血管；FFA 表现为荧光素淤积，但无渗漏。B 型 PCV 的 ICGA 表现为有供养血管和引流血管的 BVN 供应 polyps；FFA 表现类似于 A 型 PCV。C 型 PCV 的 ICGA 表现与 B 型 PCV 相同，为有供养血管和引流血管的 BVN；FFA 可见荧光素渗漏。A 型 PCV 可对应于 2 型 PCV，B、C 型 PCV 对应于 1 型 PCV。A 型 PCV 病变最小，视力结局最好，复发率最低；C 型 PCV 病变最大，视力结局最差，复发率最高。影响视力预后的多因素分析提示，PCV 分类是影响视力预后的关键因素而非病变大小（图18，图 19）。

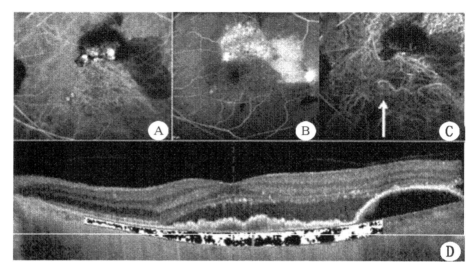

图 18 1 型 /B、C 型 PCV 的 FFA（A、B）、ICGA（C）和 OCT（D）特征

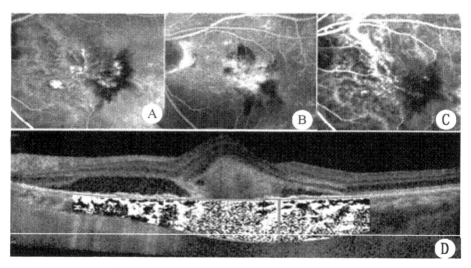

图 19 2 型 /A 型 PCV 的 FFA（A、B）、ICGA（C）和 OCT（D）特征

（4）按脉络膜厚度

最新的研究，根据 SD-OCT 的脉络膜形态学特征并以脉络膜厚度为界限将 PCV 分为两种类型，厚脉络膜型 PCV 和薄脉络膜型 PCV，但有关两者的分界尚无统一标准。Gupta 等对新加坡人群的 PCV 患眼形态学特征进行研究时，曾以 SFCT 中位数 257μm 为界将 PCV 分为两种亚型；Lee 等根据以往文献参考以 200μm 的 SFCT 值将 PCV 分为 2 种亚型；还有研究根据 SFCT 分布的两峰值之间最低点数值范围的中位数 225μm 作为分型的分界。

研究认为，厚脉络模型 PCV 具有脉络膜高血管化的特征，并且对应典型 PCV，其分支血管网及病灶面积较小，息肉数目较少，ICGA 早期无明显滋养血管显现，薄脉络膜型 PCV 具有脉络膜低血管化的特征，并且对应息肉型 CNV，其分支血管网面积较大，息肉数目较多，ICGA 早期可看到滋养血管，且比典型 PCV 更容易出血。

厚脉络膜型 PCV 比薄脉络膜型 PCV 的息肉数目少、BVN 面积小、病灶尺寸小、更少出现 PED 且 PED 直径小、CMT 小，而 CVH 出现的比例大。这与按影像学特征分为 1 型和 2 型的 2 种亚型 PCV 的临床及影像学特征具有较大的相似性，这表明 PCV 的分型可能不仅限于一种模式，多模式成像技术的发展对 PCV 的诊断和分型可能提供更大的帮助（图 20，图 21）。

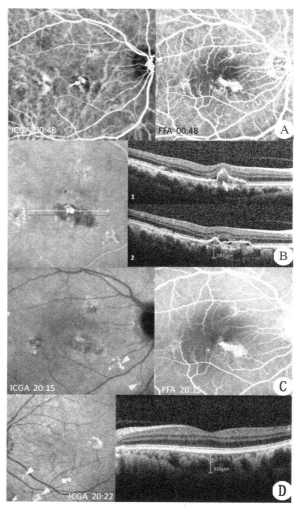

A：ICGA 早期可见一强荧光类圆形孤立 Polyps（黄色箭头）位于黄斑区，未见明显 BVN，对应 FFA 可见 Polyps 对应的视网膜位置及周围荧光素渗漏；B：SD-OCT 可见一狭窄的类圆形尖峰状 PED 突起（黄色箭头）对应 Polyps 的位置，同时 Polyps 下方位置在 OCT 上可见特征性"双层征"，表明 BVN 的位置，脉络膜增厚，其厚度为 281μm，伴局部小血管及毛细血管层萎缩变薄；C：ICGA 晚期可见点状强荧光散在分布于脉络膜（蓝色箭头），表明脉络膜血管高渗透性，对应 FFA 荧光素渗漏与早期相比无明显扩大；D：对侧健眼 ICG 晚期同样有脉络膜血管高渗透性征象（蓝色箭头），OCT 显示脉络膜厚度 316μm。

图 20 厚脉络膜型 PCV 的影像学表现（彩图见彩插 6）

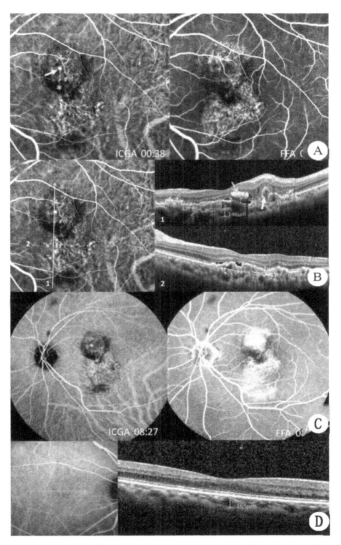

A：ICGA 早期可见类圆形点状强荧光即 Polyps（黄色箭头），位于大片伞状 BVN（红色虚线）范围内伴片状出血遮蔽荧光（蓝色星号），对应 FFA 可见 Polyps 和 BVN 对应的视网膜位置荧光素渗漏；B：SD-OCT 可见指状 PED 突起（黄色箭头）位于"双层征"范围内，对应 Polyps 的位置，伴视网膜出血（蓝色箭头），横向和纵向扫描均可见特征性"双层征"（红色箭头），表明 B 中 VN 的位置，中心凹下脉络膜厚度为 196μm，无明显增厚且未见脉络膜小血管及毛细血管层萎缩变薄；C：ICGA 中晚期未见脉络膜血管高渗透性，对应 FFA 荧光素渗漏与早期相比明显扩大；D：对侧健眼 ICG 中晚期同样无脉络膜血管高渗透性征象，OCT 显示脉络膜厚度 165μm。

图 21 薄脉络膜型 PCV 的影像学表现（彩图见彩插 7）

（5）其他

按眼底检查所见病变部位，可将 PCV 分为黄斑型、视盘旁型、黄斑区以外型、混合型。在亚洲人群中，黄斑区病变更多见，更容易导致临床症状的发生。病变范围越大，部位越多，预后越差。

根据病变大小和病程，Okubo 等将视力受损时间 ≤ 1 个月、病变大小 ≤ 2 个视盘直径（DD）的患眼分为早期组，视力受损时间 ≥ 5 个月、病变大小 ≥ 5DD 的患眼分为晚期组。早期组与 2 型 PCV 相类似，可见 polyps 及血管搏动，伴或不伴有轻微的 RPE 萎缩，FFA 表现为透见荧光，ICGA 表现为高通透性和脉络膜血管扩张；晚期组可见大的放射状血管网，纤维化或萎缩瘢痕，这些表现与渗出型 AMD 晚期典型表现相似。随着病程延长，相较于早期组，晚期 PCV 患者视力则显著下降。

15. PCV 治疗的研究进展

过去认为，PCV 的预后良好，但越来越多的研究表明，PCV 的预后可以很凶险，直至完全失明。目前 PCV 治疗的主要手段包括激光治疗、光动力疗法、眼内注射抗 VEGF 药物，如果发生严重的玻璃体腔积血或视网膜下出血，可以考虑玻璃体切除术，玻璃体腔注气术等。

（1）局灶热激光光凝

对于 ICGA 显示 PCV 的息肉样病灶位于黄斑外时，激光光凝是一种切实可行的治疗方法，可以取得不错的疗效。

激光治疗的优点包括：治疗费用低，需要再次治疗的次数少，特别是对于息肉位于中心凹外，但出血和渗出累及黄斑区时，激光联合抗 VEGF 治疗可以稳定病变和提高视力取得良好的疗效。对于复发的 PCV 患者，可以选择激光联合抗 VEGF 或 PDT 治疗，或是三者联合治疗。Lee 等发现激光光凝治疗 PCV 患者，1 年后视力维持及黄斑病变完全消退率可达 78%（18/23）。

激光光凝并不适用于所有 PCV 患者，该治疗的缺点包括：激光仅能治疗息肉样病灶，不能治疗 BVN，激光 BVN 所在区域可能会形成脉络膜视网膜瘢痕并产生旁中心暗点；激光瘢痕逐渐扩大、晚期 RPE 萎缩；未经治疗的残留 BVN 会持续渗出，并作为息肉样病灶发生的根源，产生新的息肉样病灶导致 PCV 复发；激光相关并发症，如 RPE 层撕裂、视网膜下或 RPE 层下出血增加、继发 CNV 形成等，因此局灶激光光凝治疗目前多用于息肉样病灶及相关 BVN 位于距离黄斑中心凹安全距离之外的有症状的 PCV 患者。

（2）PDT 单独治疗

在临床应用抗 VEGF 治疗前，PDT 被广泛用于 PCV 治疗，并取得了良好的疗效。相比较而言，PDT 对于 PCV 患者的视力恢复及息肉样病灶消退效果显著优于 nAMD，且平均有效期更长，复发率更低。PDT 治疗目标主要是息肉状病灶的消退。对于初次治疗的患者，治疗范围必须包括 ICGA 显示的整个 PCV 病变（如息肉和BVN）。

维速达尔是一种疏水性物质，通过与脉络膜新生血管内皮细胞线粒体特征性结合后，在光照下可以产生活性氧物质从而破坏线粒体膜，通过一系列反应造成细胞凋亡导致新生血管闭锁。大多数临床应用PDT治疗的参数是通过静脉注射$6mg/m^2$维速达尔10min后以光照剂量$50J/cm^2$，辐射量为$600mw/mm^2$的689nm波长光线照射83s，利用冷激光产生局限性脉络膜血管的短暂闭锁使PCV病灶灌注减少，造成脉络膜供应血管栓塞，继而消灭PCV息肉样病灶。

相对于传统激光光凝，PDT对视网膜正常组织的损伤极小，因此目前PDT是治疗黄斑区及黄斑旁PCV较为安全的方法，但是随着PDT治疗经验的不断积累，发现其长期的疗效并不尽如人意。不少临床研究证实，PDT的短、中期治疗效果优于长期疗效，在接受单一PDT治疗后短、中期内80%以上患眼息肉状病灶消退、视力稳定或提高，但同时证实PDT治疗PCV存在一些问题（如复发率高）。有报告表明，1年复发率为2.4%～15.8%；2年复发率为35.7%～64%；3年复发率为59.7%～77%；5年复发率为78.6%。治疗后视网膜下出血也较常见，术后出血的比例在8%～30%，因此，单独PDT治疗，存在一定的缺陷。一项共纳入29项研究的随访3年以上的关于PDT治疗PCV长期疗效的Meta分析研究结果表明，PDT治疗后第1年和第2年最佳矫正视力显著提高，但在第3年以后下降至治疗前的基线水平。研究随访 PDT 治疗后的 PCV 患者发现，ICGA 显示复发主要是由 BVN 的新生侧支所造成的新的息肉状病变所致，其根源是 PDT 并不能完全闭塞 BVN。

简单归纳，PDT 治疗的优点包括：短期疗效好，视力稳定患者比例高达 80%，视力提高 3 行及以上患者比例为 25%～55%；ICGA 显示 PDT 治疗后的息肉消退率较高，减少光照辐射量也许可以提高治疗的安全性；再治疗的次数较少。PDT 治疗的缺点包括：远期视力疗效较差，大部分患者治疗 2 年后视力下降至基线水平；重复的 PDT 治疗会造成正常脉络膜血管和 RPE 的损伤；PDT 治疗后 BVN 通常持续存在，并导致息肉复发和持续渗出；罕见并发症（如视网膜下出血、脉络膜缺血或 RPE 撕裂）会造成患者视力急剧下降；治疗费用高昂等。因此，PDT 治疗后患者的随访至关重要，长期随访中 FFA、ICGA 及 OCT 应在治疗后至少 3 个月。

（3）抗 VEGF 单药治疗

抗 VEGF 治疗是目前治疗渗出性 AMD 的一线疗法。在大多数抗 VEGF 治疗 nAMD 的关键临床试验研究中，没有对患者进行 ICGA 检查，因此无法从中鉴别出 PCV 患者。在许多国家，并不将 PCV 作为独立于 nAMD 的诊断，因此，PCV 患者接受的治疗和 nAMD 一样。但是，对 PCV 患者的治疗，除了关注视力的变化外，息肉的消退率也很重要。目前普遍认为，造影显示息肉消退是治疗的终点，即只要没有复发，息肉消退了就可以停止治疗。虽然有许多研究表明抗 VEGF 治疗可以减少渗出和出血，从而稳定 PCV 患者的视力，但是也有研究表明虽然视力改善，但 ICGA 显示脉络膜血管改变持续，特别是 BVN。归纳抗 VEGF 治疗的优缺点，优点包括：视力预后较好，不需要额外的仪器，不依赖于 ICGA 检查结果；缺点包括：息肉消退率低（25% ～ 40%），需要反复注射治疗，不同患者之间对不同药物治疗效果可能存在差异，治疗费用相对较高，玻璃体腔内注射相关或抗 VEGF 药物相关的不良反应的风险。

目前主要的抗 VEGF 药物包括以下几种：①雷珠单抗是一种重组人源化单克隆抗体，其受体结合部位是血管内皮生长因子 A（VEGF-A），这种结合阻止了血管受体（VEGFR1 和 VEGFR2）在血管内皮细胞表面的相互作用，通过抑制血管内皮增生减少黄斑区血管的渗漏和 CNV 的生成。②阿柏西普是 VEGF 受体 1 和受体 2 胞外区结合域与人免疫球蛋白 Fc 段重组形成的融合蛋白，除了与 VEGF 紧密结合外，还与胎盘生长因子（placental-like growth factor，PLGF）结合，降低血管通透性，进一步抑制新生血管的生成。③康柏西普是一种抗 VEGF 生物融合蛋白，包含 VEGF 受体 1 中的免疫球蛋白样区域 2，和 VEGF 受体 2 中的免疫球蛋白样区域 3 和 4 与人免疫球蛋白 Fc 片断，康柏西普与单个 VEGF 结合具有更高的亲和力，也可与 PlGF 和 VEGF-B 结合。

下面进一步对抗 VEGF 治疗 PCV 的关键临床试验进行详细介绍：

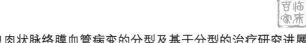

EVEREST-I 研究是全世界第一次进行 PCV 的随机对照临床试验，研究目的是评价雷珠单抗单独治疗、PDT 单独治疗、联合雷珠单抗和 PDT 治疗之间的安全性和有效性，研究一共纳入 61 位患者。研究的主要终点是评估患者在 6 个月时 ICGA 显示的息肉消退情况。该研究结果显示，PDT 单独治疗组或联合治疗组的息肉消退率（分别为 71.4% 和 77.8%）明显高于雷珠单抗单独治疗组（28.6%）。虽然雷珠单抗单独治疗组的息肉消退率较低，但视力提高的幅度大于 PDT 单独治疗组（＋9.2 个字母 *vs.* ＋7.5 个字母），尽管两组间没有统计学差异。但是由于研究纳入的病例数少、观察时间短，导致 EVEREST-I 研究存在局限性，因此需要进一步开展扩大样本量，延长随访时间，并以视力作为主要终点的研究。

两项关键的随机对照临床试验（EVEREST-II 和 PLANET）由此应运而生，为抗 VEGF 治疗和联合治疗 PCV 提供了强有力的 1 级循证医学证据。EVEREST-II 研究比较了雷珠单抗单药治疗与基线时初始联合 PDT 治疗的差异。PLANET 研究的设计思路是前 3 个月对 PCV 患者进行玻璃体腔注射阿柏西普（IVT-AFL）的负荷治疗，在第 12 周时随机将患者分成两组（对患者进行评估，来判断此时患者是否需要进行 PDT 挽救治疗；如果需要 PDT 挽救治疗，则分别予以安慰剂或活性 PDT 治疗）：阿柏西普单药治疗组和联合 PDT 挽救治疗组，并在 52 周（第 1 年）收集第一阶段研究结果的疗效差异，1 年之后对患者予以"治疗—延长"(treat-extend，T&E）治疗方案，在 96 周（第 2 年）收集第二阶段研究结果，目前 PLANET 第一阶段的研究结果已经正式发表。EVEREST- Ⅱ 和 PLANET 两项研究均表明抗 VEGF 单药治疗第 1 年时，视力明显提高（EVEREST-II + 5.1 个字母 *vs*.PLANET + 10.8 个字母），息肉消退率分别为 34.7%（EVEREST- Ⅱ）和 38.9%（PLANET）。

EVEREST-II 研究中，51% 的患者在 12 个月时没有活动性病变（定义为没有持续或新的息肉），PLANET 研究第 1 年结果显示，81.7% 患者没有活动性息肉（活动性息肉定义为 FA 上有渗漏，OCT 显示视网膜下或视网膜层间积液，或出现新的出血）。12 个月内的平均注药次数分别为 7.3（EVEREST-II）和 8.1（PLANET）。虽然 PLANET 第二阶段的结果还没有正式发表，但已在第 11 届亚太玻璃体视网膜大会（APVRS）上公布了研究结果：无论是否联合 PDT 治疗，患者的视力均得到提高并稳定维持到第 2 年（96 周）（单药治疗组 + 10.7 个字母 *vs*. 联合 PDT 挽救治疗组 + 9.1 个字母，*P*=0.4826）；相比于基线水平，两组的息肉面积在第 1 年均比基线大幅度下降，并且维持到了第 2 年（96 周），约 30% 的息肉完全消退，约 85% 的息肉为非活动性；由于 PLANET 研究在第 2 年中对患者应用了 T&E 方案，在病情允许情况下，两次进行玻璃体腔注射阿柏西普时间，逐渐地将注射间隔增加 1 ～ 2 周，这样的做法可以减少患者随访、注药的次数（在第 2 年中，相对于常规注射方案，可减少 1 ～ 2 次注药），减轻患者的经济负担和医疗机构的医疗压力。在第 2 年中，约 55% 的患者注药间隔 > 10 周；约 39% 的患者注药间隔 > 12 周，并且这些患者相对于基线，视力提高中位数均可达 10 个字母以上。

另一项在中国开展的多中心随机双盲对照 4 期临床试验 DRAGON 研究进一步证实了上述结果，该研究比较了单独雷珠单抗每月治疗与按需治疗（PRN）的差异。基于 ICGA 检查结果，334 位入选患者中有 41.7% 在基线时诊断为 PCV。在 24 个月时，无论是 PCV 还是非 PCV 患者，每月治疗组（+ 12.7 个字母 *vs.* + 11.2 个字母）和按需治疗组（9.4 个字母 *vs.* 8.4 个字母）的最佳矫正视力均明显提高。

AURORA 试验是探讨康柏西普治疗 nAMD 的随机、双盲、平行对照、多中心 II 期临床试验，总共 120 例患者按 1 ：1 随机分为康柏西普 0.5mg 组和 2.0mg 组，每组内患者又分为 3 + prn（3 针负荷治疗后按需治疗）、Q1M（每月治疗）两种方案，治疗 3 个月、12 个月时对效果进行评估。在 AURORA 研究中，一项 PCV 亚组回顾性分析结果发现，康柏西普能够有效治疗 PCV，两个剂量组视力较基线大幅提高（0.5mg 组 14.4 个字母 *vs.* 2.0mg 组 14.2 个字母），视网膜中央厚度（CRT）、色素上皮脱离（PED）厚度指标也能得到显著改善，息肉样病变明显消退，而且 12 个月时完全消退率均达到 56.52%。

基于上述临床研究的结果，抗 VEGF 单药治疗，无论是雷珠单抗、阿柏西普，还是康柏西普，都可以提高视力和减少疾病的活动度，可作为 PCV 的一线治疗。如果直接比较不同研究之间患者视力提高的字母数，单药治疗时，康柏西普的疗效最佳（AURORA 亚组 + 14.2 个字母），阿柏西普的疗效次之（PLANET + 10.8 个字母），雷珠单抗的疗效最差（EVEREST-Ⅱ + 5.1 个字母）。但是，由于不同研究中患者的基线视力不同，一般情况下基线视力更差的患者视力提高的程度更大（基线视力 AURORA 亚组 50.3 个字母，PLANET 57.5 个字母，EVEREST-Ⅱ 61.2 个字母）。此外，不同给药剂量也可能影响药物的疗效。

（4）联合治疗

许多临床研究表明，联合 PDT 和抗 VEGF 治疗与 PDT 单独治疗相比，视力预后更好，还能显著降低 PDT 治疗相关的出血风险。

在 EVEREST-I 研究中，联合治疗组的息肉消退率略高于 PDT 单一治疗组，但两组间并没有显著统计学差异。在随访 6 个月时，与雷珠单抗单药治疗组（9.2 个字母）或 PDT 单一治疗组（7.5 个字母）相比，联合治疗组（10.9 个字母）提高的最佳矫正视力（BCVA）字母数最多，但各组间没有统计学差异。

在 EVEREST-Ⅱ 研究中，随访 12 个月时，PDT 联合治疗组与雷珠单抗单药治疗组相比，BCVA 提高得更多（8.4 个字母 *vs.*5.1 个字母；P=0.013），BCVA 提高至 69 个字母以上的患者所占比例更高（69.0% *vs.* 58.8%），息肉消退率也更高（79.5% *vs.* 50.0%）。此外，PDT 联合治疗组需要注射的次数少于雷珠单抗单药治疗组（12个月内平均注射5.2次 *vs.* 7.3次），在PDT联合治疗组当中，12个月内仅需要注射3～4次的患者比例为50.6%，明显低于雷珠单抗单药治疗组（26.2%）。上述研究表明与雷珠单抗单药治疗相比，PDT联合抗VEGF治疗可以更好地提高视力和消退息肉，以及减少第1年内雷珠单抗的注药次数，疗效更好。

除了初始联合治疗方案外，FUJISAN临床试验对延迟联合的疗效进行了研究，对比了初始联合PDT和雷珠单抗治疗组与延迟联合PDT治疗组的疗效。在这项研究中，延迟联合组患者经过初始3个月连续每月注射雷珠单抗的负荷治疗后，对患者病情进行评估，如果此时患者达到再次治疗的标准，则进行延迟联合PDT治疗。该研究显示，在第1年初始联合和延迟联合两组间的最佳矫正视力和息肉消退率相似。根据这一试验方案，超过一半的延迟联合组患者（17/31）并不需要进行延迟PDT治疗，尽管这组患者需要注射的次数更多（3针负荷治疗外需要额外注射3.8次 *vs.* 1.5次）。

PLANET临床研究对比了阿柏西普单药治疗和阿柏西普联合挽救性PDT治疗的疗效差异。该试验中所有患者先进行3针阿柏西普负荷治疗，PDT作为挽救性治疗措施，因此并不是所有患者都接受PDT治疗，如果患者的视力、OCT和ICGA表现满足挽救性治疗标准，患者可能会被随机给予安慰剂PDT或挽救性PDT治疗。该研究中大部分患者经过3针负荷治疗后，并没有达到补救性治疗的标准（阿柏西普单药治疗组和联合治疗组不需要进行挽救性 PDT 患者的比例分别为 94.9% 和 93.2%），在 12 个月的随访过程中，2 组患者满足补救性 PDT 治疗标准的比例都 < 15%（*P*=0.84）。该研究结果显示阿柏西普单药治疗组和 PDT 联合治疗组的疗效相似，包括 BCVA 的提高（分别为 10.7 个字母 *vs.*10.9 个字母）和息肉消退率（分别为 38.9% *vs.* 44.8%，*P*=0.32）。80% 以上的患者在 52 周时没有活动性息肉病灶。

总之，PLANET 研究显示阿柏西普单药治疗可以使 85% 以上 PCV 患者视力显著提高，在 52 周和 96 周挽救性 PDT 治疗组的结果均未优于阿柏西普单药治疗。

（5）目前 PCV 治疗指南和建议

对于初次治疗的 PCV 患者和经典型新生血管性 AMD 患者一样，治疗目标是在最大限度提高视力的同时，尽量减少治疗的负担。就这点来说，EVEREST-II 和 PLANET 研究的结果都表明抗 VEGF 单药治疗和 PDT 联合治疗在第 1 年均能显著提高视力，与经典型新生血管性 AMD 的疗效相近。因此对有症状的 PCV 患者，可以选择抗 VEGF 单药治疗作为初始治疗方案。

亚太 PCV 专家共识认为 PDT 联合抗 VEGF 治疗 PCV 的适应证为：①息肉样病灶或分支脉络膜血管网渗漏；②与视网膜色素上皮脱落相关的大量视网膜下积液或渗出；③ ICGA 特征介于 CNV 和 PCV 之间；④ PCV 和典型 CNV 的混合病变。当 PDT 治疗有禁忌证或没有条件时，抗 VEGF 单药治疗可以稳定脉络膜血管，减轻渗漏，改善黄斑水肿，短期内提高视力，还可以为病变广泛、浓厚出血的患者行 PDT 治疗提供条件。视网膜下出血后，此时行 PDT 治疗可能效果欠佳，甚至出现再次视网膜下出血的可能。先行抗 VEGF 治疗，待眼底出血及视网膜下液部分吸收后再行 PDT 治疗可达到更好的治疗效果，使治疗过程中病变平稳。

在对每一位患者选择最佳治疗方案时，还需要考虑患者个体差异性、是否具备检查和治疗的条件（包括 ICGA 和 PDT）、病变的特点、基线视力等情况。抗 VEGF 单药治疗不需要额外的 ICGA 或 PDT 设备，既减少了经济负担，也避免了 PDT 治疗相关的并发症，但是抗 VEGF 单药治疗需要的注射次数多于 PDT 联合治疗。因此，对不能配合规律随访和接受多次注射治疗的患者（12 个月内 7 ~ 8 次），单药治疗效果很可能差于临床研究的结果。虽然玻璃体腔注药治疗相关的风险很低，但是重复多次注药的确会增加不良反应的风险。与此相比，目前临床试验研究的结果表明，初始联合 PDT 治疗可以减少 1 年内再次治疗的次数。但是，PDT 需要专门的激光设备，而且 PDT 高昂的治疗费用依然是阻碍联合治疗作为一线疗法的主要原因。此外，对于视力很好的患者，还需要考虑联合治疗后可能导致脉络膜萎缩，造成不可逆的视力下降。目前有许多研究发现，根据病灶的大小、息肉形态，脉络膜血管通透性和脉络膜厚度等特点，可以预测哪些患者对联合治疗的效果更好，但是这些影响因素与疗效之间的关系还有待进一步临床试验的验证。

对 PCV 患者的长期观察发现，PCV 治疗的复发率很高，反复 PDT 或大量黄斑区出血吸收后，往往造成黄斑区萎缩，最终的视功能并不理想。由于 PCV 导致暴发性的脉络膜下腔、视网膜下及玻璃体腔出血，引起继发性青光眼，从而导致失明的病例时有报道。因此，对于 PCV 的治疗和预后绝不能过于乐观，在治疗前要与患者进行良好的沟通，说明该病的危害性和治疗的长期性。

参考文献

1. Koh A H, Panel E P, Chen L J, et al. Polypoidal choroidal vasculopathy: evidence-based guidelines for clinical diagnosis and treatment. Retina, 2013, 33 (4): 686-716.

2. Kawamura A, Yuzawa M, Mori R, et al. Indocyanine green angiographic and optical coherence tomographic findings support classification of polypoidal choroidal vasculopathy into two types. Acta Ophthalmol, 2013, 91 (6): 474-481.

3. Tanaka K, Mori R, Kawamura A, et al. Comparison of OCT angiography and indocyanine green angiographic findings with subtypes of polypoidal choroidal vasculopathy. Br J Ophthalmol, 2017, 101 (1): 51-55.

4. Bai X W, Li H P, Sheng X L. Polypoidal choroidal vasculopathy. Int Eye Sci, 2013, 13 (3): 542-545.

5. Zeng R P, Wen F, Zhang X Z, et al. Characteristics of indocyanine green angiography in inactive polypoidal lesions of polypoidal choroidal vasculopathy. Chin J

Ocul Fundus Dis, 2012, 28（5）：449-453.

6. Tan C S, Ngo W K, Chen J P, et al. everest study report 2: imaging and grading protocol, and baseline characteristics of a randomised controlled trial of polypoidal choroidal vasculopathy. Br J Ophthalmol, 2015, 99（5）：624-628.

7. Tan C S, Ngo W K, Lim L W, et al. A novel classification of the vascular patterns of polypoidal choroidal vasculopathy and its relation to clinical outcomes. Br J Ophthalmol, 2014, 98（11）：1528-1533.

8. Gupta P, Ting D S W, Thakku S G, et al. Detailed characterization of choroidal morphologic and vascular features in age-related macular degeneration and polypoidal choroidal vasculopathy. Retina, 2017, 37（12）：2269-2280.

9. Lee W K, Baek J, Dansingani K K, et al. Choroidal morphology in eyes with polypoidal choroidal vasculopathy and normal or subnormal thickness. Retina, 2016, 36（1）：73-82.

10. Gomi F, Oshima Y, Mori R, et al. initial versus delayed photodynamic therapy in combination with ranibizumab for treatment of polypoidal choroidal vasculopathy: the fujisan study. Retina, 2015, 35（8）：1569-1576.

11. Cheung C M G, Lai T Y Y, Ruamviboonsuk P, et al. Polypoidal Choroidal Vasculopathy: definition, pathogenesis, diagnosis, and management. ophthalmology, 2018, 125 (5):708-724.

12. Wong C W, Cheung C M, Mathur R, et al. Three-year results of polypoidal choroidal vasculopathy treated with photodynamic therapy: Retrospective Study and Systematic Review. Retina, 2015, 35（8）：1577-1593.

13. Tsuchihashi T, Mori K, Ueyama K, et al. Five-year results of photodynamic therapy with verteporfin for Japanese patients with neovascular age-related macular degeneration. Clin Ophthalmol, 2013, 7: 615-620.

14. Koh A H, Expert P C V P, Chen L J, et al. Polypoidal choroidal vasculopathy: evidence-based guidelines for clinical diagnosis and treatment. Retina, 2013, 33 (4): 686-716.

15. Koh A, Lai T Y Y, Takahashi K, et al. Efficacy and Safety of Ranibizumab With or Without Verteporfin Photodynamic Therapy for Polypoidal Choroidal Vasculopathy: A Randomized Clinical Trial. JAMA ophthalmology, 2017, 135 (11): 1206-1213.

16. Lee WK, Iida T, Ogura Y, et al. Efficacy and Safety of Intravitreal Aflibercept for Polypoidal Choroidal Vasculopathy in the PLANET Study: A Randomized Clinical Trial. JAMA ophthalmology, 2018, 136 (7): 786-793.

（陈 欢 刘子扬 陈有信）

视网膜下高反射物质的研究及临床意义

视网膜下高反射物质（subretinal hyperreflective material，SHM）是一种可见于多种疾病光相干断层扫描（optical coherence tomography，OCT）图像中的形态特征，被定义为位于视网膜神经上皮层与视网膜色素上皮层（retinal pigment epithelium，RPE）之间表现为高反射信号的物质。

典型性脉络膜新生血管（choroidal neovascularization，CNV）、视网膜下出血、纤维化、盘状瘢痕、网状假性玻璃膜疣等多种成分均可表现为视网膜下的高反射信号。除明确的视网膜下出血、瘢痕外，从多模式影像角度可将 SHM 分为视网膜下高反射渗出（subretinal hyperreflective exudation，SHE）、灰色视网膜下高反射病变（gray hyperreflective subretinal lesions，GHSL）、视网膜下点状高反射灶（subretinal hyperreflective foci，SHF）及获得性卵黄样病变（acquired vitelliform lesions，AVLS）4 种表现。

16. 视网膜下高反射物质的临床特点

（1）SHM 的临床表现与发病率

这是一种具有重要临床意义的形态学生物标志物，主要与年龄相关性黄斑变性（age-related macular degeneration，AMD）的视力预后相关。Willoughby 等报道在 CATT（comparison of age-related macular degeneration treatment trials）受试者中，SHM 出现率为 77%，其普遍出现在未经治疗的新生血管性 AMD 中，且抗 VEGF 治疗后超过半数仍然持续存在。Ores 等在 AMD 中报道的比例超过 80%。Giani 等描述了典型性 CNV 中的高反射物质，眼底荧光素血管造影中表现为明显的荧光素渗漏。Park 等与 Coscas 等在几乎所有的典型性 CNV 中均发现了视网膜下明显高反射物质，Hughes 等也进行了类似的研究报道。Liakopoulos 等报道在 29% 的隐匿型 CNV 中发现了 SHM，其也可见于约 2.7% 的 Stargardt 病患眼，且多位于黄斑偏上方。

（2）SHM 的组成成分研究

SHM 可能由多种成分共同组成，如浆液性液体、纤维蛋白、血液、瘢痕和 CNV，成分可不断变化。Rajesh 等认为中心性浆液性脉络膜视网膜病变中的 SHM 主要为视网膜下纤维蛋白，其中包含低反射空泡处对应 RPE 缺口。Liakopoulos 等认为，多数情况下很难区分这些物质究竟是新生血管、脂质、纤维蛋白或其他未识别的物质。近年来新技术的运用加深了对 SHM 的理解，如偏振敏感（polarization-sensitive，PS）OCT 可用于观察视网膜下纤维化，光相干断层扫描血管成像技术（optical coherence tomography angiography，OCTA）可用于识别血管性 SHM 与非血管性 SHM。基于深度学习的人工智能系统也开始应用于识别SHM。

17. 视网膜下高反射物质的分类研究

（1）视网膜下高反射渗出

视网膜下高反射渗出（SHE）是与近视性 CNV 及新生血管性 AMD 的病灶活动性相关的一类 SHM，在频域（spectral-domain，SD）OCT 中表现为均匀的高反射物质。其反射强度高于 SRF，低于视网膜下纤维化、色素沉着和脂质，类似于视网膜下出血及 AVLS（图 22）。当 SHE 出现时，其上方的椭圆体区连续性中断或者完全消失。SHE 在 FFA 上通常无异常荧光，自发荧光表现为等信号。

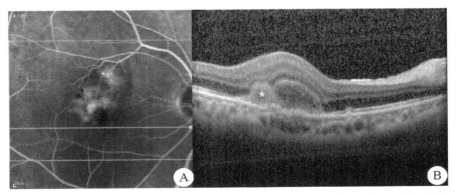

A：在 FFA 上对应位置（绿色扫描线）并未表现为异常荧光；B：SD-OCT 显示视网膜下高反射渗出（白色星号）。

图 22 右眼湿性 AMD 患者（彩图见彩插 8）

SHE 可能主要由新生血管过程所产生的纤维蛋白及高分子量蛋白、脂蛋白、光感受器外节膜盘产生的细胞外物质等构成。在 SD-OCT 中，SHE 沉积与光感受器外节破坏瓦解相关，后者可以引起视力下降。

多模式影像表明，SHE 异于发生在新生血管性 AMD 中的其他 SHM（如出血、脂质、色素沉着、视网膜下纤维化和新生血管等），这些形式的 SHM 常表现为明显更高的 OCT 信号，而 SHE 仅表达局限于视网膜下间隙内的中高程度反射。同时，出血、色素沉着、纤维化和脂质的临床表现也足以区别 SHE。SHE 临床不可见或仅表现为隐约的视网膜下黄色物质累积。自发荧光可用于与 AVLS 鉴别，SHE 通常为等信号或低信号，而 AVLS 典型表现为明显高自发荧光。FFA 可鉴别新生血管组织与 SHE，尤其是位于视网膜下的典型性 CNV。

玻璃体腔抗 VEGF 药物注射可有效消解 SHE，通常可使视力提升，约注射 2 次（范围 1 ～ 16 针）后，可见视网膜下物质消失伴椭圆体区部分或完全重构。

将 SHE 作为新生血管活动性的征象有助于临床诊治，因 17% 的患眼缺乏 SRF、视网膜内液或脂质等 CNV 活动性征象。对表现 SHE 的患眼行抗 VEGF 治疗可显著改善视力。接受早期治疗的患者对抗 VEGF 药物发应迅速，通常只需 1 次注射 SHE 即可消失。因此，具有 SHE 征象的患者或许可从早期、规律治疗中获益。相对于视网膜下纤维化和 AVLS 等抗 VEGF 治疗不敏感的其他形式 SHM，这是一个显著区别。由于绝大多数 AVLS 抗 VEGF 药物治疗不受益，从这种疾病中区分出 SHE 能够明确抗 VEGF 治疗有效的患者。

（2）灰色视网膜下高反射病变

基于 PRONTO（the prospective optical coherence tomography imaging of patients withneovascular AMD treated with intra-ocular ranibizumab）和 CATT 研究，对新生血管性 AMD 中活动性渗出性病变施行再治疗的经典标准包括定量标准（如视力损失＞5 个字母，OCT 上视网膜厚度增加＞50μm 或 100μm）和定性标准（如新鲜黄斑出血、新出现的典型性 CNV、液体出现的证据）。然而，除上述再治疗指标外，还可以通过 OCT 得出关于 CNV 活动性的其他特征。

Ores 等与 Freund 等报道了相似的"灰色病灶"，即 GHSL（图 23），玻璃体腔抗 VEGF 药物注射对其有效。GHSL 通常在治疗前为低反射或稍高（83.3%），50% 病灶在治疗后反射性升高。同时，抗 VEGF 治疗后视网膜下病灶显著减少、消失，厚度明显下降。这与 Keane 等的发现相互印证，其发现视网膜下组织的体积在雷珠单抗治疗后显著减小，平均每月减少 $0.07mm^3$。

值得注意的是 Ores 等发现基线时 20% 患眼出现了缺乏其他渗出性征象的孤立灰色病灶，并对其随诊观察，1 个月后发现其 GHSL 厚度增加并出现了其他渗出性征象，这支持灰色病灶与渗出性病变早期活动性相关的假设。

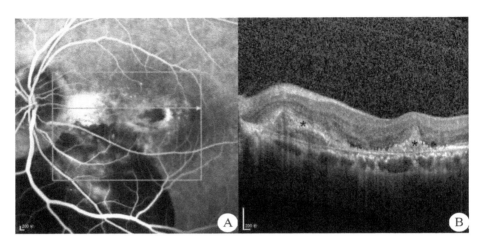

A：与 FFA 的强荧光病灶相对应；B：SD-OCT 清晰显示出 PED、视网膜下液及灰色视网膜下高反射病变（黑色星号）。

图 23 左眼湿性 AMD 患者（彩图见彩插 9）

GHSL 的具体成分仍不得而知，或许渗出的液体中包含了高浓度的纤维蛋白或红细胞，因此部分是高反射，这些部分消退的 GHSL 在治疗后表现出更高的反射性。考虑到抗 VEGF 药物的抗渗出作用，可以假设治疗使液体减少，从而导致残余病灶中炎性细胞集聚。另一种相关假设认为，早期 CNV 中占主要的血管成分随着病灶成熟逐渐被纤维化组织替代。同时，GHSL 还可能与炎症反应相关。有研究观察到视网膜内层高反射点状病灶与 GHSL 的联系，这种病灶被认为与炎性细胞聚集相关。许多病例中治疗后高反射点状病灶减少和灰色病灶消失也支持这种炎症理论。基于上述关于抗 VEGF 治疗后病灶消退的研究，Ores 等认为 GHSL 可能由纤维蛋白而非新生血管结构组成，是间接的渗出征象。

（3）视网膜下点状高反射灶

近年来，糖尿病视网膜病变、视网膜静脉阻塞、CSC 和新生血管性 AMD 的 SD-OCT 图像中常观察到点状高反射灶（hyperreflective foci，HF）（图 24），其可在治疗后消退。Akagi-Kurashige 等报道了 35 例新生血管性 AMD 患者，视力与基线期神经上皮内 HF 的单因素回归分析呈负相关。Coscas 等报道，HF 消解与新生血管性 AMD 和 PCV 中更佳的视力结局呈正相关。在糖尿病性黄斑水肿研究中，位于视网膜下的 HF（即 SHF）的出现与视力最终结局呈负相关。

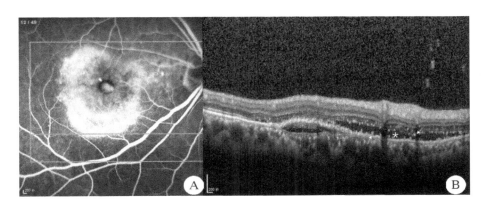

A：为 FFA 影像；B：在 SD-OCT 中可以观察到视网膜下液（白色星号）及相邻的大量视网膜下点状高反射灶（白色箭头）。

图 24 右眼湿性 AMD 患者（彩图见彩插 10）

Lee 等细分视网膜为内层、外层、视网膜下层，并研究 AMD 与 PCV 患者中心凹显微结构（包括各层 HF）与视力最终结局的相关性。研究发现，抗 VEGF 治疗后中心凹厚度、视网膜神经上皮厚度、SRF 厚度均减少。同时，视网膜各层 HF 平均数量显著减少，平均视力也获得改善。多变量线性回归分析显示，高数量 SHF 是导致视力预后差的因素之一。表明 SHF 可能是一种新的新生血管性 AMD 及 PCV 视力危险因素，也是识别低视力预后人群的敏感指标，效率堪比初始视力。另一项关于 CSC 的研究认为 SHF 数量与疾病复发相关。

近期的研究对 SD-OCT 检测出的 HF 提出了数种假说，但确切的物质与分子构成仍不清楚。HF 可能是血-视网膜外屏障被破坏后溢出的脂蛋白或是炎性环境下被激活的神经小胶质细胞，也被认为是光感受器细胞退行性变的结果。另一些研究认为，HF 来自随疾病进展而迁移入内层视网膜结构的 RPE 细胞。

Lee 等认为，初始 SHF 的增加是 RPE 血-视网膜外屏障被破坏的结果，反映了疾病的活动性。SHF 初始数量与终末 SRF 厚度及 CNV 厚度正相关，而二者厚度则与视力结局显著负相关。因此推测，SHF 数量较高可反映出 CNV 病灶活动性更高，以及 RPE 血-视网膜外屏障破坏更严重，最终因对抗 VEGF 治疗反应性低而导致较差的视力结局。

（4）获得性卵黄样病变或假性卵黄样脱离

获得性卵黄样病变（AVLS）代表一种发生在 AMD 及某些其他眼病中的 SHM，包括成年发病性黄斑营养不良、基底层状玻璃膜疣、CSC、视网膜前膜、玻璃体牵拉等。

AMD 中出现的 AVLS 也可被称为假性卵黄样脱离。Gass 是最早描述 AVLS 临床及组织学特征的研究者之一，他观察到局灶性视网膜感受器损失、RPE 萎缩及色素细胞在视网膜下间隙的累积。AVLS 的 SHM 由来自光感受器外节、RPE 色素细胞及巨噬细胞等的细胞外物质组成。AVLS 典型特征为强自发荧光及玻璃体腔内抗 VEGF 药物注射无效（图 25）。

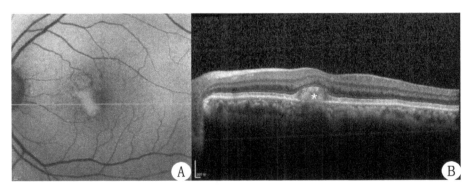

A：眼底自发荧光可以观察到中心凹鼻侧强荧光病灶；B：SD-OCT 可见获得性卵黄样病变（白色星号）。

图 25 左眼湿性 AMD 患者（彩图见彩插 11）

有研究表明，AMD 患者中 AVLS 与隐匿型 CNV 相关。Luiz等通过多模式影像研究发现，非新生血管性 AMD 患者中 AVLS可伴大的玻璃膜疣。AVLS 伴发大的玻璃膜疣的确切机制仍不清楚，可能与受损的光感受器外节吞噬作用相关，组织病理学及既往的影像研究均提示这一点。

在伪装成 CNV 等其他类型 SHM 的 AVLS 病例中，对 AVLS准确识别和诊断尤为重要，以避免如光动力疗法（photodynamictherapy，PDT）或玻璃体腔抗 VEGF 药物注射等不必要的干预治疗及其相应的风险。

18. SHM 的治疗及预后

雷珠单抗和贝伐单抗等抗 VEGF 药物可以有效阻止新生血管性 AMD 患者的视力损失，可使部分 SHM 减小、消失、边界清晰。SHM 在治疗初期迅速降低，其后降低速度减缓。同时，SHM 消解也与治疗频率相关，接受每月治疗时消解比例明显高于接受 PRN 方案患眼的比例。与无中心凹下 SHM 的患眼相比，中心凹下 SHM 的患眼中，其椭圆体区缺失更常出现。相反，中心凹外界膜的缺失与 SHM 的相关性无统计学意义。

Tina 等报道视力预后与 SHM 定量测量存在显著联系，提示 SHM 愈多视力愈差，尤其对活动性新生血管性 AMD 患者视力影响最显著。Pokroy 等研究认为，新生血管性 AMD 的视力预后危险因素包括位于中央的 SHM 及反射性更高、边界更清晰的 SHM。相比 SHM 消解吸收的患眼，SHM 持续存在，尤其当累及中心凹的病变较宽厚时，往往意味着视力预后更差及出现的瘢痕更多。基线时 SHM 持续存在 1～2 年，新生瘢痕组织的发生概率更高，提示 SHM 不仅与瘢痕组织的发展相关，还可能是其发展的直接因素。此外，中心凹 SHM 宽度比厚度对视力影响更大。可能如果 SHM 不宽，即使中心凹 SHM 相对较厚，仍能通过足够的旁中心注视保持较好视力，但当 SHM 宽度增加时，患眼则难以获得足够的旁中心注视以弥补 SHM 对视力的不利影响。

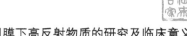

抗 VEGF 药物可降低血管内皮通透性，减少血管液体渗漏，但减少 CNV 复合体体积的作用较差。治疗初期 SHM 厚度迅速降低可能因为抗 VEGF 药物治疗导致 SHM 中液体成分减少。随着治疗持续、SHM 液体成分减少，可出现纤维化成分相对增加，从而使抗 VEGF 药物减少 SHM 厚度的效果下降。Kawashima 等研究认为，血管性 SHM 更多见于 2 型 CNV，对阿柏西普治疗反应性更差。

SHM 引起患眼视力降低的原因尚未完全阐明。其可能在 RPE 和光感受器之间形成对营养代谢的机械屏障，并影响正常光感受器的功能，因此导致视力下降。SHM 也可能通过毒性作用直接破坏光感受器。除此之外，椭圆体区的缺失也支持其对光感受器破坏的理论。

*19.*SHE 是新生血管活动性征象，抗 VEGF 药物注射能有效消解 SHE

近年来对 SHM 的研究为临床提供了许多启示。SHE 是新生血管活动性征象，抗 VEGF 药物注射能有效消解 SHE，通常可改善视力。具有 SHE 征象的患者也许可从早期、规律治疗中获益。GHSL 可作为渗出性 AMD 再治疗的定性指标，其可能是病灶活动性的早期征象，提示应启动早期治疗。SHF 是一种新的可靠的视力危险因素，也是识别低视力预后人群的敏感参数。与此同时，玻璃体腔抗 VEGF 药物注射对 AVLS 几乎无效，将其与其他 SHM 区分开来可以避免非必要的治疗。随着对 SHM 的多模式影像研究不断深入，未来或许会显现出更大的临床价值。

参考文献

1. Ores R, Puche N, Querques G, et al. Gray hyper-reflective subretinal exudative lesions in exudative age-related macular degeneration. Am J Ophthalmol, 2014, 158 (2): 354-361.

2. Lee J Y, Folgar F A, Maguire M G, et al. Outer retinal tubulation in the comparison of age-related macular degeneration treatments trials (CATT). Ophthalmology, 2014, 121 (12): 2423-2431.

3. Shah V P, Shah S A, Mrejen S, et al. Subretinal hyperreflective exudation associated with neovascular age-related macular degeneration. Retina, 2014, 34 (7): 1281-1288.

4. Willoughby A S, Ying G S, Toth C A, et al. Subretinal hyperreflective material in the comparison of age-related macular degeneration treatments trials. Ophthalmology, 2015, 122 (9): 1846-1853.

5. Meadway A, Wang X, Curcio C A, et al. Microstructure of subretinal drusenoid deposits revealed by adaptive optics imaging. Biomed Opt Express, 2014, 5 (3): 713-727.

6. Ristau T, Keane P A, Walsh A C, et al. Relationship between visual acuity and spectral domain optical coherence tomography retinal parameters in neovascular age-related macular degeneration. Ophthalmologica, 2014, 231 (1): 37-44.

7. Daniel E，Shaffer J，Ying G，et al. Outcomes in eyes with retinal angiomatous proliferation in the comparison of age-related macular degeneration treatments trials （CATT）. Ophthalmology，2016，123（3）：609-616.

8. Velaga S B，Nittala M G，Konduru R K，et al. Impact of optical coherence tomography scanning density on quantitative analyses in neovascular age-related macular degeneration. Eye（Lond），2017，31（1）：53-61.

9. Lee H，Jo A，Kim H C. Three-dimensional analysis of morphologic changes and visual outcomes in neovascular age-related macular degeneration. Invest Ophthalmol Vis Sci，2017，58（2）：1337-1345.

10. Ciccone L，Lee W，Zernant J，et al. Hyperreflective deposition in the background of advanced Stargardt disease. Retina，2018，38（11）：2214-2219.

11. Rajesh B，Kaur A，Giridhar A，et al. "Vacuole" sign adjacent to retinal pigment epithelial defects on spectral domain optical coherence tomography in central serous chorioretinopathy associated with subretinal fibrin. Retina，2017，37（2）：316-324.

12. Roberts P，Sugita M，Deak G，et al. Automated identification and quantification of subretinal fibrosis in neovascular age-related macular degeneration using polarization-sensitive OCT. Invest Ophthalmol Vis Sci，2016，57（4）：1699-1705.

13. Dansingani K K，Tan A C S，Gilani F，et al. Subretinal hyperreflective material imaged with optical coherence tomography angiography. American Journal of Ophthalmology，2016，169：235-248.

14. Maruyama-Inoue M，Sato S，Yamane S，et al. Variable response of subretinal

中国医学临床百家

hyperreflective material to anti-vascular endothelial growth factor classified with optical coherence tomography angiography. Graefe's Archive for Clinical and Experimental Ophthalmology, 2018, 256 (11): 2089-2096.

15. Lee H, Kang K E, Chung H, et al. Automated segmentation of lesions including subretinal hyperreflective material in neovascular age-related macular degeneration. Am J Ophthalmol, 2018, 191: 64-75.

16. Kermany D S, Goldbaum M, Cai W, et al. Identifying medical diagnoses and treatable diseases by image-based deep learning. Cell, 2018, 172 (5): 1122-1131.

17. Bruyère E, Caillaux V, Cohen S Y, et al. Spectral-domain optical coherence tomography of subretinal hyperreflective exudation in myopic choroidal neovascularization. American Journal of Ophthalmology, 2015, 160 (4): 749-758.

18. Coscas G, De Benedetto U, Coscas F, et al. Hyperreflective dots: a new spectral-domain optical coherence tomography entity for follow-up and prognosis in exudative age-related macular degeneration. Ophthalmologica, 2013, 229 (1): 32-37.

19. Kang J W, Lee H, Chung H, et al. Correlation between optical coherence tomographic hyperreflective foci and visual outcomes after intravitreal bevacizumab for macular edema in branch retinal veinocclusion. Graefe's Arch Clin Exp Ophthalmol, 2014, 252 (9): 1413-1421.

20. Chatziralli I P, Sergentanis T N, Sivaprasad S. Hyperreflective foci as an independent visual outcome predictor in macular edema due to retinal vascular diseases treated with intravitreal dexamethasone or ranibizumab. Retina, 2016, 36 (12): 2319-2328.

21. Lee H, Lee J, Chung H, et al. Baseline spectral domain optical coherence tomographic hyperreflective foci as a predictor of visual outcome and recurrence for central serous chorioretinopathy. Retina, 2016, 36 (7): 1372-1380.

22. Lee H, Ji B, Chung H, et al. Correlation between optical coherence tomgraphic hyperreflective foci and visual outcomes after anti-VEGF treatment in neovascular age-related macular degeneration and polypoidal choroidal vasculopathy. Retina, 2016, 36 (3): 465-475.

23. Su D, Lin S, Phasukkijwatana N, et al. An updated staging system of type 3 neovascularization using spectral domain optical coherence tomography. Retina, 2016, 36 (S1): S40-S49.

24. Balaratnasingam C, Messinger J D, Sloan K R, et al. Histologic and optical coherence tomographic correlates in drusenoid pigment epithelium detachment in age-related macular degeneration. Ophthalmology, 2017, 124 (5): 644-656.

25. Curcio C A, Balaratnasingam C, Messinger J D, et al. Correlation of type 1 neovascularization associated with acquired vitelliform lesion in the setting of age-related macular degeneration. Am J Ophthalmol, 2015, 160 (5): 1024-1033.

26. Chen X, Al-Sheikh M, Chan C K, et al. Type 1 versus type 3 neovascularization in pigment epithelial detachments associated with age-related macular degeneration after anti-vascular endothelial growth factor therapy: a prospective study. Retina, 2016, 36 (S1): S50-S64.

27. Casalino G, Bandello F, Chakravarthy U. Changes in neovascular lesion hyperreflectivity after anti-VEGF treatment in age-related macular degeneration: an

integrated multimodal imaging analysis. Invest Ophthalmol Vis Sci, 2016, 57 (9): T288-T298.

28. Pokroy R, Mimouni M, Barayev E, et al. Prognostic value of subretinal hyperreflective material in neovascular age-related macular degeneration treated with bevacizumab. Retina, 2018, 38 (8): 1485-1491.

29. Daniel E, Toth C A, Grunwald J E, et al. Risk of scar in the comparison of age-related macular degeneration treatments trials. Ophthalmology, 2014, 121 (3): 656-666.

30. Abdelfattah N S, Al-Sheikh M, Pitetta S, et al. Macular atrophy in neovascular age-related macular degeneration with monthly versus treat-and-extend ranibizumab. Ophthalmology, 2017, 124 (2): 215-223.

31. Solomon S D, Lindsley K, Vedula S S, et al. Anti-vascular endothelial growth factor for neovascular age-related macular degeneration. Cochrane Database Syst Rev, 2014 (8): D5139.

32. Kawashima Y, Hata M, Oishi A, et al. Association of vascular versus avascular subretinal hyperreflective material with aflibercept response in age-related macular degeneration. Am J Ophthalmol, 2017, 181: 61-70.

（张碧磊 陈有信）

中国医学临床百家

视网膜色素上皮脱离

视网膜色素上皮脱离（pigment epithelial detachment，PED）不是一种独立的眼部疾病，而是继发于脉络膜视网膜疾病的一种临床表现。检查时发现 PED 时，通常会考虑是否存在年龄相关性黄斑变性（AMD）、中心性浆液性脉络膜视网膜病变（CSC）或息肉状脉络膜血管病变（PCV）。除此之外，引起 PED 的相关眼底疾病还要考虑 Vogt- 小柳原田病、特发性 PED。当然，很多全身疾病也可以产生 PED，如肾小管间质性肾炎和葡萄膜炎综合征、Ⅱ型膜性肾小球肾炎、系统性红斑狼疮、炎症性肠疾病、结节病、人酵母菌感染、链球菌感染后综合征、神经梅毒、蛋白血症、丙种球蛋白病、大细胞非霍奇金淋巴瘤、急性髓性白血病等。此外，在进行全身疾病治疗时，血液透析、器官移植和帕米膦酸二钠的使用也可能会造成 PED。

20. PED 的临床表现与检查

一般情况下，出现 PED 时患者没有自觉症状。随着原有疾病进展，如果 PED 涉及黄斑中央凹，患者会感到视力模糊、视物变形或扭曲，远视度数增加或近视度数减少。

眼底检查可见 PED 为单个或多个高低不等、大小不一、圆形或椭圆形及肾形的隆起病灶，不同类型 PED 的外观接近，如 PED 内部有出血，则表现为暗红色；如有纤维血管膜形成，则表现为灰白色。使用影像学检查可更好地分辨各种亚型的细微差别。临床上一般使用眼底照相、OCT、红外光眼底照相及眼底荧光血管造影来检查 PED。

21. PED 的病因

PED 是由视网膜色素上皮层与 Bruch 膜分离形成的，其间的脱离区域可能存在视网膜色素上皮层下液、血液、纤维血管膜或玻璃膜疣。

PED 的病因主要分为四大类：炎症性、缺血性、特发性和退行性 PED。如 Vogt- 小柳原田病，因脉络膜炎症引起的血管通透性增加和血 – 视网膜屏障破裂，而后在视网膜色素上皮层下方聚集大量高蛋白组织液，形成了炎症性 PED。在发生恶性高血压和子痫时，血管内损伤造成的视网膜和脉络膜缺血会导致血 – 视网膜屏障破裂，随后组织液在视网膜、脉络膜下渗漏和聚集，形成缺血性 PED。特发性 PED 病因不明，但一般认为与中心性浆液性脉络膜视网膜病变机制相似，因其脉络膜功能障碍造成多点位通透性升高，又合并了视网膜色素上皮屏障功能缺陷，导致渗漏的液体和蛋白质流入视网膜色素上皮层下和视网膜下间隙中造成了 PED。退行性 PED 是最常见的，其发病机制与年龄增加产生的退行性变化及脉络膜新生血管形成有关。

近年来，每年仍有很多关于 PED 的疑难病例报道，其病因很难判断，而且受限于眼部活体检查的限制，医生很难采集新鲜的病理组织来进行细胞分子层面的分析。因此很多研究集中于临床表现判断预后的研究、抗 VEGF 和 PDT 药物治疗、视网膜色素上皮撕裂并发症的研究。

22. PED 与 CNV 的鉴别

临床上，脉络膜新生血管（choroidal neovascularization，CNV）患者，尤其老龄患者常伴有 PED。早期一种表现为相邻视网膜色素上皮细胞之间的紧密连接被破坏和浆液性视网膜脱离，其层间还混有血脂和血液存在。另一种表现为脉络膜视网膜放射状皱褶，因视网膜色素上皮下纤维血管组织的收缩导致的色素上皮多层折叠和紧密粘连形成。

伴有 PED 的 CNV 多半是隐匿性 CNV，眼底荧光造影很难发现 CNV 的位置，而吲哚菁绿血管造影（indocyanine green angiography，ICGA）由于其穿透力强是鉴别不同类型 PED 和 CNV 的主要手段，可以准确定位 CNV 的位置或鉴别是否是 PCV

引起。

视网膜－脉络膜吻合血管（retinal-choroidalanastomosis，RCA）是一种后天的、发病机制不清的与血管化 PED 有关的病变，包括微血管病变、血管渗漏和出血、渗出、黄斑水肿、PED 及机化膜形成。这种病变被称之为视网膜血管瘤样增生（retinal angiomatous proliferation，RAP），视网膜－脉络膜吻合血管可与 CNV 发生吻合。ICG 血管造影比眼底荧光造影更容易发现异常的新生血管病灶及滋养和引流血管。OCT 及 OCTA 有助于检测异常血管的层次、部位和血流情况。

23. AMD 继发的 PED

根据视网膜色素上皮层下沉积物质不同分为浆液性、纤维性、玻璃膜疣性和出血性 PED。AMD 是导致 PED 最常见的原因，也是近年来 PED 研究的主要方向。目前 AMD 并发 PED 的机制仍不是十分清楚，可能与 Bruch 膜厚度及成分改变、膜渗透系数下降、胶原结构破坏和玻璃膜疣形成有关。另外，PED 的产生可能与脉络膜新生血管形成有关，并有多种发病机制，每种发病机制与自然病程、血管造影特征、视力预后及对治疗的反应均不相同。

（1）浆液性 PED

通常情况下视网膜色素上皮组织会持续不断地将组织液从玻璃体输送到脉络膜，但如果组织泵的疏水性增加或液体传导性下降，会造成液体积聚在视网膜色素上皮下面并产生浆液性 PED。

浆液性 PED 的视网膜色素上皮层与 Bruch 膜紧密连接，隆起的边缘十分清晰、分界明显，为高圆状、平滑隆起，通常是均匀透明或淡黄色的，视网膜下液有红晕。

对浆液性 PED 进行诊断，可行眼底荧光素血管造影检查。其整个病灶充盈稍晚于背景荧光，一旦荧光素渗透 Bruch 膜后会快速扩散到视网膜色素上皮下的空间，呈现迅速、明亮和均匀的填充，并逐渐累积在晚期达到峰值，但病灶边界清楚。由于 Bruch 膜中的脂质积累，晚期阶段背景脉络膜荧光可以是弱荧光，异常渗漏或强荧光。ICG 血管造影则大多表现为弱荧光。ICG 血管造影出现强荧光的 PED 时，可能是中心性浆液性脉络膜视网膜病变早期的高渗漏表现。浆液性 PED 要注意排除是否有 CNV 形成。在眼底荧光素血管造影时，可能出现边界模糊而被掩盖，这种情况被称为隐匿性 CNV，ICG 血管造影则可显示 CNV。浆液性 PED 的 OCT 表现为视网膜色素上皮层下出现升高的清晰、均匀的低反射信号。

（2）纤维血管性 PED

纤维血管性 PED 与隐匿性 CNV 有着极为密切的联系，MPS 研究（macular photocoagulation study）认为纤维血管性 PED 是隐匿 I 型 CNV 的一种表现形式。其机制为缺血的外层视网膜产生的代偿血管，逐渐生长并局限于 RPE 层下。纤维血管性 PED 通常表现为不规则的视网膜色素上皮隆起，这与浆液性 PED 光滑的隆起相反。眼底荧光素血管造影早期表现为注射 1 ~ 2min 逐渐出现不规则斑点或颗粒状强荧光，但不像 CNV 那样明亮。中晚期视网膜色素上皮层出现微小局灶的强荧光并在晚期荧光增强或渗漏。ICG 血管造影可以更准确地发现 PED 下的 CNV，可表现为斑块 CNV，其次是局灶性 CNV（即所谓"热点"），检查时发现不规则弱荧光的 PED 或强荧光的"热点"要考虑 CNV，并进行抗新生血管治疗。

纤维血管性 PED 也可能出现典型浆液性 PED 的眼底改变，因此，发现 PED 时，要从影像学资料上区分清纤维血管性 PED、浆液性 PED 和视网膜下液，因纤维血管性 PED 对抗 VEGF 治疗效果不佳。特别是孤立的纤维血管性 PED 伴视网膜下液的 CNV，文献报道，常规 3+PRN 的治疗方案无法阻止视力下降。在发病后 24 个月，纤维血管性 PED 对视力的损害比其他类型更严重。因此，对这类患者治疗需向患者解释清楚预后。

慢性纤维血管性 PED 常表现为多层 PED，病理组织学研究认为，这些多层的条带是复杂的有收缩功能的纤维组织，经抗 VEGF 治疗后，可以保持较好的视力。抗 VEGF 治疗可抑制纤维组织的新生血管化及瘢痕化，并使其限局视网膜色素上皮下的空间，而存活的视网膜色素上皮细胞保护了光感受器并维持了视力。

（3）玻璃膜疣性 PED

AMD 的早期标志就是中性脂质沉积物出现在中年患者 Bruch 膜的细胞外基质中，并随着年龄逐渐转移到视网膜色素上皮的基底膜外，大量的大的软性玻璃膜疣出现在黄斑中央，融合并逐渐扩大形成玻璃膜疣性 PED（drusenoid PED）。眼底检查可见视网膜深处黄色或黄白色的视网膜色素上皮隆起，大小和形状不同，可以增大或缩小，也可以融合或消失。当视网膜色素上皮脱离范围超过 350μm 时，称为玻璃膜疣性 PED。除了 AMD 以外，Malattia Leventinese 遗传黄斑病、表皮玻璃膜疣、Ⅱ型膜性肾小球肾炎相关的黄斑病变和脉络膜痣也可以出现玻璃膜疣性 PED。

玻璃膜疣性 PED 的眼底荧光素造影，早期可见视网膜色素上皮下呈现轻微的强荧光并逐渐增强，比纤维血管性 PED 更小、更浅，如果伴有局部色素增生或视网膜色素上皮窗样缺损时，则呈现局灶的弱荧光或者强荧光。在造影晚期没有渗漏。虽然也没有纤维血管性 PED 晚期着染或渗漏那么明显，但是两者依然很难区分，所以需要观察 ICG 血管造影是否存在点状或局灶强荧光来进行区分。OCT 表现为脱离视网膜色素上皮的高反光带，边界光滑并可以成波浪形，其顶端可见伴右深层遮蔽的高反射信号，视网膜色素上皮条带下方为密度均匀的中、高反射信号，典型者不伴视网膜下液或层间积液。

玻璃膜疣性 PED 的特殊类型有：①大量视网膜下液及继发黄斑卵黄样变，其具体发病机制尚不明确；②玻璃膜疣性和浆液性混合的 PED，这种玻璃膜疣性 PED 的进展方式可见视网膜色素上皮层下低反射信号的浆液性成分，但这样的患者没有出现 CNV，因此不需要进行抗 VEGF 和光动力疗法治疗。

（4）出血性 PED

出血性 PED 的眼底为深灰色、黑色的视网膜色素上皮隆起，边界清晰，经常合并神经上皮层下出血，有时出血范围很大跨越了上下血管弓。造影类检查均为荧光遮蔽，但 ICG 血管造影更容易识别被遮盖的 CNV 或息肉状血管异常病灶。OCT 可以看到视网膜色素上皮下方的中高反射信号，Bruch 膜却由于出血遮挡脉络膜细节无法看清。出血性 PED 患者大部分为 PCV，如果出血量大，常造成 RPE 撕裂。出血性 PED 多半有 CNV 或脉络膜异常血管，治疗上通常采用抗 VEGF 疗法，效果因出血量和 PED 的部位及是否发生 RPE 撕裂有关。

24. 其他可能造成 PED 的疾病

亚洲人群多见息肉状脉络膜血管病引起的 PED，以浆液性和出血性 PED 最常见。PED 的大小及部位因人而异，差异很大。有文献报道，85% 的出血 PED 患者的病因是 PCV。ICG 血管造影在鉴别视网膜色素上皮层下方滋养血管、引流静脉和 PCV 囊样扩张血管等方面更具有优势。对于恶性肿瘤的 PED，常合并肿瘤各自的特征及眼底改变，OCT 显示 PED 内存在肿瘤细胞产生的高反射信号。近年来仍不断有不明原因 PED 的报道，如眼压的异常引起的 PED。

25. 不同类型 PED 的治疗方法

（1）抗 VEGF 药物的治疗效果

并不是所有类型 PED 都对抗 VEGF 治疗敏感，有些甚至完全无效，如孤立的纤维血管性 PED、继发性卵黄样黄斑病变伴有的 PED 等。有美国文献报道，用雷珠单抗 2mg 玻璃体腔注射治疗 PCV 或 AMD 出血性的 PED，可以更快改善视力和解剖结构复位，但是反复注射超过 6 针后，其解剖结构的复位疗效会逐渐下降。PLANET 研究表明，阿柏西普治疗继发于 PCV 的 PED，液体吸收的比例较高。

对于浆液性和纤维血管性 PED，首次治疗能预示最终效果，如雷珠单抗和贝伐单抗治疗无效，可考虑换用阿柏西普或康柏西普治疗。

（2）单纯抗 VEGF 药物与联合 PDT 治疗的疗效比较

据文献报道，在抗 VEGF 与 PDT 联合治疗组，PED 的消退、视网膜内囊肿、视网膜下液，AMD 的 CNV 的形态恢复均较单药治疗组吸收得更快，但是视网膜内囊肿需要更多的抗 VEGF 药物治疗和 PDT 治疗，单纯抗 VEGF 治疗组的 PED 患者和联合组如果要达到相同效果还需要更多的注射。而简单病变（如中浆继发的 PED）无论急性还是慢性，单纯 PDT 治疗（半剂量）的短期疗效就很好。

（3）AMD 合并 PED 的激光治疗

1）DPED 的激光治疗

AMD 预防性治疗（PTAMD）研究是用于研究激光治疗 AMD 继发 PED 的大型多中心临床试验，其结果显示，与未治疗眼相比，治疗眼发生 CNV 的概率没有降低，且更重要的是，如果一只眼先发 CNV 并接受激光治疗，对侧眼发生 CNV 的概率会增加。故目前为止，对 DPED 并不建议激光治疗。

2）SPED 的激光治疗

仅有小型非随机研究评估过激光治疗的效果。激光治疗的方法包括：针对 PED 的热激光光凝、选择性的激光光凝与 PED 有关的 CNV、PDT 及吲哚菁绿介导的定位 CNV 滋养血管的光栓疗法等。但是，大部分患者在治疗后，视力没有提高或视力提高疗效不能维持。PDT 联合玻璃体腔注射曲安奈德的疗法一定程度上增加了治疗后视力的提高疗效，且能维持住的比率。

3）FPED 的激光治疗

黄斑光凝（MPS）研究将 FPED 归类为两种隐匿性 CNV 的其中一种。根据 AMD 光动力治疗（TAP）研究结果显示，光动力疗法治疗隐匿性 CNV，可以降低中度至重度视力损伤的风险，但该结果并没有统计显著性。

（4）浆液性 PED 治疗

约 1/4 的浆液性 PED 患者最终会发生 CNV。浆液性 PED 继发 CNV 的危险因素包括：年龄、OCT 上 PED 的反射信号的强度、

PED 的基底直径及对侧眼 CNV 病史。如果是隐匿性 CNV，对侧眼发生视力丧失的风险比没有 CNV 的患者更高。但目前为止，仍没有治疗浆液性 PED 的治疗指南和明确的有效性论据，造成很多单纯性浆液性 PED 患者无论选择抗 VEGF 还是 PDT 治疗，效果均不佳。AMD 中黄斑区下无血管性浆液性 PED 不接受治疗视力可以保持至少 2 年不变，黄斑光凝术研究（MPS）不建议对单纯浆液性 PED 进行 PDT 治疗，如果症状不重，可不予治疗，但需要密切观察，防止新生血管形成。

有学者尝试在 ICG 血管造影引导下，进行二极管激光光凝治疗，结果表明其在改善解剖结构和视力方面与氩激光等常规激光效果相同。特别是隐匿性 CNV，可以改善或稳定眼睛的视敏度，但是也可能造成视网膜下出血或 PED 撕裂。

（5）纤维血管性 PED 的治疗

纤维血管性 PED 是隐匿 I 型 CNV 的一种表现形式。随着 CNV 的发展，血管化 PED 的自然进程和视力预后均不乐观，最终会形成盘状瘢痕或视网膜色素上皮撕裂。如果有活动性 CNV 存在，可以进行抗 VEGF 或联合维替泊芬 PDT 治疗，但预后不佳，且有导致 RPE 撕裂的风险。

（6）玻璃膜疣性 PED 的治疗

一般认为，玻璃膜疣性 PED 在疾病早期不影响视力，随病情发展可能出现持续 PED、地图状萎缩或 CNV，10 年后约 3/4 的患者出现地图状萎缩，1/4 的患者出现 CNV。尸检解剖显示，玻璃膜疣性 PED 中大多数 PED 呈现扁平化，少数无变化或发展为浆液性病变，因此玻璃膜疣性 PED 的预后比浆液性和纤维血管性 PED 要好。

建议 65 岁以上的人群每 2 年进行一次眼底检查，50 岁以上的人群学习使用 Amsler 表进行自测。目前并没有关于玻璃膜疣性 PED 特效治疗方法，现阶段循证医学仍支持抗氧化补充治疗。2013 年更新的抗氧化配方为维生素 C 500mg、维生素 E 400IU、叶黄素 10mg、玉米黄素 2mg、锌 25mg、氧化铜 2mg，而 ω-3 长链多聚不饱和脂肪酸的作用尚存争议。

（7）出血性 PED 的治疗

对于较薄的出血或黄斑中心凹外的小范围出血，注射抗 VEGF 药物目前是最佳选择，对于直径＞5mm 的较厚且难以吸收的视网膜色素上皮下出血，可以谨慎考虑手术视网膜切开清除积血，以及 RPE、RPE–脉络膜片移植，但预后不佳。

26. PED 的预后和预防

良好的视觉功能需要视网膜、视网膜色素上皮层和 Bruch 膜的正常结构，光感受器的正常供养、视黄醇的正常代谢、光感受器外节细胞的正常功能和血–视网膜屏障的正常功能。长期存在的 PED 会促进脉络膜新生血管的产生和发展，严重增加了视力下降的风险。

PED 患者的预后与年龄和是否存在 CNV 有关，特别是黄斑区的 CNV 出现后视力一般 ≤ 0.1。PED 合并 CNV 的危险因素包括：年龄 > 60 岁，PED 范围 > 1PD，黄斑中心区 PED 等；其他危险因素包括：PED 中心凹陷，"热点"和 ICG 血管造影显示 PED 的不规则充盈。

视网膜色素上皮撕裂并发症的发生及预防：视网膜色素上皮撕裂是一种严重影响视力的并发症，中心凹的玻璃体牵拉造成视网膜色素上皮内的切向剪切力增加，使得视网膜色素上皮分离、附着点之间的上皮细胞和基底膜裂开。OCT 检查时，PED 边缘的小范围视网膜色素上皮薄变或细小裂孔提示即将发生撕裂。

发生视网膜色素上皮撕裂的潜在危险因素：出血性 PED 的存在、PED 高度超过 600μm 和注射抗 VEGF 药物等。而 CNV 是 PED 撕裂的诱因，但是在激光光凝和光动力治疗后，不论有没有 CNV 都可以发生自发的视网膜色素上皮撕裂，并造成视力下降。

抗 VEGF 治疗中，发生视网膜色素上皮撕裂并不少见，在出血性 PED 抗 VEGF 患者和浆液性 PED 患者中，近红外图像显示高反光条带则预示视网膜色素上皮层发生卷曲，提示视网膜色素上皮撕裂即将发生。AMD 和 PCV 引起的 PED，应用 2mg 剂量注射比 0.5mg 注射更可能出现视网膜色素上皮撕裂。

PED 是多种疾病过程出现的临床表现，临床上要分析其发病原因，并通过眼底荧光素血管造影、ICGA 和 OCT 技术，确定 PED 的类型及判断是否有新生血管。不同类型的 PED 处理不同，目前，对于与新生血管或异常血管相关的 PED，可尝试抗 VEGF 或联合 PDT 治疗。但总体疗效并不理想，还需要长期随诊观察。

参考文献

1. Ranjan R, Kushwaha R, Gupta R C, et al. An unusual case of bilateral multifocal retinal pigment epithelial detachment with methanol-induced optic neuritis. J Med Toxicol, 2014, 10 (1): 57-60.

2. Lin C F, Sarraf D. Best disease presenting as a giant serous pigment epithelial detachment. Retin Cases Brief Rep, 2014, 8 (4): 247-250.

3. Karatepe Hashas A S, Göktas A, Atas M. Isolated multiple pigment epithelial detachments with unknown cause. Case Rep Ophthalmol Med, 2014, 2014: 289107.

4. Clemens C R, Bastian N, Alten F, et al. Prediction of retinal pigment epithelial tear in serous vascularized pigment epithelium detachment. Acta Ophthalmol, 2014, 92 (1): 50-56.

5. Goto S, Gomi F, Ueno C, et al. Reduced-fluence photodynamic therapy for subfoveal serous pigment epithelial detachment with choroidal vascular hypermeability. Am J Ophthalmol, 2012, 154 (5): 865-871.

6. Doguizi S, Ozdek S. Pigment epithelial tears associated with anti-VEGF therapy: incidence, long-term visual outcome, and relationship with pigment epithelial detachment in age-related macular degeneration. Retina, 2014, 34 (6): 1156-1162.

7. Kalouda P, Anastasakis A, Tsika C, et al. The effect of intravitreal anti-VEGF

on the pigment epithelial detachment in eyes with the exudative type of age-related macular degeneration. Semin Ophthalmol, 2015, 30 (1): 6-10.

8. Gonzalez A, Khurshid G. Treatment of retinal pigment epithelial detachment secondary to exudative age-related macular degeneration. Am J Ophthalmol Case Rep, 2017, 19 (9): 18-22.

9. Guber J, Josifova T, Henrich P B, et al. Clinical risk factors for poor anatomic response to ranibizumab in neovascular age-related macular degeneration. Open Ophthalmol J, 2014, 16 (8): 3-6.

10. Ersoy L, Ristau T, Kirchhof B, et al. Response to anti-VEGF therapy in patients with subretinal fluid and pigment epithelial detachment on spectral-domain optical coherence tomography. Graefe's Arch Clin Exp Ophthalmol, 2014, 252 (6): 889-897.

11. Tran T H C, Dumas S, Coscas F, et al. Two-Year Outcome of Aflibercept in Patients with Pigment Epithelial Detachment due to Neovascular Age-Related Macular Degeneration (nAMD) Refractory to Ranibizumab. J Ophthalmol, 2017, 2017: 8984313.

12. Giansanti F, Bacherini D, Giacomelli G, et al. Intravitreal anti-VEGF therapy for vascularized pigment epithelium detachment in age-related macular degeneration.Eur J Ophthalmol, 2014, 24 (3): 402-408.

13. Hoerster R, Muether P S, Sitnilska V, et al. Fibrovascular pigment epithelial detachment is a risk factor for long-term visual decay in neovascular age-related macular degeneration. Retina, 2014, 34 (9): 1767-1773.

中国医学临床百家

14. Rahimy E, Freund K B, Larsen M, et al. Multilayered pigment epithelial detachment in neovascular age-related macular degeneration. Retina, 2014, 34 (7): 1289-1295.

15. Cheung C M, Mohla A, Wong T Y. Resolution of persistent pigment epithelial detachment secondary to polypoidal choroidal vasculopathy in response to Aflibercept. Eye (Lond), 2014, 28 (9): 1148-1149.

16. Moysidis S N, Vajzovic L, Gregori G, et al. Acute retinal pigment epithelium detachments after photocoagulation. Retina, 2014, 34 (4): 749-760.

17. Wang Y X, Ran J, Yang L H, et al. Reversibility of Retinal Pigment Epithelium Detachment Parallel to Acute Intraocular Pressure Rise. J Glaucoma, 2015, 24 (3): 16-18.

18. Chan C K, Abraham P, Sarraf D, et al. Earlier therapeutic effects associated with high dose (2.0 mg) Ranibizumab for treatment of vascularized pigment epithelial detachments in age-related macular degeneration. Eye (Lond), 2015, 29 (1): 80-87.

19. Saito M, Iida T, Freund K B, et al. Clinical findings of acquired vitelliform lesions associated with retinal pigment epithelial detachments. Am J Ophthalmol, 2014, 157 (2): 355-365.

20. Lee D K, Kim S H, You Y S, et al. High Dose Intravitreal Bevacizumab for Refractory Pigment Epithelial Detachment in Age-related Macular Degeneration. Korean J Ophthalmol, 2016, 30 (4): 265-271.

21. Nagai N, Suzuki M, Uchida A, et al. Non-responsiveness to intravitreal aflibercept treatment in neovascular age-related macular degeneration: implications of

serous pigment epithelial detachment. Sci Rep, 2016, 11 (6): 29619.

22. Major J C Jr, Wykoff C C, Croft D E, et al. Aflibercept for pigment epithelial detachment for previously treated neovascular age-related macular degeneration. Can J Ophthalmol, 2015, 50 (5): 373-377.

23. He L, Silva R A, Moshfeghi D M, et al. Aflibercept for the treatment of retinal pigment epithelial detachments. Retina, 2016, 36 (3): 492-498.

24. Or C, Chui L, Fallah N, et al. Volumetric assessment of the responsiveness of pigment epithelial detachments in neovascular age-related macular degeneration to intravitreal Bevacizumab. Retina, 2016, 36 (2): 264-271.

25. Schmidt-Erfurth U, Waldstein S M, Deak G G, et al. Pigment epithelial detachment followed by retinal cystoid degeneration leads to vision loss in treatment of neovascular age-related macular degeneration. Ophthalmology, 2015, 122 (4): 822-832.

26. Ritter M, Simader C, Bolz M, et al. Intraretinal cysts are the most relevant prognostic biomarker in neovascular age-related macular degeneration independent of the therapeutic strategy. Br J Ophthalmol, 2014, 98 (12): 1629-1635.

27. Yüksel H, Türkcü F M, Sahin A, et al. One year results of anti-VEGF treatment in pigment epithelial detachment secondary to macular degeneration. Arq Bras Oftalmol, 2013, 76 (4): 209-211.

28. Nagiel A, Sadda S R, Schwartz S D, et al. Resolution of a giant pigment epithelial detachment with half-dose aflibercept. Retin Cases Brief Rep, 2015, 9 (4): 269-272.

29. Yamashita M，Nishi T，Hasegawa T，et al. Response of serous retinal pigment epithelial detachments to intravitreal aflibercept in polypoidal choroidal vasculopathy refractory to ranibizumab. Clin Ophthalmol，2014，2（8）：343-346.

30. Iordanous Y，Powell A M，Mao A，et al. Intravitreal ranibizumab for the treatment of fibrovascular pigment epithelial detachment in age-related macular degeneration. Can J Ophthalmol，2014，49（4）：367-376.

（张梦雨）

视网膜色素上皮撕裂的分类、病因、治疗及预后

　　视网膜色素上皮（RPE）撕裂最早于 1981 年由 Hoskin 等报道。该疾病通常能引起急性视力下降，最常见的病因是伴有纤维血管性色素上皮脱离（PED）的湿性年龄相关性黄斑变性（AMD）。在息肉状脉络膜血管病变、视网膜血管瘤样增生（RAP）、干性 AMD、中心性浆液性脉络膜视网膜病变（CSC）及 IgA 肾病中也有相关报道。此外，增殖性玻璃体视网膜病变、脉络膜肿瘤、急性视网膜坏死及创伤等因素也能造成视网膜色素上皮撕裂。

　　RPE 撕裂通常出现在继发于脉络膜新生血管膜（CNVM）的PED 的自然病程中，也多见于 CNVM 经过激光光凝、瞳孔温热治疗或光动力治疗（PDT）后。现有研究结果提示，使用抗血管内皮生长因子（VEGF）治疗湿性 AMD 是 RPE 撕裂的首要病因。

27. RPE 撕裂的流行病学特点

有报道提示在湿性 AMD 中，继发于纤维血管性 PED 而产生自发 RPE 撕裂的概率为 10%～12.5%。但文献报到的抗 VEGF 治疗后发生 RPE 撕裂的概率各不相同，贝伐单抗为 6%～25%，雷珠单抗为 2.8%～24%，阿柏西普约为 0.25%，PDT 治疗约为 13.6%。Balaratnasingam 等报道在大疱性 CSC 中，RPE 撕裂的概率高达 95%，但他们并未在慢性 CSC 中发现 RPE 撕裂的病例。

28. RPE 撕裂的分类

（1）依据撕裂大小分类

RPE 撕裂根据大小主要分为：微小 RPE 撕裂、普通 RPE 撕裂和巨大 RPE 撕裂。①微小 RPE 撕裂，由 Ie 等于 1992 年首先定义，主要指 RPE 层的细小裂纹及破口。②普通 RPE 撕裂，最为常见，由 Sarraf 等依据荧光素血管造影（FA）中显示的撕裂最大直线距离（GLD）分为 4 级：Grade 1 指撕裂的 GLD ＜ 200μm；Grade 2 介于 200μm 和 1 个视盘直径之间；Grade 3 指撕裂＞ 1 个视盘直径；Grade 4 指＞ 1 个视盘直径且累及黄斑中心凹（图 26）。该分级系统对预测疾病预后有一定的意义，随着分级的加重，抗 VEGF 治疗的疗效越差、视力预后越差。③巨大 RPE 撕裂，并不常见，通常指从黄斑区到周边视网膜的广泛 RPE 撕裂。

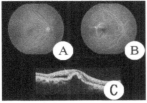

Ⅰ级 RPE撕裂
FA：PED边缘环形的高荧光宽度<200um
OCT：微小的RPE缺损

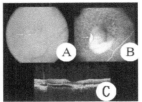

Ⅱ级 RPE撕裂
PED的颞侧可见>200微米直径的肾形高
荧光区

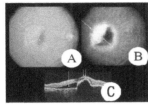

Ⅲ级 RPE撕裂
大于1个PD直径、未累及中心凹的脉络膜裸
露区，高荧光边缘一色素黑色素荧光遮蔽

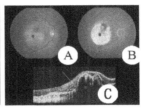

Ⅳ级 RPE撕裂
大于1个PD直径、累及中心凹的脉络膜裸露区，
边缘一色素黑色素荧光遮蔽

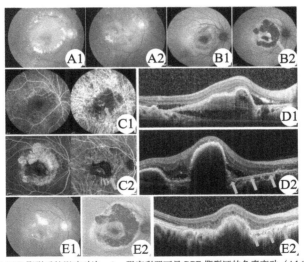

A～D 为治疗前与 RPE 撕裂后的影响对比。A：眼底彩照可见 RPE 撕裂区的色素变动（A1 对比 A2），B：眼
底自发荧光可见脉络膜裸露区弱荧光（绿色箭头），RPE 卷曲区强荧光（红色箭头），C：C1，FA&ICGA 见眼
底息肉状病灶、分支血管网（绿色箭头），C2，脉络膜裸露区的窗样缺损（绿色箭头）；D：D1，OCT 可见血
性 PED，D2，RPE 撕裂卷曲（绿色箭头）；E：为接受抗 VEGF 治疗后，随访 25 个月的眼底影像，E1，眼底
彩照提示 RPE 撕裂区边界变模糊，E2，自发荧光提示 RPE 缺损区荧光持续恢复，E3，OCT 提示无视网膜下纤
维瘢痕形成（绿色箭头）。

图 26 61 岁男性右眼 PCV 患者行抗 VEGF 治疗 2 次后出现 RPE 撕裂

（2）依据 RPE 撕裂的形状分类

RPE 撕裂通常有 2 种形态：①新月形撕裂，较为常见；②同心圆形撕裂，常由 CSC 引起，也可由 CNVM 在抗 VEGF 治疗后收缩而产生。

（3）根据病因分类

根据病因，RPE 撕裂可以按伴或不伴 PED 而分类。①伴 PED 相关的病因可分为纤维血管性 PED 和浆液性 PED；②不伴 PED 的病因通常可分为 CNVM、RPE 变薄、脉络膜水肿、玻璃体视网膜牵拉和钝性伤。

29. RPE 撕裂的发病机制

（1）伴纤维血管性 PED 疾病产生 RPE 撕裂的机制

目前，有多种假设来解释该种情况。Gass 等提出，CNVM 的渗漏能引起浆液性 PED，而渗漏的加重将使 RPE 下的液体静压力升高，最终导致 RPE 撕裂；激光光凝治疗的热效应能导致 CNVM 收缩，进而造成 RPE 撕裂。根据 Bird 的假设，RPE 泵功能受损将使 RPE 分离区与贴附区产生切线应力，最终导致该交接区 RPE 撕裂。对于 AMD 患者，目前研究认为，抗 VEGF 治疗能明显增高 RPE 撕裂的概率，该种撕裂通常发生于初次注射的 2 个月内，主要与 CNVM 收缩相关，也可能与眼内压力波动、玻璃体黄斑牵拉和抗 VEGF 药物使 RPE 交界区退变而造成 RPE 撕裂；PED 高于 600μm 是 RPE 撕裂的独立危险因素；RPE 撕裂多发生于 CNVM 对侧的 PED 边缘。

（2）伴浆液性 PED 疾病产生 RPE 撕裂的机制

目前研究认为，较大的浆液性 PED 造成的高 RPE 下流体静压是造成 RPE 撕裂的主要原因，多为同心圆形。

（3）脉络膜肿胀相关疾病造成 RPE 撕裂的机制

脉络膜渗漏及脉络膜肿瘤等造成脉络膜肿胀的疾病非常容易造成 RPE 巨大撕裂。①巨大的脉络膜肿胀能造成 RPE 下的巨大机械压力；②巩膜炎、全葡萄膜炎 Vogt- 小柳原田综合征等疾病能造成 RPE 和 Bruch 膜的功能受损，进一步引起 RPE 撕裂；③有巩膜扣带术继发脉络膜脱离而造成 RPE 撕裂的相关报道。

（4）其他

除上述病因外，高度近视继发后巩膜葡萄肿、眼底地图状萎缩、玻璃体视网膜牵拉综合征和钝性外伤等因素也是造成 RPE 撕裂的重要原因，多与 RPE 变薄和机械牵拉相关。

30. RPE 撕裂的诊断

RPE 撕裂的患者常诉有突发视力下降。眼底检查中，RPE 撕裂重叠区可见边界清晰的高色素区，而脉络膜裸露区为低色素区。自发荧光影像中可见 RPE 撕裂区表现为典型的、边界清晰的弱荧光区，与脉络膜裸露区相对应，而 RPE 撕裂后的卷曲区可表现为强荧光。FA 中，RPE 撕裂区表现为典型的窗样强荧光区，而 RPE 卷曲重叠区表现为弱荧光。在吲哚菁绿血管造影中，脉络膜裸露区表现为弱荧光或正常荧光，而 RPE 卷曲重叠区表现为中等弱荧光。光相干断层扫描（OCT）影像显示 RPE 层中断，卷曲的 RPE 呈高信号影，脉络膜裸露区域反射增强。

31. RPE 撕裂的转归

目前研究指出，RPE 撕裂的患者多数在 RPE 缺损区形成纤维瘢痕，少数缺损区保持不变或由新生的色素上皮细胞覆盖。Lenoard 等的研究提示，撕裂区域周围的 RPE 细胞可向撕裂中心增殖迁移，产生低色素的色素上皮细胞覆盖裸露区。新生的 PRE 细胞脂褐素含量较正常低，自发荧光影像上显示为弱荧光。Mukai 等认为，RPE 修复有两种机制：若 RPE 撕裂后视网膜下液存在＞6 个月，RPE 裸露区将由厚的纤维瘢痕组织覆盖；当渗漏及 CNVM 症状控制良好，且 Bruch 膜功能佳时，有机会由新生的 RPE 细胞增殖修复缺损区。

32. RPE 撕裂的治疗

RPE 撕裂多与 CNVM 相关，而 CNVM 的治疗又离不开抗 VEGF 治疗，因此抗 VEGF 治疗在 RPE 撕裂的治疗中也扮演了重要的角色。目前较为公认的观点认为，对于与 CNVM 或其他新生血管类疾病相关的 RPE 撕裂，应先给予一次抗 VEGF 治疗作为基线治疗，当发现患者复诊时合并以下情况时，再次行抗 VEGF 治疗：① 视力降低＞2 行（＞0.2logMAR）；② OCT 提示有视网膜下积液、视网膜层间积液或黄斑下出血；③中央视网膜厚度增加＞100μm；④ OCT 或眼底血管造影提示新生血管渗漏。需要指出的是，抗 VEGF 通常只对 Grade 1 ～ 3 的 RPE 撕裂有效，但对黄斑中心凹受累的 Grade 4，只进行抗 VEGF 治疗可能是不够的。有文献报道，对于 Grade 4 RPE 层撕裂，可以采用黄斑转位或 RPE – 脉络膜联合移植进行治疗。但需要注意的是，这些治疗方式的并发症较多，如视网膜脱离、纤维化和移植物皱褶等，有效性尚待进一步验证。对于脉络膜肿胀等其他病因引起的 RPE 撕裂，应积极治疗原发病。

参考文献

1. Mukai R，Sato T，Kishi S. Repair mechanism of retinal pigment epithelial tears in age-related macular degeneration. Retina，2015，35：473-480.

2. Sarraf D，Joseph A，Rahimy E. Retinal pigment epithelial tears in the era of intravitreal pharmacotherapy：risk factors，pathogenesis，prognosis and treatment（an American Ophthalmological Societ y thesis）. Trans Am Ophthalmol Soc，2014，112：142-159.

3. Nagiel A，Freund K B，Spaide R F，et al. Mechanism of retinal pigment epithelium tear formation following intravitreal anti-vascular endothelial growth factor therapy revealed by spectral-domain optical coherence tomography. Am J Ophthalmol，2013，156：981-988.

4. Doguizi S, Ozdek S. Pigment epithelial tears associated with anti-VEGF therapy: incidence, long-term visual outcome, and relationship with pigment epithelial detachment in age-related macular degeneration. Retina, 2014, 34: 1156-1162.

5. Heimes B, Farecki M L, Bartels S, et al. Retinal pigment epithelial tear and anti-vascular endothelial growth factor therapy in exudative age-related macular degeneration: clinical Course and Long-Term Prognosis. Retina, 2016; 36: 868-874.

6. Cho H J, Kim H S, Yoo S G, et al. Retinal pigment epithelial tear after intravitreal ranibizumab treatment for neovascular age-related macular degeneration. Retina, 2016; 36: 1851-1859.

7. Shin J Y, Choi M, Chung B, et al. Pigment epithelial tears after ranibizumab injection in polypoidal choroidal vasculopathy and typical age-related macular degeneration. Graefe's Arch Clin Exp Ophthalmol, 2015, 253: 2151-2160.

8. Balaratnasingam C, Freund K B, Tan A M, et al. Bullous Variant of Central Serous Chorioretinopathy: Expansion of Phenotypic Features Using Multimethod Imaging. Ophthalmology, 2016, 123 (7): 1541-1552.

9. Al-Zamil W M, Yassin S A. Recent developments in age-related macular degeneration: a review. Clin Interv Aging, 2017, 12: 1313-1330.

10. Kawamura A, Yuzawa M, Mori R, et al. Indocyanine green angiographic and optical coherence tomographic findings support classification of polypoidal choroidal vasculopathy into two types. Acta Ophthalmol, 2013, 91: 474-481.

11. Yang L H, Jonas J B, Wei W B. Optical coherence tomographic enhanced depth imaging of polypoidal choroidal vasculopathy. Retina, 2013, 33: 1584-1589.

中国医学临床百家

12. Balaratnasingam C, Lee W K, Koizumi H, et al. Polypoidal Choroidal Vasculopathy: A Distinct Disease or Manifestation of Many? Retina, 2016, 36: 1-8.

13. Miyake M, Ooto S, Yamashiro K, et al. Pachychoroid neovasculopathy and age-related macular degeneration. Scientific Reports, 2015, 5: 16204.

14. Cho H J, Kim H S, Jang Y S, et al. Effects of choroidal vascular hyperpermeability on anti-vascular endothelial growth factor treatment for polypoidal choroidal vasculopathy. Am J Ophthalmol, 2013, 156: 1192-1200.

15. Mendis R, Lois N. Fundus autofluorescence in patients with retinal pigment epithelial (RPE) tears: an in-vivo evaluation of RPE resurfacing. Graefe's Arch Clin Exp Ophthalmol, 2014, 252: 1059-1063.

16. Durkin S R, Farmer L D, Kulasekara S, et al. Change in vision after retinal pigment epithelium tear following the use of anti-VEGF therapy for age-related macular degeneration. Graefe's Arch Clin Exp Ophthalmol, 2016, 254: 1-6.

17. Asao K, Gomi F, Sawa M, et al. Additional anti-vascular endothelial growth factor therapy for eyes with a retinal pigment epithelial tear after the initial therapy. Retina, 2014, 34: 512-518.

18. Ersoz M G, Karacorlu M, Arf S, et al. Retinal pigment epithelium tears: Classification, pathogenesis, predictors, and management. Surv Ophthalmol, 2017, 62: 493-505.

19. Clemens C R, Alten F, Baumgart C, et al. Quantification of retinal pigment epithelium tear area in age-related macular degeneration. Retina, 2014, 34: 24-31.

20. Clemens C R, Eter N. Retinal pigment epithelium tears：Risk factors, mechanism and therapeutic monitoring. Ophthalmologica, 2016, 235：1-9.

21. Empeslidis T, Vardarinos A, Konidaris V, et al. Incidence of Retinal Pigment Epithelial Tears and Associated Risk Factors After Treatment of Age-Related Macular Degeneration with Intravitreal Anti-VEGF Injections. Open Ophthalmol J, 2014, 8：101-104.

（赵欣宇 陈有信）

VEGF 的神经保护作用及抗 VEGF 治疗的不良反应

    血管内皮生长因子（vascular endothelial growth factor，VEGF），又称血管通透性因子，是一类高度保守的同源二聚体糖蛋白，由 Senger 等在豚鼠的肝癌细胞株中首次发现。VEGF 最早被认识到的作用是促进血管内皮细胞的增殖和迁移，以及增加血管的通透性。但是现在越来越多的证据表明，VEGF 家族还与淋巴管生成、炎症反应、造血作用及神经保护作用等相关。因此，抗 VEGF 疗法在眼部新生血管性疾病中的应用可能会受到一些 VEGF 的神经保护作用而被抑制导致的不良反应。以下主要介绍 VEGF 的神经保护作用及抗 VEGF 治疗的不良反应。

33.VEGF 家族及其受体

    VEGF 家族包括 VEGF-A、VEGF-B、VEGF-C、VEGF-D、VEGF-E 和胎盘生长因子（placental growth factor，PlGF），一般

VEGF 即指 VEGF-A。VEGF 受体主要包括 VEGFR-1、VEGFR-2 和 VEGFR-3，它们均为受体酪氨酸激酶。VEGFR-1 主要介导 VEGF 诱导的趋化性和炎症反应，以及竞争性抑制 VEGFR-2 的生物学效应；VEGFR-2 主要介导与血管生成和神经保护作用有关的细胞内信号传导；VEGFR-3 主要与淋巴管生成有关。此外，VEGF 的一些亚型还可以与非受体酪氨酸激酶的神经纤毛蛋白（neuropilin，NRP）结合，包括 NRP-1 和 NRP-2，它们作为 VEGFR 的共受体，可以增强 VEGF 和 VEGFR 的结合及信号传导。

34. VEGF 的神经保护作用

VEGF 在神经系统中发挥多种作用，直接或间接影响各种类型的神经细胞。总体而言，VEGF 对于神经系统的作用是保护性的。VEGF 可以增加神经系统的血流灌注，促进应激环境（如缺血、缺氧、氧化应激等）下神经细胞的存活，刺激神经干细胞的增殖和分化，以及诱导轴突的生长和修复等。

许多实验证据表明，VEGF 可以促进神经元的存活和生长，这些神经元来自神经系统的各个部位，包括大脑皮质、小脑、海马和视网膜等，其作用主要通过 VEGFR-2 介导。此外，VEGF 也可以促进神经胶质细胞的存活、增殖和迁移，如星形胶质细胞、小胶质细胞、Schwann 细胞等，其作用可能是通过 VEGFR-1 介导。VEGF 还可以通过刺激神经干细胞（表达 VEGFR-2）的增殖和分化，以及影响其血管微环境来诱导神经再生。例如，向大鼠海马

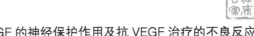

区转染 *Vegf* 基因可以促进海马区的神经再生，提升大鼠的认知能力，用 RNA 干扰技术抑制 VEGF 的合成则完全抑制了环境诱导的神经再生，说明外界环境对神经再生和认知能力的影响可通过 VEGF 介导，该过程中的受体可能为 VEGFR-2。VEGF 对外周神经系统也具有神经保护作用，例如，当外周神经轴突损伤时，损伤处的缺氧状态可吸引巨噬细胞，巨噬细胞分泌 VEGF 诱导血管形成以缓解缺氧，随后 Schwann 细胞沿血管迁移至轴突损伤处，促进轴突再生。在损伤处外源性使用 VEGF 可以促进该过程。

除此之外，VEGF 还可以通过增加血管的灌注和通透性，促进血管内皮细胞存活，刺激内皮细胞分泌神经源性生长因子及维持血脑屏障的完整性等起到神经保护的作用。但在某些应激情况下，过高的 VEGF 水平会过度增加血管的通透性，导致血管渗漏，甚至破坏血脑屏障，影响神经系统的稳态。例如，在缺血性脑卒中的急性期，VEGF 的过度升高会导致脑水肿和炎症反应的产生。

35. VEGF 神经保护作用的机制

（1）VEGF 增加血流灌注

如前所述，VEGF 可以促进血管内皮细胞的增殖和迁移，增加血管的通透性。在缺血、缺氧的状态下，VEGF 高表达可以促进缺血和缺氧区的血管生成、血管扩张及侧支循环的形成，进而增加血流灌注，改善血氧供应。VEGF 主要通过 VEGFR-2

介导的 RAS-RAF-ERK-MAPK 信号通路促进内皮细胞增殖。不同于经典的 RTK-GRB2-SOS-RAS 通路，VEGFR-2 首先磷酸化 PLCγ，催化 PIP_2 水解为 IP_3 和 DAG，进而激活 IP_3-Ca^{2+}-PKC 信号通路和 DAG-PKC 信号通路，随后 PKC 再激活 RAS-RAF-ERK-MAPK 通路，介导内皮细胞增殖。在此过程中，NRP-1 和 NRP-2 作为 VEGFR-2 的共受体，增强了 VEGF 和 VEGFR-2 的结合和信号传递，该途径在一些新生血管性疾病的发病中可能发挥了重要的作用。此外，Lin 等发现 SCUBE2 也可作为 VEGFR-2 的共受体增强信号传递。

（2）VEGF 抑制细胞凋亡

缺血、缺氧损伤可活化缺氧诱导因子 -1α（hypoxia inducible factor-1α，HIF-1α），HIF-1α 作为转录因子上调神经元、神经胶质细胞及血管内皮细胞 VEGF 的表达，VEGF 结合神经细胞表面的受体，抑制细胞凋亡。VEGF 主要通过 VEGFR-2-PI3K-Akt 信号传导系统发挥抑制细胞凋亡的作用，PI3K 激活丝氨酸 / 苏氨酸激酶 Akt，Akt 通过激活转录因子 NF-κB 上调凋亡蛋白抑制因子（inhibitor of apoptosis protein，IAP）家族的表达，包括 c-IAP-1、c-IAP-2 和 XIAP 等，进而抑制 caspase-3、7、9 介导的细胞凋亡途径。Akt 也可直接抑制 Bad、caspase-9 等介导的凋亡信号。

（3）VEGF 促进神经再生

VEGF 可以促进神经再生。海马齿状回颗粒下区和室管膜下区的神经干细胞具有组成型神经再生能力，神经干细胞在此处围绕血管增殖，提示血管内皮细胞与神经干细胞的增殖和分化有关。VEGF 参与了两者之间的相互作用，通过刺激血管内皮细胞的增殖、迁移间接促进神经再生，同时神经干细胞分泌的 VEGF 也可以促进血管生成。

此外，VEGF 对神经前体细胞具有直接的促增殖作用。在脑卒中后，海马区神经干细胞的 VEGF 表达增加，抑制 VEGF 的表达或阻碍 VEGFR-2 介导的信号传导会抑制创伤性脑损伤后神经干细胞的增殖，说明该过程可能是由 VEGFR-2 信号通路介导的。VEGF 还可以增加核内转录因子 E2F1、E2F2、E2F3 的表达，促进细胞周期的 G_1 / S 期转换，分别使用 MEK、PLC、PKC、PI3K 抑制剂均可抑制 VEGF 诱导的神经细胞增殖，说明可能有多种信号通路参与该过程。

（4）其他机制

除了增加血流灌注、抑制细胞凋亡、促进神经再生外，VEGF 还可以通过其他途径发挥神经保护作用。例如，VEGF 可诱导神经细胞产生超氧化物歧化酶（superoxide dismutase，SOD），清除应激状态下的活性氧簇积累，减轻氧化损伤。VEGF 和血红素加氧酶 -1（heme oxygenase-1，HO-1）相互诱导，HO-1 降解血红素产生的一氧化碳、亚铁离子和胆红素可通过血管扩张、抗氧化等间接起到神经保护作用。

葡萄糖是神经细胞获取能量最重要的来源，特异性转运葡萄糖跨越血脑屏障的载体蛋白是 GLUT-1。在应激环境（如低血糖）刺激下，神经细胞会增加对葡萄糖的摄取，以维持能量代谢。VEGF 可通过上调 *GLUT-1* 基因的表达及增强胞质 *GLUT-1* 向胞膜的转运过程以促进低血糖刺激下神经细胞对葡萄糖的摄取增加。

AMPA 受体介导的 Ca^{2+} 离子内流对神经元有兴奋性毒性作用，可以导致运动神经元的退行性改变。AMPA 受体对 Ca^{2+} 的通透性与其亚基的构成有关，Ca^{2+} 无法通过含有 GluR2 亚基的 AMPA 受体，而 VEGF 可以上调 GluR2 亚基的表达，从而增强神经元对兴奋性毒性的抵抗力。

36. 抗 VEGF 药物的特性

抗 VEGF 药物包括哌加他尼钠、贝伐单抗、雷珠单抗、阿柏西普和康柏西普等，已经被证明是治疗眼内新生血管性疾病（如湿性年龄相关黄斑变性）的有效药物。哌加他尼钠是选择性抗 VEGF 药物，主要抑制 $VEGF_{165}$ 亚型；贝伐单抗和雷珠单抗为非选择性抗 VEGF 药物，可以抑制 VEGF-A 的所有亚型；新型的抗 VEGF 药物阿柏西普和康柏西普则可以抑制 VEGF-A、VEGF-B 的所有亚型及 PlGF，而且其和 VEGF 家族的结合力更强，因此被认为是更有效的抗 VEGF 药物。抗 VEGF 药物也可能会导致一些与治疗目的无关的不良反应，包括局部不良反应及系统性不良反应。

37. 抗 VEGF 治疗的局部不良反应

（1）给药途径相关不良反应

抗 VEGF 药物的给药途径为玻璃体内注射，这可能会导致一些与之相关的不良反应，包括眼内炎、视网膜脱离、葡萄膜炎、眼内出血、眼压升高和白内障等，以上各种不良事件的发生率在各个临床试验中均有报道，但总体来看，严重不良事件的发生率较低（如眼内炎的发生率为 $0.0\% \sim 1.4\%$）。医生注射技术的完善与给予患者必要的注射后监护可以在很大程度上避免此类不良反应的发生，并预防其造成更严重的后果。

（2）视网膜萎缩性病变

除了与给药途径相关的不良反应，抗 VEGF 药物的其他局部不良反应，包括视网膜萎缩、RPE 撕裂等，可能主要与其对 VEGF 的过度抑制所致，尤其是对 VEGF 各种亚型的非选择性抑制更可能影响 VEGF 的正常生理作用。以下主要介绍与药物作用机制相关的不良反应。

如前所述，VEGF 可以通过增加血流灌注、抑制细胞凋亡、促进神经再生等机制起到神经保护作用。视网膜由大量的神经细胞及神经胶质细胞组成，它们在应激状态下的存活也需要 VEGF 的神经保护作用。Nishijima 在大鼠的缺血 – 再灌注损伤模型中，发现 VEGF-A 具有剂量依赖的抗视网膜神经细胞凋亡作用，用 VEGF 多克隆抗体非选择性抑制 VEGF 会诱导视网膜神经细胞的凋亡，而用哌加他尼钠选择性抑制 $VEGF_{164}$ 则不会。Saint-Geniez

等用腺病毒载体表达的 VEGF 受体 SFlT1（VEGFR-1）中和小鼠体内的 VEGF，发现在视网膜血管系统尚未受到影响时，内核层和外核层就已经出现了大量的细胞凋亡。Park 等在糖尿病大鼠模型的玻璃体内注射 VEGF 抗体，发现视网膜神经节细胞的凋亡增加，同时新出现了无长突细胞和双极细胞的凋亡。以上动物实验结果说明了 VEGF 对视网膜神经细胞具有保护作用，而且这种保护作用是通过直接抑制神经细胞凋亡，而非单纯促进血管生成以增加血供来行使的。

在一些临床试验中，研究者们也观察到了类似的现象。在雷珠单抗治疗 AMD 的Ⅲ期临床试验 MARINA 研究和 ANCHOR 研究中，分别有 9% 和 10% 的患者接受雷珠单抗治疗，视力同基线相比下降了 15 个字母以上。研究者们发现这些患者视力的下降与 RPE 异常面积的增大有关，在 MARINA 研究中发现，它与 RPE 萎缩性瘢痕面积的增大有关；在 ANCHOR 研究中发现，它与不伴有渗出的 CNV 面积增大有关。虽然视力下降与地图状萎缩（geographic atrophy，GA）无统计学相关性，但是 RPE 异常和萎缩性瘢痕可能随着时间的发展演变为 GA。同时，对这些视力下降的患者进行 OCT 检查可以观察到视网膜萎缩和光受体的丢失。SEVEN UP 研究评估了在 MARINA 和 ANCHOR 研究及随后的 HORIZON 延期研究中，接受雷珠单抗治疗的患者 7 ～ 8 年后的长期治疗效果。通过眼底自发荧光发现 98% 的受试眼存在黄斑萎缩，且大多数累及中央凹，萎缩面积的增大与视力下降的程度具有显著相关性。在对比雷珠单抗和贝伐单抗治疗 AMD 效果的 CATT 研究中，GA 的累积发生率在随访 1 年时为 12%，2 年时为 17%，5 年时为 38%。该研究还发现每月注射相比于按需注射更易导致 GA，但在随访 5 年时，可能因为患者在后期治疗中无法做到每月注射，该差别变得没有统计显著性。在随后的 IVAN 研究和 HARBOR 研究中，研究者们也观察到了注射次数的增多会提高 GA 的发生率。CATT 研究报道，雷珠单抗比贝伐单抗更易导致 GA，但是 IVAN 研究并没有发现两者之间有明显的差异。Lois 等随访了 63 例长期接受抗 VEGF 治疗的 AMD 患者，同样发现注射次数的增多与 RPE 萎缩的进展显著相关。Xu 等报道 GA 的进展除了与抗 VEGF 药物的注射次数相关外，还与 CNV 的类型显著相关，表现为 1 型 CNV 的 AMD 患眼更不易发展为 GA。有趣的是，1 型 CNV 正是 MARINA 研究和 ANCHOR 研究中报道对抗 VEGF 治疗反应较差的类型。

　　以上临床试验的结果表明，抗 VEGF 药物的长期使用的确可能导致 AMD 患者出现包括 GA 在内的萎缩性病变，其在各项研究中发生率的差异可能由各项研究所使用的检测方法不同所致。在某些患者中，这些萎缩性病变甚至可能造成严重的视力下降。发病机制方面，前述的 VEGF 神经保护作用被抑制可以解释此类萎缩性病变的发生，由于 VEGF 的抗凋亡作用缺失，导致视网膜中各类细胞的凋亡增加。然而，在接受抗 VEGF 治疗的糖尿病黄斑水肿及视网膜静脉阻塞的患者中并未观察到类似的现象。这说明 VEGF 被抑制可能并非导致萎缩性病变的唯一原因，与 AMD 发病机制相关的多种因素均参与了这一过程。因此，临床医生在使用抗 VEGF 药物时应对此类事件的发生提高警惕，预防萎缩的发生和进展。同时应该探究更加个性化的治疗方案，尽可能降低注射频率，以减轻患者和医生的负担，也可以预防萎缩性病变的发生。

（3）RPE 撕裂

与 VEGF 被抑制相关的不良反应也可能是 RPE 撕裂，接受抗 VEGF 治疗后发生 RPE 撕裂的病例屡有报道。Cunningham 等对 MARINA、ANCHOR 研究及 PIER 研究（雷珠单抗治疗 AMD 的 III b 期临床研究）进行回顾性分析得出，虽然在 2 年的治疗过程中抗 VEGF 治疗组和对照组 RPE 撕裂的总体发生率差异无统计学显著性（2.4% *vs.*1.6%），但是治疗组中 76% 的 RPE 撕裂发生在开始治疗后的 3 个月内，对照组中这一比例仅为 42.9%，开始治疗 1 年以后发生的 RPE 撕裂则有 80% 位于对照组。Gutfleisch 等报道在接受抗 VEGF 治疗的伴有视网膜色素上皮脱落（pigment epithelium detachment，PED）的 AMD 患者中，RPE 撕裂的发生率高达 12% ～ 15%，且平均在第一次注射后 8 周时被诊断。Doguizi 等发现抗 VEGF 治疗后 RPE 撕裂的发生与患眼是否存在血管性 PED 显著相关，伴有血管性 PED 的患者 RPE 撕裂的发生率为 19.7%，不伴有血管性 PED 的患者 RPE 撕裂的发生率仅为 2.1%。以上的研究结果说明了抗 VEGF 治疗在伴有

PED 的 AMD 患者中易导致 RPE 撕裂的发生，其机制可能是由于 VEGF 被抑制导致新生血管组织的快速收缩，继而导致 RPE 皱缩，最终造成 RPE 撕裂的发生。

在最近的一项研究中，Invernizzi 等以接受抗 VEGF 治疗后 6 个月为界将 RPE 撕裂分为早期撕裂组和晚期撕裂组（分别占 69% 和 31%），早期撕裂组的患眼基线视力明显差于晚期撕裂组，但是对治疗的反应较好。虽然在 RPE 撕裂后视力受损，但是早期撕裂组的患眼在继续接受抗 VEGF 治疗后视力可以逐渐恢复至与对照组相当。晚期撕裂组的患眼则对治疗的反应较差，且在 RPE 撕裂后视力持续变差。研究者认为，早期撕裂组的 RPE 撕裂是由抗 VEGF 治疗后新生血管组织的快速收缩引起，这正是患者对治疗反应较好的表现；而晚期撕裂组的患者对治疗反应较差，推测其 RPE 撕裂可能是由原有的 CNV 继续发展所致。如前所述，对于大多数发生 RPE 撕裂的患者，继续使用抗 VEGF 药物可以改善视力。其原因一方面是因为此类患者对治疗反应较好，抗 VEGF 药物可以减少渗出，保护视力；另一方面是因为抗 VEGF 药物可以抑制 VEGF 介导的纤维组织增生，预防纤维瘢痕形成导致的视力下降。

38. 抗 VEGF 治疗的系统性不良反应

所有的抗 VEGF 药物都可以通过血 – 视网膜屏障进入血液循环，导致血浆 VEGF 水平的降低，但是由于各种药物在血浆中的半衰期不同，它们造成 VEGF 水平降低的程度也不同。贝伐单抗的半衰期最长，为 20d 左右，因此在眼内注射 1 个月后仍能显著降低血浆的 VEGF 水平；阿柏西普的半衰期为 4 ～ 6d，但它与 VEGF 的结合作用较强，故降低血浆 VEGF 水平的能力与贝伐单抗相当；雷珠单抗和哌加他尼钠的半衰期仅为数小时，因此它们对血浆 VEGF 水平的影响很小。

VEGF 虽然在眼部可以导致新生血管的形成，但是它对于全身血管系统的总体作用是有利的，可以扩张血管，保护血管内皮细胞的完整性。因此，VEGF 被抑制后可能会导致一些系统性不良事件，如高血压、血栓栓塞性事件（包括心肌梗死、脑卒中、动静脉血栓、血管性死亡等）、胃肠功能紊乱、蛋白尿等。虽然以上各种不良事件均有相关报道，但是很多临床研究表明，事实上系统性不良事件的发生率很低，且与对照组相比差异很小。

Thulliez 等回顾了 21 篇系统性综述得出结论，除了贝伐单抗与更高的静脉血栓事件及胃肠事件的发生率有关，以及在老年患者中雷珠单抗与更高的出血性事件的发生率有关外，抗 VEGF 药物相比于对照组并没有导致更多的系统性不良事件的发生。然而，由于很多临床研究并没有将高风险患者（如曾发生过心肌梗死的患者）纳入其中，因此在评估系统性不良事件方面存在一定的偏倚。

Penedones 等对哌加他尼钠、雷珠单抗和阿柏西普进行了上市后安全性分析，发现死亡率为 2.8% ～ 4%，血栓栓塞性事件的发生率为 0.8% ～ 5%，均高于临床研究的报道。Biagi 等回顾了来源于 WHO 数据库的 3180 份药物不良反应报告，并对贝伐单抗、雷珠单抗和哌加他尼钠的安全性进行比较分析，发现接受雷珠单抗治疗的患者中脑血管意外和心肌梗死的发生率更高。

综上所述，临床试验的结果可能低估了系统性不良事件的发生率，临床医生在使用抗 VEGF 药物时也应警惕此类不良事件的发生，尤其是对于高风险的老年患者。

参考文献

1. Lange C, Storkebaum E, De Almodovar C R, et al. Vascular endothelial growth factor: a neurovascular target in neurological diseases. Nat Rev Neurol, 2016, 12 (8): 439-454.

2. Kirby E D, Kuwahara A A, Messer R L, et al. Adult hippocampal neural stem and progenitor cells regulate the neurogenic niche by secreting VEGF. Proc Natl Acad Sci USA, 2015, 112 (13): 4128-4133.

3. Cattin A L, Burden J J, Van Emmenis L, et al. Macrophage-Induced Blood Vessels Guide Schwann Cell-Mediated Regeneration of Peripheral Nerves. Cell, 2015, 162 (5): 1127-1139.

4. Cho Y, Shin J E, Ewan E E, et al. Activating Injury-Responsive Genes with Hypoxia Enhances Axon Regeneration through Neuronal HIF-1alpha. Neuron, 2015, 88 (4): 720-734.

5. Licht T, Keshet E. Delineating multiple functions of VEGF-A in the adult brain. Cell Mol Life Sci, 2013, 70 (10): 1727-1737.

6. Lin Y C, Chao T Y, Yeh C T, et al. Endothelial SCUBE2 Interacts With VEGFR2 and Regulates VEGF-Induced Angiogenesis. Arterioscler Thromb Vasc Biol, 2017, 37 (1): 144-155.

7. Abdulmuneer P M, Chandra N, Haorah J. Interactions of Oxidative Stress and Neurovascular Inflammation in the Pathogenesis of Traumatic Brain Injury. Molecular Neurobiology, 2015, 51 (3): 966-979.

8. Choi Y K, Kim J H, Lee D K, et al. Carbon Monoxide Potentiation of L-Type Ca^{2+} Channel Activity Increases HIF-1alpha-Independent VEGF Expression via an AMPKalpha / SIRT1-Mediated PGC-1alpha/ERRalpha Axis. Antioxid Redox Signal, 2017, 27 (1): 21-36.

9. Choi Y K. A positive circuit of VEGF increases Glut-1 expression by increasing HIF-1 α gene expression in human retinal endothelial cells. Archives of Pharmacal Research, 2017, 40 (12): 1433-1442.

10. 焦明菲, 李志清. 雷珠单抗治疗新生血管性老年性黄斑变性的安全性研究. 中华眼底病杂志, 2013, 29 (4): 438-442.

11. Park H Y, Kim J H, Park C K. Neuronal cell death in the inner Retina and the influence of vascular endothelial growth factor inhibition in a diabetic rat model. Am J

Pathol, 2014, 184 (6): 1752-1762.

12. S R, Rb B, Ds B, et al. Seven-year outcomes in ranibizumab-treated patients in ANCHOR, MARINA, and HORIZON: a multicenter cohort study (SEVEN-UP). Ophthalmology, 2013, 120 (11): 2292-2299.

13. Grunwald J E, Pistilli M, Daniel E, et al. Incidence and Growth of Geographic Atrophy during 5 Years of Comparison of Age-Related Macular Degeneration Treatments Trials. Ophthalmology, 2017, 124 (1): 97-104.

14. Biagi C, Conti V, Montanaro N, et al. Comparative safety profiles of intravitreal bevacizumab, ranibizumab and pegaptanib: the analysis of the WHO database of adverse drug reactions. European journal of clinical pharmacology, 2014, 70 (12): 1505-1512.

15. Sadda S R, Tuomi L L, Ding B, et al. Macular Atrophy in the HARBOR Study for Neovascular Age-Related Macular Degeneration. Ophthalmology, 2018, 125 (6): 878-886.

16. Lois N, Mcbain V, Abdelkader E, et al. Retinal pigment epithelial atrophy in patients with exudative age-related macular degeneration undergoing anti-vascular endothelial growth factor therapy. Retina-J Ret Vit Dis, 2013, 33 (1): 13-22.

17. Xu L, Mrejen S, Jung J J, et al. Geographic atrophy in patients receiving anti-vascular endothelial growth factor for neovascular age-related macular degeneration. Retina-J Ret Vit Dis, 2015, 35 (2): 176-186.

18. Doguizi S, Ozdek S. Pigment epithelial tears associated with anti-vegf therapy: Incidence, Long-term Visual Outcome, and Relationship with Pigment

中国医学临床百家

Epithelial Detachment in Age-related Macular Degeneration. Retina-J Ret Vit Dis, 2014, 34 (6): 1156-1162.

19. Nagiel A, Freund K B, Spaide R F, et al. Mechanism of retinal pigment epithelium tear formation following intravitreal anti-vascular endothelial growth factor therapy revealed by spectral-domain optical coherence tomography. American Journal of Ophthalmology, 2013, 156 (5): 981-988.

20. Invernizzi A, Nguyen V, Arnold J J, et al. Early and Late Retinal Pigment Epithelium Tears after Anti-Vascular Endothelial Growth Factor Therapy for Neovascular Age-Related Macular Degeneration. Ophthalmology, 2017, 125 (2): 237-244.

21. Ersoz M G, Karacorlu M, Arf S, et al. Retinal pigment epithelium tears: Classification, pathogenesis, predictors, and management. survey of ophthalmology, 2017, 62 (4): 493-505.

22. Zehetner C, Kirchmair R, Huber S, et al. Plasma levels of vascular endothelial growth factor before and after intravitreal injection of bevacizumab, ranibizumab and pegaptanib in patients with age-related macular degeneration, and in patients with Diabetic macular oedema. British Journal of Ophthalmology, 2013, 97 (4): 454-459.

23. Avery R L, Castellarin A A, Steinle N C, et al. Systemic pharmacokinetics following intravitreal injections of ranibizumab, bevacizumab or aflibercept in patients with neovascular AMD. British Journal of Ophthalmology, 2014, 98 (12): 1636-1641.

24. Thulliez M, Angoulvant D, Pisella P J, et al. Overview of Systematic Reviews and Meta-analyses on Systemic Adverse Events Associated With Intravitreal Anti-Vascular Endothelial Growth Factor Medication Use. JAMA Ophthalmology, 2018, 136 (5): 557-566.

25. Penedones A, Mendes D, Alves C, et al. Safety monitoring of ophthalmic biologics: a systematic review of pre-and postmarketing Safety data. Journal of ocular pharmacology and therapeutics, 2014, 30 (9): 729-751.

（汤 加）

光动力疗法的作用机制及在眼底疾病治疗中的应用

　　光动力学疗法（photodynamic therapy，PDT）作为一种治疗技术，运用特定波长的激光激活光敏剂，通过选择性的组织损伤发挥治疗作用。最初 PDT 通过选择性破坏肿瘤细胞和（或）肿瘤的供养血管来治疗恶性肿瘤，20 世纪 90 年代末 PDT 开始应用于眼科，治疗年龄相关性黄斑变性。其运用特定波长激光（689nm）照射病灶区域，使光敏剂（如维速达尔）发生光化学效应，促使脉络膜新生血管闭塞。

　　自 2000 年美国 FDA 批准使用维替泊芬行 PDT 治疗黄斑中心凹下脉络膜新生血管（choroidal neovascularization，CNV）以来，PDT 在眼科界已使用了近 20 年，是目前国际上治疗 CNV 的成熟有效方法之一。

39. 光动力疗法的作用机制

光敏剂维速达尔（Visudyne）活性成分是维替泊芬（Vertiporfin），为苯朴啉衍生物单元酸，由两种异构体 1：1 组成，分子式：$C_{41}H_{42}N_4O_8$，相对分子量为 718.81。

维替泊芬具有亲脂性的特性，注入后可与血液中的低密度脂蛋白（lowdensity lipoprotein，LDL）迅速结合成复合体后循环到眼底，与血管内皮细胞上的 LDL 受体结合，因为新生血管内皮细胞表面的 LDL 受体是正常组织的 10 倍，这不仅保证了 PDT 治疗 CNV 的靶向选择性，还对正常组织几乎没有损害。同时，该药物具有较好的药物动力学特性，半衰期短，治疗后可很快灭活。维替泊芬在红光（长波）处有一吸收峰，穿透性强，可穿透出血、色素等。维替泊芬的药物光动力学效应强，低光照即可以获得理想效果（图 27）。

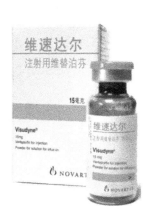
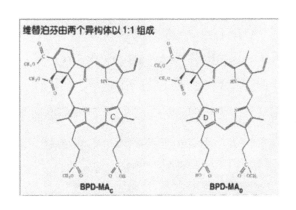

图 27 维速达尔药品及其活性成分化学结构

维替泊芬有两个主要的吸收峰，分别为 400nm（蓝光）和 680 ～ 695nm（红光），PDT 采用 689nm 的激光照射，因为红光的穿透性强，可穿透出血、色素等；不选择 400nm，因其与血红蛋白的吸收波长重叠（图 28）。

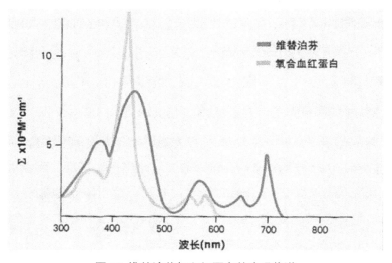

图 28 维替泊芬与血红蛋白的光吸收谱

PDT 疗法的激光系统必须能产生波长在 689nm±3nm 且能量恒定的弱激光，激光通过光纤维、裂隙灯和一定放大倍率的检眼镜镜头在视网膜形成单一的圆形光斑。以下激光系统已被证实与维替泊芬相匹配，能产生波长在 689nm±3nm、能量恒定的光：由 Lumenis Inc，Santa Clara，CA 生产的科医人 Opal Photoactivator 激光控制台和改良的科医人 LaserLink adapter 适配器，由 Carl Zeiss Inc，Thornwood，NY 生产的 VISULAS 690s 激光和 VISULINK PDT/U 适配器（图 29）。

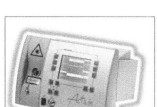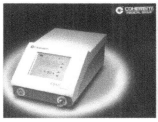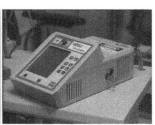

图 29　不同种类维替泊芬激光系统适配器

　　PDT 治疗过程包括药物准备、输入和激光照射。第一步静脉输注维替泊芬；第二步用非热性二极管激光活化维替泊芬。每支维替泊芬用 7ml 无菌注射用水配制成 7.5ml 浓度为 2mg/ml 的注射液。配制好的溶液必须避光保存，并且在 4h 内使用。建议在注射前观察配制好的溶液是否出现沉淀和变色现象。配制好的溶液是一种深绿色的透明液体。按 6mg/m² 体表面积的剂量抽取配制好的维替泊芬，溶解于 5% 的葡萄糖溶注射液，配成 30ml 溶液。用合适的注射泵和过滤器，以每分钟 3ml 的速度在 10min 内经静脉输注完毕。临床研究中应用的是 1.2μm 的过滤器。

　　注意防止出现注射局部药液外渗，一旦发生要注意注射部位局部避光。激光治疗自输注开始后 15min，用波长 689nm 激光照射病灶部位。维替泊芬的光活化程度由所接受的激光总量决定。治疗脉络膜新生血管时，推荐的标准治疗参数：维替泊芬剂量为 6mg/m² 体表面积，10min 输注完毕，5min 后使用激光剂量为 50J/cm²、激光强度为 600mW/cm²（波长 689nm），照射时间为 83s。光斑大小依据病灶范围设定，一般设定覆盖病灶边缘之外 500μm，PDT 治疗最大光斑可设定至 7000μm，一个光斑不能包绕所有病灶时可使用多个光斑进行治疗。所有经治患者均需避光 48h（图 30）。

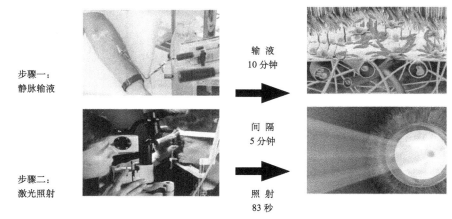

步骤一：
静脉输液

输液
10 分钟

间 隔
5 分钟

步骤二：
激光照射

照 射
83 秒

图 30 PDT 的治疗过程

维替泊芬在血浆中主要被脂蛋白转运。在有氧环境下，维替泊芬一旦被光激活就会产生高度活性的、维持时间短暂的单氧和具有活性的氧自由基。被光激活的维替泊芬可以损伤局部新生血管内皮细胞，引起血管闭合。受损的内皮细胞可以通过脂氧化酶（白三烯）和环氧化酶（类花生酸，如血栓素）途径释放促凝因子和血管活性因子，引起血小板聚集纤维蛋白凝块形成和血管收缩（图 31）。

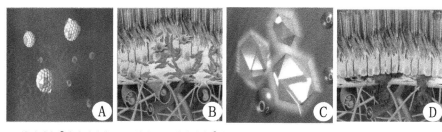

A：维速达尔®在血流中与 LDL 结合；B：维速达尔®选择性地积聚在富含 LDL 受体的新生血管内皮细胞；C：非热能激光激活的维速达尔®在氧存在的条件下发生Ⅰ、Ⅱ型光化学反应；D：维速达尔®选择性封闭 CNV，其上的视网膜神经上皮层和 Bruch 氏膜不受影响。

图 31 维替泊芬作用机制示意

40. 光动力疗法的临床应用

PDT 是一种选择性使脉络膜异常血管闭塞的治疗方法。最初的适应证为年龄相关性黄斑病变（neovascular age-related macular degeneration，nAMD），随着临床应用的推广，该治疗方法逐渐被用于治疗息肉状脉络膜血管病变（polypoidalchoroidalvasculopathy，PCV）、中心性浆液性脉络膜视网膜病变（central serous chorioretinopathy，CSC）、脉络膜血管瘤、视网膜毛细血管瘤（retinal capillary hemangioma，RCH）等疾病。

（1）年龄相关性黄斑病变

PDT 最初用于治疗 AMD 的黄斑下 CNV。Ⅰ期和Ⅱ期临床试验证实，单独的 PDT 治疗能够有效封闭 CNV，但是常在治疗后 6 ～ 12 周出现 CNV 血管的再通。多次重复 PDT 能够延长控制 CNV 病灶的时间，且不会明显增加不良反应的发生。该治疗方案被采纳用于观察 PDT 治疗新生血管性 AMD 有效性的随机临床试验的研究。早在 2001 年，关于 PDT 治疗新生血管性 AMD 的研究就已发表。TAP 研究证实，PDT 对以经典型 CNV 为主的病灶具有显著的治疗效果，能够至少 2 年内降低患者中度或重度视力下降的风险。同年发表的 VIP 研究证实，PDT 对于伴有近期疾病进展的隐匿性 CNV 也有一定疗效。亚组分析表明，较小的病灶对于相对视力较差的大病灶疗效更佳。

上述试验确立了新生血管性 AMD 的标准治疗方案：基线治疗为 PDT，每 3 个月随访一次，如荧光血管造影中发现 CNV 病灶的活动性渗漏则需要重复进行 PDT 治疗，PDT 再次治疗的光斑面积大小与造影中活动性渗漏的范围必须保持一致（病灶边缘以外 500μm），一直随访至 CNV 病灶稳定，但多数患者在 PDT 治疗后的 12 个月内出现再次视力下降。

随着抗新生血管药物的问世，新生血管性 AMD 的治疗方法出现了里程碑式的改变，其治疗的有效性和安全性也得到了 MARINA 和 ANCHOR 两项试验的证实。抗新生血管药物——雷珠单抗（ranibizumab）对所有类型的黄斑下 CNV 都具有明确疗效，与 PDT 相比该治疗方法更有效，不但能够稳定大部分患者的视力，甚至有 30% 的患者还有视力的提高。所以，抗 VEGF 治疗被迅速作为新生血管性 AMD 的标准治疗方法。

如果将抗 VEGF 与 PDT 联合用于新生血管性 AMD 的治疗会怎样呢？联合治疗方法能否通过不同治疗方法之间的协同作用达到更好的效果？是否联合 PDT 能够降低抗 VEGF 的注射次数，从而减轻抗 VEGF 治疗的经济负担呢？ 2012 年的 MONT BLANC 和 DENALI 两项研究结果并未表明联合治疗与单一的抗 VEGF 治疗相比具有更明显的疗效。2015 年的 RADICAL 试验显示，PDT、抗 VEGF 和地塞米松的三联治疗方法也未见明显的更佳疗效。

PDT 虽然在新生血管性 AMD 的治疗中作用有限，但是其可以作为对抗 VEGF 无应答的患者的一种补救治疗方法，也可以为一些需要接受抗 VEGF 治疗又无法耐受抗 VEGF 玻璃体腔注射过程的患者提供另外一种可选择的治疗方法（图 32）。

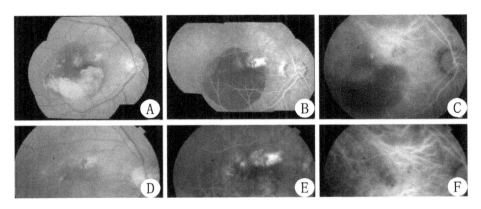

A-C：治疗前 BCVA 为 0.1；D-H：PDT 治疗后 6 个月 BCVA 提高到 0.15。

图 32 一名 67 岁女性患者右眼新生血管性 AMD

（2）息肉状脉络膜血管病变

PCV 是目前 PDT 疗法临床应用最广泛和最主要的适应证。众所周知，PCV 现有的治疗方法为 PDT 和（或）抗 VEGF 药物。临床上 PCV 的治疗目标：首先是提高或稳定视力，其次是消退息肉、减少复发。在抗 VEGF 药物问世以前，推行的是 PDT 为主导的治疗策略，如果病灶位于中心凹旁或中心凹下，则主张 PDT 疗法，将其作为 PCV 治疗的基石，这个基石的证据来自 EVEREST 研究，这项观察期为 6 个月的临床研究表明，单纯 PDT 疗法即可以使超过 70% 的息肉状病灶消退，可见该治疗方法在促进息肉消退方面疗效显著。随着抗 VEGF 药物的问世，抗 VEGF 疗法已成为临床多种疾病首选的一线治疗方法。

单独抗 VEGF 药物治疗 PCV 的有效性和安全性如何？在 EVEREST 研究中比较了雷珠单抗、光动力单药和起始联合治疗 PCV 患者 6 个月的效果，LAPTOP 前瞻性随机双盲对照研究中在比较了雷珠单抗单药和光动力治疗 PCV 患者 24 个月的效果。这两项临床研究表明，抗 VEGF 单药治疗 PCV 是安全有效的，可以快速提高患者视力，但是需要长期多次治疗，1 年的时间仍有约 45% 的息肉持续不消退或复发，这部分患者预后较差。随访 3 年的研究表明，抗 VEGF 单药治疗对息肉不复发的患者视力预后好，但是部分患者息肉复发的远期视力预后不佳。

由此可见，抗 VEGF 药物在水肿消除及提高视力方面有显著效果，但其对于息肉状病灶和异常分支血管的消除方面效果较差。因此，对息肉持续不消退或易复发风险高的患者，临床上应该充分发挥两种治疗方案的优势，使患者的视力收益最大化。

FUJISAN 研究表明，起始联合 PDT 及抗 VEGF 药物治疗能够改善患者视力，并减少抗 VEGF 药物的注射次数，经过长达 3 年的观察，患者视力改善稳定，息肉消退率高达 91.20%。

迄今为止，全球 PCV 领域最大样本量、最长观察时间的 RCT 研究——EVEREST II 研究表明，雷珠单抗起始联合 PDT 治疗 1 年后，视力提高 8.3 个字母，优于单药治疗；联合治疗组息肉消退高于单药治疗组；雷珠单抗起始联合 PDT 治疗可减少注射次数。

同样，国内研究表明，单纯玻璃体腔注射抗 VEGF 制剂治疗在促进病灶消退方面不及单纯 PDT 或 PDT 联合玻璃体腔注射抗 VEGF 制剂治疗，联合治疗的远期（2 年）视力可能优于单纯 PDT。

基于以上研究结果，2015 年 12 月，在国内顶级的 PCV 专家顾问会议中推荐：活动性 PCV 需要治疗，对于息肉持续不消退或易复发风险低的患者，建议抗 VEGF 单药起始治疗，必要时联合 PDT，即由于出血多遮蔽病灶，先单独抗 VEGF 药物治疗，待出血吸收后可见病灶时需加入 PDT 的治疗；或经抗 VEGF 治疗后，出现新发病灶或原病灶复发时需及时联合 PDT 治疗；或对抗 VEGF 反应欠佳，3 次治疗后积液持续不退，反复波动或视力不提高者需联合 PDT 治疗。

对于息肉持续不消退或易复发风险高的患者，建议抗 VEGF 与 PDT 起始联合，既可以提高患者视力，消退息肉，也能够减少抗 VEGF 治疗次数，起始联合是抗 VEGF 治疗 ±7d 内使用 PDT。ICG 造影中息肉未完全消退则需进行 PDT 治疗或 PDT 联合抗 VEGF 治疗；ICG 造影上息肉完全消退但荧光血管造影中可见渗漏、出现其他的提示病灶活动的临床特征或解剖特征时后续的治疗方案则应包含抗 VEGF 治疗（图 33）。

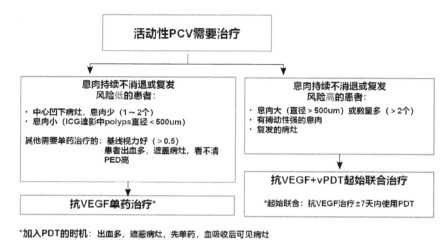

图 33 活动性 PCV 治疗推荐

　　同样，亚洲的 PCV 治疗指南中对于活动性的中心凹下病灶推荐使用 PDT 或 PDT 联合抗 VEGF 药物治疗（图 34）。

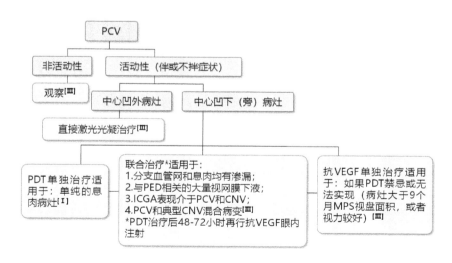

图 34 PCV 治疗指南中对于活动性的中心凹下病灶推荐使用

对于 PCV 的 PDT 治疗，指南中推荐标准的治疗方案，即维替泊芬剂量为 $6mg/m^2$ 体表面积、激光剂量为 $50J/cm^2$、激光强度为 $600mW/cm^2$，照射时间为 83s。少量的研究表明，半量 PDT 或降低激光剂量的方案能够增强 PDT 治疗 PCV 的安全性（图 35）。

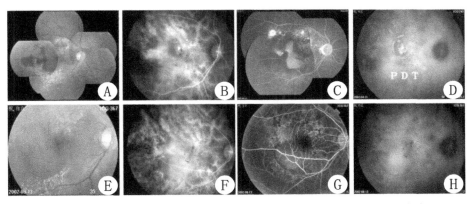

A-C：治疗前视力：0.1；D：在 ICG 引导下接受 PDT 治疗；E-H：治疗后 4 个月右眼视力提高到 0.5。

图 35 右眼 PCV

（3）中心性浆液性脉络膜视网膜病变

中心性浆液性脉络膜视网膜病变是一种自限性疾病，其病因尚不明确，多发于青壮年男性，其特征为脉络膜血管的高通透性，视网膜色素上皮层屏障的破坏导致液体渗漏至视网膜下间隙，从而引起神经上皮层的脱离。根据临床特征分为急性 CSC 和慢性 CSC。急性 CSC 好发于年轻患者且多在 3 个月内自行缓解，慢性 CSC 多见于年龄较大的患者且视力预后较差。进行性的视力下降主要是由于黄斑视网膜变薄、黄斑囊样变性、黄斑区光感受器层的损害，发病后 4 个月内即可出现黄斑区光感受器层的损害。

对于持续存在的 CSC 传统的治疗方法为激光光凝，其可能出现明显的不良反应，如有症状的视野暗点、RPE 的萎缩和继发性 CNV 等。阈值下的微脉冲激光能够降低上述不良反应的同时达到同样的治疗效果。但目前 PDT 疗法被认为是 CSC 疾病的首选治疗方法，该方法能够直接针对 CSC 主要的血管异常（如脉络膜血管高通透性）。PDT 治疗 CSC 的机制为封闭荧光血管造影中显示的渗漏的异常脉络膜血管，由于 ICG 造影能够更明确地显示异常脉络膜血管的范围，所以通过 ICG 造影介导的 PDT 疗效更好。PDT 治疗可能存在的不良反应为破坏周围正常的脉络膜毛细血管和 RPE，引起脉络膜缺血、RPE 萎缩和继发性 CNV。在治疗接近中心凹的病灶时，更应注意上述不良反应的出现。

标准的 PDT 治疗方案对 CSC 有效，即维替泊芬剂量为 $6mg/m^2$ 体表面积、激光剂量为 $50J/cm^2$、激光强度为 $600mW/cm^2$，照射时间为 83s。有研究证实，半量 PDT 和降低剂量的 PDT 治疗 CSC 同样有效。半量 PDT 中使用的维替泊芬剂量为 $3mg/m^2$ 体表面积，研究证实半剂量维替泊芬 PDT 能安全、有效地治疗慢性 CSC，提高患眼视力，但可能造成中央视网膜变薄。降低剂量的 PDT 方案激光剂量为 $25J/cm^2$、激光强度为 $300mW/cm^2$，照射时间为 83s。目前尚缺乏观察不同 PDT 治疗方案之间差异的随机对照研究。所以，临床医生多根据经验选择 CSC 的 PDT 治疗方案。虽然研究已证实 PDT 是 CSC 疾病有效的治疗方法，但是已发表的研究存在选择偏倚、缺少对照、样本量小，随访时间短等缺点。选择 PDT 治疗方案需要考虑病程时间的长短、视力损害的严重程度和渗漏病灶距离黄斑中心凹的距离等因素（图 36）。

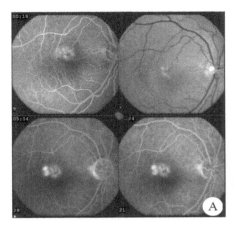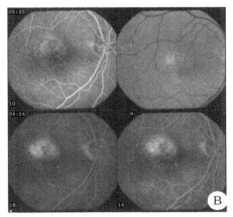

A：与治疗前相比；B：PDT 治疗后病灶渗漏明显减轻。

图 36 右眼 CSC

（4）脉络膜血管瘤

无症状的脉络膜血管瘤发生视力损害的概率较小，可定期随访观察，无须治疗。但对于因瘤体血管渗漏导致黄斑水肿或渗出性视网膜脱离而引起视力损害的脉络膜血管瘤则需积极治疗。之前脉络膜血管瘤的治疗方法包括激光光凝、经瞳孔温热疗法和放射治疗，目前 PDT 已作为脉络膜血管瘤的主要治疗方法之一。

维替泊芬游离于异常的大血管中，局限性地聚集在异常的脉络膜血管中，所以 PDT 能够选择性地作用于肿瘤组织的血管上，而对其上层的视网膜神经感觉层损害较小。多个病例分析均表明 PDT 能够有效控制肿瘤组织，且并发症少。

对脉络膜血管瘤应采取标准的 PDT 治疗方案，即维替泊芬剂量为 6mg/m^2 体表面积、激光剂量为 50J/cm^2、激光强度为

600mW/cm²，照射时间为 83s。其他可供选择的 PDT 治疗参数包括增加激光剂量或延长治疗时间，如激光剂量为 100J/cm²、激光强度为 600mW/cm²，照射时间为 166s。通常病灶较大的脉络膜血管瘤需要反复多次、重复叠加激光斑的治疗（图 37）。

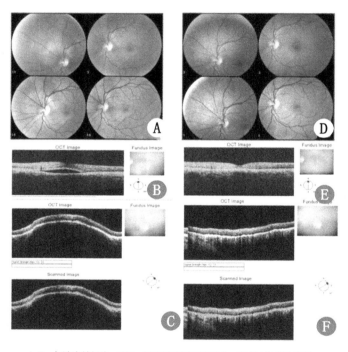

A-C：与治疗前相比；D-F：PDT 治疗后瘤体缩小，黄斑水肿完全吸收。

图 37 右眼脉络膜血管瘤

（5）视网膜毛细血管瘤

视网膜毛细血管瘤是视网膜和视乳头的毛细血管错构瘤，大多数可以通过眼底检查做出诊断，造影检查通过可见的供养动脉和引流静脉来确诊，需要与 Coats 病、蔓状血管瘤、视网膜海绵状血管瘤、视网膜大动脉瘤等疾病相鉴别。

瘤体组织通常包含 3 种细胞：内皮细胞、周细胞和泡沫状细胞，内皮细胞有孔窗，因此病灶处易出现渗漏。视网膜毛细血管瘤若不治疗，可能出现渗出、水肿、出血、渗出性视网膜脱离、增殖或牵拉性视网膜脱离、新生血管性青光眼及眼球萎缩等并发症。

RCH 的治疗方法包括体外放疗、冷冻、激光光凝、敷贴放疗、经瞳孔温热疗法、光动力疗法、抗 VEGF 疗法和手术。根据肿瘤位于视网膜上的部位不同可采取不同的治疗方案，如肿瘤位于周边视网膜，则可采取激光光凝封闭瘤体；如瘤体接近视乳头，则需考虑 PDT 治疗（图 38）。

通过回顾表 1 中关于视网膜毛细血管瘤的治疗文献，可见大部分病例采取的 PDT 治疗方案，病例数目少，疗效也不一。RCH 预后差，治疗困难，单独 PDT 或 PDT 联合抗 VEGF 治疗可能取得效果，有关 PDT 治疗的剂量和光照时间等参数调整尚需进一步研究。

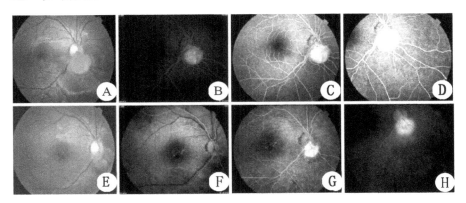

A-D：与治疗前相比；E-H：PDT 治疗后瘤体体积及荧光素渗漏均明显减少。

图 38 右眼视网膜毛细血管瘤

表 1 视网膜毛细血管瘤的治疗文献

年份	作者	例数	方法	随访	预后
2013	Papastefanou VP	4	PDT 1～2 次	1 年	3 例稳定，1 例下降
2011	Matsuo T	1	外放射	6 年	视力恢复
2010	Gold AS	1	外放射 +IVB+PPV	1 年	视力稳定
2010	Toyokawa N	1	IVB+ 结膜下 TA (20mg)	3 月	视力恢复
2010	Mennel S	1	2 次 PDT+5 次 IVB	1 年	视力提高
2008	Reynolds SA	1	PDT，扣带术，PPV+ 眼内激光	1 年	视力差
2007	Yaman A	1	PDT	6 周	视网膜平复，视力稳定
2007	F Ziemssen	1	IVB2 周后 PDT	1 年	视力恢复
2005	Golshevsky JR	1	PDT	1 年	第一次 PDT 有效，再次 PDT 效果差
2004	Obana A	1	PDT+PPV	3 年	PDT 后第 1 天出血渗出加重，3 周好转，视力恢复
2002	Schmidt-Erfurth UM	5	PDT1-3 次	1 年	例视力下降

参考文献

1. Larsen M，Schmidt-Erfurth U，Lanzetta P，et al. MONT BLANC Study Group. Verteporfin plusranibizumab for choroidal neovascularization in age-relatedmacular degeneration：twelve-month MONT BLANC studyresults. Ophthalmology，2012，119：992-1000.

2. Kaiser P K，Boyer D S，Cruess A F，et al. DENALI Study Group. Verteporfin plusranibizumab for choroidal neovascularization in age-relatedmacular degeneration：twelve-month results of the DENALI study. Ophthalmology，2012，119：1001-1010.

3.Tozer K，Roller A B，Chong L P，et al. Combination therapy for neovascular age-relatedmacular degeneration refractory to anti-vascular endothelial growth factor agents. Ophthalmology，2013，120：2029-2034.

4. Koh A, Lee W K, Chen L J, et al. EVEREST Study：Efficacy and Safety of Verteporfin Photodynamic Therapy in Combination With Ranibizumab or Alone Versus Ranibizumab Monotherapy in Patients With Symptomatic Macular Polypoidal Choroidal Vasculopathy.Retina, 2012, 32（8）：1453-1464.

5. Oishi A, Kojima H, Mandai M, et al. Comparison of the effect of ranibizumab and verteporfin for polypoidal choroidal vasculopathy：12-month LAPTOP study results. Am J Ophthalmol, 2013, 156：644-651

6. Kang H M. Long-term visual outcome and prognostic factors after intravitreal ranibizumab injections for polypoidal choroidal vasculopathy.Am J Ophthalmol, 2013, 156（4）：652-660.

7. F Gomi, Oshima Y, Mori R, et al. Initial versus delayed photodynamic therapy in combination with ranibizumab for treatment of polypoidal choroidal vasculopathy：the fujisan study. Retina, 2015, 35（8）：1569-1576.

8. 王静, 王尔茜, 陈有信, 等.光动力疗法与玻璃体腔注射抗血管内皮生长因子制剂治疗息肉样脉络膜血管病变的系统评价.中华眼科杂志, 2013, 49（12）：1094-1103.

9. Silva R M, Ruiz-Moreno J M, Gomez-Ulla F, et al. Photodynamic therapy forchronic central serous chorioretinopathy：a 4-year follow-upstudy. Retina, 2013, 33：309-315.

10. 陆慧琴, 王尔茜, 陈有信.半剂量维替泊芬光动力疗法治疗慢性中心性浆液性脉络膜视网膜病变疗效观察.中华眼底病杂志, 2015, 31（5）：226-229.

11. Erikitola O C，Crosby-Nwaobi R，Lotery A J，et al.Photodynamic therapy for central serous chorioretinopathy.Eye，2014，28：944-957.

（陆慧琴　陈有信）

抗 VEGF 时代的眼底激光治疗进展

早在公元前 400 年，苏格拉底就记录了一次日食过程中被太阳灼伤视网膜的病例，这是第一例有记载的视网膜光凝事件。1940 年，德国眼科学家 Meyer-Schwickerath 利用碳弧光源发明了第一台光凝器，他将视网膜黑色素瘤患者带到实验室的房顶上，将太阳光聚焦到患者的视网膜上用于烧灼病灶，但是由于太阳光太不易受控制，这项治疗方案随后被废弃。在 1950 年，他与 Littman 发明了氙弧光凝器，用于治疗视网膜裂孔和视网膜肿瘤，但此种光凝器使用起来非常困难，并且视网膜的灼伤范围大、程度重，所以也没能成功。

1960 年，激光的出现颠覆了以往非相干光源的使用，基于激光的特性，它能准确地控制光的发射：①光子在同一相位发射（故为相干光源）；②波长范围很窄（故为单色光）；③光束具有准确的方向性（它能被很好地校准），因此可以准确地聚焦在靶点上。人们立即意识到了激光在眼部疾病治疗中的潜力：第一篇关于红宝石激光治疗眼部病变的报告在第 2 年便发表了（1961 年）。红宝石激光（波长 694nm）治疗的结果令人印象深刻，且有不足之处：经过治疗的视网膜烧伤严重，红色波长（694nm）不能很好地被黑色素和血液吸收，除非能量强到造成视网膜出血或瘢痕，否则不能使视网膜血管闭塞。

1964 年，发明的氩激光能产生蓝色光（488nm）和绿色光（514nm），其具有被血红蛋白和黑色素大量吸收的优点。关于氩激光在视网膜疾病中的应用研究很快就开展了起来，人们开始开发包括生物显微镜在内的多种激光输送系统。当激光器连接到裂隙灯时，便有了瞄准光束，并能精确控制光斑尺寸、位置、功率和曝光时间。这种激光系统能够在更广泛的视网膜疾病中实现有效的光凝，包括小血管病变和各种黄斑病变。1971 年一系列临床研究结果的发表代表了激光这一新技术的广泛传播和应用。随着时间的流逝，这些文章依旧是目前临床激光光凝运用的基础。

41. 激光作用原理

一般而言，视网膜激光的主要作用是激光光凝，是指将激光的能量在视网膜处转换成热能，使激光作用区域出现蛋白质变性，这就是激光的光热效应。

（1）光热效应

组织吸收光线会产生热量，而温度恰恰是激光与组织相互作用中最重要的参数。组织热效应包括组织坏死、血液凝固、汽化和炭化，具体的效应结果取决于作用温度和暴露时间。

激光辐照度 I 和吸光系数 μa 取决于激光波长，组织中温度上升程度由曝光时间决定。如果忽略热扩散，在恒定的激光强度下，温度的上升与时间呈线性关系，如 $T(z, t) = \mu A \cdot I(z) \cdot t / \rho \cdot c$，其中 z 是三维空间坐标，$\rho$ 是组织密度，c 是其热容量（对于水，c= 4.2J/（g·K），ρ =1g/cm^3）。如果脉冲持续时间超过热量扩散至激光穿透区域所需的特征时间，则热扩散会显著降低峰值温度。对于激光穿透深度 L，热扩散所需时间为 $\tau = L^2/4\alpha$，其中 α 是热扩散率（水的 α =1.4×10^{-3}cm^2/s）。例如，水中 L=1μm 时，特征热扩散时间 τ =1.7μs，若 L=1mm，扩散时间 τ =1.7s。如果脉冲持续时间等于或超过特征扩散时间，在估计组织中的峰值温度时，就必须将热扩散考虑进去。

激光光凝在视网膜的作用主要有以下几个方面：①直接作用于视网膜血管，使血管闭塞减少渗漏；②当视网膜色素细胞和光感受器受到激光光凝作用形成瘢痕后，内层视网膜耗氧量下降、氧合增加；③ RPE 在受到光凝损害后激活，导致大量细胞因子生成，从抑制了新生血管生长因子（vascularendothelial growth factor，VEGF）的产生，进而减轻了视网膜水肿。其中，③为热门研究方向，因为它预示着激光治疗可能促进视网膜的恢复与再生。

（2）光动力疗法

光动力疗法（photodynamictherapy，PDT）中，激光的能量密度非常小（通常＜ 1W/cm^2），而曝光时间却很长，达数分钟。

在 PDT 治疗开始之前，需要静脉注射一种特殊的生色分子，称为光敏剂，这些光敏剂将聚集在治疗靶组织中，当激光照射激活光敏剂后，产生自由基或单态氧，引起非常强的细胞毒性反应，从而导致附近的细胞发生不可逆的氧化损害。科学家设想可以运用光敏剂的靶向治疗有针对性地破坏老年黄斑变性中的新生血管内皮细胞。经过一系列尝试，一种苯并卟啉脂质体衍生物（维替泊芬）被成功研发，维替泊芬在血流中与低密度脂蛋白结合，相对选择性地积聚在富含低密度脂蛋白受体的新生血管内皮细胞中，通过特定波长（689nm）激光照射，在氧存在的情况下，通过Ⅰ型和Ⅱ型光化学反应产生具有细胞毒作用的单线态氧等活性氧，直接杀伤新生血管内皮细胞，启动凝血机制，促进血栓形成，其可以选择性地和新生血管内皮细胞结合，因而 PDT 可以选择性地封闭脉络膜新生血管（choroidal neovascularization，CNV）的血管成分，而其上的 Bruch 膜、RPE 和视网膜神经上皮层等邻近组织很少受影响，这就是 PDT 治疗 AMD 的基础。

（3）黄斑区非破坏性激光治疗

非破坏性激光治疗最初使用的是近红外二极管激光(810nm)，曝光时间长（60s），激光斑的大小为毫米级。这一治疗方案又称作经瞳孔温热疗法（transpupillary thermotherapy，TTT）。研究认为，TTT 的热能能够选择性地破坏生长迅速的细胞（如新生血管细胞）。在参数为波长 810nm、能量 800mw、光斑大小 3mm 时，视网膜温度将升高 10℃。TTT 治疗 CNV 的机制包括血管血栓形成、凋亡或抑制新生血管生成。

由于每一次操作 TTT 的时间较长，光斑较大，操作者容易出现失误而导致视网膜损伤，所以另一种脉冲性、光斑更小（125μm）的非破坏性激光机应运而生，被称为微脉冲激光。微脉冲激光是一种发射激光的技术，它可以将传统激光的一次发射变成短频多次发射，使得视网膜瞬时温度显著升高，而每次激光间隙视网膜再次冷却，避免了组织的温度累积，从而避免了组织损伤。通过缩短脉冲时间，可以选择性地使温度升高区域限定在 RPE。组织温度的升高程度主要由微脉冲的频率所决定，频率越低，热量在组织内的积累就越少。一旦频率低至特定数值，每次激光间隙将长于 RPE 中黑色素的热弛豫时间，从而避免了 RPE 的细胞死亡。微脉冲激光治疗过程中无痛，也能大大减轻激光引起的视网膜炎症，以发射频率为 500Hz、曝光时间为 $100 \sim 300ms$ 的激光，平均能量较低，治疗后没有明显的激光斑。

非破坏性激光的明显优势在于不会引起视野暗点，也不会造成视网膜瘢痕，其可以用于治疗黄斑疾病，或者帮助患者减少激光治疗所造成的对比敏感度下降和色觉异常等不良反应。由于没有脉络膜视网膜的损伤，激光点可以很密集，比传统激光治疗黄斑疾病效果更好。在近期的鼠类模型中的研究显示，采用 810nm 微脉冲激光，$2 \sim 24h$ 将引起 RPE 和脉络膜中 Hspa1a、Hsp90aa、Cryab、Hif1a、Cxcl12、Hspa1a Ccl-2、Il1-β、IFN-γ 及 Il-6 的 mRNA 含量升高。即使只用激光治疗了一只患眼，$1 \sim 2$ 周后，双眼 RPE 处都可以检测到骨髓来源的干细胞，这说明单眼的 RPE 微脉冲激光治疗可以引起系统性的免疫反应。这一结果可以解释单眼接受激光治疗后，双眼情况均有好转的现象。

Lavinsky 通过测量经过激光治疗后小鼠视网膜中热休克蛋白 HSP-70 的含量，制定了调节激光能量和曝光时间的方案。使用这种方案，能够更有效地进行非破坏性光凝治疗。在慢性 CSCR 中，这种方案既能起到治疗效果，又不会造成视网膜损伤。目前，其他关于这一方案的临床试验（如 DME、黄斑毛细血管扩张症、干性老年性黄斑变性等疾病）正在进行中。

42. 激光的临床运用

（1）传统视网膜激光光凝

视网膜激光光凝通常运用持续 10 ～ 200ms 的激光脉冲，激光靶点瞬时温度将上升数十摄氏度。激光的能量主要被 RPE、脉络膜中的黑色素和血液中的血红蛋白所吸收。目前，临床上激光光凝最常用的为倍频 Nd：YAG 激光（532nm）和黄色半导体激光（577nm）。黄色激光在黑色素中的吸收系数稍低于绿色激光，但由于其波长长于绿色激光，散射较小，故在视网膜水肿的患者或有其他屈光介质不清的患者中性能更稳定，更有可重复性。当用 532nm 激光进行光凝时，只有 5% 的能量被神经视网膜吸收，45% 的能量将被 RPE 吸收，其余的能量将被脉络膜吸收。在 RPE 和脉络膜中产生的热量会扩散至视网膜，并导致光感受器甚至内层视网膜凝固。在激光作用的 100ms 内，热量将扩散 200μm，所以视网膜凝固的范围超越了激光斑本身的大小，这一现象被称作"热晕"。若将激光脉冲时间缩短、激光斑大小缩小，热量扩散能够被限制在感光细胞层（约 70μm），就可以避免内层视网膜的损害。

最初，在治疗视网膜病变时通常运用相对较长的激光曝光时间（100 ~ 200ms），导致视网膜灼伤非常严重。100ms 激光曝光时间所导致的视网膜损伤包括视网膜急性全层损伤，最终形成永久的瘢痕。这样的损伤会导致严重后果，因为它不仅破坏了感光细胞层，也破坏了神经纤维层，并将遗留永久的视野缺损。目前，激光光凝治疗所导致的视网膜灼伤为轻度，感光细胞层被破坏，但内核层和神经节细胞层不受影响。虽然轻度灼伤也会导致永久性的视网膜瘢痕，但这些瘢痕并不会进一步扩大，而重度灼伤所引起的瘢痕则会进一步扩大，从而加重视野缺损。

激光光凝治疗后，视网膜上将出现"灰白色"或"白色"激光斑，这代表了激光所产生的热能已经足够高，使得神经视网膜中的蛋白质变性凝固。也正因为如此，尽管治疗前有行表面麻醉，激光光凝治疗时仍会使患者感到疼痛，所以，临床上会分几次进行视网膜光凝，以减轻患者的疼痛和视网膜炎症。在激光光凝时，激光通常为可见光，所以在治疗时会有强光闪过的不适感。ETDRS 研究确立了激光光凝在糖尿病视网膜病变（diabetic retinopathy，DR）治疗中的重要地位。在这种疾病中，视网膜处于缺血状态，并释放大量的细胞因子，其中最重要的为 VEGF，可以促进新生血管的生长，增加视网膜血管的渗漏性。这些新生血管、新生血管相关的增殖膜和 DME 都是 DR 患眼视力下降最主要的原因。既往已发现有视网膜瘢痕的糖尿病患者（意味着缺乏感光细胞）不会出现视网膜新生血管，基于此发现，在 1969 年，Beetham、Aiello 和其他几位眼科专家提出可以运用激光来制造视网膜瘢痕，从而预防增殖性糖尿病视网膜病变（proliferative diabetic retinopathy，PDR）。当然，现在已经认为这个理论其实是错误的。因为只要去掉 30% 的感光细胞（这些细胞是视网膜中代谢最为活跃，数量最多的），就能降低视网膜的代谢需求，从而减少 VEGF 的生成，视网膜瘢痕只是感光细胞丢失后的不良反应，而并不是治疗所必需的。

如前所述，将周边视网膜大量的感光细胞通过光凝的作用去掉（约 30% 感光细胞），将减少 VEGF 的生成，这种激光治疗方案被称为全视网膜激光光凝（pan retinal photocoagulation，PRP），能极大地降低视网膜新生血管所引起的中心视力下降的风险。PRP 的不良反应包括：轻度的夜盲（光线暗时视物困难）、周边视野缺损。当然，这些不良反应与保存中心视力的效果相比，显然是无足轻重的。有趣的是，如果激光斑面积小，颜色较浅（1 级激光斑或几乎看不到），损伤感光细胞所形成的瘢痕还会逐渐缩小，附近区域的感光细胞将迁移至瘢痕区域。在此过程中，迁移的感光细胞与局部的已失去传入功能的双极细胞重新连接，使其恢复视网膜信号传输功能。这既能达到 PRP 的目的：破坏一定数量的视网膜代谢最旺盛、数目最多的感光细胞，以减少视网膜的代谢需求，同时也能避免 PRP 的不良反应：周边视野缺损和视网膜瘢痕形成。

目前，PDR 仍是视网膜激光光凝治疗最常见的适应证之一。近期，糖尿病视网膜病变临床研究网络（Diabetic Retinopathy Clinical Research Network，DRCR.net）的研究成果显示，抗 VEGF 单药治疗可以达到传统 PRP 的治疗效果。但是，在临床工作中，由于抗 VEGF 治疗价格昂贵、需在手术室进行，故 PRP 仍是许多地区的首选治疗方案。过去，激光光凝还用于治疗 AMD 中的黄斑中心凹外的脉络膜新生血管（CNV）治疗。较高的激光能量能够毁坏异常增生的 CNV，但会在脉络膜上形成瘢痕，从而导致视野暗点。虽然黄斑中心凹外的激光治疗通常没有多少不良反应，但现在大部分医生治疗 CNV 都选用抗 VEGF 药物，因为它不会形成黄斑瘢痕。同样，在视网膜静脉阻塞中，视网膜新生血管所导致的荧光渗漏，也有部分医生运用抗 VEGF 药物替代了传统的激光光凝治疗。

对于累及黄斑中心凹的 DME，抗 VEGF 治疗可能是更好的方案，但对于黄斑中心凹之外的 DME，局部激光光凝十分有效。此外，局部激光光凝可以针对渗漏的微血管瘤进行治疗，格栅样激光光凝针对黄斑区广泛的渗漏进行治疗，但在提高视力及减轻黄斑水肿方面，雷珠单抗（一种抗 VEGF 药物）单药治疗或雷珠单抗联合激光治疗，都比单纯激光治疗有效。贝伐单抗（一种抗 VEGF 药物）单药治疗或贝伐单抗联合玻璃体腔曲安奈德注射治疗，均比黄斑区单纯激光治疗有效。不过激光治疗可以有效减少抗 VEGF 注药次数，从而减轻患者的经济负担。BRVO 研究结果证实，格栅样光凝治疗继发于 BRVO 的黄斑水肿的有效性。视网膜中央静脉阻塞研究结果证实了播散激光光凝在治疗继发于视网膜中央静脉阻塞的新生血管性青光眼的有效性。近年来，虽然抗 VEGF 成为上述并发症的一线治疗方案，但在一些难治及反复发生并发症的病例中，激光仍占有一席之地。

（2）优化激光曝光时间

根据热量扩散原理，随着激光曝光时间的延长，激光斑直径也随之增大。所以，设定一个较短的曝光时间，可以得到更小、也更易愈合的瘢痕。缩短曝光时间的另一个好处是减少了扩散至脉络膜的热量，因为疼痛的受体主要在脉络膜，所以患者疼痛感可减轻。当然，若缩短了曝光时间，仍想达到相同等级的激光斑，就必须提高温度，而如果视网膜的瞬时温度超过了汽化温度，将会形成一过性的汽化泡，从而使视网膜破裂。此外，缩短曝光时间后，如果输送相同的激光能量，必须提高激光的功率。同时还需要注意，凝固血管所需的能量远高于凝固其他组织，因为流动的血流将不断降低血管的温度。

（3）实时监控组织温度

由于不同患者的视网膜色素和眼球组织的透明度差异非常

大，同一组激光参数在不同人中会产生不同的结果。所以，如果能实时监测视网膜温度，将有助于在不同患者中达到相同的激光治疗结果，特别是在激光斑色淡不可见时。在 RPE 里的黑素体被纳秒级的激光照射时会产生声波，一种基于感应此声波的非侵入性测量 RPE 温度的仪器随之出现，此种仪器中，声波传感器被埋在角膜接触镜里，在激光光凝治疗时，患者将佩戴此角膜接触镜；RPE 里的黑素体吸收激光热能后产生压力波，角膜接触镜便能通过检测压力波的大小而计算出 RPE 中的升高温度；RPE 温度测量仪的敏感度为 1℃，可以通过时时反馈而不断自动调整激光的能量和曝光时间，保证激光治疗效果的一致性。

（4）模式化激光扫描

同前所述，激光损伤面积越小、程度越轻，则其形成的视网膜瘢痕就越不明显，甚至没有瘢痕，但是临床上想达到相同的治疗效果，就需要更多激光点。医生手动激发数百甚至上千激光点，不仅耗时长，医患双方倍感疲倦，还很难保证激光斑的一致性。2000 年，第一台自动激光发射装置上市，包括了图像识别软件和眼球追踪系统，但十分复杂、笨重，并不利于临床推广。2005 年，出现了一种半自动模式化激光扫描器（PASCAL），医生只需要踩脚踏板 1 次，PASCAL 就可以连续快速发射一组模式化的激光斑，这些模式化的图形包括 5×5 的矩形激光点阵、弧形排列激光点阵、用于封闭小裂孔的环状排列激光点阵，以及可调节半径的、用于黄斑格栅样光凝的环形或弧形激光点阵。其中，在每一个模式化激光图形中，单点的曝光时间只有 10 ～ 20ms，而一般单点激光曝光时间为 100 ～ 200ms。因为曝光时间短，激光斑较小，所以其密度比普通单点激光大，且可以达到相同的作用效果。例如，若想替代 1000 个曝光时间为 100ms、面积为 400μm 的单点激光，需要 1461 个相同强度、曝光时间为 20ms 的激光点，或 1971 个强度稍低、曝光时间为 20ms 的激光点。目前，一种更先进的激光机应运而生，其配备有眼球运动跟踪系统，还能通过眼底图像识别而自动发射激光，这在治疗微血管瘤方面颇有价值。

（5）微脉冲激光

1）黄斑水肿

临床试验已经证实，微脉冲激光可以有效地治疗 DME 和继发于视网膜分支静脉（branch retinal vein occlusion，BRVO）的黄斑水肿。只要选用了短脉冲和模式化扫描程序，便可以安全有效地将激光打在整个水肿的黄斑区域上，甚至是中心凹区域，并且还可以反复进行治疗。

2）增殖性糖尿病视网膜病变

Moorman 和 Hamilton 利用微脉冲激光进行了 PDR 的 PRP 治疗。同前所述，微脉冲激光可以减少光凝中的不良反应，减少视网膜的损害。研究发现与传统 PRP 相同，微脉冲激光 PRP 也可以促使新生血管消退。目前唯一研究微脉冲激光阈下 PRP 治疗糖尿病视网膜病变的研究，共纳入 99 只眼（61 只眼为 PDR，

38 只眼为重度非增殖性糖尿病视网膜病变），在 1 年的随访中，平均视力保持稳定，视力达到或高于 0.6 的患眼从 39% 增高到 48%，其治疗效果与传统 PRP 相当。在局部麻醉下可以一次性注射完 PRP，并不会造成患者疼痛不适。激光术后，没有一例患者报告视力下降、夜盲或视野缩小。由于没有 RPE 死亡，几乎没有视网膜炎症反应，所以术后也没有出现新发黄斑水肿或既往黄斑水肿加重的情况。由于没有视网膜炎症，随访中几乎不会出现视网膜前增殖或增殖膜牵拉，也不会诱发玻璃体后脱离。术后无一例患者出现新生血管性青光眼或牵拉性视网膜脱离。只有 7.9% 的重度非增殖性糖尿病视网膜病变患眼进展为 PDR，而在自然病程中，1 年内进展至 PDR 的重度非增殖性糖尿病视网膜病变的比例约为 50%，故微脉冲激光 PRP 能显著降低糖尿病视网膜病变进展的速度。

3）中心性浆液性脉络膜视网膜病变

在 2003 年，Lanzetta 最先提出利用微脉冲激光光凝治疗 CSCR。自此之后，有 30 余项临床试验结果发表，其中包含回顾性临床研究和随机对照临床试验。这些试验中，测试了不同激光波长、激光参数、治疗方案对 CSCR 的治疗效果。虽然各项临床试验中具体治疗参数均有差异，但最终的结果均显示微脉冲激光光凝可以安全、有效地治疗旁中心凹渗漏点，与半量 PDT 治疗效果相当，比抗 VEGF 玻璃体腔注射的治疗效果更好，若病情需要，还可以反复治疗。

4）视网膜分支静脉阻塞

目前共有 4 项临床试验研究了微脉冲阈下激光光凝治疗 BRVO 继发的黄斑水肿。Parodi 发现微脉冲激光光凝的疗效与传统黄斑格栅样光凝疗效相当，治疗后视力及黄斑水肿消退程度无显著区别。另一项研究中，Parodi 发现玻璃体腔曲安奈德注射与微脉冲阈下激光光凝联合治疗的效果显著优于 RPC。最近，Inagaki 研究发现基线视力优于 0.5，且存在长期黄斑水肿的患者运用微脉冲激光治疗效果较好。因为 BRVO 所引起的黄斑水肿很容易复发，而微脉冲激光可以进行重复治疗，故其在此类患者的临床治疗过程中大有裨益。

5）遗传性视网膜病变

10 只遗传性视网膜病变患眼（4 只患眼为视网膜色素变性，3 只为视锥细胞变性，3 只为 Stargard 病）接受微脉冲激光治疗后，PERG 结果显著提高，其中，signal latency 提高最为明显。研究者分析认为，视网膜功能的改善主要来源于视网膜激光的 reset theory。近期，34 只遗传性视网膜病变患眼接受微脉冲激光光凝治疗后，大部分患眼的视网膜功能及视功能均有显著提高。

6）原发性开角型青光眼

根据视网膜激光可以促使视网膜再生理论，微脉冲激光光凝作用于视网膜后，对视神经有保护作用。原发性开角型青光眼就是眼部视神经进行性受损的典型疾病。一项回顾性临床研究总结，88 只晚期原发性开角型青光眼患眼接受微脉冲激光光凝的效果治疗。研究发现，治疗前这些患眼病情较重，杯盘比较大，同时视野缺损严重，在经过治疗后，VEPP1 波幅明显增高，视野显著改善，且并无并发症出现。微脉冲激光是目前唯一能够在没有运用降眼压药物的情况下，改善原发性开角型青光眼患眼视野的治疗方案，同时也能改善 VEP 结果，起到神经保护作用。

（6）PDT 治疗

光敏剂激活后的反应与 PDT 治疗参数的大小（包括光敏剂剂量和激光流量）密切相关，随着 PDT 治疗参数的增加，将从细胞凋亡过渡到细胞坏死。大部分接受治疗的 AMD 患者在 6～12 周出现脉络膜新生血管的闭塞，但新生血管复发也较常见，所以常需要反复治疗。但自从抗 VEGF 药物出现之后，PDT 已不再是 AMD 的首选治疗方案。目前，PDT 主要运用于治疗 CSCR 和息肉状脉络膜血管病变（PCV）。

治疗 PCV 时，PDT 主要针对中心凹下或中心凹旁的病灶，它可以改善视力，减缓病情的发展，但 PDT 治疗后存在视网膜下出血及玻璃体出血等并发症。目前，玻璃体腔注射抗 VEGF 药物联合 PDT 是治疗 PCV 最常用的方法，其与单用抗 VEGF 治疗或单用 PDT 治疗相比，能更有效地稳定和改善视力、提高息肉消退率。

治疗 CSC 时，一定剂量的维替泊芬能选择性地引起脉络膜毛细血管层阻塞，而低能量的 PDT 对于渗漏的脉络膜毛细血管有更高的选择性，更少地破坏受损的 RPE 细胞。于是在治疗过程中，研究者通过将光敏剂剂量减半、激光能量减半或激光作用时间减半的方法，将 PDT 剂量减半，发现其疗效与标准治疗方案相比无显著性差异，还降低了并发症的发生。但将 PDT 剂量降低至30%，在解决视网膜下积液及荧光渗漏方面效果不佳，视力也较半剂量 PDT 差，复发率更高，所以将治疗参数减半，有助于减轻视网膜损伤，但是进一步降低参数会减少治疗的成功率。

（7）选择性 RPE 激光治疗

RPE 中的黑素体可以大量吸收光线，若使用微秒级的激光曝光时间，可以将激光的热量和机械能集中作用于 RPE 层，从而避免了感光细胞核内层视网膜的损害。微秒级和纳秒级的激光可以选择性地在 RPE 的黑素体附近引起许多小空泡，从而导致 RPE 的损伤。几天之内，RPE 层就会出现 RPE 细胞迁移和增殖，恢复 RPE 层的完整性。Payne 在人造视网膜上研究了引起气泡产生的激光能量，或造成肉眼可见"最浅激光斑"的激光能量。这项实验测试了一系列不同大小的激光斑及不同长度的曝光时间，并得到了造成气泡的最低能量为 0.25μJ（波长 532nm，曝光时间 5ns下）。Brinkmann 在猪和牛细胞中研究了微秒级和纳秒的激光对 RPE 造成损伤的机制，发现激光治疗后，若达到了 RPE 黑素体表面的细胞内液熔点，就会产生微气泡。随后，细胞体积会一过性急剧增大，造成细胞破裂，之后其他地方的 RPE 将增殖迁移，替代破坏的 RPE。选择性 RPE 激光在治疗 DME、CSCR 的小型临床试验中已取得成功，但目前还没有在临床上推广运用。不易推广的原因为选择性 RPE 激光治疗后，视网膜上并没有肉眼可见的改变，所以医生将难以评价患者是否接受了足量的激光照射。

总而言之，激光技术领域的不断发展，推动着视网膜激光治疗的精准性进展，以往在临床上受到限制的特定波长或传导方式，如今均得以解决。在抗 VEGF 等新药运用逐渐普及的年代，激光光凝在眼底病的治疗中仍占有重要的地位。

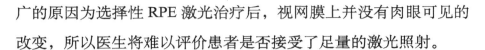

参考文献

1. Caballero S，Kent D L，Sengupta N，et al. Bone Marrow-Derived Cell Recruitment to the Neurosensory Retina and Retinal Pigment Epithelial Cell Layer Following Subthreshold Retinal Phototherapy. Invest Ophthalmol Vis Sci，2017，58（12）：5164-5176.

2. Sher A，Jones B W，Huie P，et al.Restoration of retinal structure and function after selective photocoagulation. J Neurosci，2013，33（16）：6800-6808.

3. Hutton D，Stein J D，Bressler N M，et al. Cost-effectiveness of Intravitreous Ranibizumab Compared With Panretinal Photocoagulation for Proliferative Diabetic Retinopathy：Secondary Analysis From a Diabetic Retinopathy Clinical Research Network Randomized Clinical Trial. JAMA Ophthalmol，2017，135（6）：576-584.

4. Koinzer S，Baade A，Schlott K，et al.Temperature-Controlled Retinal Photocoagulation Reliably Generates Uniform Subvisible，Mild，or Moderate Lesions. Transl Vis Sci Technol，2015，4（5）：9.

5. Luttrull J K. Low-intensity / high-density subthreshold diode micropulse laser for central serous chorioretinopathy. Retina，2016，36（9）：1658-1663.

中国医学临床百家

6.Malik K J, Sampat K M, Mansouri A, et al.Low-intensity / high-density subthreshold micro Pulse diode laser for chronic central serous chorioretinopathy. Retina, 2015, 35 (3): 532-536.

7.Inagaki K, Ohkoshi K, Ohde S, et al. Subthreshold Micropulse Photocoagulation for Persistent Macular Edema Secondary to Branch Retinal Vein Occlusion including Best-Corrected Visual Acuity Greater Than 20 / 40. J Ophthalmol, 2014, 2014: 251257.

8.Luttrull J K, Margolis B W. Functionally Guided Retinal Protective Therapy for Dry Age-Related Macular and Inherited Retinal Degenerations: A Pilot Study. Invest Ophthalmol Vis Sci, 2016, 57 (1): 265-275.

9.Zhao M, Zhang F, Chen Y, et al. A 50% *vs.* 30% dose of verteporfin (photodynamic therapy) for acute central serous chorioretinopathy: one-year results of a randomized clinical trial. JAMA Ophthalmol, 2015, 133 (3): 333-340.

10.Sakai T, Okano K, Kohno H, et al. Three-year visual outcomes of intravitreal ranibizumab with or without photodynamic therapy for polypoidal choroidal vasculopathy. Acta Ophthalmol, 2016, 94 (8): e765-e771.

11.Kikushima W, Sakurada Y, Sugiyama A, et al. Comparison of initial treatment between 3-monthly intravitreal aflibercept monotherapy and combined photodynamic therapy with single intravitreal aflibercept for polypoidal choroidal vasculopathy. Graefe's Arch. Clin Exp Ophthalmol, 2017, 255 (2): 311-316.

12.Sakurada Y, Sugiyama A, Tanabe N, et al. Choroidal thickness as a prognostic factor of photodynamic therapy with aflibercept or ranibizumab for polypoidal choroidal vasculopathy. Retina, 2017, 37 (10): 1866-1872.

13.Tseng C C, S N Chen.Long-term efficacy of half-dose photodynamic therapy on chronic central serous chorioretinopathy. Br J Ophthalmol, 2015, 99 (8)：1070-1077.

14.Fujita K, Imamura Y, Shinoda K, et al. One-year outcomes with half-dose verteporfin photodynamic therapy for chronic central serous chorioretinopathy. Ophthalmology, 2015, 122 (3)：555-561.

15.Lai F H, Ng D S, Bakthavatsalam M, et al. A Multicenter Study on the Long-term Outcomes of Half-dose Photodynamic Therapy in Chronic Central Serous Chorioretinopathy. Am J Ophthalmol, 2016, 170：91-99.

（刘姝林　陈有信）

精准医疗与药物遗传学在 AMD 治疗中的研究进展

现代医学在经历几十年的迅猛发展后，发现同一种疾病在不同个体中的表现存在差异，这种差异既可以存在于疾病的临床表现中，也可以存在于患者对治疗的反应中，提示医生们个体化诊疗或许能让患者有更大的获益。在这样的环境下，精准医学（precision medicine）的概念应运而生。精准医疗是通过基因组、蛋白质组等组学技术和医学前沿技术，对于大样本人群与特定疾病类型进行生物标志物的分析与鉴定、验证与应用，从而精确寻找到疾病的原因和治疗的靶点，并对一种疾病不同状态和过程进行精确分类，最终实现对于疾病和特定患者进行个性化精准治疗的目的。其与生命科学技术的发展，如高通量基因测序技术、基因治疗技术等的发展密切相关。

年龄相关性黄斑变性（age-related macular degeneration，AMD）是 50 岁以上人群致盲的主要原因之一。预计到 2020 年将会有 1130 万 AMD 患者，至 2040 年将会有 1890 万患者深受其扰。

AMD 的特征性表现为视网膜黄斑区的进行性退行变性、玻璃膜疣形成，最终引起视网膜中央部的细胞结构改变（图 39），导致黄斑部萎缩或异常脉络膜新生血管形成。

根据临床表现，AMD 被分为渗出型和非渗出型，其发病机制主要是衰老过程中，视网膜和脉络膜的过度氧化、炎症因子的平衡破坏。近年来的研究表明，湿性 AMD 的发生发展与血管内皮生长因子（vascular endothelial growth factor，VEGF）密切相关。经过十几年的努力，终于研发出 VEGF 的人源化抗体雷珠单抗，并于 2006 年通过美国 FDA 的批准应用于湿性 AMD 的治疗。自此以后，AMD 的治疗有了分子水平的"精准"治疗方法。2011 年阿柏西普上市，2013 年国产药物康柏西普上市，还有很多以 VEGF 为分子靶点的药物在研发之中，AMD 治疗迎来了春天。

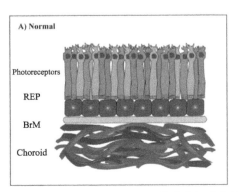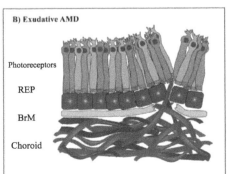

图 39 正常眼底与渗出性 AMD 眼底细胞结构示意

43. AMD 治疗中精准的诊断

准确的诊断来自于精确的检查。通过视功能的检查、眼底荧光素血管造影（FFA）、吲哚菁绿血管造影（ICGA）和 OCT 检查弄清楚 AMD 的类别。例如，湿性 AMD 要弄清楚脉络膜新生血管的位置，是中心凹外、中心凹旁，还是中心凹下？CNV 的分型是典型、微小典型，还是隐匿性？是典型的 AMD，还是 AMD 的特殊亚型（如息肉状脉络膜血管病变、视网膜内血管瘤样增生）？通过多模式的影像学检查，如 FFA、ICGA、OCT 和自发荧光等检查手段，可以精准地了解以上信息，做到精准检查、精准诊断。

44. AMD 治疗中精准的药物选择

（1）光动力学疗法

光动力学疗法是一种精准到分子水平的治疗手段，这种治疗方法于 2000 年被批准用于治疗黄斑中心凹脉络膜新生血管，它在抗新生血管药物问世之前是治疗 AMD 的常用方法。TAP 研究（The Treatment of AMD with Photodynamic Therapy）检测了典型中心凹下 CNV 患者接受 PDT 治疗的安全性与有效性。该研究发现，随访 24 个月后，PDT 组视力丧失情况好于对照组，但是这种现象只存在于典型 CNV 患者中。VIP 试验（Verteporfin in Photodynamic Therapy trial）分析了 PDT 疗法在隐匿性 CNV 患者中的疗效，随访 2 年后，相比对照组，PDT 可以降低发生中重度视力丧失的风险。但是，这两项临床研究都不能证明 PDT 治疗后患者的最佳矫正视力可以获得提高，随着抗新生血管药物的兴起，PDT 在 AMD 治疗中的运用逐渐减少。

（2）抗 VEGF 药物

抗血管内皮生长因子药物（anti-vascular endothelial growth factor, anti-VEGF）的问世，为湿性年龄相关性黄斑变性的治疗带来了新的希望。2006 年至今已有多种抗新生血管药物被批准用于治疗湿性 AMD，即哌加他尼（Pegaptanib）、雷珠单抗（Ranibizumab）、阿柏西普（Aflibercept）和康柏西普（Conbercept）。此外，还有一类药物是超适应证使用的贝伐单抗（Bevacizumab），这类药物通过分子靶向，直接抑制 VEGF 信号传导从而发挥作用，从分子水平体现了精准医学的理念，多项临床试验也已证实，这类药物可以稳定并快速地提高患者视力。

这些抗新生血管药物来源及结构不同：哌加他尼是由 28 个碱基构成的 RNA 适配子，其作用靶点为 VEGF-A165，临床试验证实其可以抑制湿性 AMD 患者视力下降，但是不能提高视力。雷珠单抗为 VEGF 人源化抗体 Fab 片段，作用靶点为 VEGF-A，临床试验证明其对湿性 AMD 具有很好疗效，并且可以提高患者视力，但是长期使用疗效不尽如人意，部分患者会出现视网膜内出血和渗漏、视网膜下纤维化、黄斑和中心凹萎缩。贝伐单抗是全长人源化抗体，作用靶点为 VEGF-A，可以提高患者视力，但部分患者会出现视网膜地图状萎缩。阿柏西普是 VEGF 受体

1 的第 2 结构域和受体 2 的第 3 活性结构域加上人类免疫球蛋白 IgG1 的 Fc 段融合而成，康柏西普与阿柏西普非常相似，只是比阿柏西普多了一个 VEGF 受体 2 的第 4 结构域，这两种药物针对的是所有 VEGF 亚型，包括 VEGF-A、VEGF-B 及 PIGF。这两个药物可以提高患者视力，在降低给药频率时，阿柏西普疗效仍优于雷珠单抗，对雷珠单抗或贝伐单抗耐受的湿性 AMD 患者仍可以通过阿柏西普治疗获益。

LAPTOP（Lucentis And Photodynamic Therapy On Polypoidal choroidal vasculopathy）研究比较了雷珠单抗与 PDT 在 PCV（AMD 的一种亚型）治疗方面的效果，结果显示雷珠单抗比 PCV 更优。但是 PDT 也有其优势，EVERST 研究（Visual Outcome in Patients with Symptomatic Macular PCV Treated with Either Ranibizumab as Monotherapy or Combined with Verteporfin Photo- dynamic Therapy）表明，在息肉消退方面，PDT 或 PDT 联合雷珠单抗的效果均优于单用雷珠单抗。目前的指南推荐，治疗 PCV 时选择 PDT 或 PDT 联合抗新生血管药物的治疗方案。这些临床试验和研究为选择 PDT 作为治疗方案提供了大量的证据，让临床医生可以更为精准地选择最适宜的治疗方案，并且更为精准地评估治疗的效果。

（3）营养素补充治疗

近年来的研究发现，基因多态性对于营养素补充治疗的疗效可能具有预测作用。不过，目前的研究尚未达成共识。Klein 团

队发现没有 *CFH* 危险等位基因的患者比携带两条 *CFH* 危险等位基因的患者对维生素补充治疗的反应更好。Awh 等则发现相比野生型 *CFH* 患者，携带危险等位基因（*CC*）的患者接受抗氧化剂加锌剂治疗后，疾病发生进展的比例更高。AREDS 研究团队通过研究发现，*CFH* 和 *ARMS2* 基因型与营养治疗疗效之间并无相关性。新的一项研究指出，携带野生型 *CFH* 等位基因（*TT*）及 *ARMS2* 危险等位基因的患者接受抗氧化剂和锌剂治疗后预后更好。虽然目前这一问题尚存在争议，但这也提示：在不同的人群中，遗传因素对治疗效果及疾病的预防可能存在重要作用。

45. AMD 治疗中精准治疗的剂量与治疗方案

使用抗新生血管药物对 AMD 进行精准治疗经历了曲折的探索过程。以雷珠单抗为例，在其上市之后人们进行了多项大型临床试验，探索不同给药方案及随访期药物的效果及安全性。MARINA（Minimally Classic / Occult Trial of the Anti-VEGF Antibody Ranibizumab in the Treatment of Neovascular Age-Related Macular Degeneration）研究和 ANCHOR（Anti-VEGF Antibody for the Treatment of Predominantly Classic Choroidal Neovascularization in Age-Related Macular Degeneration）研究采用固定每月治疗模式，应用安慰剂或 PDT 治疗作为对照，结果均显示雷珠单抗治疗组视力提高更为显著、稳定，但是每月注射药物给患者和医生带来了很大的负担，人们需要一种更加理想的治疗方案。因此，此后的研究主要着眼于降低注射的频率。随着研究不断深入，合并分析 MARINE 和 ANCHOR 研究，学者们发现初始治疗的前 3 个月是视力提高、获得稳定视力的关键期，基于此，EXCITE（Efficacy and Safety of Monthly versus Quarterly Ranibizumab Treatment in Neo- vascular Age-Related Macular Degeneration）研究和 PIER[The Study of rhuFab V2（Ranibizumab）in Subjects With Subfoveal Choroidal Neovascularization Secondary to Age-Related Macular Degeneration] 研究探索了固定前 3 个月每月注射，之后每季度注射治疗的效果。结果显示，这种治疗模式不能很好维持初期获得的视力疗效，其中的亚组分析显示部分患者处于过度治疗，而部分患者治疗不足。因此，这种固定模式的治疗不能很好地满足个体化需求，对于不同患者可能更需要进行有针对性的治疗，以获得稳定的视力获益。

为了进一步实现精准治疗，PROONTO（Prospective OCT Study with Lucentis for Neovascular AMD）研究、HORIZON（An Extension Study to Evaluate the Safety and Tolerability of Ranibizumab in Subjects with Choroidal Neovascularization Secondary to AMD）研究、SUSTAIN（Study of Ranibizumab in Patients with Subfoveal Choroidal Neovascularization Secondary to Age-Related Macular Degeneration）研究及 SAILOR[Study to Evaluate Ranibizumab in Subjects with Choroidal Neovascularization（CNV）Secondary to Age-Related Macular Degeneration] 研究均采用了 PRN 方式，按

需注射的方案进行研究。从 2006 年欧盟标准提出的视力下降或合并视网膜厚度变化作为 PRN 再治疗标准，到 2009 年提出的 OCT 指导下再治疗标准，到 2011 年 WOC 共识强调的病灶活动性，再到 2012 年 EMA 追求视力稳定标准，PRN 再治疗的标准也经历了一系列变化。

以视力下降或联合视网膜厚度变化的再治疗标准严格意义上讲并不算是精准的治疗，SUSTAIN 试验采用了这种标准，结果显示以视功能改变作为重复治疗的标准，可能会使患者丧失前 3 个月获得的视力疗效。PROONTO 研究为期 2 年，采用 OCT 指导下的再治疗标准，强调病灶的形态学改变，并且根据实际临床观察结果，次年对标准进行修订和补充。研究结果显示，按需注射的方案与每月注射方案的结果相似，都可以在起始期快速提高视力，维持期稳定视力；该研究还证实了视力提高与 OCT 显示的视网膜中心厚度减少一致，将器质性变化作为再治疗标准，有利于使视网膜厚度更加稳定。SAILOR 研究设计为每 3 个月进行一次随访，研究结果与 PIER 试验的每季度注射相似，需要增加注射频率以获得更好的效果。

随着个体化模式的推进，维持视力的稳定成了目前抗新生血管药物治疗湿性 AMD 的首要任务。研究者们开始探索视力获益与治疗、随访负担之间的平衡，由此提出了治疗间期、随访间期延长治疗方案（treatment &extend）。该方案根据治疗开始时黄斑区是否有积液决定是否进行玻璃体腔注射治疗，之后若黄斑区无积液，则以四周为起始间隔时间，每次延长随访间隔时间 2 周，若再次有湿性 AMD 活动表现，则将间隔时间每次减少 2 周，直到黄斑区再次无积液。这种方案进一步降低了患者与医生的负担，同时也符合个性化治疗的原则，将视力稳定作为随访关注的重中之重。

至此，抗新生血管药物对 AMD 的精准治疗从最初每月注射的方案，逐步转变为按需注射的方案，减少了注射频率，减轻了患者与医生的负担。治疗的观念也由以功能改变为指导的被动重复治疗，转变为以解剖学改变为指导的治疗，最终形成目前强调病灶稳定的治疗。这种转变是固定模式向个性化治疗的发展，是为实现精准医学的一种探索与实践。

46. AMD 精准治疗的药物遗传学

精准的诊断与治疗方案是疗效的重要影响因素，然而在临床实践中，临床表现及诊断相同的患者接受相同的治疗后也会出现不同的临床结局与预后，这类现象令人关注，推动研究者们从药物遗传学领域去揭示其背后的秘密。

经过多年的探索，通过基因组测序等分子生物学手段的研究分析，目前研究者们已经找到了多个与 AMD 发病、接受 PDT 或抗新生血管药物治疗后疗效相关的基因（表 2），其中研究最多的包括补体因子 H 基因、补体 C3 基因及年龄相关性视网膜病变易感基因 2（age-related maculopathy susceptibility 2，*ARMS2*）、

HtrA 丝氨酸肽酶 1（Htra serine peptidase 1，*HTRA1*）基因。

表 2 AMD 疾病相关的基因位点

Gene	Location	SNPs	Italian Population RAF	European Population	Asian Population	American Population
CFH	1q31	rs1061170 T/C	C =0.541	C =0.370	C =0.040	C =0.606
ARMS2	10q 26.16	rs10490924 G/T	T =0.425	T =0.199	T =0.402	T =0.438
IL-8	4q12-q13	rs2227306 C/T rs5749482 C/G	T =0.382	NA	T =0.160	NA
TIMP3	22q12.3		C =0.891	C =0.865	C =0.622	C =0.740
VEGFA	6p21.1	rs943080 C/T	T =0.551	T =0.516	T =0.701	T =0.540
COL8A1	3q12.1	rs13081855 G/T	T =0.113	T =0.098	T =0.040	T =0.100
SLC16A8	22q13.1	rs8135665 G/T	T =0.234	T =0.215	T =0.100	T =0.210
RAD51B	14q23	rs8017304 A/G	G =0.412	G =0.600	G =0.418	G =0.610
ADAMTS9	3p14.1	rs679573 C/T	C =0.484	C =0.586	C =0.201	C =0.460
UPC	15q21	rs920915 C/G	C =0.487	C =0.497	C =0.247	C =0.480
APOE	19q13.2	is4420638 A/G rs3812111 A/T	G =0.108	G =0.186	G =0.103	G =0.170
COL10A1	6q21		A =0.343	A =0.392	A =0.252	A =0.360
IER3-DDR1	6p21.3	rs3130783 A/G	G =0.161	G =0.190	G =0.203	G =0.210
B3GALTL	13q12.3	rs9542236 C/T	C =0.466	C =0.418	C =0.050	C =0.440
TGFBR1	9q22	rs334353 T/G	G =0.218	G =0.264	G =0.416	G =0.270
CETP	16q21	rs1864163 G/A	A =0.252	A =0.268	A =0.129	A =0.300
C2	6p21.33	rs547154 C/A rs9332739 G/C	A =0.038	A =0.104	A =0.076	A =0.049
			C =0.028	C =0.044	C =0.002	C =0.025
CFB	6p21.33	rs4151667 T/A	A =0.029	A =0.045	A =0.039	A =0.020
C3	19p13.3	rs2230199 C/G	G =0.220	G =0.266	G=0.003	G =0.761

研究发现，因子 X Ⅲ -*A* 基因的 *G185T* 基因型（FXIII-A-G185T，rs5985）相比野生型（GG-185）经标准 PDT 治疗后视力更差。*HTRA1 rs11200638* 的 *AA* 基因型接受 PDT 治疗 1 年后视力显著差于 *GG* 基因型。有多篇文献报道，*CHF Y402H* 基因多态性与 PDT 治疗预后的关系，发现 *CFH TT* 基因型的患者经 PDT 治疗后视力显著差于 *CFH TC* 或 *CFH CC* 基因型患者。还有研究者发现，CRP 单核苷酸多态性（rs2808635）与 PDT 治疗预后也存在相关性。但是也有多个研究结果与此并不一致，这些研

究认为，*CFH*、*ARMS* 等基因的多态性与 PDT 治疗预后并没有显著性差异。

个体的基因特性与接受抗新生血管药物治疗后的反应也具有相关性。

雷珠单抗（Ranibizumab）主要通过与活化的 *VEGFA* 受体结合区特异性结合，抑制其与内皮细胞膜上的 VEGFR2 受体结合，从而抑制内皮细胞增殖和新生血管形成。Lazzeri 等研究发现，携带 *VEGFA* 基因 *SNP rs6999347 C* 等位基因的患者经雷珠单抗治疗后视力预后更佳。而 *VEGFA rs943080 TT* 基因型相比 *CC* 基因型，与抗 VEGF 治疗后反应不佳相关。*VEGFR2* 基因启动子区的 *SNP 2071559* 的 *CC* 基因型则与雷珠单抗治疗后视力提高更佳相关。*CFH* 和 *ARMS2* 基因是 AMD 最主要的易感基因，它们是药物遗传学检测中最有潜力的靶点。*CFH* 基因的 *SNP rs1061170 TT* 基因型与较好的视力预后相关。Kloeckener-Gruissem 等则发现 *CC* 基因型更普遍地存在于对雷珠单抗治疗效果不佳的患者中。含有 C 等基因的个体经过 1 年的治疗（玻璃体腔按需注射雷珠单抗或贝伐单抗）后，矫正视力没有明显提高。多篇文献报道，对 *ARMS2* 的 *SNP rs10490924* 的药物遗传学研究。*rs10490924 GG* 基因型与雷珠单抗治疗后更佳的视力预后相关，而 TT 基因型经过了雷珠单抗治疗后视力提高不显著。近期的研究还发现，*ARMS2* 的 *SNP rs10490924* 与 CNV 的复发具有相关性，*TT* 基因型的患者在随访的 48 个月中所需的玻璃体腔雷珠单抗注药次数更多。

贝伐单抗与雷珠单抗的作用机制相似，但是半衰期比雷珠单抗更长。研究发现，*VEGF* 的 *SNP rs3025000* 的 *C/T* 基因型、*VEGFA rs943080* 的 *TT* 基因型与贝伐单抗治疗后视力提高不显著相关。*CFH rs1061170* 的 *CC* 基因型与较差的视力预后相关。而 *ARMS2 rs10490924* 的 *GG*、*GT* 基因型与贝伐单抗治疗后更好的视力预后相关。

阿柏西普是一种融合单抗制剂，它由一个 VEGF 结合域和人源化 IgG1 的 Fc 片段组成。阿柏西普通常用于对雷珠单抗和贝伐单抗治疗效果不佳的患者，有的地区也作为 AMD 的一线治疗方案。有的学者认为，一些基因型可能会影响阿柏西普的治疗效果，如 Kawashima 等分析了 *CFH rs1061170*（C/T），*CFH rs800292*（G/A）和 *ARMS2 rs10490924*（G/T）对阿柏西普治疗的反应，但结果并没有显著性差异，这项研究的样本量较小，且纳入的患者包含 15 名 AMD 患者和 26 名 PCV 患者，研究并没有对结果进行亚组分析，所以尚需更多的研究来探索阿柏西普药物遗传学的相关问题。

目前，针对湿性 AMD 药物遗传学的研究尚无统一的结论，不同研究的结果也具有一定差异。CATT（Comparison of AMD Treatment Trials）研究发现 *CFH*、*ARMS2*、*HTRA1* 及 *C3* 基因虽然可以作为 AMD 发生的一个预测指标，但是对抗新生血管药物治疗后的疗效并无预测作用，治疗效果与患者所携带的危险等位基因数量无关；患者接受雷珠单抗或贝伐单抗、按月注射或按需注射对疗效均无显著影响。关于 *VEGFA*、*ARMS2* 及 *HTRA1* 等基因多态性与治疗预后的研究结论目前尚不一致。

由于目前的药物基因学研究尚处于探索阶段，各项研究纳入的人群也略有差异，仍需要更多大型的临床研究以提供更加准确可靠的结论。虽然目前的结果仍有待进一步验证，AMD 治疗的药物遗传学仍然从基因水平体现了精准所在，相信未来的药物遗传学研究会带来更加丰富的临床证据，指导临床实行更加精准的治疗决策。

除了 PDT 与抗新生血管药物，许多新的药物正在研发过程中，包括 PDGF 抑制剂、酪氨酸激酶抑制剂、补体抑制剂、Lampalizumab、ARC1905、LFG316、POT-4 等，这些药物作用的机制和靶点各不相同，为 AMD 的治疗提供了更多的可能与选择。未来关于这些药物的药物基因学研究将会提供更多个体基因差异与治疗疗效关系的数据，有助于在治疗前准确预估患者对不同治疗的反应，根据患者的疾病特点、基因特性、遗传背景为患者制定更为精准有效的治疗策略，建立更加完善的评估治疗流程，从而使患者的获益最大化。

"精准医疗"的时代已经到来，"精准医疗"是医学进步到当前阶段的需要与要求。目前，对疾病的认识从浅层的表现到更深层次的病理、基因，对疾病的治疗也从人群的普适疗法发展到了针对个人的个性化医疗。可以预见，未来的精准医疗将会基于个体的基因背景，从个体的特性出发，实现最适合患者个人的健康管理，而眼科学的飞速发展也将带来眼科疾病"精准医疗"的新时代。

参考文献

1. Collins F S, Varmus H. A new initiative on precision medicine. N Engl J Med, 2015, 372 (9): 793-795.

2. Sobrin L, Seddon J M. Nature and nurture-genes and environment-predict onset and progression of macular degeneration. Prog Retin Eye Res, 2014, 40: 1-15.

3. Wong W L, Su X, Li X, et al. Global prevalence of age-related macular degeneration and disease burden projection for 2020 and 2040: a systematic review and meta-analysis. Lancet Glob Health, 2014, 2 (2): e106-e116.

4. Cascella R, Strafella C, Caputo V, et al. Towards the application of precision medicine in Age-Related Macular Degeneration. Prog Retin Eye Res, 2018, 63: 132-146.

5. Silva R, Axer-Siegel R, Eldem B, et al. The SECURE study: long-term Safety of ranibizumab 0.5 mg in neovascular age-related macular degeneration. Ophthalmology, 2013, 120 (1): 130-139.

6. Rasmussen A, Bloch S B, Fuchs J, et al. A 4-year longitudinal study of 555 patients treated with ranibizumab for neovascular age-related macular degeneration. Ophthalmology, 2013, 120 (12): 2630-2636.

7. Rofagha S, Bhisitkul R B, Boyer D S, et al. Seven-year outcomes in ranibizumab-treated patients in anchor, marina, and horizon: a multicenter cohort study (SEVEN-UP). Ophthalmology, 2013, 120 (11): 2292-2299.

8. Chakravarthy U, Harding S P, Rogers C A, et al. Alternative treatments to inhibit VEGF in age-related choroidal neovascularisation: 2-year findings of the IVAN randomised controlled trial. Lancet, 2013, 382 (9900): 1258-1267.

中国医学临床百家

9. Li X, Xu G, Wang Y, et al. Safety and efficacy of conbercept in neovascular age-related macular degeneration: results from a 12-month randomized phase 2 study: AURORA study. Ophthalmology, 2014, 121 (9): 1740-1747.

10. Wykoff C C, Brown D M, Maldonado M E, et al. Aflibercept treatment for patients with exudative age-related macular degeneration who were incomplete responders to multiple ranibizumab injections (TURF trial). Br J Ophthalmol, 2014, 98 (7): 951-955.

11. Griffin D R, Richmond P P, Olson J C. Intravitreal Aflibercept Outcomes in Patients with Persistent Macular Exudate Previously Treated with Bevacizumab and/ or Ranibizumab for Neovascular Age-Related Macular Degeneration. J Ophthalmol, 2014, 2014: 497178.

12. Oishi A, Miyamoto N, Mandai M, et al. LAPTOP study: a 24-month trial of verteporfin versus ranibizumab for polypoidal choroidal vasculopathy. Ophthalmology, 2014, 121 (5): 1151-1152.

13. Koh A H, Expert P C V P, Chen L J, et al. Polypoidal choroidal vasculopathy: evidence-based guidelines for clinical diagnosis and treatment. Retina, 2013, 33 (4): 686-716.

14. Schmidl D, Garhofer G, Schmetterer L. Nutritional supplements in age-related macular degeneration. Acta Ophthalmol, 2015, 93 (2): 105-121.

15. Awh C C, Lane A M, Hawken S, et al. CFH and ARMS2 genetic polymorphisms predict response to antioxidants and zinc in patients with age-related macular degeneration. Ophthalmology, 2013, 120 (11): 2317-2323.

16. Chew E Y, Klein M L, Clemons T E, et al. No clinically significant association between CFH and ARMS2 genotypes and response to nutritional supplements: AREDS report number 38. Ophthalmology, 2014, 121 (11): 2173-2180.

17. Seddon J M, Silver R E, Rosner B. Response to AREDS supplements according to genetic factors: survival analysis approach using the eye as the unit of analysis. Br J Ophthalmol, 2016, 100 (12): 1731-1737.

18. Berg K, Pedersen T R, Sandvik L, et al. Comparison of ranibizumab and bevacizumab for neovascular age-related macular degeneration according to LUCAS treat-and-extend protocol. Ophthalmology, 2015, 122 (1): 146-152.

19. Parmeggiani F, Costagliola C, Semeraro F, et al. Effect of Factor XIII-A G185T Polymorphism on Visual Prognosis after Photodynamic Therapy for Neovascular Macular Degeneration. Int J Mol Sci, 2015, 16 (8): 19796-19811.

20. Teper S J, Nowinska A, Pilat J, et al. Photodynamic therapy in VEGF inhibition non-responders-Pharmacogenetic study in age-related macular degeneration assessed with swept-source optical coherence tomography. Photodiagnosis Photodyn Ther, 2016, 13: 108-113.

21. Lazzeri S, Figus M, Orlandi P, et al. VEGF-A polymorphisms predict short-term functional response to intravitreal ranibizumab in exudative age-related macular degeneration. Pharmacogenomics, 2013, 14 (6): 623-630.

22. Dedania V S, Grob S, Zhang K, et al. Pharmacogenomics of response to anti-VEGF therapy in exudative age-related macular degeneration. Retina, 2015, 35 (3): 381-391.

23. Zhao L, Grob S, Avery R, et al. Common variant in VEGFA and response to

中国医学临床百家

anti-VEGF therapy for neovascular age-related macular degeneration. Curr Mol Med, 2013, 13 (6)：929-934.

24. Lazzeri S, Orlandi P, Piaggi P, et al. IL-8 and VEGFR-2 polymorphisms modulate long-term functional response to intravitreal ranibizumab in exudative age-related macular degeneration. Pharmacogenomics, 2016, 17 (1)：35-39.

25. Medina F M C, Motta A, Takahashi W Y, et al. Association of the CFH Y402H Polymorphism with the 1-Year Response of Exudative AMD to Intravitreal Anti-VEGF Treatment in the Brazilian Population. Ophthalmic Res, 2019, 61 (3)：168-173.

26. Valverde-Megias A, Veganzones-De-Castro S, Donate-Lopez J, et al. ARMS2 A69S polymorphism is associated with the number of ranibizumab injections needed for exudative age-related macular degeneration in a pro re nata regimen during 4 years of follow-up. Graefe's Arch Clin Exp Ophthalmol, 2017, 255 (11)：2091-2098.

27. Abedi F, Wickremasinghe S, Richardson A J, et al. Variants in the VEGFA gene and treatment outcome after anti-VEGF treatment for neovascular age-related macular degeneration. Ophthalmology, 2013, 120 (1)：115-121.

28. Medina F M, Alves Lopes Da Motta A, Takahashi W Y, et al. Pharmacogenetic Effect of Complement Factor H Gene Polymorphism in Response to the Initial Intravitreal Injection of Bevacizumab for Wet Age-Related Macular Degeneration. Ophthalmic Res, 2015, 54 (4)：169-174.

29. Kawashima Y, Oishi A, Tsujikawa A, et al. Effects of aflibercept for ranibizumab-resistant neovascular age-related macular degeneration and polypoidal choroidal vasculopathy. Graefe's Arch Clin Exp Ophthalmol, 2015, 253 (9)：1471-1477.

（陈露璐　陈有信）

视网膜静脉阻塞的概述及诊疗进展

视网膜静脉阻塞（rerinal vein occlusion，RVO）是继糖尿病视网膜病变的第二大视网膜血管性疾病。视网膜静脉阻塞是一类视网膜静脉回流障碍引起的疾病，根据静脉阻塞的部位可分为视网膜分支静脉阻塞（branch retinal vein occlusion，BRVO）、视网膜中央静脉阻塞（central retinal vein occlusion，CRVO）及半侧视网膜静脉阻塞（hemi-central retinal vein occlusion，HRVO）。

1877 年，BRVO 由 Leber 首先描述，1878 年，CRVO 由 von Michele 命名。若阻塞部位发生在视乳头后，则为 CRVO；若阻塞部位发生在二级分支血管，则为 HRVO；若阻塞部位发生在三级分支血管，则为 BRVO。通常认为，HRVO 是一种介于 CRVO 和 BRVO 之间的独立的情况。

Hayreh 等又进一步将 RVO 分为缺血型和非缺血型。缺血型 RVO 的典型表现包括视网膜毛细血管无灌注区，棉絮斑，视力急剧下降，相对性瞳孔传入阻滞，进而出现眼内新生血管等。非缺血型 RVO 则可以表现为视网膜静脉血流淤滞。虽然各个类型的视网膜静脉阻塞在临床表现上有诸多共同特征，它们的危险因素、预后、治疗都存在不同之处（图40，图41）。

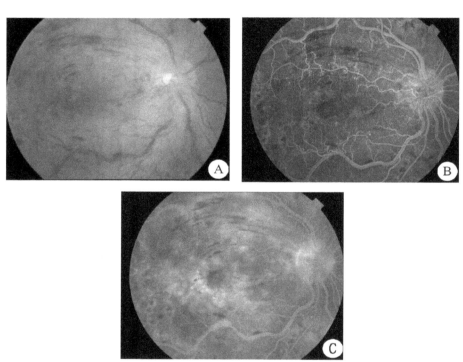

A：眼底彩照，可见视网膜静脉迂曲扩张，广泛的视网膜火焰状出血；B：荧光素钠眼底血管造影，早期，可见视乳头强荧光，视网膜出血遮蔽荧光，散在微血管瘤。视网膜静脉走行迂曲，黄斑颞侧可见激光斑；C：荧光素钠眼底血管造影，晚期，可见视盘强荧光，黄斑囊样水肿，患者有轻微的毛细血管床无灌注，但程度尚不达缺血型标准。因此考虑为非缺血性 CRVO。

图 40 非缺血型视网膜中央静脉阻塞

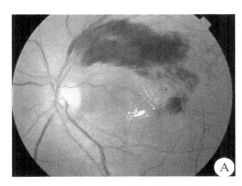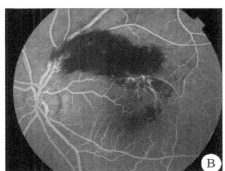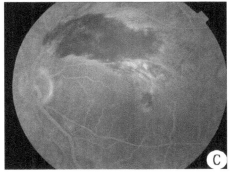

A：眼底彩照，视网膜颞上象限静脉迂曲扩张，大片火焰状出血，周边部视网膜深层出血，动脉略细，黄斑周围可见黄色硬性渗出物；B：荧光素钠眼底血管造影，早期，视网膜颞上方大片出血遮盖，未被遮盖处可见静脉迂曲；C：荧光素钠眼底血管造影，晚期，可见视盘荧光略增强，黄斑旁局部强荧光。

图 41 非缺血型视网膜分支静脉阻塞

47. RVO 的流行病学与危险因素

视网膜分支静脉阻塞比视网膜中央静脉阻塞更为常见。视网膜分支静脉的发病率约为 0.4%，而视网膜中央静脉阻塞的发病率为 0.08%。RVO 的发病率在男性与女性间没有显著差异，随着年龄增加发病率明显上升。发生 RVO 的首要危险因素是对侧眼曾发生过 RVO。一只眼诊断为 BRVO 的患者另一只眼在 3 年内发生 RVO 的危险高达 10%。动脉粥样硬化的相关危险因素通常都与 RVO 相关，但是视网膜静脉阻塞还可以继发于炎症、血管痉挛、压迫等其他原因，除此之外，吸烟也被认为会增加 RVO 的发病危险。

BRVO 的主要危险因素包括高血压、动脉粥样硬化、糖尿病等。2015 年美国 AAO 指南推荐，预防 RVO 的最佳手段是通过优化控制糖尿病、高血压和高脂血症，积极管理危险因素。BRVO 最常见的发病原因是硬化的小动脉在动静脉交叉处对静脉产生压迫。CRVO 由于阻塞部位位于视乳头后，其病因通常更为隐匿，通常认为 CRVO 的发病与青光眼、睡眠呼吸暂停或血液高凝状态相关。

48. RVO 的临床表现

RVO 的患者可能会因血流紊乱出现多种并发症，如视网膜水肿、视网膜缺血、视乳头神经病变、玻璃体积血、牵拉性视网膜脱离，这些情况都会导致患者的视力急剧下降。但是，如果病情较轻或是病变尚未累及黄斑区，患者也可以没有明显的症状。患者可出现视野缺损，但是表现并没有特异性。视网膜静脉压力的升高可导致血管迂曲、视网膜出血、棉絮斑及视乳头水肿。视网膜毛细血管无灌注区的面积越大，患者发生新生血管的危险也越高，患者视力预后也越差。异常的新生血管可以侵袭虹膜（neovascularization of the iris，NVI）、房角（NVA）、视乳头（NVD）

及视网膜（neovascularization elsewhere，NVE）。陈旧的 RVO 可以表现为视网膜静脉白鞘、静脉侧支循环形成，以及视网膜内硬性渗出。

49. RVO 的诊断

视网膜静脉阻塞是临床诊断，依赖于详细的眼科检查，从而决定后续的治疗方案。尤其是缺血型 RVO 与非缺血型 RVO 的鉴别对于疾病的治疗决策具有重要意义。

（1）检眼镜检查

使用检眼镜检查眼底是诊断 RVO 最直接的方法。检眼镜下可观察到患者眼底存在视网膜水肿、视网膜内或视网膜前出血、棉絮斑、静脉迂曲扩张等体征。检眼镜检查可鉴别 CRVO 与 BRVO，对于鉴别缺血型 RVO（多伴有大片深层视网膜出血）与非缺血型 RVO（多伴有火焰状视网膜内出血）也很有意义。

（2）荧光素眼底血管造影

荧光素眼底血管造影（fluorescein angiography，FA）可直接观察到视网膜毛细血管无灌注区、视网膜缺血病灶及新生血管病灶。FA 既可以证实视网膜血液流速的减慢，还可以直接用于评估静脉阻塞对毛细血管床带来的影响、鉴别 RVO 是缺血型或非缺血型、评价黄斑水肿的范围等。因此，FA 是 RVO 诊断中的利器。

（3）光学相关断层扫描

光学相关断层扫描（optical coherence tomography，OCT）

对于显示视网膜内囊腔具有明显优势。OCT 被广泛用于视网膜厚度、黄斑囊样水肿囊腔大小的定量测量，并且可以分辨积聚的液体位于视网膜内或是视网膜下。随着 OCT 分辨率的提高，目前的 OCT 可以清楚地显示外界膜、光感受器内节和外节是否完整，为临床医生判断患者病情和预后提供了重要的信息。

（4）光学相关断层扫描血流成像技术

近年来，随着光学相关断层扫描血流成像（optical coherence tomography angiography，OCTA）技术的发展，OCTA 在 RVO 的诊治、随访中的应用已经越来越广泛。相比传统 FFA，OCTA 检查快速、无创、无须造影剂。对于治疗后的患者，有利于及时发现病情变化及决定下一步的诊治，但是 OCTA 无法显示液体积聚与渗漏，仍然需要 SD-OCT 来辅助评价黄斑水肿的情况。OCTA 显示视网膜无灌注区与 FFA 显示的高度一致，但是 OCTA 能更清晰的显示无灌注区的边界，并且将黄斑中心凹无血管区（foveal avascular zone，FAZ）与无灌注区区分开来。同时，OCTA 可以对无灌注区面积进行定量测量。近期的研究发现，无灌注区在深层毛细血管更为多见，今后或许可以通过 OCTA 对无灌注区面积进行更为精准的测量，从而更为精确地定义缺血型和非缺血型 RVO。研究还发现，RVO 患眼 FAZ 面积较对侧眼、健康对照眼显著增大，RVO 患者的视力与深层 FAZ 面积之间负相关。OCTA 对于视网膜血流密度变化的检测也十分敏感。研究发现，BRVO 患眼浅层、深层视网膜血流密度降低。此外，单眼受累的 RVO

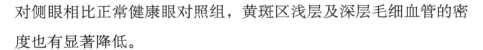

对侧眼相比正常健康眼对照组，黄斑区浅层及深层毛细血管的密度也有显著降低。

除了无灌注区之外，OCTA 对视网膜毛细血管网异常结构的显示也极有优势（图 42，图 43）。RVO 的微血管异常包括新生血管、毛细血管扩张、视网膜微动脉瘤、侧支循环等，其中，毛细血管扩张、微动脉瘤、FAZ 结构破坏等微血管的异常更多见于深层毛细血管网中，提示 OCTA 可以发现早期的微血管病理变化，对疾病预后可能具有重要意义。日本学者通过利用透镜改良了 OCTA 拍摄方法，获得了更为广角的 OCTA 图像，这种广角 OCTA 图像可以观察到更大区域视网膜毛细血管灌注情况，对于判断病情、了解患者视网膜缺血情况具有一定辅助作用。

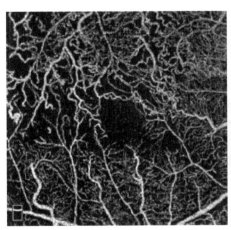
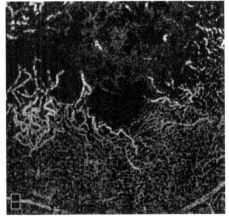

可见毛细血管迂曲扩张，侧支循环建立，微血管瘤形成，同时可见患眼 FAZ 形态破坏，黄斑中心凹附近区域出现无灌注区。

图 42 BRVO 患者右眼 OCTA 检查浅层毛细血管网及深层毛细血管网

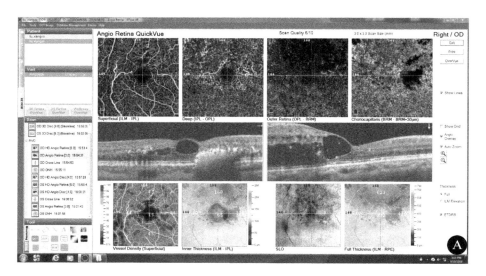

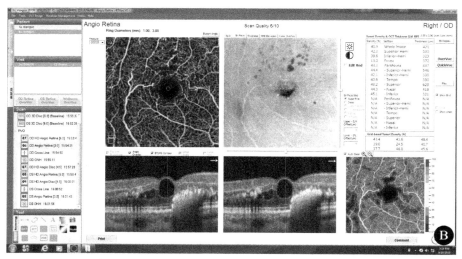

患者为颞上分支静脉阻塞，发生了黄斑水肿。除了显示黄斑水肿外，OCTA 可清晰显示浅层视网膜、深层视网膜、脉络膜毛细血管层各层面血管的形态。有助于无创对无灌注区进行辨识。A：可识别 RVO 继发的脉络膜新生血管；B：OCTA 可对各层血流密度进行量化测量。

图 43 BRVO 患者右眼 OCTA 检查（彩图见彩插 12）

50. 视网膜静脉阻塞的治疗方向

视网膜静脉阻塞的治疗方向主要是针对其相关并发症进行治疗，并非重新建立正常的视网膜静脉循环。视网膜静脉阻塞的并发症主要包括两大类，第一类为黄斑部的并发症，如黄斑水肿、黄斑前膜形成、黄斑瘢痕形成等。第二类为新生血管及其并发症，如新生血管性青光眼，玻璃体积血、增殖、机化膜形成，牵拉视网膜形成裂孔、视网膜脱离等。

（1）黄斑水肿

黄斑囊样水肿（cystoid macular edema，CME）是视网膜静脉阻塞最常见的威胁视力的并发症。黄斑囊样水肿的发生时间根据病情轻重略有不同，病情严重者发生较早，可在静脉阻塞后 1 个月发生，有的在发病后数个月出现。

1）激光治疗

1986 年，分支静脉阻塞研究（Branch Vein Occlusion Study，BVOS）组报道了格栅样光凝治疗 BRVO 引起的 ME 具有可观疗效，并建议将这项治疗作为 BRVO 的标准治疗方法。激光光凝的主要目的是重建视网膜供氧平衡，使光凝部位视网膜脉络膜产生粘连，增强视网膜色素上皮细胞转运能力，促进视网膜下液体的吸收，维持黄斑区结构及功能的相对正常。同时，提供直接破坏病变血管，减少血管内液体外渗。通过凝固效应直接封闭已有的新生血管。研究表明，直接激光封闭渗漏血管和微血管瘤对治疗 BRVO 引起的长期 ME（> 12 个月）有一定疗效。

中央静脉阻塞研究（CentralVein Occlusion Study，CVOS）针对激光治疗 CRVO 的疗效进行了研究。结果表明，激光治疗在 CRVO 人群中没有取得令人满意的效果（图 44）。对于 CRVO 继发的黄斑水肿，目前不推荐进行激光光凝治疗，而是选择其他的治疗方法。

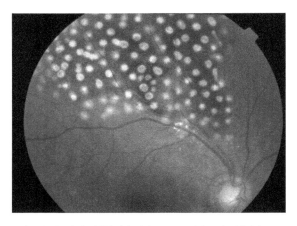

患眼经过颞上象限激光光凝治疗，可见颞上象限大量激光斑。

图 44 患者右眼颞上分支静脉阻塞（彩图见彩插 13）

2）糖皮质激素治疗

炎症反应在 RVO 的病理生理机制中起到重要作用，炎症因子可使血管通透性增加，从而引起黄斑区水肿。继 BVOS 和 CVOS 研究 20 年之后，具有里程碑意义的治疗 RVO 继发黄斑水肿的突破性研究——视网膜静脉阻塞标准治疗对比糖皮质激素治疗（Standard Care *vs.* Corticosteroid for Retinal Vein Occlusion，SCORE）研究取得了广泛关注。SCORE 研究检验了玻璃体腔内注射曲安奈德治疗 RVO 黄斑水肿的疗效。该研究为 1 : 1 : 1 随机对照研究，3 个研究组分别为 1mg 曲安奈德玻璃体腔注药、4mg 曲安奈德玻璃体腔注药及标准治疗组（BRVO 标准治疗为格栅样光凝，CRVO 标准治疗为观察）。在研究过程中，OCT 被用于评估是否需要再次治疗及评价视网膜解剖学反应。

SCORE 研究中对 BRVO 的研究表明，3 组疗效并无差异，而 4mg 曲安奈德组在治疗中出现了明显的不良反应：35% 的患者出现白内障情况进展，41% 的患者需要降眼压药物控制眼压。3 组 OCT 结果均表明中央视网膜厚度在 1 年后显著降低。基于此，SCORE 研究小组建议将格栅样光凝作为 BRVO 继发黄斑水肿的一线治疗方案。

SCORE 研究中对 CRVO 的研究发现，除了观察组，另外 2 组患者均有 3 行的视力提高。1mg 曲安奈德组发生白内障、进行白内障手术及眼压升高的比例均显著低于 4mg 曲安奈德治疗组。

地塞米松长期以来也被用于治疗黄斑水肿，大量研究表明其具有很好的抗水肿和抗新生血管的作用。地塞米松效用约为曲安奈德的 5 倍，亲水性约为曲安奈德的 3 ～ 5 倍；相较于其他糖皮质激素，地塞米松的不良反应相对较少，但眼内注射的地塞米松的半衰期短约 3h，使其临床应用受到限制。美国 Allergan 公司设计生产了可以持续释放稳定剂量的地塞米松的玻璃体缓释植入剂型——Ozurdex。Ozurdex 含地塞米松 0.7mg，其特有的剂型可以克服眼部给药屏障，延长地塞米松在眼内的作用时间，于 2009

年被美国食品药品管理局（FDA）批准用于 CRVO-ME 的治疗。GENEVA 临床试验纳入了 1256 例 CRVO-ME 患者，进行了为期 1 年的随访，研究发现，0.7mg 组在 2 个月时的视力提高最明显，随后逐渐下降，直至 6 个月时降至最低，但 6 个月后再次进行地塞米松微泵治疗，视力仍可继续提高，并且少有并发症发生，该结果表明 Ozurdex 单次或重复玻璃体腔注射对 RVO-ME 有效且安全性良好。

3）抗血管内皮生长因子眼内注射治疗

血管内皮生长因子（vascular endothelial growth factor，VEGF）是一种炎症因子，其可以作用于血管内皮细胞促使血管渗透性增加，在视网膜静脉阻塞的患眼中、VEGF 处于高表达状态，其在 RVO 引起的 ME 中起到重要的介导作用。VEGF 的抑制剂对促进 ME 的吸收和提高平视力有明显的改善作用。目前的临床诊疗中，常用的眼内注射的抗 VEGF 药物主要有雷珠单抗（Ranibizumab）、阿柏西普（Aflibercept）、康柏西普（Conbercept）及超适应证（off-label）使用的贝伐单抗（Bevacizumab）。雷珠单抗和贝伐单抗都是可与 VEGF-A 特异性结合的人源化单克隆抗体，而康柏西普和阿柏西普则都是重组融合蛋白、可溶性 VEGF 受体。

BRAVO 研究（Ranibizumab for the Treatment of Macular Edema following Branch Retinal Vein Occlusion：Evaluation of Efficacy and Safety）探索了 6 个月内每月眼内注射雷珠单抗 0.3mg 或 0.5mg 治疗 BRVO 相关性 CME 的疗效。在研究的主要终点，0.3mg 组

平均视力提高 16 个字母，而在 0.5mg 组平均视力提高 18 个字母，对照组视力平均提高 7 个字母，治疗组的视力提高显著高于对照组。随后进行的临床扩大试验 HORIZON 试验也证实这种视力获益可以得以维持。CRUISE 研究纳入了 CRVO 继发黄斑水肿的患者，比较了接受连续 6 个月每月眼内注射雷珠单抗与观察的疗效差异。研究发现，雷珠单抗治疗组患者眼底解剖学结构及视力均有显著提高。在这项研究中，观察组的患者可以在 6 个月后接受雷珠单抗治疗，但这部分患者的视力提高不及雷珠单抗治疗组患者。后续进行的临床扩大实验 HORIZON 试验也证实了这一结果。说明早期治疗黄斑水肿对于患者视力预后有重要意义。VIBRANT 临床试验比较了眼内注射阿柏西普与激光治疗对 RVO 的疗效。研究发现眼内注射阿柏西普患者视力提高 3 行以上的比例显著高于激光治疗组（53% *vs.* 27%）。在 GALILEO/COPERNICUS 试验中，比较了接受每月注射阿柏西普与假注射治疗 1 年和 2 年后的疗效，研究发现 56% 接受阿柏西普注射治疗的患眼与 12% 接受假注射的患眼视力提高 ≥ 3 行。多项关于贝伐单抗的研究也呈现了类似的结果。在 SCORE2 试验中，研究者比较了治疗初期 6 个月每月注射贝伐单抗与雷珠单抗的疗效，2 组的视力和解剖学指标在主要终点无显著性差异，表明贝伐单抗与阿柏西普在这种治疗方案下疗效无显著差异。

（2）眼内新生血管治疗

除了黄斑水肿，CRVO 还主要影响视力严重并发症为眼内新生血管，低氧和毛细血管的无灌注会上调包括 VEGF 在内的炎症因子，进而促进血管渗透性增加，引起新生血管生成。眼内新生血管好发于有无灌注区的患眼，在缺血型或尚未定型的 RVO 中的发生率约为 35%，而在非缺血型 RVO 中发生率约为 10%。预防性全视网膜光凝（panretinal photocoagulation，PRP）可以降低眼内新生血管的发生风险，但是推迟激光治疗更易引起眼内新生血管的迅速消退。因此，CVOS 团队推荐眼内出现新生血管之后再进行 PRP 治疗。

若不进行治疗，新生血管性青光眼将会造成非常糟糕的视力预后。当患者疼痛剧烈、眼压升高、角膜水肿浑浊时，难以进行 PRP 治疗，对于这些患者使用抗 VEGF 药物可暂时有助于消退新生血管，待角膜水肿消退，眼压下降到相对安全的范围时，再实行 PRP 治疗。

（3）RVO 微血管结构的变化

1）OCTA 用于 RVO 治疗过程中视网膜细微结构变化的随访

Glacet 等回顾了 7 名伴有黄斑水肿的 RVO 患者接受地塞米松植入剂前和接受地塞米松植入剂后 2 个月的 OCTA、最佳矫正视力、中央视网膜厚度（central macular thickness，CMT），分析发现患者的平均 CMT 由 657μm 下降到 324μm，最佳矫正视力由 20/100 提高到了 20/50，但是患者的浅层视网膜血管网血管密度没有显著改变，视网膜血管密度仍然显著低于健康对照。由于这项研究纳入的患者样本太小，其结论仍需更多的临床数据进行验证。Rodolfo 等纳入了 60 名伴有黄斑水肿的 BRVO 和 CRVO 患者，在治疗前对 RVO 患者进行 OCTA 检查，以 40 名健康人 OCTA 作为研究对照。研究发现，BRVO 患眼的浅层血管网中心凹血管密度（foveal vessel density，FVD）及中心凹旁血管密度（parafoveal vessel density，PFVD）低于对照组，BRVO 和 CRVO 患眼的深层血管网 PFVD 均显著低于对照组。CRVO 患眼脉络膜 FVD 与 PFVD 显著低于对照眼，BRVO 患侧脉络膜 PFVD 显著低于对照眼。60 只眼中的 38 只眼（10 只 CRVO，28 只 BRVO）接受了地塞米松置入剂治疗，治疗 60d 后视网膜浅层及深层血管网血管密度无明显改变，但脉络膜血管密度却显著升高。研究者认为，视网膜血管密度在治疗后暂未出现显著变化，可能是因为视网膜血管的缺血性改变在治疗后仍未得到完全缓解，而脉络膜血管密度的上升可能是由于治疗前视网膜水肿削减了 OCT 信号，从而造成了脉络膜血管密度上升的现象。既往有学者观察到 RVO 患眼脉络膜增厚的表现，认为这可能是与血管内皮生长因子的高表达相关。脉络膜血管密度是否受 VEGF 的影响仍需进一步研究。

2）抗 VEGF 药物治疗对视网膜循环的影响

抗 VEGF 药物的问世为 RVO、糖尿病视网膜病变、渗出性年龄相关性黄斑病变等眼底血管性疾病的治疗带来了革命性的进展。大量研究表明，抗 VEGF 药物对于 RVO 的治疗是有效的，但是阻断 VEGF 是否会对 RVO 患眼视网膜血液循环带来不良反应仍是目前的一个热点问题。Ghasemi Falavarjani 等针对仅行 1 次抗 VEGF 的 RVO 患者视网膜血流情况进行了研究，发现仅行 1 次抗 VEGF 注射治疗不会改变视网膜血流密度和 FAZ 面积。Suzuki 等比较了经过"1 + PRN（Pro Re Nata）"抗 VEGF 治疗的 CRVO（阿柏西普）和 BRVO（雷珠单抗）患者患眼与对侧眼视网膜 OCTA 相关参数，经过 6 个月的随访，发现经过抗 VEGF 治疗后患眼 NPA 显著缩小，并且这种改变在深层视网膜血管网尤为明显。Winegarner 发现 CRVO 伴黄斑水肿的患眼经过阿柏西普眼内注射治疗后，视网膜浅层及深层毛细血管灌注较好眼视力预后更佳，浅层及深层视网膜毛细血管 FAZ 面积越小视力预后越好。目前对于抗 VEGF 治疗后 RVO 微循环结构变化的研究有限，也尚没有不同类型抗 VEGF 药物治疗后 RVO 微血管结构变化的随访报道，这些问题仍需进一步研究。

总而言之，RVO 是最常见的视网膜血管性疾病之一。黄斑区一旦受累，患者的视力将会受到严重损害，其严重程度往往取决于黄斑水肿的严重的程度、持续时间及视网膜缺血的严重程度。根据是否缺血对 RVO 进行分类具有重要意义，有些非缺血性 RVO 即使不治疗也预后良好，尤其是 BRVO 患者病情有一定的自限性，而缺血型 RVO 则往往预后不佳，必须高度重视，密切观察，采取激光、抗 VEGF 或激素联合治疗，也要特别注意一些非缺血性 RVO 患者，随着时间的推延，可以转化为缺血型。近年来大量的病例系列研究和临床试验表明，玻璃体腔内注射糖皮质激素（包括曲安奈德、地塞米松及其缓释剂）、抗 VEGF 药物（贝伐单抗、雷珠单抗、康柏西普、阿柏西普及哌加他尼等）可以减轻黄斑区水肿进而提高患者视力。随着研究的不断深入，未来更多的研究将会为治疗方案的优化提供更多的临床证据，药物研发的新进展可能也会带来更新的治疗靶点，将 RVO 的治疗带入新的阶段。

参考文献

1. Scott I U，Vanveldhuisen P C，Ip M S，et al. Effect of Bevacizumab *vs.* Aflibercept on Visual Acuity Among Patients With Macular Edema Due to Central Retinal Vein Occlusion The SCORE2 Randomized Clinical Trial.Jama-Journal of the American Medical Association，2017，317（20）：2072-2087.

2. Kolar P. Risk factors for central and branch retinal vein occlusion：a Meta-analysis of published clinical data.J Ophthalmol，2014，2014：724780.

3. Pulido J S，Flaxel C J，Adelman R A，et al. Retinal Vein Occlusions Preferred Practice Pattern（R）Guidelines.Ophthalmology，2016，123（1）：182-208.

4. Kuehlewein L，An L，Durbin M K，et al. Imaging areas of retinal nonperfusion in ischemic branch retinal vein occlusion with swept-source OCT microangiography. Ophthalmic Surg Lasers Imaging Retina，2015，46（2）：249-252.

5. Coscas F，Glacet-Bernard A，Miere A，et al. Optical Coherence Tomography Angiography in Retinal Vein Occlusion：Evaluation of Superficial and Deep Capillary Plexa.Am J Ophthalmol，2016，161：160-171.

6. Adhi M，Filho M A，Louzada R N，et al. Retinal Capillary Network and Foveal Avascular Zone in Eyes with Vein Occlusion and Fellow Eyes Analyzed With Optical Coherence Tomography Angiography.Invest Ophthalmol Vis Sci，2016，57（9）：486-494.

7. Wons J，Pfau M，Wirth M A，et al. Optical Coherence Tomography Angiography of the Foveal Avascular Zone in Retinal Vein Occlusion.Ophthalmologica，2016，235（4）：195-202.

8. Samara W A，Shahlaee A，Sridhar J，et al. Quantitative Optical Coherence Tomography Angiography Features and Visual Function in Eyes With Branch Retinal Vein Occlusion.Am J Ophthalmol，2016，166：76-83.

9. Wang Q，Chan S Y，Yan Y，et al. Optical coherence tomography angiography in retinal vein occlusions.Graefe's Arch Clin Exp Ophthalmol，2018，256（9）：1615-1622.

10. Rispoli M，Savastano M C，Lumbroso B. Capillary Network Anomalies in Branch Retinal Vein Occlusion on Optical Coherence Tomography Angiography.Retina，2015，35（11）：2332-2338.

11. Kashani A H，Lee S Y，Moshfeghi A，et al. Optical Coherence Tomography Angiography of Retinal Venous Occlusion.Retina，2015，35（11）：2323-2331.

12. Wakabayashi T，Sato T，Hara-Ueno C，et al. Retinal Microvasculature and Visual Acuity in Eyes With Branch Retinal Vein Occlusion：Imaging Analysis by Optical Coherence Tomography Angiography.Invest Ophthalmol Vis Sci，2017，58（4）：

2087-2094.

13. Kakihara S, Hirano T, Iesato Y, et al. Extended field imaging using swept-source optical coherence tomography angiography in retinal vein occlusion.Jpn J Ophthalmol, 2018, 62 (3): 274-279.

14. Kimura M, Nozaki M, Yoshida M, et al. Wide-field optical coherence tomography angiography using extended field imaging technique to evaluate the nonperfusion area in retinal vein occlusion.Clin Ophthalmol, 2016, 10: 1291-1295.

15. Sakimoto S, Kamei M, Sakaguchi H, et al. Direct photocoagulation to leakage points to treat chronic macular edema associated with branch retinal vein occlusion: a pilot study.Clin Ophthalmol, 2014, 8: 2055-2060.

16. Campochiaro P A, Clark W L, Boyer D S, et al. Intravitreal aflibercept for macular edema following branch retinal vein occlusion: the 24-week results of the VIBRANT study. Ophthalmology, 2015, 122 (3): 538-544.

17. Ogura Y, Roider J, Korobelnik J F, et al. Intravitreal aflibercept for macular edema secondary to central retinal vein occlusion: 18-month results of the phase 3 GALILEO study. Am J Ophthalmol, 2014, 158 (5): 1032-1038.

18. Glacet-Bernard A, Sellam A, Coscas F, et al. Optical coherence tomography angiography in retinal vein occlusion treated with dexamethasone implant: a new test for follow-up evaluation.Eur J Ophthalmol, 2016, 26 (5): 460-468.

19. Rodolfo M, Lisa T, Luca D A, et al. Optical coherence tomography angiography microvascular findings in macular edema due to central and branch retinal

vein occlusions. Sci Rep，2017，7：40763.

20. Lee E K，Han J M，Hyon J Y，et al. Changes in choroidal thickness after intravitreal dexamethasone implant injection in retinal vein occlusion. Br J Ophthalmol，2015，99（11）：1543-1549.

21. Yun C，Han J Y，Cho S，et al. Ocular Perfusion Pressure and Choroidal Thickness in Central Serous Chorioretinopathy and Pigment Epitheliopathy. Retina，2017，2019，39（1）：143-149.

22. Ghasemi Falavarjani K，Iafe N A，Hubschman J P，et al. Optical Coherence Tomography Angiography Analysis of the Foveal Avascular Zone and Macular Vessel Density After Anti-VEGF Therapy in Eyes With Diabetic Macular Edema and Retinal Vein Occlusion.Invest Ophthalmol Vis Sci，2017，58（1）：30-34.

23. Suzuki N，Hirano Y，Tomiyasu T，et al. Retinal Hemodynamics Seen on Optical Coherence Tomography Angiography Before and After Treatment of Retinal Vein Occlusion. Invest Ophthalmol Vis Sci，2016，57（13）：5681-5687.

24. Winegarner A，Wakabayashi T，Hara-Ueno C，et al. Retinal microvasculature and visual acuity after intravitreal aflibercept in eyes with central retinal vein occlusion：An Optical Coherence Tomography Angiography Study.Retina，2018，38（10）：2067-2072.

（陈露璐 陈有信）

中国医学临床百家

糖尿病黄斑水肿是血管异常、神经衰退和炎症反应共同作用的结果

糖尿病视网膜病变（Diabetic Retinopathy，DR）是糖尿病重要的微血管并发症，约 1/3 的糖尿病患者眼部存在不同程度的 DR 病理改变。糖尿病黄斑水肿（diabetic macular edema，DME）是导致糖尿病患者视力下降的主要原因，可发生于 DR 的各阶段。血 - 视网膜屏障（blood-retinal barrier，BRB）被破坏，血管渗漏、闭塞，进而出现组织缺氧水肿是 DME 的主要病理改变。目前认为，除缺氧诱导的新生血管形成外，持续慢性炎症反应在 DME 的发病中也起着重要作用。研究发现，高血糖、高血压是 DME 发生和进展的主要危险因素，其中高血糖起到主要作用，大部分糖尿病患者控制血糖至正常或稍高于正常水平可减缓 DR 进展速度。高血糖诱发 DR 的确切机制尚不明确，目前认为由于血糖升高，多种细胞内生化反应异常，进而出现氧化应激加重、炎症反应激活和血管功能障碍。氧化应激可诱导多种细胞

因子表达上调，如血管内皮生长因子（vascular endothelial growth factor，VEGF）、血管生成素（angiopoietins，Ang）、肿瘤坏死因子（tumor necrosis factor，TNF）、白细胞介素（interleukins，ILs）、基质金属蛋白酶（matrix metalloproteinases，MMPs）等，BRB 被破坏，进而出现黄斑水肿。

51. 微血管异常、BRB 功能障碍是 DME 最显著的病理改变

BRB 可控制视网膜与血液的物质交换，维持电解质平衡和视网膜相对"干"的状态，以及其正常生理功能，当其出现结构改变和功能障碍时，可导致液体渗出并积聚于视网膜下或视网膜层间，出现黄斑水肿。BRB 功能的实现依赖于血管内皮细胞间的紧密连接、功能正常的周细胞和基底膜。目前认为，DR 视网膜毛细血管同时存在内皮细胞间紧密连接的破坏、血管基底膜异常增厚和周细胞的丢失等病理改变。

（1）周细胞

视网膜血管中周细胞密度较大，比脑皮层及其他器官中多 2 倍以上，在视网膜血管壁的构建和维持其功能中具有重要作用。周细胞包绕于内皮细胞和基质层外，具有支撑小血管、控制血流量、调节血管生成和参与构成 BRB 的作用。周细胞功能障碍和数量减少是 DR 早期最重要的病理改变。一方面高血糖环境加剧了周细胞凋亡和变性过程，同时，与周细胞活动密切相关的血小

板源生长因子 -B（platelet -derived growth factor-B，PDGF-B）在 DR 早期已出现表达异常，PDGF-B 具有刺激周细胞增生、迁移、存活和黏附的作用，其表达异常增高或降低都可影响周细胞的功能，使其数量减少且不能规则包绕血管壁，毛细血管壁应力降低，进而出现微动脉瘤和血管渗漏。

（2）内皮细胞

血管内皮为单层细胞组织，细胞间通过连接复合体及紧密连接构成血视网膜内屏障。动物研究发现，由于视网膜小血管内皮细胞钙黏素和闭合蛋白的减少，细胞间紧密连接受到破坏，玻璃体腔内异常升高的 VEGF 可导致细胞膜上闭锁小带和钙黏素的磷酸化而失去功能。与周细胞相同，高糖环境下内皮细胞也存在凋亡加快的情况，导致无细胞毛细血管的形成，是 DR 进展期的重要病理改变。

（3）血管基底膜

血管基底膜位于内皮细胞外层，封闭周细胞间隙，除对血管壁有支撑作用，基底膜还有过滤屏障、调节细胞增殖分化和组织修复的功能。在 DR 中的主要改变是血管内基底膜的异常增厚，失去高度有序的分子结构。基质膜中部分重要组成成分，如硫酸乙酰肝素蛋白聚糖（heparin sulfate proteoglycans，HSPG）减少，使得基底膜孔隙增多，滤过屏障作用受损甚至丧失。

除局部因素外，正常的血视网膜平衡还依赖于血管内静水压和细胞外胶体渗透压的相对稳定，任何可能引起血管内静水压升高或细胞外胶体渗透压降低的因素或合并疾病，如高血压、充血性心力衰竭、肾衰竭、低蛋白血症等，都可能加重 BRB 的损伤。

52. 神经退行性病变隐匿发生

DME 的病理变化一直被认为始于血管和 BRB 的异常，但是近来有学者提出，DR 神经血管单元的病变在其发生发展过程中也起着重要作用，甚至早于视网膜微血管病变。神经血管单元是指神经元细胞、胶质细胞及特化的血管之间生理作用和生化反应的紧密联系。视网膜神经血管单元由 Müller 细胞、星形胶质细胞、神经节细胞、无长突细胞、血管内皮细胞和周细胞构成，维持血液与视网膜组织物质交换的稳定及神经电活动的有序进行。当这种动态平衡被破坏时可导致神经元的变性和凋亡。DR 早期即可有视功能的损害，如色觉减弱、视敏度下降、电生理异常、视野缺损等，提示 DR 在尚未发生血管病变时已出现神经元的改变。DR 神经元功能障碍可能与多种生化反应相关，包括谷氨酸代谢异常、树突和突触减少、神经节细胞凋亡等。关于 DR 神经血管单元的异常目前有两种假说：① BRB 破坏后视网膜水肿，细胞外液成分变化，进而导致神经细胞功能障碍；②高血糖直接诱导神经元细胞凋亡，之后才出现 BRB 损害。二者的先后顺序目前尚不明确。

（1）光感受器细胞

氧化应激是 DR 的重要病理改变，可引起促炎蛋白表达升高，间接影响 BRB 的功能。光感受器细胞是视网膜上最多的一类细胞，代谢十分活跃。糖尿病小鼠模型的研究发现，当光感受器细胞减少时，血管密度也随之降低，提示光感受器细胞可能有使 DR 毛细血管退化的作用。在视网膜色素变性（retinitis pigmentosa，RP）合并糖尿病的患者中，虽然糖尿病病程较长，但是没有出现 DR，提示 RP 可能通过某种途径阻止了 DR 的进展。近期一项研究解释了这一机制，即光感受器细胞的减少抑制了糖尿病诱导视网膜中过氧化物和炎性蛋白的产生，从而降低了 DR 的发生率。

（2）视网膜色素上皮（retinal pigment epithelium，RPE）细胞

在动物实验和临床中证实糖尿病可导致血视网膜外屏障变化。由于视网膜血管的荧光渗漏遮蔽了血视网膜外屏障损伤所致的渗漏，因此目前的荧光素眼底血管造影（fundus fluorescein angiography，FFA）技术尚不能显示血视网膜外屏障造成的损伤，应用异硫氰酸荧光素右旋糖酐可显示经血视网膜外屏障渗漏的大分子。

53. 局部慢性炎症反应推波助澜

DR 的动物模型和临床研究发现，多种炎症反应均参与了 DR 的形成和进展，包括组织水肿、血管渗漏增加、血流量变化、多种细胞因子的上调、补体激活、小胶质细胞活化、巨噬细胞浸润等。研究发现，DR 早期视网膜和脉络膜血管中出现白细胞淤滞，中性粒细胞增多。与急性血管炎不同，这一过程是持续的、慢性的，同时可诱导细胞内黏附分子－1（intercellular adhesion molecule-1，ICAM-1）的上调，进而出现血管的渗漏。糖尿病小鼠的研究还发现单核／巨噬细胞迁徙浸润至血管周围视网膜组织中。应用流式细胞学定量研究发现，DR 动物模型中，CX3CR1$^+$/CD11b$^+$（单核／巨噬细胞和小胶质细胞）较正常增加了 2 倍。应用抗体拮抗 ICAM-1，或敲除相关基因可以阻断视网膜白细胞淤滞和 BRB 的破坏。

糖尿病早期，单核细胞迁徙至视网膜主要受到单核细胞趋化蛋白（monocyte chemoattractant protein，MCP）－1 的 . 调控。基因表达分析提示，与其他血管生成因子（如 VEGF、Ang-2 及 TNF-α 等）相比，MCP-1 上调极为明显（16 倍）。后续也有 DME 患者玻璃体腔内 MCP 浓度增高的发现。敲除糖尿病小鼠 MCP-1 基因可以明显减少视网膜血管的渗漏和单核细胞浸润。活化的单核细胞分化为巨噬细胞，进而分泌多种细胞因子和生长因子，如 VEGF、ang-2、TNF-α、ILS、MMP-2、MMP-9 等，这些炎性介质均可能导致 BRB 的破坏。

参考文献

1. Yau J W, Rogers S L, Kawasaki R, et al. Global prevalence and major risk factors of diabetic retinopathy. Diabetes Care, 2012, 35 (3): 556-564.

2. Kaštelan S, Tomić M, Gverović Antunica A, et al. Inflammation and pharmacological treatment in diabetic retinopathy. Mediators Inflamm, 2013, 2013: 213130.

3. Aiello L P, DCCT / EDIC Research Group. Diabetic retinopathy and other ocular findings in the diabetes control and complications trial / epidemiology of diabetes interventions and complications study. diabetes care, 2014, 37: 17–23.

4. J Schallek, Y Geng, H Nguyen, et al. Morphology and topography of retinal pericytes in the living mouse retina using in vivo adaptive optics imaging and ex vivo characterization.Invest Ophthalmol Vis Sci, 2013, 54: 8237-8250.

5. Li Y, Bai Y J, Jiang Y R, et al. Apelin-13 Is an Early Promoter of Cytoskeleton and Tight Junction in Diabetic Macular Edema via PI-3K / Akt and MAPK / Erk Signaling Pathways. Biomed Res Int, 2018, 2018: 3242574.

6. Romero-Aroca P, Baget -Bernaldiz M, Pareja-Rios A, et al. Diabetic macular edema pathophysiology: vasogenic versus inflammatory. J Diabetes Res, 2016, 2016: 2156273.

7. Hall C N, Reynell C, Gesslein B, et al. Capillary pericytes regulate cerebral blood flow in health and disease. Nature, 2014, 508: 55-60.

8. Daruich A, Matet A, Moulin A, et al. Mechanisms of macular edema: beyond the surface. Prog Retin Eye Res, 2018, 63: 20-68.

9. Valero C, Javierre E, Garcia-Aznar J M, et al. A cell-regulatory mechanism involving feedback between contraction and tissue formation guides wound healing progression. PLoS One, 2014, 9: e92774.

10. Nishiguchi K M, Ushida H, Tomida D, et al. Age-dependent alteration of intraocular soluble heparan sulfate levels and its implications for proliferative diabetic retinopathy. Mol Vis, 2013, 19: 1125-1131.

11. Du Y, Veenstra A, Palczewski K, et al. Photoreceptor cells are major contributors to diabetes-induced oxidative stress and local inflammation in the Retina. Proc Natl Acad Sci USA, 2013, 110: 16586-16591.

12. Rangasamy S, Mc Guire P G, Franco Nitta C, et al. Chemokine mediated monocyte trafficking into the retina: role of inflammation in alteration of the blood-retinal barrier diabetic retinopathy. PLoS One, 2014, 9: e108508.

（李 冰）

DME 治疗的临床研究进展

54. DME 的流行病学现状及进展

随着人民生活水平的提高，糖尿病已成为影响健康的主要问题之一。国际糖尿病联合会统计，2015 年有 4.15 亿成年人患有糖尿病，预测到 2040 年将有 6.42 亿成年人患有糖尿病。糖尿病视网膜病变（DR）是糖尿病的微血管并发症，约 35.4% 的糖尿病患者并发糖尿病视网膜病变，7.2% 为增殖期糖尿病视网膜病变。糖尿病黄斑水肿（DME）是血 – 视网膜屏障破坏导致的黄斑区液体及脂质积聚，当黄斑水肿累及中心凹时，患者会出现视物变形及视力下降。糖尿病患者的 DME 患病率为 7.5%，可发生在 DR 的任何阶段，是糖尿病患者的主要致盲原因，因此，及时有效地治疗 DME 对于提高及保存糖尿病患者的视力非常重要。

2 型糖尿病的患病率研究表明，2% ～ 8.2% 的糖尿病患者在诊断后 5 年出现 DME，28% 的患者在诊断 20 年后出现 DME。

对于 1 型糖尿病患者，0.0% 在诊断后 5 年出现 DME，29% 的患者在诊断 20 年后出现 DME。威斯康星州糖尿病视网膜病变流行病学研究发现，20% 的 1 型糖尿病患者和 25% 的 2 型糖尿病患者在 10 年随访后会出现 DME。一项对美国混合人口的研究发现，不同族裔 DME 的患病率略有不同，非裔糖尿病患者 36.7% 患有 DR，11.1% 患有 DME；西班牙裔糖尿病患者 37.4% 患有 DR，10.7% 患有 DME；白种人糖尿病患者 24.8% 患有 DR，2.7% 患有 DME，华裔糖尿病患者 25.7% 患有 DR，8.9% 患有 DME。经胰岛素治疗的患者 DME 发生率较高。诊断 15 年后，18% 的 1 型糖尿病患者和 20% 的 2 型糖尿病患者出现 DME，而未接受胰岛素治疗的 1 型糖尿病和 2 型糖尿病患者 DME 仅为 12%。全球范围内 DME 的患病率也各不相同。在美国高加索人中，DME 在 1 型糖尿病患者中占 6%，在 2 型糖尿病患者中占 2% ～ 4%。南美 2 型糖尿病人群 DME 患病率为 3.4% ～ 5.5%，欧洲 2 型糖尿病患者 DME 患病率为 5.4%。特别是在英国，2.3% ～ 6.4% 的 1 型糖尿病患者和 6.4% ～ 6.8% 的混合人群患有 DME。南亚 2 型糖尿病人群 DME 患病率为 6.4% ～ 13.3%，中国为 2.3%。

DME 的发病率与视网膜微动脉瘤的数目增加及患病时长有关。在糖尿病病程超过 10 年的美国高加索人中，DME 的发病率在 1 型糖尿病患者中为 20.1%，在 2 型糖尿病患者中为 13.9%。一项澳大利亚糖尿病混合群体的研究中报道了每年 7% 的发病率。在对斯堪的纳维亚人的研究中，4 年内 1 型糖尿病患者 DME

的发病率为 3.4%。在接受胰岛素治疗的 1 型糖尿病和 2 型糖尿病患者中，DME 的 4 年发病率分别为 4.3% 和 5.1%，而 2 型非胰岛素治疗患者的发病率为 1.3%。

55. DME 的诊断新进展

以早期治疗糖尿病视网膜病变研究为基础的 7 标准方位眼底彩照仍是评估 DR 的有效标准，但近年来眼部成像技术的发展也为糖尿病视网膜病变的诊疗及发病机制的研究提供了新的帮助。目前，超广角眼底彩照及荧光素血管造影，可以在 1 张图像中呈现 200°（或 > 80%）视野的视网膜，可以更好地理解糖尿病视网膜的周边视网膜病变，还可以通过周边视网膜 DR 病变的严重程度预测 DR 的预后。利用自适应光学技术来弥补人眼波前像差的自适应光学激光共焦扫描检眼镜（adaptive optics scanning laser ophthalmoscopy，AOSLO）的高分辨率视网膜成像模式，分辨率可以 < 2μm，极大地扩展了在细胞水平上对视网膜的可视化能力，可以显示糖尿病眼视锥细胞镶嵌的变化，并可显示传统照片无法识别的早期血管变化。

光学相干断层成像（OCT）是广泛用于评估 DR 及 DME 形态学变化的一种检查方法，可以定量测量视网膜厚度，其他一些 DME 相关生物学标记也逐渐开始应用，包括神经节细胞层变薄、视网膜内层结构紊乱、光感受器破坏等。OCT 血管造影的应用也越来越广，它是利用图像之间的去相关来检测血流，构建血流图像。OCTA 可以清晰显示 FAZ 的增大和不规则，以及毛细血管的闭锁情况。然而，这种无创、无染料的成像技术仍具有一定的局限性：观察范围较小，难以识别微动脉瘤，也无法检测血管渗漏。

糖尿病眼的全视野及多焦视网膜电图（ERG）均存在视网膜电信号异常，在 DR 病变（如微动脉瘤）发生之前就可出现多焦 ERG 潜伏期的延长。在 DR 严重程度不同的糖尿病眼中，对比敏感度、色觉测试、倍频视野检查和微视野检查也都存在一定的异常，但这些检查的敏感性及特异性有限，不足以作为 DR 或 DME 的评价指标。针对视网膜病变的多模式影像是未来 DR 成像方面的趋势，同时采用针对视网膜特定的神经或血管组织的成像方法，可以提高对糖尿病眼发病机制的理解，并可用于预测 DR 的视力预后。

56. DME 的治疗新进展

糖尿病视网膜病变的治疗包括全身药物治疗及眼部治疗，眼部治疗包括激光光凝、玻璃体内注射抗 VEGF 和类固醇药物，以及玻璃体视网膜手术。目前治疗方面的各项研究及进展主要以中晚期 DR 为重点，尤其是 DME 的治疗。

（1）药物治疗

许多研究与多中心临床试验都证实了持续的高血糖与黄斑水肿的发生率及进展密切相关。其中，糖化血红蛋白水平的降低与黄斑水肿的发生率降低尤其相关，并且与糖尿病的持续时间无关。基线和后续随访期间，糖化血红蛋白值增加 1% 与 21 年黄斑水肿累积发病率增加 22% 有关。这些数据与糖尿病控制及并发症试验的结果相似，该试验发现，加强控制血糖与试验结束时黄斑水肿发生率降低 46% 有关，与常规治疗组（每日注射 1 次或 2 次胰岛素）相比，4 年后强化治疗组（3 次或 3 次以上胰岛素注射或持续皮下胰岛素输注）患者黄斑水肿发生率降低 58%。

Exenatide 是一种新的胰高血糖素样肽 -1 受体激动剂，经皮下注射，已被报道可改善 DR 和黄斑水肿。然而，当血糖改善太快时，有可能导致 DR 的发生或短暂进展。严格控制代谢的一个可能后果是严重低血糖发作。血糖改善太快还会导致黄斑水肿的迅速恶化，应该逐渐实现代谢平衡。另有研究发现，收缩压与黄斑水肿的发生率有关，因此需要严格控制高血压以减少 DR 微血管损害的进展，包括黄斑水肿。英国前瞻性糖尿病研究提示，血压水平是限制黄斑水肿进程的关键因素。此外，一些研究人员指出，在降血压药物中，更应该选择血管紧张素 II 转换酶抑制剂。一些研究还描述了以微量白蛋白尿或总蛋白尿为表现的糖尿病肾病的患病率与黄斑水肿的发病率及进展之间的关系。吸烟与黄斑水肿的患病率和发病率不一致，但它对凝血和炎性反应的影响，可能会影响黄斑水肿的进程，而且吸烟与其他系统性并发症的风险增加有关，因此仍需避免吸烟。

高脂血症与 DR 患者视网膜硬性渗出和黄斑水肿的发生有

关，通过应用辛伐他汀等药物来控制血脂水平，可以延缓黄斑水肿的进展，并可减少硬渗沉积及微动脉瘤的形成。许多研究已经明确指出，全身情况控制良好可以有效地减缓 DME 的进程，包括达到目标糖化血红蛋白、最大限度地降低血糖水平的波动及稳定血压等多个方面。另外，需要特别注意减少严重低血糖的发生。根据这些研究结果，眼科医生必须建议患者提高依从性，经常检查血糖、糖化血红蛋白和血压，并定期检查眼底，以避免糖尿病的眼部并发症。

1）糖皮质激素

数十年来，眼部激光光凝一直是 DME 的标准治疗。然而，大量患者激光治疗后没有改善。有研究报道，格栅样光凝 3 年后，14.5% 的 DME 患者视力改善，60.9% 的患者视力无变化，24.6% 的患者视力下降。因此，很多研究开始探索 DME 的其他治疗方法。近年来，糖皮质激素玻璃体腔注射药物为治疗 DME 带来了希望，其抗炎、止血和抗通透性可用于治疗 DME 等慢性视网膜疾病。

许多应用玻璃体腔注射曲安奈德治疗 DME 的随机临床试验都显示了形态与功能的改善。由 DRCR.net 进行的一项精心设计的前瞻性随机试验研究了 1mg 和 4mg 剂量无防腐剂的玻璃体腔注射 TA 与局灶或格栅样激光光凝术的疗效和安全性，在这项研究中，光凝治疗比 TA 更有效，不良反应也更少。

最近，一项新的大规模的随机的 DRCR.net 研究，针对玻

璃体腔 TA 注药联合激光治疗的疗效，与玻璃体腔雷珠单抗注药联合及时或延迟激光、单纯激光治疗的效果进行了比较。随访 2 年，与单纯激光组相比，雷珠单抗联合及时激光组平均视力提高 3.7 个字母（$P=0.03$），雷珠单抗联合延迟激光组提高 5.8 个字母（$P < 0.01$），TA 联合及时激光组提高 1.5 个字母（$P=0.35$）。各组发生 3 行及以上视力恶化的眼分别为 10%、4%、2% 和 13%，单纯激光组、雷珠单抗联合及时激光组、雷珠单抗联合延迟激光组、TA 联合及时激光组提高 3 行及以上视力的眼分别为 18%、29%、28% 和 22%。视网膜中央厚度的平均变化（$\mu m \pm SD$）：雷珠单抗联合及时激光组为 − 141，联合延迟激光组为 − 150，TA 联合及时激光组为 − 107，单纯激光组为 − 138。激素治疗组白内障的进展可能对结果有明显的影响。在人工晶状体眼中，雷珠单抗联合及时激光组视力字母评分（$\pm SD$）平均提高 5，联合延迟激光组提高 9，TA 联合及时激光组提高 8，单纯激光组提高 5。

玻璃体内注射 TA 会带来一些风险，包括急性感染性眼内炎、假性眼内炎和医源性视网膜裂孔。一篇综述报道，玻璃体内注射 TA 后眼内炎的发病率约为 1.4%（24 / 1739）。2008 年和 2010 年的 DRCR.net（Protocol B 及 Protocol I）研究中则没有眼内炎或非感染性眼内炎的发生。单纯激光组和雷珠单抗联合及时激光组的眼压（IOP）升高率均为 5%，联合延迟激光组为 3%，TA 联合激光组为 28%。必须指出，在不同的试验中使用了不同的商用 TA 制剂，而不同的配方（TA 颗粒的尺寸和大小分布）

可能会影响试验结果。

球周注射 TA 显示了经巩膜途径向黄斑视网膜输送药物的有效性。经巩膜腔内注射 TA 常用于治疗各种炎症性眼病，并已被提出用于治疗 DME。一些研究报告，玻璃体内注射 TA 治疗难治性 DME 可能比后巩膜旁注射更有效。有研究提出了一种改良的巩膜旁缓释 TA 制剂，药效可持续 6 个月。

2）糖皮质激素植入物

目前已有数种玻璃体内激素缓释植入物，包括不可生物降解和可生物降解的地塞米松、氟西奈德（fluocinolone acetonide，FA）和 TA 植入物。地塞米松是合成的糖皮质激素，相对分子量较小，具有水溶性，其药代动力学半衰期约为 3h，生物半衰期为 36 ～ 45h，缓释制剂可以延长其在靶组织中的作用。OZURDEX TM 是一种可生物降解的地塞米松缓释剂，可逐步释放地塞米松长达 1 个月，疗效可达 4 ～ 6 个月。

Ozurdex TM：已被批准用于治疗视网膜静脉阻塞（RVO）、DME 和非感染性葡萄膜炎继发的黄斑水肿。Ⅲ期 MEAD 研究观察了 Ozurdex TM 治疗 DME 的有效性及安全性，研究共纳入 1048 只 DME 眼，视力区间 34 ～ 68ETDRS 字母，中央视网膜厚度 ≥ 300μm，将其随机分为地塞米松植入物 0.7mg、地塞米松植入物 0.35mg 或假注射组。符合再次注射标准的患者，可在初次注射后 6 个月再注射。主要观察指标是随访 3 年后最佳矫正视力比基线视力提高 ≥ 15 个字母的比例。0.7mg 组视力提高 ≥ 15 字母比例为 22.2%，0.35mg 组视力提高 ≥ 15 字母比例为 18.4%，假注射组视力提高 > 15 字母比例为 12%（$P \leqslant 0.018$）。0.7mg 组（ − 112μm）及 0.35mg 组（ − 108μm）平均中央视网膜厚度减少幅度均大于假注射组 − 42μm）（$P < 0.001$）。0.7mg 组、0.35mg 组及假注射组白内障发生率分别为 68%、64% 及 20%。研究过程中 0.7mg 组、0.35mg 组及假注射组需降眼压率分别为 41.5%、37.6% 及 9.1%。眼压升高通常发生在第一次或第二次注射之后，每次注射后 1.5 个月或 3 个月可达平均眼压峰值，注射后 6 个月眼压可恢复正常。0.7mg 组（0.3%）及 0.35mg 组（0.3%）各有 1 眼最终需青光眼手术来降低眼压。

　　氟西奈德（FA）：一种合成类固醇，在地塞米松水溶液中的溶解度为 1 / 24，系统半衰期短。在体内可通过不可蚀的药物释放装置在较长时间内线性释放 FA。Iluvien® 是一种氟西奈德玻璃体腔植入物，通过 25G 针头穿过睫状体平坦部注射入玻璃体腔，可持续释放低剂量药物 18 个月或 36 个月，每天释放 0.2μg 或 0.5μg。FAME 研究项目包括两个相同的 36 个月的第三阶段临床试验，评估 2 种剂量的 FA 植入物对 DME 患者的疗效和安全性。该研究将 956 只眼随机分为大剂量植入物组（0.5μg/d）、小剂量植入物组（0.2μg/d）及假注射组，术后 36 个月，3 组视力提高 3 行以上者分别为 28.7%、27.8% 和 18.9%；3 组中心视网膜厚度平均（±SD）降低值分别为：高剂量 FA 组（185±174）μm，低剂量 FA 组（180±160）μm，假注射组（142±152）μm。在

DME 持续时间超过 3 年的患者中，假注射组增加 15 个字母以上眼的比例为 13.4%，低剂量 FA 组为 34%，高剂量 FA 组为 28.8%（$P=0.002$）。在 DME 少于 3 年的患者中，假注射组提高 3 行字母以上眼的比例为 27.8%，低剂量 FA 组为 22.3%，高剂量 FA 组为 26.4%。在长期 DME 的患者中，与基线相比，假注射组 36 个月时 BCVA 字母平均提高 1.8 个，低剂量 FA 组平均提高 7.6 个（$P < 0.004$），高剂量 FA 组平均提高 6.2 个（$P < 0.024$）。最常见的不良反应是白内障，低剂量组发生率为 81.7%，高剂量组为 88.7%，假注射组为 50.7%。高眼压发生率，高剂量组为 47.3%，低剂量组为 38.4%，假注射组为 14.1%。需手术降眼压比例，高剂量组为 8.1%，低剂量组为 4.8%，假注射组为 0.5%。美国食品药品管理局（FDA）已批准 Iluvien® 用于治疗经过一个疗程激素治疗无明显眼压升高的 DME 患者，并已在 17 个欧盟国家上市，用于治疗对其他现有疗法无应答的慢性 DME。

Verisome：是一种生物可降解的玻璃体腔植入物，可用于缓释多种药物制剂，包括小分子、多肽、蛋白质和单克隆抗体。负载 TA 的临床前研究显示，玻璃体腔药物可持续 6 个月（6.9mg 制剂）和 12 个月（13.8mg 制剂）。在 II 期研究中，Lim 等分别用 6.9mg（25μl）或 13.8mg（50μl）缓释 TA 治疗 10 例继发于 RVO 的 ME 患者，并随访 1 年。5 例接受 13.8mg（50μl）TA 治疗的患者中心视网膜厚度显著下降，由基线的 518μm 降至第 30 天的 289μm，第 180 天的 207μm，第 360 天的 278μm。研究中有 3 名患者眼压升高，其中 2 例是新生血管性青光眼。

3）血管内皮生长因子抑制剂

在 DME 发生的病理生理过程中（图 45），慢性高血糖导致血管内皮细胞氧化损伤及炎症反应，随后许多生长因子过量表达，包括血管内皮生长因子、胰岛素样生长因子 1、血管生成素 1 和 2、基质衍生因子 1、成纤维细胞生长因子 2 和肿瘤坏死因子 α，导致血 – 视网膜屏障破坏，而抗血管内皮生长因子则可阻断导致 BRB 破坏的刺激因素，用于治疗 DME。

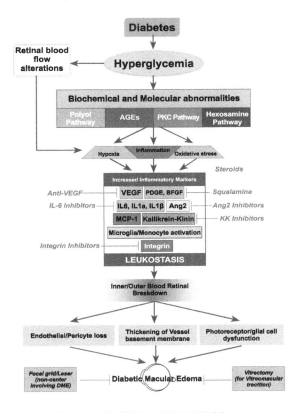

图 45 DME 发病机制（彩图见彩插 14）

雷珠单抗（Ranibizumab）是一种抗 VEGF 的人源化抗原结合片段，目前被 FDA 批准用于治疗湿性 AMD、RVO 黄斑水肿及 DME，被欧洲药品管理局（EMA）批准用于治疗湿性 AMD、DME、RVO 黄斑水肿及病理性近视继发的脉络膜新生血管。美国治疗 DME 的雷珠单抗推荐剂量为 0.3mg，欧洲则为 0.5mg。

Ⅲ期临床 RISE 研究共纳入 377 名患者，随机分为每月注射 0.3mg 雷珠单抗、0.5mg 雷珠单抗或假注射组。在平行的 RIDE 研究中，382 名患者也随机分为每月注射 0.3mg 雷珠单抗、0.5mg 雷珠单抗或假注射组。术后 3 个月如有必要，可以给予黄斑激光光凝。2 年后，假注射组患者可以接受每月 0.5mg 雷珠单抗雷珠单抗注药。24 个月时，18% 的假注射组患者视力至少增加了 15 个字母，0.3mg 雷珠单抗组为 45%（$P < 0.0001$），0.5mg 雷珠单抗组为 39%（$P < 0.001$）。

在 RIDE 研究中，雷珠单抗真注射组患者视力增加 15 个字母及以上的比例明显高于假注射组：0.3mg 雷珠单抗组为 34%（$P < 0.0001$），0.5mg 雷珠单抗组为 46%（$P < 0.0001$），而假注射组只有 12%。延长至 36 个月的 RISE-RIDE 研究中发现，雷珠单抗在 24 个月时取得的视力及视网膜解剖结构的改善可以一直持续至 36 个月，而最初接受假注射的患者延迟治疗未能达到相似的视力改善（图 46）。

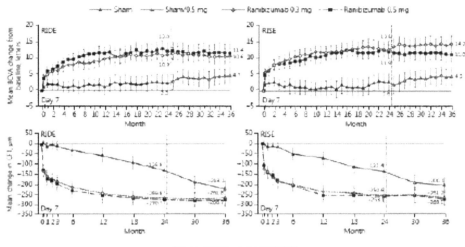

图 46 RIDE / RISE 研究

在 RESTORE 研究中，对 345 例 DME 患者进行了 0.5mg 雷珠单抗治疗或雷珠单抗联合激光治疗或单纯激光治疗的比较，将患者随机分为雷珠单抗治疗组（116 例），雷珠单抗联合激光治疗组（118 例）及单纯激光治疗组（111 例）。前 3 个月患者每月接受 1 次雷珠单抗治疗或假注射，然后必要时重复治疗；激光或假激光治疗也在基线期进行，之后患者每月复查，必要时重复治疗。研究发现，从基线期直至 1 ～ 12 个月，单用雷珠单抗（＋ 6.1）或联合激光治疗组（＋ 5.9）BCVA 字母评分的改善均优于单纯激光治疗组（＋ 0.8）（$P < 0.0001$）。12 个月时，BCVA 字母评分≥ 15 和 BCVA 字母评分＞ 73（20/40 Snellen 当量）的患者比例，雷珠单抗治疗组（分别为 22.6% 和 53%）和雷珠单抗联合激光治疗组（分别为 22.9% 和 44.9%）明显高于单纯激光治疗组（分别为 8.2% 和 23.6%）。此外，采用国立眼科研究所视觉功能问卷（NEIVFQ-25）评估与健康相关

的生活质量时，与基线期相比，雷珠单抗组或雷珠单抗联合激光组较单纯激光组改善明显（综合评分与视力相关分量表，*P* ＜ 0.05）。患者在 12 个月内平均接受了 7 次雷珠单抗或假注射治疗。在 36 个月的扩展研究中，持续的个性化雷珠单抗治疗可继续维持 BCVA 及中央视网膜厚度的收益。此外，在 36 个月时，雷珠单抗组、雷珠单抗联合激光组及单纯激光组 ETDRS 严重程度评分较基线有所改善（≥ 3 级）的患者比例分别为 14.8%、28.3% 及 16.0%，而 ETDRS 评分较基线下降（≥ 3 级）的患者比例分别为 1.6%、7.5% 及 4.0%。同时，在 RESTORE 及 RISE-RIDE 研究中，雷珠单抗均显示了良好的全身及眼部安全性。（图 47）

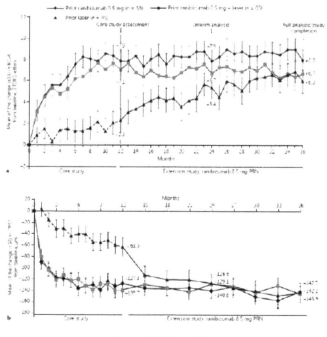

图 47 RESTORE 研究

DRCR.net S 方案比较了玻璃体腔注射雷珠单抗与传统的金标准——全视网膜激光光凝术（PRP）治疗增殖性视网膜病变的疗效，结果显示，与雷珠单抗组相比，PRP 组平均视野敏感度下降更多（$P < 0.001$），玻璃体切除手术率更高（9% 差异，$P < 0.001$），DME 发生更频繁（19% 差异；$P < 0.001$）。2 年时无新生血管眼的比例 2 组无显著性差异（雷珠单抗组为 35%，PRP 组为 30%）。在雷珠单抗组，基线无 DME 的患者在 1 年内平均接受了 7 次注射，2 年共接受了 10 次注射。基线时有 DME 的患者在 1 年内平均接受了 9 次注射，2 年共接受了 14 次注射。

阿柏西普（Aflibercept）：是一种重组融合蛋白，由人 VEGF 受体 1 和 2 胞外结构域的部分与人 IgG1 的 Fc 部分融合而成。其特点是与 *VEGF-A* 具有较高的结合力。经 EMA 和 FDA 批准用于治疗湿性 AMD、DME、RVO 继发黄斑水肿和近视性脉络膜新生血管患者。VIVID 及 VISTA 研究是 2 项随机多中心双盲的对照研究，在 862 例 DME 患者中评估了阿柏西普的安全性和有效性。2 项研究均将患者按 1：1：1 的比例随机分配到 3 种治疗组：1 组，初始每月注射 5 次后每 8 周注射 2mg（2Q8）；2 组，每 4 周注射 2mg（2Q4）；3 组，黄斑激光光凝（基线及必要时）。从第 24 周开始，符合视力下降阈值的患者可接受额外的治疗：阿柏西普组的患者可以接受激光治疗，激光组的患者也可以接受阿柏西普治疗。2 项研究的主要疗效均为终点以 ETDRS 字母评分计量的 BCVA 从基线到 52 周的平均变化，2Q8 组和 2Q4 组均优于对照组,差异有统计学意义($P < 0.05$),至 100 周时仍保持优势。在 VIVID 研究中,第 52 周时,2Q4、2Q8 和激光组的平均 BCVA 变化分别为 + 10.7 个字母、 + 10.5 个字母及 + 1.2 个字母;第 100 周时,分别为 + 11.4 个字母、 + 9.4 个字母及 + 0.7 个字母。在 VISTA 研究中,第 52 周时,2Q4、2Q8 和激光组的平均 BCVA 变化分别为 + 12.5 个字母、 + 10.7 个字母及 + 0.2 个字母;第 100 周时,分别为 + 11.5 个字母、 + 11.1 个字母及 + 0.9 个字母。VIVID 和 VISTA 研究还有一个疗效结果是(ETDRS)糖尿病视网膜病变严重程度量表(ETRDS-DRSS)的变化:第 100 周时,阿柏西普组 30% ～ 38% 的患者改善了 2 级或更多,激光组仅为 7% ～ 16%。

贝伐单抗(Bevacizumab):是一种全长的人源化抗 VEGF 抗体,广泛超适应证应用于治疗 VEGF 表达过度的视网膜病变。它被批准用于治疗转移癌,Ⅱ期 DRCR.net 的随机性研究评估了 DME 玻璃体腔注射贝伐单抗的短期疗效,证实了其有效性。在一项随机的安慰剂对照的临床试验中,将 115 只眼随机分为 3 组(3 次玻璃体腔均单独注射贝伐单抗组、第 1 次注射联合玻璃体腔曲安奈德注射组、假注射组)。真治疗的 2 组黄斑中心厚度均明显降低。第 24 周时,贝伐单抗组视网膜厚度减少 95.7μm,联合组视网膜厚度减少 92.1μm,对照组平均增加 34.9μm。与假注射组相比,治疗组均有显著的视力获益(单药治疗:$P = 0.01$;联合治疗:$P = 0.006$)。在这项研究中添加激素药物对视网膜厚度没有显著影响，但视力改善更快。另一项随机研究也得出了类似结果。玻璃体腔曲安奈德与玻璃体腔贝伐单抗治疗难治性糖尿病黄斑水肿（IBEME）研究对 28 例单独注射贝伐单抗或曲安奈德的 DME 患者的形态学和功能结果进行了比较研究。与贝伐单抗组相比，TA 组在第 4 周、第 8 周、第 12 周和第 24 周中央黄斑厚度明显降低，在第 8 周和第 12 周时，TA 组视力明显提高，仅在第 4 周时，TA 组眼压显著升高。

近来，DRCR.net 设计并进行了一项随机试验，比较了 3 种抗 VEGF 药物：雷珠单抗、阿柏西普及贝伐单抗。89 个临床中心共纳入 660 名中心凹受累的 DME 患者。患者被随机分为 3 组：2mg 阿柏西普组、1.25mg 贝伐单抗组、0.3mg 雷珠单抗组。每 4 周注射 1 次抗 VEGF 药物。在第 24 周随访时，如果连续 2 次注射没有改善或恶化，就停止注射；如果视力或视网膜厚度恶化，则恢复治疗。治疗 1 年后（图 48），阿柏西普组视力改善更佳，平均 BCVA 提高 13.3 个字母，贝伐单抗组提高 9.7 个字母，雷珠单抗组提高 11.2 个字母，但研究人员认为这些差异没有临床意义。在 1 年时，视网膜中央厚度平均下降值，阿柏西普组为 169μm、贝伐单抗组为 101μm、雷珠单抗组为 147μm。当初始视力字母评分在 20/32 ～ 20/40 时，3 种药物的平均改善程度相似，而当基线视力为 20/50 或更差时，阿柏西普组平均改善 18.9%，贝伐单抗组为 11.8%，雷珠单抗组为 14.2%，这一差异有统计学意义。

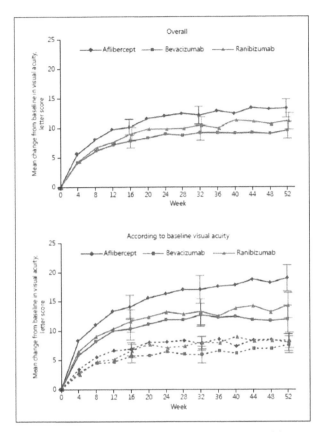

图 48 DRCR. net T 方案研究 1 年结果（彩图见彩插 15）

 T 方案 2 年的数据为证实抗 VEGF 可以有效治疗 DME 提供了更长观察期的证据。第 1 年和第 2 年结果的主要差异是，在 2 年时，阿柏西普在低视力组优于雷珠单抗的视力改善结果已不存在。第 2 年，贝伐单抗组 BCVA 基线值为 20 / 50 或更低的眼，视力改善仍小于另 2 组。3 组所需的玻璃体腔内注射次数没有显著性差异：第 1 年约 10 次，第 2 年约 5 次。T 方案中所有 3 组不良事件的发生率与既往试验一致（图 49）。

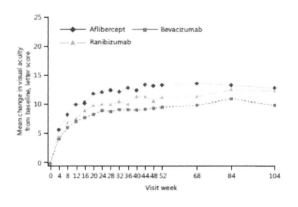

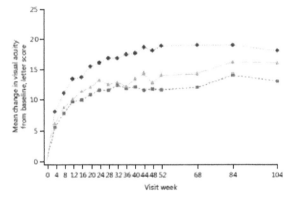

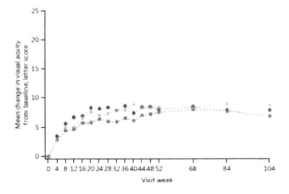

图 49 DRCR. net T 方案研究 2 年结果（彩图见彩插 16）

康柏西普：是中国自主研发的抗 VEGF 融合蛋白，可以抑制 VEGF-A、VEGF-B 及 PlGF-1、PlGF-2，目前正在进行有关 DME 适应证的临床研究，包括 Frontier 研究及 Sailing 研究。

4）其他药物

多种防治 DR 的经全身或眼局部应用的新技术都在研发中。眼部药物治疗包括 MMP 抑制剂和 PEDF 诱导剂，可作为抗 VEGF 药物和激素的替代物。ALG-001 是合成的抗整合素寡肽，可影响与血管生成级联反应相关的整合素亚基（$\alpha_5\beta_1$，$\alpha_v\beta_3$，$\alpha_v\beta_5$），以及与玻璃体后脱离和玻璃体液化相关的整合素亚基（$\alpha_3\beta_1$），其具有双重活性，可以关闭血管生成的级联反应及导致玻璃体液化，而且活性至少可持续至注射后 90d。在 I 期 DME 研究中，ALG-001 使 15 例晚期 DME 患者的视力在随访 5 个月期间提高了约 9 个字母，II 期研究（DELMAR）正在进行。视网膜毛细血管中表达的 VAP-1 是一种胺氧化酶和白细胞的内皮黏附分子。在链脲霉素诱导的糖尿病大鼠模型的临床前研究中，ASP-8232 改善了视网膜的高通透性，抑制了血浆 VAP-1 活性；与抗 VEGF 联合应用比任一药物单用都更有效。抑制糖尿病中的 VAP-1（VIDI）是一项正在进行的 II 期研究，是一项在美国 15 个中心进行的对照研究。

Abicipar pegol：是一种可结合 VEGF-A 可溶性异构体的 DARPin。DARPins 是一种小蛋白质疗法，来源于自然界中最常见的结合蛋白之一——天然锚蛋白重复蛋白。其负责多种功能，如细胞信号和受体结合，特点是体积小、效能高、稳定性高、亲和力强（结合性强）且结构灵活。Abicpiar 在湿性 AMD 的研究中已有较好的结果，目前正在 DME 患者中进行 II 期研究。AKB-9778 是一种 Tie 2 激活剂，通过抑制人蛋白酪氨酸磷酸酶 β（HPTP β）激活 Tie 2 通路，提高血管稳定性，防止异常血管生长和血管渗漏。在 I b/ II 期剂量提升研究（TIME-1）中，AKB-9778 作为 DME 患者的单一用药，皮下注射给药 28d，耐受性良好。经过 15mg 或以上的剂量治疗后，18 例患者中有 7 例中心视网膜厚度降低超过 50μm，13 例获得 5 个或 5 个以上字母的视力改善。

包被细胞技术：是 Neurotech 开发的一种治疗方法，它将半透性聚合物胶囊植入玻璃体腔，这种小胶囊含有经过基因改造以产生所需蛋白质或肽的细胞，中空纤维膜的结构是为了在保证免疫豁免的同时允许氧气和营养物质的流入。包被细胞技术也可以用于分泌抗血管生成和抗炎性因子。包被细胞技术在地图状萎缩及视网膜色素变性中已经开始了 II 期临床试验。

（2）手术治疗

1）激光光凝

许多研究都证实了激光光凝对 DME 有效。以黄斑水肿为研究对象的 ETDRS 为患者的治疗提供了最全面的指导，为光凝的疗效提供了强有力的支持。ETDRS 表明，局灶或格栅激光光凝术治疗累及中心凹的黄斑水肿，可使其 3 年后视力中度丧失（定义为 ≥ 15 个字母的丢失）的风险降低约 50%，从对照组的 24%

降至激光组的 12%。

因此，DME 的治疗方法在很大程度上是基于 ETDRS 的发现和结论。激光可使少数患者的视力改善，但大多数情况下，激光治疗的目的是稳定视力，激光治疗前应告知患者这一点。此外，弥漫性 DME 患者的视力和视功能预后较差，属于难治性黄斑水肿。在 ETDRS 中，主要依据临床检查诊断黄斑水肿，并应用荧光素血管造影辅助激光治疗。近年来，OCT 作为测量视网膜厚度及与 DME 相关的其他指标的客观工具越来越受到重视。DME 患者的多中心研究中采用了标准 OCT 评估黄斑水肿，并表现出与眼底镜检查良好的相关性。一些研究表明，在 CSME 患者中 OCT 与荧光素血管造影有很好的相关性，OCT 对早期黄斑水肿的敏感性更高。联合荧光素血管造影和 OCT 检查有助于揭示水肿的发病机制，可早期诊断和优化治疗，减少视力损失。

激光光凝的时机：成功的激光治疗前提是 DME 为可防治的视网膜血管性 DME，当黄斑水肿的病因为牵拉性（视网膜前膜、后部玻璃体牵拉）时，则无明确的激光治疗指征，甚至禁用激光治疗，因其可导致牵拉加重，病情恶化。在视力下降之前开始激光治疗最有效，因此应在发现 CSME 后立即开始治疗。激光前应告知患者激光的风险和益处，并告知其治疗目的是稳定视力和防止进一步的视力下降，而非改善视力。对于视力正常（20 / 20）的无症状患者，可以考虑推迟局灶激光治疗，并密切随访（2 ～ 4 个月 / 次）。当患者有未累及中心凹的黄斑水肿，视力仍较佳时，也可推迟激光治疗。当患者为严重 NPDR 或非高危 PDR，同时有黄斑水肿时，需要进行全视网膜激光光凝（PRP），并最好在 PRP 之前进行局灶性光凝，因为 ETDRS 有证据表明 PRP 可能会加重黄斑水肿。当高风险 PDR（发生视网膜或视盘广泛新生血管或玻璃体积血）合并 CSME 时，应同时进行全视网膜和局灶激光光凝。有 DME 的患者应在激光治疗后 3 ～ 4 个月内复查，如果 DME 持续存在或复发，可以考虑再次激光，范围可由原来的中心凹外 500μm 推进至 300μm，甚至可包括中心凹无血管区（FAZ）。

激光治疗流程：目前激光治疗的指南仍基于 ETDRS 的建议。DME 的激光光凝包括局灶或格栅光凝。对渗漏性微动脉瘤进行局灶光凝，因其可以造成硬性渗出及视网膜水肿增厚。对弥漫性渗漏区域进行格栅光凝，包括微动脉瘤、视网膜内微血管异常、渗漏的毛细血管及无灌注区。

局灶光凝：ETDRS 协议要求直接光凝距黄斑中心凹 500 ～ 3000μm 内的所有渗漏点。如果病灶位于 300 ～ 500μm，但初始视力为 20 / 40 或更差，而且治疗不会破坏剩余的毛细血管网，也可以激光治疗。初次治疗可应用 50 ～ 100μm 的光斑，持续时间为 0.1s，对于 40μm 以上的微动脉瘤，必要时可重复光凝，以达到预期效果。如果微动脉瘤成簇，且位于中心凹 750μm 以外，可应用较大光斑（200 ～ 500μm）治疗。初始治疗后 4 个月复查，如仍有 DME，且有可治疗病灶，可补充治疗。激光治疗至少需要间隔 4 个月。如有大量微动脉瘤存在，则需要破坏的视网膜范围较广，且有激光瘢痕融合扩大的风险，最好进行格栅光凝。

格栅光凝：在 ETDRS 中，对于弥漫性黄斑水肿采用格栅光凝，光斑 50 ～ 200μm，持续时间为 0.1s，能量低于全视网膜光凝所需能量，间隔 1 个光斑的宽度。激光斑点需距视盘边缘及黄斑中心 500μm 之外。再治疗标准与局灶激光相同：如果在 4 个月复查时仍有 DME，可进一步治疗（图 50）。

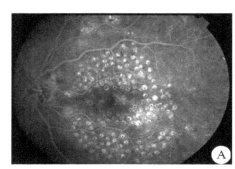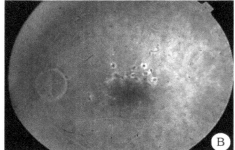

A：局灶光凝；B：格栅光凝。

图 50 局灶光凝及格栅光凝

改良格栅光凝：在临床中常会遇到混合型 DME，局灶和弥漫性渗漏在荧光素血管造影上清晰可见。在这种情况下，可采用改良的格栅光凝，主要对弥漫性渗漏区域进行格栅光凝，偶尔对局灶性渗漏进行局灶光凝。

激光光凝的并发症：激光光凝尽管有效，但有不少潜在的并发症。激光对视网膜的聚焦不当导致虹膜间质灼伤在全视网膜激光光凝后更为常见，黄斑激光后则很少发生。当用蓝绿色激光做黄斑区治疗时，由于神经纤维层对这种特定波长的吸收，近中心凹的激光斑点融合可导致旁中心暗点。最严重的并发症则是局灶光凝或格栅光凝时误伤中心凹，当水肿广泛，难以确定黄斑及中心凹的位置时，可以通过 FFA 及裂隙灯钴蓝光的帮助来定位。当患者在治疗过程中配合较差时，可以进行球周麻醉。另外，要避免过强或短时灼伤，防止损失 Bruch 膜而导致脉络膜新生血管的发生。为了减少这种并发症的风险，建议采用最低强度的激光，光斑 > 50μm，并避免重复光凝单个微动脉瘤。随时间延长发生的瘢痕扩大也是格栅光凝弥漫性 DME 的并发症之一，发生率为 5%。

视网膜前纤维化是黄斑激光治疗的一种少见并发症，通常因激光过强或直接光凝视网膜内出血导致。另一种严重并发症为视网膜下纤维化，通常导致视力预后不良。只有 8% 的视网膜下纤维化与局灶光凝直接相关，这些病例中常可见视网膜下纤维化条带源自激光瘢痕处，提示其可能继发于高能量灼伤后的 Bruch 破裂。很多病例还可见广泛的硬性渗出，尤其是在黄斑水肿吸收后，这些病例的视网膜下纤维化可能是由于渗出液刺激 RPE 纤维化所致。发生视网膜下纤维化的主要高危因素包括黄斑严重渗出（通常表现为斑块状硬性渗出）和高脂血症。ETDRS 报道，31% 的严重渗出患者存在视网膜下纤维化，而无硬性渗出的患者则为 0.05%。

光凝及阈值下激光光凝：是利用了光的热效应，是很多视网膜及脉络膜疾病的标准治疗方法，但这种热损伤也是很多潜在并发症的根源，包括视网膜前和视网膜下纤维化、脉络膜新生血管和激光斑的渐进扩张。在一项前瞻性随机临床试验中，比较了最小损伤激光与传统激光对有临床意义的 DME 的治疗，最小损伤激光的能量在 RPE 水平几乎不能产生可见的热灼伤，这项 29 只眼的研究表明，最小损伤激光在减少中心凹视网膜厚度和提高视力方面与传统激光治疗一样有效。近年来，阈值下不可见视网膜激光被认为是一种损伤较小的治疗方式，其不良反应较小，并保持了良好的疗效。

微脉冲视网膜激光光凝：是通过微脉冲激光机使用重复的短时低能量脉冲激光串，将激光损伤限制到足以引起生物反应的最小水平，从而使周围组织不受影响，可以避免或减少不必要的视网膜损伤。每次脉冲所致的温度升高在脉冲间期快速降低，因此，相邻结构中的热梯度保持在可见损伤的阈值以下，眼底镜下难以观察，可用 OCT 监测其变化。Oculight SLX 激光系统（Iridex Corporation，Mountain View，Calif，USA）是红外（810nm）二极管激光器，既可用于连续波常规光凝，也可用于阈值下微脉冲光凝。典型的微脉冲治疗采用 200ms 曝光包封 100 个 0.3ms 的微脉冲（500Hz，15%占空比）。重复脉冲激光照射可将热效应定位于 RPE 层，微脉冲持续时间非常短，热效应很难从 RPE 细胞传导至周围组织。最近一项研究对微脉冲激光与常规激光光凝治疗 DME 的随机对照试验进行了荟萃分析，共 398 只眼（阈值下微脉冲二极管激光器组 203 只眼，常规激光组 195 只眼）结果表明，阈值下微脉冲激光组在治疗后 3、9、12 个月的 logMAR BCVA 平均改善均优于常规激光组（分别为 $P=0.02$，$P=0.04$，$P=0.03$），2 种治疗方式的解剖结果相似。

选择性视网膜激光：是一种可用于与视网膜色素上皮退行性变相关的视网膜疾病的激光治疗模式。治疗的目的是在不损害光感受器（从而避免暗点）、神经视网膜和脉络膜的情况下选择性地破坏 RPE 细胞。RPE 吸收热能后热扩散的速度约为 $1\mu m/s$，因此，传统的 100ms 或更长时间曝光会导致显著的热传导。选择性视网膜激光采用 527nm 倍频 Q 开关 Nd：YLF 激光器以 100Hz 的重复频率提供 30 个 $1.7\mu s$ 的光脉冲，这些短曝光时间的脉冲重复照射，可将能量限制于 RPE，而不累及光感受器。与标准氩激光光凝后眼底可见灰白色激光斑不同，选择性视网膜激光后的光斑不可见，但通过荧光素血管造影可以检测。这与微脉冲视网膜光凝术不同，微脉冲光凝后在眼底镜和荧光素血管造影中均看不到激光斑，可能是因为亚毫秒和亚微秒重复脉冲激光治疗对 RPE 细胞及其黑色素颗粒的激光辐照效应不同。一项研究应用双频 Nd：YAG 激光（532nm）器，在兔模型上研究了 8ns 的选择性视网膜激光。当重复频率为 10 个脉冲时，眼底和血管造影可见损伤的阈值分别为 $266mJ/cm^2$ 和 $72mJ/cm^2$。病变组织学检查显示 RPE 受损，Bruch 膜完整，但由于安全范围较小，选择性破坏 RPE 而不影响光感受器却很难实现。

近期有研究评估了 19 例黄斑病变（包括 DME）患者的选择性视网膜激光，在以 200ns 治疗时，几乎所有患者在血管造影上都可见激光斑，但眼底镜不可见（血管造影阈值：115μJ）。另一项前瞻性的非随机研究证实了选择性视网膜激光后，41% 的眼可以改善 1 ～ 2 行 ETDRS 字母的 BCVA，29% 的眼可以改善＞ 2 行 ETDRS 字母。

视网膜再生疗法（Ellex Medical，Adelaide，S.A，Australia）：使用极短的脉冲刺激 RPE 开启更新，从而减缓视网膜疾病的进展。视网膜再生治疗的目的是使 RPE 细胞在一种生物刺激下迁移，释放 MMPs。一项研究报道了用视网膜再生疗法治疗 29 只 DME 眼的初期结果。黄斑中心厚度在 3 个月时下降 5 以上者占 55%，稳定者占 24%，增加者占 20%。大多数患者的视力有所改善，而微视野检查未见激光对感光细胞的损伤。

半自动模式扫描激光光凝：模式扫描激光器（Pascal，Optimedica Corporation，Santa Clara，Calif，USA）是一种倍频 Nd：YAG 二极管泵固态激光器，它产生波长为 532nm 的激光束，并能以预定的模式传送多个光斑。PASCAL 激光机是第一个提供一系列不同图案激光阵列的系统。目前还有许多使用模式扫描技术的模型可供使用，操作者可以选择图案、点的数目和它们之间的间距。为了应用多点模式，脉冲持续时间缩短到 10 ～ 20ms，较短的脉冲时间减少了脉冲的能量及对周围组织的热传导。从理论上讲，向前扩散减少对内层视网膜和神经纤维层的损伤较小，而向后扩散降低则会减少患者的不适感，因此，这种激光损伤更小，也更省时。标准的模式扫描激光器可以达到均一的激光斑，瘢痕扩展较少。

近年来，激光治疗视网膜疾病的研究进展主要是为了减少激光光凝对视网膜组织造成的不必要的破坏，因而需降低脉冲持续时间以减少热传导及保护神经视网膜。然而，短的曝光时间会缩小光凝固和光破坏之间的安全功率范围，因此，应谨慎地选择适当的治疗窗。

2）玻璃体手术治疗

Lewis、Van Effenterre 等首先报道了手术治疗牵拉性 DME 的结果，他们做了玻璃体切除和玻璃体后皮质剥离。Pendergast 及其同事随后证实了手术的有效性，他们对 55 只只眼进行了回顾性研究，平均随访时间为 23 个月。玻璃体切除术后，27 只眼（49%）恢复了至少 2 行视力，23 只只眼（42%）视力稳定，5 只眼（9%）视力下降至少 2 行，52 例（95%）黄斑囊样水肿减轻，45 例（82%）痊愈。其他研究也证实了玻璃体切除对牵拉性 DME 的有效性，而且早期行玻璃体切除术，视功能预后更好。

57.DME 治疗国际指南的解读

DME 的治疗一直是眼科的热点问题，随着对 DME 认识的逐渐深入，新技术、新方法的涌现，循证医学证据的不断积累，DME 的诊疗策略也在不断更新。近年来不少国家和地区都发布了新的 DME 指南，或者在 DR 指南中重点阐述 DME 的诊治，对在临床工作中规范 DME 的诊治有着很大的指导作用。其中，最具有代表性的包括欧洲视网膜专家学会（European Society of Retina Specialists Congress，EURETINA）、美国眼科协会（American Academy of Ophthalmology，AAO）、国际眼科理事会（International Council of Ophthalmology，ICO）和中华医学会眼底病学组新近发表的 DME 指南。

2017 年，EURETINA 发布的 DME 指南被认为是目前最具有权威性和代表性的 DME 指南，被广泛应用于临床中，该指南指出，对于新发的 DME，不论是否累及黄斑中心凹，抗 VEGF 均是一线治疗方法。对于水肿未累及中心凹、视力尚佳、水肿厚度＜300μm 的患者，激光光凝可以作为一线治疗方法，其治疗效果与抗 VEGF 相当；对于曾发生过重大心脑血管事件，不能定期复查及注药的患者，有人工晶状体眼的患者，眼内注射糖皮质激素 Ozurdex 可作为首选治疗方法，对抗 VEGF 及 Ozurdex 均无应答的患者还可选氟新诺龙（Fluocinolone），而曲安奈德（TA）不良反应较大，仅在其他药物无法获得时应用；对于存在牵拉因素的 DME 患者，经抗 VEGF 或糖皮质激素类药物治疗无效后可以选择玻璃体切割术。该指南循证医学证据充分，对 DME 的诊治有着很好的指导作用。

美国 AAO 每年发布一次 DR 指南，其中也包括 DME 治疗的相关内容，在 2017 年发布的指南中，DME 的治疗仍以水肿是否累及黄斑中心凹为依据，如累及中心凹者首选抗 VEGF 治疗，而未累及中心凹者可选择激光光凝治疗或抗 VEGF 治疗。与以往指南相比，2017 年发布的指南中对于未累及黄斑中心凹的患者除激光治疗外，增加了抗 VEGF 治疗这一选择。

2018 年，ICO 发布的糖尿病眼病指南中，对 DME 的诊治提出了相关指导与建议（图 51）。该指南也以水肿是否累及黄斑中心凹为依据，如累及中心凹且视力高于 20 / 30，可根据情况选择 3 种治疗方法之一进行治疗：①密切随访，对出现恶化的 DME 进行抗 VEGF 治疗；②直接进行抗 VEGF 治疗；③必要时抗 VEGF 联合局灶或栅格激光光凝治疗。如累及中心凹且视力低于 20 / 30，则首选抗 VEGF 治疗。

2015 年，中华医学会眼科学分会眼底病学组发布的糖尿病视网膜病变的治疗指南中将 DME 分为局灶型和弥漫型，对于局灶型 DME 可以选择激光光凝治疗或联合抗 VEGF 治疗；弥漫型 DME 可选择抗 VEGF 治疗或糖皮质激素治疗。

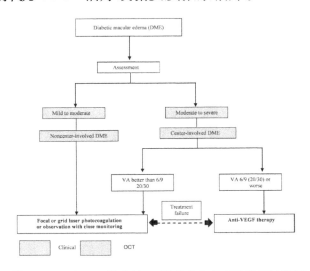

图 51 2018 年 ICO 发布的 DR 指南中有关 DME 治疗的流程

上述 4 个具有代表性的指南均已将抗 VEGF 治疗作为 DME 治疗的一线治疗选择，其优势在于能够更好地恢复视力，并最低限度地减少视力损伤，同时能对并发的糖尿病视网膜病变起到稳定、缓解、减少并发症的作用。由于激光光凝存在视功能损伤的风险，这一曾经作为 DME 治疗标准的方法正逐渐转为协同、补充、联合的治疗方法。

近年来研究发现，炎症因素在 DME 的发生和发展中起到重要作用，糖皮质激素作为抗感染治疗的代表性药物逐渐用于 DME 治疗，加之眼内缓释技术的应用，大大延长了眼内药物的作用时间，降低了高眼压、白内障等糖皮质激素相关并发症，使得眼内糖皮质激素应用的安全性和疗效有了明显改善，现已成为 DME 二线治疗选择。

对于抗 VEGF 的注药方案，多个指南中推荐采用每月玻璃体腔注射抗 VEGF 药物 1 次，连续注射 3 ～ 6 次后开始按需治疗。每月注射 1 次，连续注射 6 次后按需治疗（6 + PRN）的方案被认为是目前较合理的治疗方案。

2018 年 ICO 指南（图 52）指出第 1 年通常需注射 6 ～ 8 次，第 2 年注射 2 ～ 3 次，第 3 年注射 1 ～ 2 次，第 4 年及第 5 年注射 0 ～ 1 次。对于抗 VEGF 无效的持续水肿患者，可在抗 VEGF 治疗 24 周后考虑激光治疗，也可考虑激素玻璃体腔注射治疗。

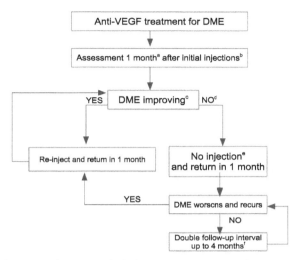

图 52　2018 年 ICO 发布的 DR 指南中基于 DRCR.net 的 DME 抗 VEGF 治疗方案流程

　　DME 指南提供了基于循证医学证据的临床指导和路径,可规范和指导临床医生诊疗行为,使 DME 治疗尽可能地达到最好的疗效,同时指南也指出需针对患者情况制定个体化治疗方案。需要强调的是,DME 是糖尿病的并发症之一,只有在全身综合治疗的基础上,DME 治疗才能得到较好的疗效。

58. DME 治疗的临床病例解析

【病例 1】

　　患者,女性,21 岁,因双眼视力下降 3 个月,右眼重于左眼于 2016 年 8 月就诊。既往发现糖尿病 1 年,诊为双 DR 3 个月,已于当地行眼底激光治疗。眼部查体:视力右眼 0.15,左眼 0.3,眼压正常,双前节(-),双眼底视盘边界可,血管走行可,网膜散在 MA、出血，后极部多处棉絮斑，中周部局部陈旧激光斑，黄斑区少量硬渗，可见水肿（图 53，图 54）。

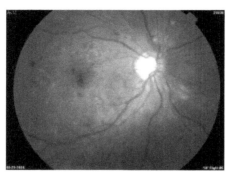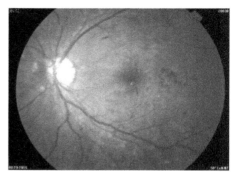

图 53 双眼眼底彩照（彩图见彩插 17）

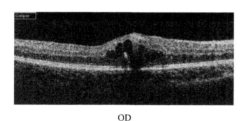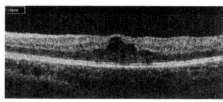

OD   OS

图 54 双眼 2016 年 8 月 OCT（彩图见彩插 18）

诊断为双眼糖尿病视网膜病变，双眼 DME，双眼底激光光凝后，于 2016 年 8 月眼表麻醉下行右眼抗 VEGF 治疗，2 周后双眼继续补充 PRP（图 55，图 56）。

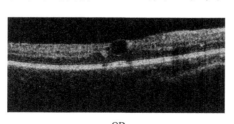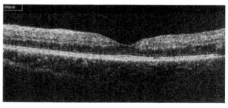

OD   OS

图 55 双眼 2016 年 10 月 OCT（彩图见彩插 19）

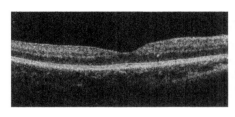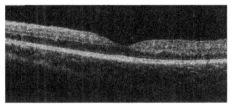

OD   OS

图 56 双眼 2016 年 12 月 OCT（彩图见彩插 20）

【病例 2】

患者，男性，44 岁，因双眼视力下降数月于 2016 年 8 月就诊，既往 2 型糖尿病 10 年，眼部查体：视力右眼 0.2，左眼 0.25，眼压正常，前节可见双晶状体皮质及后囊下混浊，余（-），双眼底视盘边界可，血管走行可，网膜散在 MA、出血，后极部多处棉絮斑（图 57，图 58）。

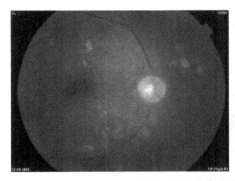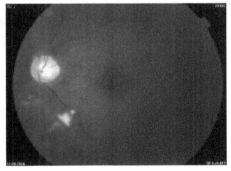

图 57 双眼眼底彩照（彩图见彩插 21）

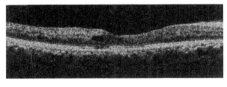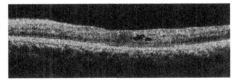

OD   OS

图 58 双眼 2016 年 8 月 OCT（彩图见彩插 22）

　　诊断为双眼糖尿病视网膜病变（右眼重度 NPDR，左眼 PDR），双眼 DME，双眼白内障，于 2016 年 8 月开始双眼 PRP，但 PRP 过程中发现晶状体太混浊，激光难以完成，2016 年 10 月先后双眼行 Phaco ＋ IOL 术，术后双眼视力 0.6，继续完成 PRP。术后 2 个月，主诉双眼视力下降，视力 0.4（图 59）。此时考虑患者白内障术后 DME 加重，于 2016 年 12 月先后予双眼 IV-TA 1mg。注药后 1 个月，主诉双眼视力回升，视力右眼 0.8，左眼 0.6，但双眼眼压略高于正常（图 60）。

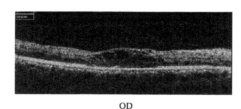 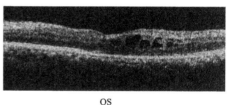

OD　　　　　　　　　　　　　　　　OS

图 59 双眼 2016 年 12 月 OCT（彩图见彩插 23）

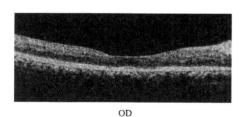 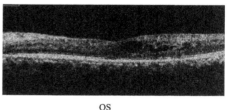

OD　　　　　　　　　　　　　　　　OS

图 60 双眼 2017 年 10 月 OCT（彩图见彩插 24）

　　注药后 3 个月，主诉双眼视力又有所下降，视力右眼 0.3，左眼 0.4，双眼眼压已恢复正常（图 61，图 62）。

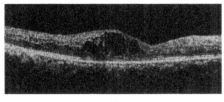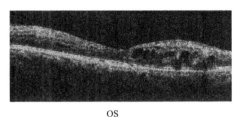

OD　　　　　　　　　　　　　　OS

图 61　双眼 2017 年 3 月 OCT（彩图见彩插 25）

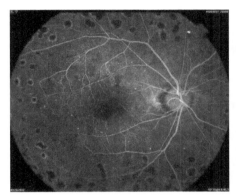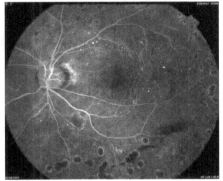

图 62　双眼 2017 年 3 月 FFA

于 2017 年 4 月予双眼抗 VEGF 治疗，同时补充双眼底激光，注药后 1 个月，主诉双眼视力回升，视力右眼 1.0，左眼 0.8，目前每月随访，视力持续稳定，未再注药（图 63）。

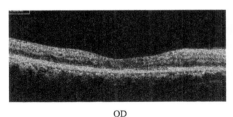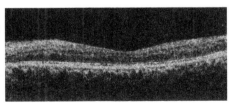

OD　　　　　　　　　　　　　　OS

图 63　双眼 2017 年 6 月 OCT（彩图见彩插 26）

DME 是 DM 患者视力下降的主要原因。虽然激光治疗长期以来一直是预防 DME 患者失明的主要治疗方法，但现在的治疗目标应该是防止进一步丧失视力，并改善视力功能。近年来的各项研究表明，玻璃体腔抗 VEGF 治疗可以达到这一目标，并具有良好的安全性。因此，近年来新发布的多个 DME 指南均建议使用抗 VEGF 治疗作为第一线的治疗，而激光光凝则逐渐转为协同、补充、联合的治疗方法。由于炎症因素在 DME 的发生和发展中也起到重要作用，眼内糖皮质激素的应用已成为 DME 二线治疗选择。随着科学技术的不断进步与发展，期待未来新的检查工具、药物和治疗方法会使 DME 的诊断与治疗更加高效，为 DME 患者带来更好的预后及更多的希望。

参考文献

1. Silva P S, Cavallerano J D, Haddad N M, et al. Peripheral Lesions Identified on Ultrawide Field Imaging Predict Increased Risk of Diabetic Retinopathy Progression over 4 Years. Ophthalmology, 2015, 122 (5): 949-956.

2. Lammer J, Prager S G, Cheney M C, et al. Cone Photoreceptor Irregularity on Adaptive Optics Scanning Laser Ophthalmoscopy Correlates With Severity of diabetic retinopathy and Macular Edema. Invest Ophthalmol Vis Sci, 2016, 57 (15): 6624-6632.

3. Burns S A, Elsner A E, Chui T Y, et al. In vivo adaptive optics microvascular imaging in Diabetic patients without clinically severe diabetic retinopathy. Biomed Opt Express, 2014, 5 (3): 961-974.

4. Sun J K, Lin M M, Lammer J, et al. Disorganization of the retinal inner layers as a predictor of visual acuity in eyes with center-involved diabetic macular edema. JAMA Ophthalmol, 2014, 132 (11): 1309-1316.

5. Sun J K, Radwan S H, Soliman A Z, et al. Neural retinal disorganization as a robust marker of visual acuity in current and resolved diabetic macular edema. diabetes, 2015, 64 (7): 2560-2570.

6. Bonnin S, Tadayoni R, Erginay A, et al. Correlation between ganglion cell layer thinning and poor visual function after resolution of diabetic macular edema. Invest Ophthalmol Vis Sci, 2015, 56 (2): 978-982.

7. Agemy S A, Scripsema N K, Shah C M, et al. Retinal vascular perfusion density mapping using optical coherence tomography angiography in ormal and diabetic retinopathy patients. Retina, 2015, 35 (11): 2353-2363.

8. Sarao V, Veritti D, Lanzetta P. Regression of diabetic macular edema after subcutaneous exenatide. Acta Diabetol, 2014, 51: 505-508.

9. Sarao V, Veritti D, Boscia F, et al. Intravitreal steroids for the treatment of retinal diseases. Scientific World Journal, 2014, 2014: 989501.

10. Boyer D S, Yoon Y H, Belfort R Jr, et al. Three-year randomized, sham-controlled trial of dexamethasone intravitreal implant in patients with diabetic macular edema. Ophthalmology, 2014, 121: 1904-1914.

11. Brown D M, Nguyen Q D, Marcus D M, et al. Long-term outcomes of ranibizumab therapy for diabetic macular edema: the 36-month results from two phase III trials: RISE and RIDE. Ophthalmology, 2013, 120: 2013-2022.

12. Schmidt-Erfurth U，Lang G E，Holz F G，et al. Three-year outcomes of individualized ranibizumab treatment in patients with diabetic macular edema：the restore extension study. Ophthalmology，2014，121：1045-1053.

13. Writing Committee for the diabetic Retinopathy Clinical Research Network，Gross JG，Glassman AR，et al. Panretinal photocoagulation *vs.* intravitreous ranibizumab for proliferative diabetic retinopathy：a randomized trial. JAMA，2015，314：2137-2146.

14. Korobelnik J F，Do D V，Schmidt-Erfurth U，et al. Intravitreal aflibercept for diabetic macular edema. Ophthalmology，2014，121：2247-2254.

15. Diabetic Retinopathy Clinical Research Network，Wells J A，glassman A R，et al. aflibercept，bevacizumab，or ranibizumab for diabetic macular edema. N Engl J Med，2015，372：1193-1203.

16. Wells J A，Glassman A R，Ayala A R，et al. Aflibercept，bevacizumab，or ranibizumab for diabetic macular edema：two-year results from a comparative effectiveness randomized clinical trial. ophthalmology，2016，123：1351-1359.

17. Chen G，Tzekov R，Li W，et al. Subthreshold micropulse diode laser versus conventional laser photocoagulation for diabetic macular edema：a meta-analysis of randomized controlled trials. Retina，2016，36：2059-2065.

18. Park Y G，Kim J R，Kang S，et al. Safety and efficacy of selective retina therapy（SRT）for the treatment of diabetic macular edema in korean patients. Graefe's arch clin exp ophthalmol，2016，254：1703-1713.

（吴 婵）

糖尿病视网膜病变的表观遗传学研究进展

糖尿病视网膜病变是糖尿病的常见并发症。在糖尿病的治疗过程中，部分患者虽然血糖控制满意，却仍有糖尿病视网膜病变的进展，近来越来越多的证据表明此种现象与表观遗传学修饰相关。

59. 糖尿病视网膜病变的代谢记忆

糖尿病视网膜病变（Diabetic Retinopathy，DR）是糖尿病的常见并发症，亦是致盲的主要原因之一。截止到 2010 年，世界上约有 2.85 亿的糖尿病患者，世界卫生组织预计 2030 年全球会有 4 亿人患有糖尿病。1 / 3 的糖尿病患者有糖尿病视网膜病变的表现，这其中 1 / 3 的患者存在视力的损害。

控制和治疗糖尿病及其并发症的重点在于控制血糖，部分糖尿病患者虽然能够通过药物、饮食及运动控制血糖，但仍有 DR 等并发症的发生和进展。多个大型临床试验结果证实，如果早期血糖控制不佳，即使后续血糖控制达标，仍较早期血糖控制良好的患者更易发生包括糖尿病视网膜病变在内的各种并发症，因此先期血糖控制对糖尿病并发症的发生及进展具有长期影响，这种现象称之为"代谢记忆"。

糖尿病控制及并发症试验（Diabetes Control and Complications Trial，DCCT）是一项旨在探讨应用强化胰岛素治疗有效控制血糖是否有助于降低 1 型糖尿病患者糖尿病并发症发病风险和减缓并发症发展进程的大型临床对照研究。该研究纳入 1 型糖尿病患者 1441 例，其中 726 例尚未出现糖尿病视网膜病变，715 例患有轻度糖尿病视网膜病变。受试者随机分成 2 组，传统治疗组每日接受 1 ~ 2 次胰岛素注射，强化治疗组严密监测血糖，每日至少接受 3 次胰岛素注射或使用胰岛素泵治疗。平均随访 6.5 年，强化治疗组无糖尿病视网膜病变患者的校正平均患病风险降低了 76%，轻度糖尿病视网膜病变患者病变发展减缓 54%，进展为严重的非增殖性糖尿病视网膜病变的风险降低了 47%。由于其一致的具有结论性的结果，该研究提前 1 年结束。其后，受试者全部接受强化胰岛素治疗，加入糖尿病并发症与干预流行病学试验（Epidemiology of Diabetes Interventions and Complications，EDIC），接受观察性随访，至今已持续进行 30 余年，其结果显示，尽管患者糖化血红蛋白控制在相同水平，DCCT 中传统治疗组糖尿病并发症的风险仍明显高于强化治疗组。

在英国进行的前瞻性糖尿病研究（United Kingdom Prospective

Diabetes Study，UKPDS）受试者为 2 型糖尿病患者，所得结论与 DCCT 相似。

代谢记忆在动物实验中也得到验证。Engerman 等的研究显示血糖控制不佳 2.5 年的糖尿病犬，将其血糖控制正常 2.5 年后，其糖尿病视网膜病变仍较血糖始终控制良好的糖尿病犬严重。

Hammes 等报道，于患病 12 周接受胰岛移植的糖尿病大鼠与患病 6 周接受胰岛移植的糖尿病大鼠相比，糖尿病视网膜病变的程度更为严重。

此外，体外细胞实验也证实代谢记忆可造成视网膜内皮细胞、血管平滑肌细胞及内皮细胞与抗氧化、炎症和纤维化相关的基因的持续异常表达。

事实上，代谢记忆并不局限于血糖控制不佳对于机体的长期影响，基础和临床研究的结果都提示不良记忆可能很早即开始，并且与自身血糖无关，孕期高血糖可造成胎盘组织中与褐色脂肪相关的 *PRDM16*、*BMP7*、*CTBP2* 和 *PPARGC1A* 基因甲基化增加，进而介导脐血瘦素水平增加。因此表观遗传学的改变可以始自胚胎发育期间，基因与环境的相互作用可使胎儿出生后呈现更易出现代谢综合征的表型。

虽然代谢记忆这一现象已经发现多年，但其本质及发生机制并不明了。以往的研究认为氧化应激损伤，多元醇通路、已糖胺通路和蛋白质激酶 C 通路的激活，晚期糖基化终末产物(advanced glycation end products，AGEs) 的增多及线粒体 DNA (mitochondria

DNA，mtDNA）的损伤等均参与了该过程。近年来越来越多的研究表明，染色质的改变和表观遗传学因素在代谢记忆的建立、发展及基因的持续表达方面发挥着关键性作用，研究表观遗传修饰在糖尿病视网膜病变及代谢记忆中的作用可有助于发现新的治疗靶点。

表观遗传学是指基因在 DNA 序列不变的情况下，表达发生可遗传的改变，这些改变了的基因与表型能稳定地进行遗传。

表观遗传学的改变包括 DNA 甲基化、组蛋白氨基酸残基修饰和非编码 RNA。

60. 表观遗传学与糖尿病视网膜病变

（1）DNA 甲基化与糖尿病视网膜病变

DNA 甲基化是指在 DNA 甲基转移酶（DNA methyltransferase，Dnmt）的催化下，以 S- 腺苷甲硫氨酸（SAM）为甲基供体，将甲基转移到特定的碱基上的过程。

高糖能抑制人视网膜微血管内皮细胞（human retinal microvascular endothelial cells，HRMECs）中过氧化物酶体增殖物激活受体 γ 辅助激活因子 1α（peroxisome proliferator-activated receptor- γ coactivator 1α，PGC-1α）的表达，短暂高糖即使恢复正糖后 PGC-1α 的表达仍受到抑制，持续高糖能增加 *PPARGC1A* 启动子区 DNA 甲基化水平，使位于 − 260、− 136、+ 171、+ 196、+ 214 CpG 二核苷酸发生甲基化改变。糖尿病

模型大鼠视网膜 PGC-1α mRNA 及蛋白表达下降，视网膜 SOD2 mRNA 表达升高，MnSOD 蛋白表达下降，具有代谢记忆的特点。*PPARGC1A* 启动子区 DNA 甲基化水平的增加，可能与 PGC-1α 表达受到抑制及代谢记忆相关。

Van Hecke 等报道糖尿病视网膜病变患者外周血 SAM 水平降低，提示糖尿病视网膜病变患者可能存在 DNA 或组蛋白的甲基化。

Chen 等测定 EDIC 受试者全血及单核细胞甲基化水平，其中全血出现 153 个位点低甲基化，225 个位点的高甲基化，单核细胞出现 155 个位点低甲基化，247 个点位高甲基化，其中包括与高糖血症和其并发症相关的硫氧还原蛋白相互作用蛋白（thioredoxin-interacting protein，TXNIP）。

（2）线粒体 DNA 甲基化与糖尿病视网膜病变

Mishra 等的研究显示，高糖可以增加 mtDNA 甲基化，其中 D 环的甲基化明显高于 Cytb 和 Cox2 区域。线粒体 Dnmt1 的含量及其与 D 环的结合明显增加。通过 siDNA 或药物抑制 Dnmt1 可降低高糖所致的 5Mc 水平增加并减少细胞凋亡。糖尿病患者视网膜微血管细胞存在 D-环甲基化的增加和 mtDNA 转录受抑。糖尿病所致的甲基化增加抑制了线粒体 DNA 的表达，造成线粒体功能异常和毛细血管细胞凋亡的增加。

糖尿病时 mtDNA 受损，DNA 复制过程中的关键因子 DNA 聚合酶 γ（DNA polymerase gamma 1，POLG1）下调。视网膜

POLG 调控区域 CpG 位点甲基化增加，抑制其转录活性。mtDNA 无组蛋白包被，取而代之的是以线粒体转录因子 A（mitochondrial transcription factor A，TFAM）为主的蛋白质。与组蛋白的翻译后修饰影响 DNA 的转录类似，TFAM 结构的改变可能影响 mtDNA 的转录。糖尿病视网膜病变时 TFAM 与 mtDNA 非特异性区域的结合减少造成 mtDNA 编码的蛋白减少和 mtDNA 的损害。

（3）组蛋白修饰与糖尿病视网膜病变

组蛋白是小分子碱性蛋白质，其分子量为 10 000 ～ 20 000，与带负电荷的双螺旋 DNA 共同组装形成核小体，是染色质的主要蛋白质。组蛋白提供了 DNA 缠绕的支架，可极大地压缩空间，存储更多的遗传信息。

组蛋白是染色质调控基因表达的重要组成部分。组蛋白进行翻译后修饰，可以更改其与 DNA 和其他核蛋白的相互作用。

组蛋白修饰（histone modification）包括赖氨酸残基的乙酰化、赖氨酸残基和精氨酸残基的甲基化、丝氨酸残基和苏氨酸残基的磷酸化、赖氨酸残基的泛素化和类泛素化、谷氨酸残基的 ADP-核糖基化。

组蛋白修饰的形式和数量可影响基因的转录，通常情况下 H3K9 和 H3K27 的三甲基化具有抑制作用，而 H4K4 和 H3K9 的甲基化则具有活化作用。

Kowluru 等报道高血糖可使大鼠视网膜 SOD2 启动子和增强子 H4K20 三甲基化（H4K20me3）及 H3K9 乙酰化（Histone 3 lysine-9 acet ylation，H3K9Ac）增加，SUV420H2 的基因和蛋白表达上调。此后，即便血糖正常也不能使 H4K20me3、H3K9Ac 恢复正常，证实 H4K20 甲基化在 SOD2 下调，糖尿病视网膜病变的发生及代谢记忆过程中具有重要意义。

Miao 等发现 DCCT / EDIC 研究的受试者中，传统治疗组即 DCCT 研究中平均糖化血红蛋白＞ 9.1%，EDIC 10 年随访糖尿病视网膜病变和糖尿病肾病进展的患者，与强化治疗组即 DCCT 研究中平均糖化血红蛋白＜ 7.3%，EDIC 10 年随访无糖尿病视网膜病变和糖尿病肾病的患者相比，单核细胞 H3K9 乙酰化水平增高的启动子区域数量显著增加（P=0.0096），且与糖化血红蛋白水平高度相关。其中 15 个启动子乙酰化显著增加的基因与 NF-kb 和糖尿病并发症相关。

（4）miRNA 与糖尿病视网膜病变

miRNA 是一类内源性具有基因调控功能的非编码 RNA。可通过与 mRNA3' 端结合对基因翻译后表达进行调控。在糖尿病视网膜病变早期 miRNA 即可使 VEGF 的表达上调。

多种 miRNA 的表达差异与糖尿病视网膜病变的程度相关，提示 miRNA 的异常表达可能参与疾病发展的重要环节。单一 miRNA 可调控多个靶基因，从而影响多个分子途径。

miRNA 的主要生物活性出现在细胞内，由于 miRNA 可形成稳定 RNA 蛋白复合体或被囊泡包被，其在体液、血清、血浆、尿液、唾液、泪液、房水、玻璃体腔液中极为稳定，因此循环 miRNA 可用做病理状态下可靠的生物学标志物。多个研究显示 miRNA 可影响胰岛素的生成和利用。Kong 等的研究显示 2 型糖尿病患者血清和胰岛 miR-375 的上调与胰岛淀粉样蛋白沉积和 β 细胞功能不全相关，造成胰岛素的合成减少。小鼠肝脏 miR-103、miR-107 表达增加可能造成其胰岛素敏感性下降。Ortega 等的研究表明循环 miRNA 的表达谱经 3 ～ 12 个月的降糖药物治疗可发生改变。

Kovacs 等的研究表明，与对照组相比，患病 3 个月的糖尿病大鼠视网膜中 80 种 miRNA 显著增多（$P < 0.01$），6 种 miRNA 显著减少（$P < 0.01$）。而视网膜内皮细胞（retinal endothelial cells，RECs）中 16 种 miRNA 显著增多（$P < 0.01$），104 种 miRNA 显著减少（$P < 0.01$）。

Wu 等报道糖尿病大鼠视网膜中 miR-182、miR-96、miR-183、miR-211、miR-204 和 miR-124 显著升高，miR-10b、miR-10a、miR-219-2-3p、miR-144、miR-338 和 miR-199a-3p 显著降低，miRNA 的异常表达与糖尿病视网膜病变的进程相关。

McArthur 等的研究显示，高糖培养的视网膜血管内皮细胞和糖尿病大鼠视网膜 miR-200b 发生下调，VEGF mRNA 及蛋白表达增加。体外应用 miR-200b 模拟物转染内皮细胞或在糖尿病大鼠玻璃体腔注射 miR-200b 模拟物可降低 VEGF mrna 及蛋白表达，降低血管通透性和防止新生血管的形成，而应用 miR-200b 拮抗剂可使 VEGF 升高。

Silva 等的研究表明，miR-29b 及 RAX 存在于视网膜神经节细胞和内核层，在糖尿病早期，上调的 miR-29b 可能通过间接调控蛋白激酶（protein kinase R，PKR）的激活剂 RAX 减少视网膜神经节细胞及内核层细胞的凋亡，从而起到保护视网膜神经元的作用。

纤连蛋白是一种细胞外基质蛋白，与机体创伤修复、组织炎症、纤维化过程等有密切关系。纤连蛋白的增加是糖代谢异常的重要表现之一，出现于糖尿病视网膜病变、糖尿病肾病等糖尿病并发症时。miR-146a 的下调是糖尿病所致的细胞外基质增多的重要机制。Feng 等的研究发现高糖培养的牛视网膜血管细胞和患病 1 个月的 1 型糖尿病大鼠视网膜的 miR-146a 表达降低，纤连蛋白表达增加。玻璃体腔注射 miR-146a 模拟物可使纤连蛋白的水平降低。

Zampetaki 等的研究显示与新生血管生成有关的 miRNA：miR-320a 和 miR-27b 可通过作用于血小板反应蛋白 -1（thrombospondin-1）促进糖尿病视网膜病变的发生发展。

此外，miR-126、miR-195 的参与也见有报道。

61. 基于表观遗传学的糖尿病视网膜病变治疗

虽然表观遗传性状的改变可在细胞有丝分裂甚至减数分裂过程中得以保持，产生长期效应，但也存在潜在可逆性。有些药物如 5- 氮 -2′- 脱氧胞苷酸，是 Dnmt 抑制剂，可被用于逆转甲基化，从而逆转有关基因表达。表观遗传学的可逆性为研究早期干预、纠正不良"代谢记忆"提供了科学基础。核酸类似物药物可以与 DNA 整合阻止所有 Dnmt 发挥作用。DNA 去甲基化药物可用于提高细胞对于化疗药物的敏感性，由于高浓度可造成 DNA 的损伤，故毒性较大。另有选择性 Dnmt 抑制剂，与 DNA 整合时通过与 Dnmt 和胞苷脱氨酶形成共价复合物起作用，毒性相对较低。此外，有研究表明 VEGF 受体基因启动子甲基化的水平决定 VEGF 靶向药物对控制癌组织增殖的作用，提示 VEGF 受体基因的表观遗传改变可以影响 VEGF 特异性酪氨酸激酶抑制剂的功效，鉴于 VEGF 与增殖性糖尿病视网膜病变新生血管的形成密切相关，这一发现对糖尿病患者具有非常重要的意义。

Garcinol 是一种组蛋白乙酰转移酶抑制剂，可以减少组蛋白的乙酰化和减缓糖尿病视网膜病变的进程。提示该药物可以阻止糖尿病视网膜病变代谢记忆中起作用的表观遗传学改变。

miRNA 的模拟物或拮抗剂 SiRNA 可以通过乙酰转移酶 p300 与 TXNIP 启动子区的结合，抑制 TXNIP 在视网膜的表达，阻止视网膜的炎症反应、毛细血管基底膜增厚、神经胶质增生和神经节细胞的凋亡。这种基于表观遗传学的基因沉默，因为不整合入宿主的基因，所以不会存在使用逆转录病毒进行基因沉默的不良反应。糖尿病视网膜病变存在表观遗传学的改变，代谢记忆可能在很大程度上影响糖尿病视网膜病变的防控，对于表观遗传学修饰的研究不仅可以为疾病的发生、发展机制提供新的理论基础，也有利于为疾病的诊治提供新的生物学标志物和治疗方法。

参考文献

1.Nathan D M，DCCT / EDIC Research Group. The diabetes control and complications trial / epidemiology of diabetes interventions and complications study at 30 years：overview. Diabetes Care，2014，37（1）：9-16.

2.Aiello L P，DCCT / EDIC Research Group. Diabetic retinopathy and other ocular findings in the diabetes control and complications trial/epidemiology of diabetes interventions and complications study. Diabetes Care，2014，37（1）：17-23.

3.Diabetes Control and Complications Trial（DCCT）/ Epidemiology of Diabetes Interventions and Complications（EDIC）Research Group，Lachin J M，White N H，et al. Effect of intensive diabetes therapy on the progression of diabetic retinopathy in patients with type 1 diabetes：18 years of follow-up in the DCCT / EDIC. Diabetes，2015，64（2）：631-642.

4.Côté S，Gagné-Ouellet V，Guay S P，et al. PPARGC1α gene DNA methylation variations in human placenta mediate the link between maternal hyperglycemia and leptin levels in newborns. Clin Epigenetics，2016，8：72.

5. Reddy M A，Natarajan R. Role of epigenetic mechanisms in the vascular complications of diabetes. Subcell Biochem，2013，61：435-454.

6. 耿爽，陈有信，姚翔，等. 糖尿病模型大鼠视网膜 PGC-1α 表达和表观遗传修饰的变化. 中华实验眼科杂志，2018，36（6）：410-417.

7. Chen Z，Miao F，Paterson A D，et al. Epigenomic profiling reveals an association between persistence of DNA methylation and metabolic memory in the

DCCT / EDIC type 1 diabetes cohort. Proc Natl Acad Sci USA, 2016, 113 (21): E3002-E3011.

8. Mishra M, Kowluru R A. Epigenetic modification of mitochondrial DNA in the development of diabetic retinopathy. Invest Ophthalmol Vis Sci, 2015, 56 (9): 5133-5142.

9. Santos J M, Kowluru R A. Impaired transport of mitochondrial transcription factor A (TFAM) and the metabolic memory phenomenon associated with the progression of diabetic retinopathy. Diabetes Metab Res Rev, 2013, 29 (3): 204-213.

10. Zhong Q, Kowluru R A. Epigenetic modification of Sod2 in the development of diabetic retinopathy and in the metabolic memory: role of histone methylation. Invest Ophthalmol Vis Sci, 2013, 54 (1): 244-250.

11. Miao F, Chen Z, Genuth S, et al. Evaluating the role of epigenetic histone modifications in the metabolic memory of type 1 diabetes. Diabetes, 2014, 63 (5): 1748-1762.

12. Natarajan R, MicroRNAs. potential mediators and biomarkers of Diabetic complications. Free Radic Biol Med, 2013, 64: 85-94.

13. Ortega F J, Mercader J M, Moreno-Navarrete J M, et al. Profiling of circulating microRNAs reveals common microRNAs linked to type 2 diabetes that change with insulin sensitization. Diabetes Care, 2014, 37 (5): 1375-1383.

14. Zampetaki A, Willeit P, Burr S, et al. Angiogenic microRNAs Linked to Incidence and Progression of Diabetic Retinopathy in Type 1 Diabetes. Diabetes, 2016, 65 (1): 216-227.

15. Ye P, Liu J, He F, et al. Hypoxia-induced deregulation of miR-126 and its regulative effect on VEGF and MMP-9 expression. Int J Med Sci, 2013, 11 (1): 17-23.

16. Mortuza R, Feng B, Chakrabarti S. miR-195 regulates SIRT1-mediated changes in diabetic retinopathy. Diabetologia, 2014, 57 (5): 1037-1046.

17. Mortuza R, Chen S, Feng B, et al. High glucose induced alteration of SIRTs in endothelial cells causes rapid aging in a p300 and FOXO regulated pathway. PLoS One, 2013, 8 (1): e54514.

18. Kowluru R A, Mishra M. Therapeutic target s for altering mitochondrial dysfunction associated with diabetic retinopathy. Expert Opin Ther Targets, 2018, 22 (3): 233-245.

（耿　爽）

病理性近视的分型及影像学研究进展

　　近年来，病理性近视（pathologic myopia，PM）已经得到了越来越多的关注，尤其在东亚地区，由于近视高发，PM 的危害尤其严重。PM 的并发症是引起视功能损伤和变盲的重要原因，黄斑区和周边部的视网膜病变及视神经病变，都有可能对视功能造成不可逆的损伤。

　　在相当长的一段时间里，关于 PM 的定义不甚统一。通常上认为近视度数＞ 600°，眼轴长度超过 26.5mm，如果同时合并后巩膜葡萄肿或相关病理性改变者称为病理性近视。曾经 PM 被描述为合并巩膜、脉络膜和视网膜色素上皮（RPE）特征性退行性改变并出现视功能损伤的近视，但在这个定义里并没有强调眼球过度拉长或后巩膜葡萄肿在 PM 中的作用。单纯的屈光度和眼轴并不能充分反映出"病理性"的概念。此外，在不是高度近视的眼中也可能存在后巩膜葡萄肿。2015 年国际上一组专门研究近视的专家提出了一个更为简单、统一的分类方法。在 Meta-PM

（病理性近视的荟萃分析）研究分类中，病理性近视被定义为存在脉络膜视网膜弥漫性萎缩或更严重的病变。

近年来，影像学技术也有了长足的进步，包括光学相干断层扫描（OCT）和 OCT 血管成像、超广角眼底照相及 3D 核磁共振（MRI）等，这些技术对于理解病理性近视的诸多并发症带来了很大的帮助。

62. Meta-PM 研究的分级标准

2015 年，国际一些致力于 PM 的研究者基于之前的研究和分类标准，提出了一个较为简化的 Meta-PM 分级标准（表 3）。这一标准提出的重要意义在于规范了有关 PM 的分级，同时研究者也希望在今后的研究中能够尽可能采用，更有利于进行统一分析并进行学术交流。在这一分级标准中，将近视性黄斑病变分为 5 级，分别为"无近视性视网膜病变"（0 级）、"仅存在豹纹状眼底改变"（1 级）、"弥漫性脉络膜视网膜萎缩"（2 级）、"斑片状脉络膜视网膜萎缩"（3 级）、"黄斑萎缩"（4 级）、这些分级是基于长期的临床观察而制定的，体现了不同时期疾病进展的特征和近视性脉络膜新生血管（CNV）发病的风险。在此分级标准之外，还增加了 3 个病变，称为"plus 病变"，分别为漆裂纹、近视性CNV 和 Fuchs 斑。将这 3 个病变单独于分级之外是与中心视力的损伤有非常密切的联系，但却不属于以上的任一分级中。根据以上所述，病理性近视的定义是 2 级或以上的黄斑病变，或存在

"plus 病变"或后巩膜葡萄肿（图 64）。

表 3 Meta-PM 研究中近视性黄斑病变的分类标准

Meta-PM 分级	近视性视网膜改变	眼底表现
0 级	无近视性视网膜病变	
1 级	仅存在豹纹状眼底改变	中心凹和血管弓范围内可见边界清晰的脉络膜血管
2 级	弥漫性脉络膜视网膜萎缩	后极部呈现黄白色改变，具体范围没有明确界限
3 级	斑片状脉络膜视网膜萎缩	边界清晰的灰白色病变，大小通常在 $1 \sim n$ 个脉络膜小叶大小
4 级	黄斑萎缩	边界清晰的圆形脉络膜视网膜萎缩病灶，表现为在退行的纤维血管膜周围的灰白色或白色圆形区域。通常黄斑萎缩位于中心凹中心，形状为圆形
+ Lc	漆裂纹	黄色粗大线形
+ CNV	近视性 CNV	活动性 CNV 通常伴有渗出性表现或出血，可以同时存在浆液性视网膜脱离
+ Fs	Fuchs 斑	色素性斑，提示近视性 CNV 纤维血管瘢痕形成
−	后巩膜葡萄肿	后极部巩膜的局部凸起，其半径小于眼球壁的曲率

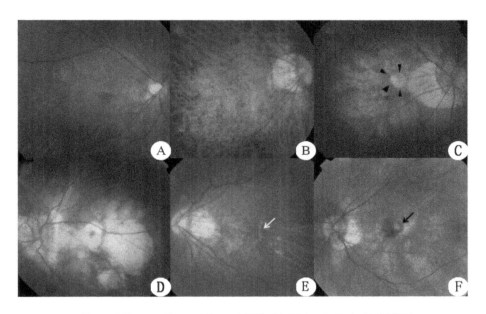

A：1级；B：2级；C：3级；D：4级；E：漆裂纹（白箭头）；F：Fuchs斑（黑箭头）。

图 64 Meta-PM 研究中近视性黄斑病变的表现

63. 病理性近视分类中的相关眼底表现

（1）弥漫性脉络膜视网膜萎缩（2级）

在既往的文献中，很少将这级单独提出进行讨论。弥漫性脉络膜视网膜萎缩主要表现为后极部的黄白色改变。萎缩的范围可以仅局限于视盘周围，也可以累及整个后极部，通常随年龄的增长而进展。年龄和眼轴被认为是弥漫性萎缩的危险因素。

（2）斑片状脉络膜视网膜萎缩（3级）

斑片状萎缩的特征为脉络膜毛细血管的萎缩，也可累及外层视网膜和 RPE。在萎缩区域内可见脉络膜大血管，更严重者，则可见巩膜和球后血管。斑片状萎缩的来源可能有 3 种：漆裂纹、在弥漫性脉络膜视网膜萎缩区域内、在后巩膜葡萄肿的边缘。通过斑片状萎缩的形态可以大致判断其来源，来源于漆裂纹的更多为长椭圆形，而从弥漫萎缩发展而来的则主要为圆形。日本一项的研究发现，高度近视中有 20.2% 的患者首诊时就存在斑片状萎缩，而 40 岁以上正常人群则只有 0.4% 存在这一改变。

斑片状萎缩与弥漫性萎缩相比，更容易出现脉络膜视网膜萎缩的进展、发生 CNV。随诊过程中 29.7% 的患者萎缩没有进展，而 67.6% 的患者萎缩区域扩大，13.5% 的患者出现融合，2.7% 的患者出现 CNV。斑片状萎缩区域更容易出现视网膜劈裂和视网膜脱离，原因可能与内层视网膜与巩膜的附着力下降有关。

（3）漆裂纹

漆裂纹主要表现为黄斑区的黄色线状改变，被认为是 Bruch 膜的机械性破裂所致。从形态上可以分为水平、垂直或呈纵横交错状。有学者回顾性观察了 PM 患者中漆裂纹与穿通巩膜血管的关系，研究发现漆裂纹的下方经常穿通巩膜血管，认为在这一部位巩膜的扩张可能是出现漆裂纹的原因（图 65）。有一些研究评估了漆裂纹的危险性因素，发现较大的年龄、近视度数及视盘旁脉络膜萎缩的大小与漆裂纹有相关性，但经过多因素回归分析，只有视盘旁脉络膜萎缩与漆裂纹显著相关。

由于视网膜脉络膜的萎缩，直接观察眼底较难判断漆裂纹的存在。吲哚菁绿脉络膜血管造影（ICGA）一直被认为是评判漆

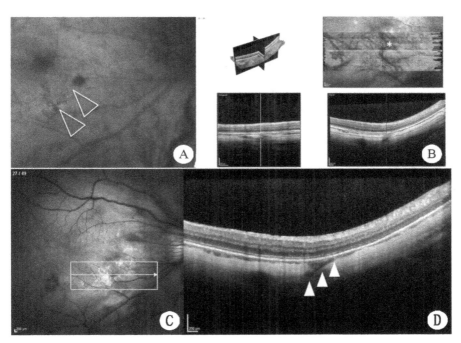

在黄斑鼻侧漆裂纹部位分别 A：FAF；C：红外光谱显示为低自发荧光和高反射线；D：OCT 可见一低信号暗区，
提示为球后穿通巩膜血管；B：OCT en - face 模式可见整个血管形态，恰好在漆裂纹的上端（星号）。

图 65 一名 57 岁 PM 患者的眼底自发荧光（FAF）、红外光谱（IR）和 OCT

裂纹的一种较好的方法，典型表现为 ICGA 晚期的线型弱荧光。
由于 Bruch 膜断裂，周围的脉络膜毛细血管渗漏，眼底荧光素血
管造影（FA）在出现 Bruch 膜断裂早期难以判断其存在。病变出
现一段时间后，局部 RPE 的萎缩在 FA 上可以表现为窗样缺损，
此时通过 FA 才可以较为直观地判断漆裂纹的存在。

现在基于多模影像模式的存在，很多时候已经不需要进行造
影这些有创的检查了。近红外照相（NIR）对于漆裂纹的敏感性
可以高达 92.9%，主要表现为高反射线。同时在 OCT 上也可以

发现连续的 RPE-Bruch 膜复合体，脉络膜变薄及声影。FAF 有时对于漆裂纹不是很敏感，但也可以作为一种辅助手段进行观察。此外，黄斑脉络膜厚度与漆裂纹的存在也有一些相关性，中心凹下脉络膜厚度 < 58.93μm 这个临界值时，更应该关注是否存在漆裂纹。

漆裂纹经常合并黄斑视网膜下出血，此时应注意除外 CNV。Ohno-Matsui 在无 CNV 的黄斑出血患者中发现有 77.3% 出现于先前出血的部位。单纯出血通常能够自行吸收，视力预后较好。但如果出血较厚突破至内层视网膜，超过外界膜（ELM）的范围，甚至达到内界膜（ILM），一般会出现椭圆体带（EZ）的中断，进而造成永久的视功能损伤。

漆裂纹需要与近视性延伸线（MSLs）相鉴别，这一概念最早由 Yanuzzi 在 2010 年提出，表现为线形高自发荧光，被认为是早于漆裂纹出现的一种改变。从影像学上，二者有很多不同之处，MSL 在 FA 的各时期均表现为弱荧光。眼底检查上为沿着脉络膜大血管走行的棕色色素线状改变。ICGA 上与漆裂纹都表现为低自发荧光，但 FAF 的高自发荧光是可以与漆裂纹进行区别的。OCT 上显示脉络膜极薄，可见脉络膜大血管的突起，延伸线处 RPE 不规则或成块状。近来也有研究使用近红外自发荧光（NIA）、ICGA 和 OCT 的方法对漆裂纹和 MSL 进行了鉴别，但认为 MSL 与漆裂纹无明显相关性（图 66）。

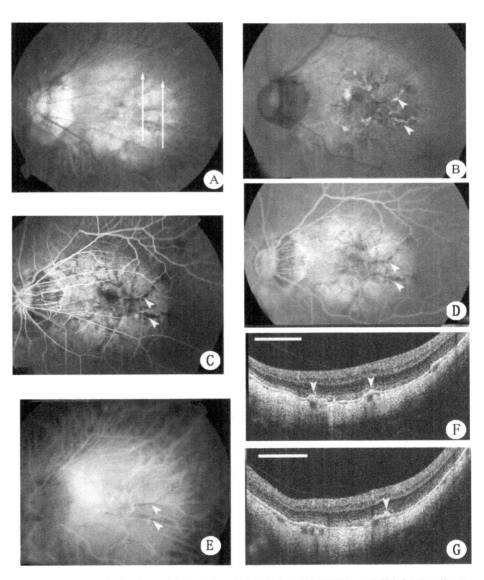

A：眼底彩照可见弥漫性脉络膜视网膜萎缩，中心凹颞侧可见棕色色素性线形病变，白色箭头为 F 和 G 的 OCT
扫描层面；B：自发荧光显示黄斑区的强荧光线形改变（黄色箭头）；C：FA 早期表现为弱荧光；D：FA 晚期
仍然为弱荧光；E：ICGA 晚期（注射造影剂 15min 后）为弱荧光，与脉络膜大血管走行接近；F、G：OCT 可
见在脉络膜大血管上和周围有 RPE 的不规则堆积。

图 66 62 岁男性患者多模影像显示近视性延伸线

（4）近视性 CNV

近视性 CNV 是病理性近视中严重影响视功能的并发症之一。根据文献报道，高度近视人群中近视性 CNV 的发病率为 5%～11%。

近视性 CNV 主要表现为位于中心凹或邻近中心凹的较小的扁平灰色视网膜下病灶，通常视网膜下液或渗出性改变不明显。通过 FA 和 OCT 就可以明确诊断，由于是经典型 CNV，FA 主要表现为早期边界清楚的病灶，晚期渗漏。OCT 上近视性 CNV 主要为 2 型 CNV，因此是位于视网膜下、RPE 上的圆顶状中高反射信号。视网膜下高反射渗出（SHE）也是提示疾病活动的指标之一，FA 渗出轻微者 SHE 较少，需要抗 VEGF 治疗较少。虽然存在 SHE 者与不存在 SHE 者初始视力相当，但治疗后视力提高更明显。其他 OCT 上的表现有 Bruch 膜和 EZ 的缺失，ELM 的中断以及视网膜增厚。有研究对抗 VEGF 治疗中的近视性 CNV 进行评估，综合分析了 FA 和 OCT 的结果，认为相对于视网膜内或视网膜下积液来说，ELM 的不连续更能提示疾病的活动性。近来也有研究支持这一观点，但也提出用 ELM 的不连续及 RPE 隆起这种两步法，对判断 CNV 活动性的敏感性和特异性分别可以达到 92.5% 和 95.1%（图 67）。

近年来，随着 OCT 血管成像（OCTA）技术的发展，在近视性 CNV 中也得到了很多应用。OCTA 对于近视性有很高的敏感性，能够更清晰地显示新生血管的网状结构，通过治疗前后的

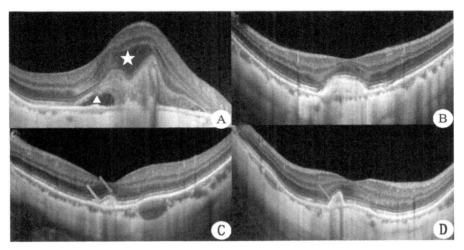

A：视网膜下可见 CNV 隆起呈中高反射信号，形成两个驼峰样改变，三角为视网膜下积液，五角星为视网膜内
积液；B：未见明显视网膜内或视网膜下积液，ELM 连续，EZ 不连续；C：ELM 与 EZ 均连续；
D：ELM 连续，EZ 不连续，RPE 隆起呈高反射信号。

图 67 病理性近视继发 CNV 的 OCT 图像

结构变化也可以判断治疗效果。同时目前 OCTA 也引入了定量分析的技术，治疗后血流面积及血管密度均会下降，可以更精确地进行分析（图 68）。

其他一些影像学检查也可以作为评估近视性 CNV 的方法，如 ICGA、FAF。ICGA 对于判断是否合并漆裂纹比较有帮助。FAF 上则可以见到强荧光或斑片样的改变，有研究认为存在这些改变的 CNV 在玻璃体腔注射雷珠单抗后的视力提高更明显。

需要与近视性 CNV 鉴别的疾病包括单纯黄斑出血、点状内层脉络膜病变（PIC）、特发性 CNV 及伴浆液性脱离的圆顶状黄斑（dome-shaped macula，DSM）。PIC 也可以出现 CNV，通

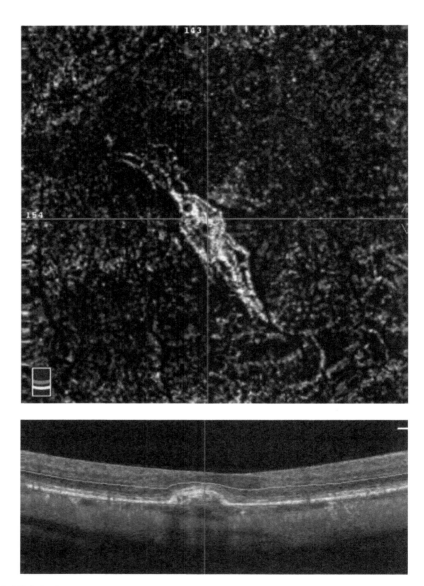

43 岁女性患者近视 −10D。图中可见 CNV 成树根状，其毛细血管分支网状结构不明显，提示病变已经瘢痕化，对抗 VEGF 药物治疗效果不明显。图中可见 CNV 内可见血流信号。

图 68 病理性近视继发 CNV 的 OCT 血管成像（彩图见彩插 27）

过眼底多发较小的黄白色病灶的可以与近视性 CNV 进行鉴别。
DSM 需要 OCT 和 FA 就可以进行鉴别。

（5）后巩膜葡萄肿

后巩膜葡萄肿是眼球后壁的局限性膨出，是病理性近视的
一种特征性改变。Spaide 在 2013 年对后巩膜葡萄肿进行了较为
明确的定义：眼球壁向外膨出且膨出部分的曲率半径小于周围眼
球壁的曲率半径。但需要注意的是，视盘周围和鼻侧的后葡萄肿
并没有非常显著的曲率变化，因此在定义中可能需要将其单独列
出。巩膜有保护视网膜神经组织的作用，因此在巩膜出现变形之
后就可能对视网膜和视神经造成机械性的损伤（图 69）。后巩膜
葡萄肿是近视性黄斑病变的病因。

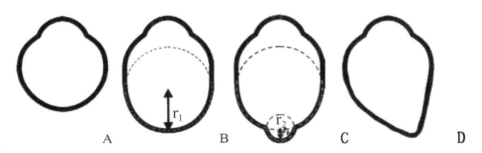

A：正常眼球形态；B：从赤道部出现的眼轴延长，并不引起眼球后部曲率半径的变化，这种情况出现轴性近视
而不存在后巩膜葡萄肿；C：眼球后部出现小的球壁膨出，其曲率（r_2）半径小于周围眼球壁的曲率半径（r_1）；
D：鼻侧扭曲类型。

图 69 后巩膜葡萄肿的示意

有很多方法可以检测后巩膜葡萄肿，如传统眼底照相、检
眼镜检查、超声等，或者可以将几种方法结合起来。OCT 也是

一种有效的检测方法，可以观察巩膜的形态。Ohno-Mastui 等就使用扫频 OCT 测量了很多高度近视眼的巩膜厚度，评估了眼球及巩膜的形态。OCT 检测的缺陷是扫描深度和广度有限，很多时候不能完整显示整个后巩膜葡萄肿的形态。曾经也有研究使用 CT 和 MRI 对病理性近视进行扫描，观察眼球形态，但从二维的角度上看，仍然有很多局限性（图 70）。

近来有研究使用 3D MRI 和超广角眼底照相的方法对后巩膜葡萄肿进行了观察。这些影像学方面的进展可以更加客观和定量地对后巩膜葡萄肿进行评估。Curtin 在 1977 年根据检眼镜的观察和眼底绘图将病理性近视中的后巩膜葡萄肿分为 10 个类型，包括原发性和混合性后葡萄肿，此外还有 5 种变异类型，但结合 3D MRI 和超广角眼底照相，将其进一步简化（表 4，图 71）。

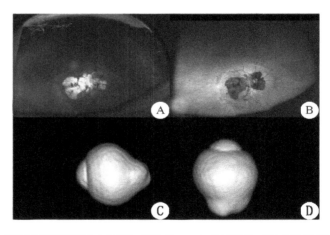

A、B：83 岁女性患者右眼眼底照相和自发荧光，眼轴 30mm，人工晶状体眼，超广角眼底照相（A）显示后巩膜葡萄肿范围；C、D：3D MRI 侧面观，可见眼球壁明显向后膨出。

图 70 高度近视广泛的黄斑区后巩膜葡萄肿

表 4 后巩膜葡萄肿的分型

分型	后巩膜葡萄肿的分型位置
Ⅰ型	广泛的黄斑区后巩膜葡萄肿
Ⅱ型	局限的黄斑区后巩膜葡萄肿
Ⅲ型	视盘周围的后巩膜葡萄肿
Ⅳ型	鼻侧的后巩膜葡萄肿
Ⅴ型	下方的后巩膜葡萄肿
其他	Ⅰ～Ⅴ型以外的后巩膜葡萄肿

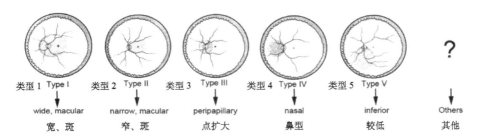

图 71 后巩膜葡萄肿的分型（根据后巩膜葡萄肿的位置）

后巩膜葡萄肿对视功能存在一定影响，有研究发现，无后葡萄肿眼的 BCVA 优于存在任意类型后葡萄肿眼的 BCVA。该研究还发现后葡萄肿越浅，出现近视性 CNV 的风险越大。此外，后葡萄肿与近视性牵拉黄斑病变（MTM）之间也存在一定相关性，特别是黄斑裂孔合并视网膜脱离。

（6）玻璃体视网膜交界面疾病

由于 Meta-PM 分级是以眼底彩照作为分级的，因此并没有把玻璃体视网膜交界面这类疾病列入其中，但实际上，黄斑裂孔、牵拉性黄斑病变也是很常见的（图 72）。

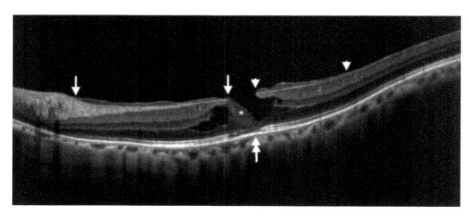

可见黄斑出现板层裂孔，视网膜存在广泛 LHEP（箭头之间区域），局部椭圆体带不连续（双箭头）。

图 72 58 岁女性患者左眼 OCT 图像

　　有报道在病理性近视（眼轴＞30mm 伴有后巩膜葡萄肿）的 214 只眼中黄斑裂孔的患病率达到 8.4%。在无症状的高度近视（近视－14D～－32D）的 383 只患眼中，有 24 只眼（6.3%）存在全层黄斑裂孔。黄斑裂孔合并视网膜脱离的病例相对较少，但在亚洲人群中的报道比例较高。OCT 在诊断黄斑裂孔中具有无可替代的地位，可以明确全层裂孔、板层裂孔、黄斑裂孔合并视网膜脱离及视网膜劈裂，特别是在术前、术后的对比观察，可以更直观地评价手术的效果。但从总体来说，近视性黄斑裂孔手术的裂孔愈合率低于特发性黄斑裂孔。PM 中的板层裂孔进展相对缓慢，与特发性裂孔相比，可能更多地会同时存在视网膜前膜和板层裂孔相关的视网膜前增殖（LHEP）。在高度近视中的 LHEP 的范围更大且与玻璃体后皮质粘连更紧密。高度近视伴 LHEP 的板层裂孔患者手术效果差于无高度近视但存在 LHEP 的患者，但与高度近视无 LHEP 的患者相比，则基本一致。

　　早在 1958 年就对高度近视（－ 20D）中的视网膜脱离进行了描述，脱离没有裂孔，而且局限于后巩膜葡萄肿的范围。此后对这一类病变又有了很多的描述，但直到 OCT 的出现才对这一疾病有了比较统一的认识，对近视性牵拉黄斑病变（MTM）来进行定义。OCT 检查可以发现劈裂样的内层视网膜积液、劈裂样的外层视网膜积液、中心凹脱离、板层和（或）全层黄斑裂孔等。其他比较有提示意义的影像学检查包括 FAF 和逆向模式成像（retro-mode imaging，RMI）。FAF 上可以出现斑驳的强荧光，全层黄斑裂孔伴视网膜脱离则在黄斑裂孔处出现强荧光，其他脱离区域内出现弱荧光，可以与 MTM 相鉴别。RMI 检查在劈裂区域可以表现为指纹或烟火样的改变，能够更好地判断劈裂的范围，但如果要评估劈裂的高度和内部结构，仍然需要使用 OCT（图 73）。

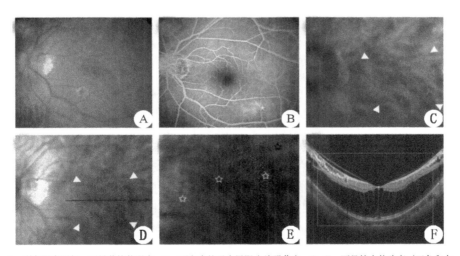

A：彩色眼底照相，可见豹纹状眼底；B：下方血管弓内局限小片强荧光；C—E：可见焰火状改变（三角和白色五角星对应范围）及指纹样改变（黑色五角星）；F：OCT 可见黄斑区视网膜劈裂。

图 73　近视性牵拉黄斑病变（MTM）的多模图像分析

Shimada 等根据病变位置和受累范围将 MTM 分为 S0 ~ S4 共 5 级，其中 S0 为无劈裂，S1 劈裂位于中心凹外，S2 劈裂位于中心凹，S3 劈裂位于中心凹和中心凹外，但并未累及整个黄斑，S4 劈裂累及整个黄斑。有些 MTM 患者的视力较好，单纯通过这一分级并不能反映患者的视功能。根据这一分级，又对 MTM 的进展进行了定义，包括劈裂的范围或高度增加 100μm，出现内层板层孔、中心凹脱离或全层黄斑裂孔。在观察的 207 眼中，经过平均 36.2 个月的随访，有 24（11.6%）出现进展，S4 级的进展的比例较高（42.9%），但也有少数（3.9%）病变程度减轻或完全缓解（图 74）。

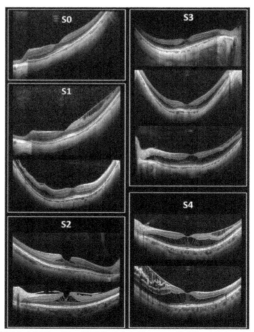

S0：无劈裂；S1：劈裂位于中心凹外；S2：劈裂位于中心凹；S3：劈裂位于中心凹和中心凹外，但并未累及整个黄斑；S4：劈裂累及整个黄斑。

图 74 近视性牵拉黄斑病变（MTM）分级

除了视网膜之外，在黄斑区的视网膜前，还存在后部前皮质玻璃体囊袋（posterior precortical vitreous pocket，PPVP），其后界为玻璃体菲薄的一层皮质，前界为玻璃体凝胶。在曲安奈德辅助的玻璃体切除手术中可以发现 PPVP 的存在。目前通过 OCT 可以更加清楚地观察到 PPVP 的存在。有学者也发现了其船形的结构和交通的腔隙。在近视患者中，PPVP 的大小随着近视程度的加深而加大。较大的 PPVP 提示高度近视中，玻璃体液化发生较早，可能与玻璃体的后脱离有关。

（7）其他病变

圆顶状黄斑（dome-shaped macula，DSM）最早是由 Gaucher 等在 2008 年提出的，在其观察的 140 只高度近视眼中有 10 名患者的 15 只眼（10.7%）存在这种改变。之后也有类似报道，患病率有所差异（9.3% ～ 20.1%）。通常 DSM 直接观察眼底很难发现，但有时可以见到视盘和黄斑间的轻微皱褶。根据 Curtin 对于后巩膜葡萄肿的定义，DSM 中多合并 1 型或 2 型后巩膜葡萄肿，年龄多 > 50 岁，双眼发病率为 50% ～ 78%。目前认为，DSM 是一种特殊的眼底改变，而不是后巩膜葡萄肿的一种变异形式。

DSM 可以出现视功能损伤和视物变形的症状，相关眼底改变包括 RPE 萎缩、中心凹浆液性视网膜脱离、CNV、黄斑裂孔和视网膜劈裂，其中以浆液性视网膜脱离较为常见。通过 OCT 和 B 超通常就可以发现 DSM 的存在，OCT 垂直扫描有时更容易发现圆顶状的改变。通过 EDI-OCT 可以发现，中心凹下的巩膜厚度显著大于没有 DSM 的巩膜厚度，而中心凹下的脉络膜厚度则无显著差异。通过 OCT 的三维重建可以发现，只有在中心凹处的巩膜明显增厚，旁中心凹区域的巩膜无明显增厚。有学者将 DSM 分为三型：圆顶样改变、水平方向的卵圆形圆顶、垂直方向的卵圆形圆顶。很重要的一点是，很多 DSM 并不是圆形的圆顶，因此仅仅经过中心凹的一张 OCT 扫描有时不能发现 DSM 的存在（图 75）。

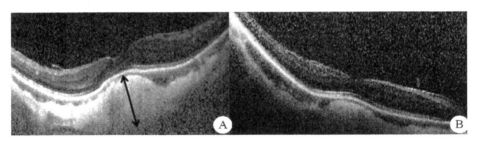

A、B：可见后极部向眼球内部明显隆起，呈圆顶状改变，A 中心凹下巩膜显著增厚。

图 75 圆顶状黄斑（DSM）

脉络膜空腔（ICC）是高度近视常见病变之一，其具体发病机制尚不完全明确。视盘周围巩膜扩张与机械牵拉、近视弧周围视网膜组织断裂和缺损、玻璃体腔与脉络膜相通均可能是 ICC 形成过程中的重要环节。眼底彩色照相检查对 ICC 的识别率较低。眼底彩色像典型 ICC 表现为视盘周围边界清晰、橘黄色局限性病灶，常伴有近视弧深凹、视盘倾斜、颞下静脉分支在 ICC 与近视弧移行处屈曲等。荧光素眼底血管造影检查 ICC 早期表现为弱荧光，晚期病灶周围荧光着染。吲哚菁绿血管造影检查始终表现为弱荧光。OCT 是诊断 ICC 的重要手段。OCT 检查 ICC 表现为脉络膜内弱反射空腔样结构，部分可见 ICC 病灶与玻璃体腔相通；OCT 血管成像检查可见 ICC 病灶及周围无血管网或伴有血流密度降低（图 76）。

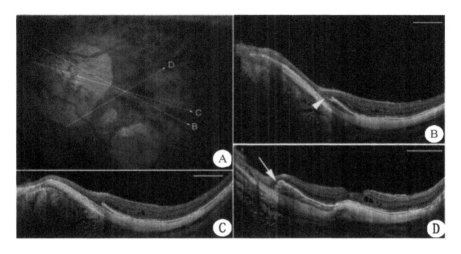

患者眼轴30.0mm。A: 豹纹状眼底,大片脉络膜视网膜萎缩,中心凹处存在色素性改变; B—D: 对应图A中B、C、D 3条扫描线，可见 ICC，ICC 边缘可见组织牵拉状改变（三角）；RPE 下 ICC 边缘可见部分中高反射信号存在（箭头）。

图 76 62 岁女性患者左眼人工晶状体眼

对于 PM，仍有很多尚未解决的问题，如后巩膜葡萄肿这个 PM 中最为标志性的改变，其发生和发展的原因仍不得而知。但随着影像学技术的进步，特别是 OCT 技术的发展，可以更完整地观察和了解眼球包括整个巩膜的形态，相信对这一病理性的改变迟早能找到合理的解释。其他相关的问题包括基因、高度近视与病理性近视之间的关系等，仍然需要逐步深入去探索。此外，从防盲治盲的角度，始终不要忘记病理性近视的存在。

参考文献

1. Ohno-Matsui K，Kawasaki R，Jonas J B，et al. International photographic classification and grading system for myopic maculopathy. Am J Ophthalmol，2015，159（5）：877-883，e7.

2. Querques G，Corvi F，Balaratnasingam C，et al. Lacquer Cracks and Perforating Scleral Vessels in Pathologic Myopia：A Possible Causal Relationship. Am J Ophthalmol，2015，160（4）：759-766，e2.

3. Liu C F，Liu L，Lai C C，et al. Multimodal imaging including spectral-domain optical coherence tomography and confocal near-infrared reflectance for characterization of lacquer cracks in highly myopic eyes. Eye，2014，28（12）：1437-1445.

4. Asai T，Ikuno Y，Nishida K. Macular microstructures and prognostic factors in myopic subretinal hemorrhages. Invest Ophthalmol Vis Sci，2014，55（1）：226-232.

5. Goto S，Sayanagi K，Ikuno Y，et al. Comparison of visual prognoses between natural course of simple hemorrhage and choroidal neovascularization treated with intravitreal bevacizumab in highly myopic eyes：a 1-year follow-up. Retina，2015，35（3）：429-434.

6. Shinohara K，Moriyama M，Shimada N，et al. Myopic stretch lines：linear lesions in fundus of eyes with pathologic myopia that differ from lacquer cracks. Retina，2014，34（3）：461-469.

7. Hung K C，Chen M S，Yang C M，et al. Multimodal imaging of linear lesions in the fundus of pathologic myopic eyes with macular lesions. Graefe's Arch Clin Exp Ophthalmol，2018，256（1）：71-81.

中国医学临床百家

8. Wong T Y，Ohno-Matsui K，Leveziel N，et al. Myopic choroidal neovascularisation：current concepts and update on clinical management. Br J Ophthalmol，2015，99（3）：289-296.

9. Bruyere E，Caillaux V，Cohen S Y，et al.Spectral-Domain Optical Coherence Tomography of Subretinal Hyperreflective Exudation in Myopic Choroidal Neovascularization. Am J Ophthalmol，2015，160（4）：749-758，e1.

10. Battaglia Parodi M，Iacono P，Romano F，et al. Fluorescein Leakage and Optical Coherence Tomography Features of Choroidal Neovascularization Secondary to Pathologic Myopia. Invest Ophthalmol Vis Sci，2018，59（7）：3175-3180.

11. Milani P，Pece A，Pierro L，et al. Imaging of naive myopic choroidal neovascularization by spectral-domain optical coherence tomography. Ophthalmologica，2014，232（1）：28-36.

12. Battaglia Parodi M，Iacono P，Bandello F. Correspondence of Leakage on Fluorescein Angiography and Optical Coherence Tomography Parameters in Diagnosis and Monitoring of Myopic Choroidal Neovascularization Treated with Bevacizumab. Retina，2016，36（1）：104-109.

13. Ding X，Zhan Z，Sun L，et al. Retinal pigmental epithelium elevation and external limiting membrane interruption in myopic choroidal neovascularization：correlation with activity. Graefe's Arch Clin Exp Ophthalmol，2018，256（10）：1831-1837.

14. Bruyere E，Miere A，Cohen S Y，et al. Neovascularization Secondary to High Myopia Imaged by Optical Coherence Tomography Angiography. Retina，2017，37（11）：2095-2101.

15. Cheng Y，Li Y，Huang X，et al. Application of Optical Coherence Tomography Angiography to Assess Anti-Vascular Endothelial Growth Factor Therapy in Myopic Choroidal Neovascularization. Retina，2017，39（4）：712-718.

16. Cennamo G，Amoroso F，Schiemer S，et al.Optical coherence tomography angiography in myopic choroidal neovascularization after intravitreal ranibizumab. Eur J Ophthalmol，2019，29（2）：239-243.

17. Soomro T，Talks J，Medscape. The use of optical coherence tomography angiography for detecting choroidal neovascularization，compared to standard multimodal imaging. Eye，2018，32（4）：661-672.

18. Parodi M B，Iacono P，Sacconi R，et al. Fundus Autofluorescence Changes After Ranibizumab Treatment for Subfoveal Choroidal Neovascularization Secondary to Pathologic Myopia. Am J Ophthalmol，2015，160（2）：322-327，e2.

19. Caillaux V，Gaucher D，Gualino V，et al. Morphologic characterization of dome-shaped macula in myopic eyes with serous macular detachment. Am J Ophthalmol，2013，156（5）：958-967，e1.

20. Chang L，Pan C W，Ohno-Matsui K，et al. Myopia-related fundus changes in Singapore adults with high myopia. Am J Ophthalmol，2013，155（6）：991-999，e1.

21. Ohno-Matsui K. Proposed classification of posterior staphylomas based on analyses of eye shape by three-dimensional magnetic resonance imaging and wide-field fundus imaging. Ophthalmology，2014，121（9）：1798-1809.

22. Alkabes M，Padilla L，Salinas C，et al. Assessment of OCT measurements as prognostic factors in myopic macular hole surgery without foveoschisis. Graefe's Arch

中国医学临床百家

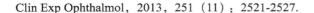

Clin Exp Ophthalmol, 2013, 251 (11): 2521-2527.

23. dell' Omo R, Virgili G, Bottoni F, et al. Lamellar macular holes in the eyes with pathological myopia. Graefe's Arch Clin Exp Ophthalmol, 2018, 256 (7): 1281-1290.

24. Lai T T, Yang C M. Lamellar Hole-Associated Epiretinal Proliferation in Lamellar Macular Hole and Full-Thickness Macular Hole in High Myopia. Retina, 2018, 38 (7): 1316-1323.

25. Su Y, Zhang X, Wu K, et al.The noninvasive retro-mode imaging of confocal scanning laser ophthalmoscopy in myopic maculopathy: a prospective observational study. Eye, 2014, 28 (8): 998-1003.

26. Shimada N, Tanaka Y, Tokoro T, et al. Natural course of myopic traction maculopathy and factors associated with progression or resolution. Am J Ophthalmol, 2013, 156 (5): 948-957, el.

27. Itakura H, Kishi S, Li D, et al. Observation of posterior precortical vitreous pocket using swept-source optical coherence tomography. Invest Ophthalmol Vis Sci, 2013, 54 (5): 3102-3107.

28. Ceklic L, Wolf-Schnurrbusch U, Gekkieva M, et al.Visual acuity outcome in RADIANCE study patients with dome-shaped macular features. Ophthalmology, 2014, 121 (11): 2288-2289.

29. Chebil A, Ben Achour B, Chaker N, et al.Choroidal thickness assessment with SD-OCT in high myopia with dome-shaped macula. J Fr Ophtalmol, 2014, 37 (3): 237-241.

30. Liang I C，Shimada N，Tanaka Y，et al. Comparison of Clinical Features in Highly Myopic Eyes with and without a Dome-Shaped Macula. Ophthalmology，2015，122（8）：1591-1600.

31. Ohsugi H，Ikuno Y，Oshima K，et al. Morphologic characteristics of macular complications of a dome-shaped macula determined by swept-source optical coherence tomography. Am J Ophthalmol，2014，158（1）：162-170，e1.

32. Errera M H，Michaelides M，Keane P A，et al. The extended clinical phenotype of dome-shaped macula. Graefe's Arch Clin Exp Ophthalmol，2014，252（3）：499-508.

33. Ellabban A A，Tsujikawa A，Matsumoto A，et al. Three-dimensional tomographic features of dome-shaped macula by swept-source optical coherence tomography. Am J Ophthalmol，2013，155（2）：320-328，e2.

34. Ohno-Matsui K，Shimada N，Akiba M，et al. Characteristics of intrachoroidal cavitation located temporal to optic disc in highly myopic eyes. Eye，2013，27（5）：630-638.

（杨治坤）

高度近视黄斑劈裂

高度近视黄斑劈裂（myopic foveoschisis，MF）是随着 OCT 的出现才被认识的临床现象，是高度近视常见的黄斑病变之一，也是导致视力下降的主要原因之一。由于 MF 的诊断依赖于 OCT 检查，因此截至目前，还没有关于 MF 在人群中患病率的流行病学研究。国外的流行病调查结果显示，MF 在高度近视中的发生率为 9% ～ 34%，我国流行病学调查结果与之相近，2014 年报告的"北京眼病研究"发现，MF 在高度近视中的发生率为 32.9%。由于我国是近视高发国家，因此充分认识高度近视黄斑劈裂的发生、发展机制，努力提高手术技巧和疗效，减轻 MF 导致视功能损害十分重要。

64. MF 的诊断

MF 早期可表现为轻度视力下降或视物变形，但多数患者无视觉症状，眼底检查也常常没有阳性发现，有时在常规体检或患者因其他眼病就诊时偶然发现；随着病情进展，MF 可以继发黄斑中心凹脱离、黄斑裂孔形成或出现黄斑裂孔性视网膜脱离，导致患者突然视力下降或视物变形而就诊。MF 的发展很慢，症状不明显，曾有研究报告仅 1/3 的 MF 患者有主诉症状，因此目前 MF 的诊断依赖于 OCT 检查。Baba 等研究中比较了合并与不合并后巩膜葡萄肿的近视患者与 MF 的关系时发现，只有合并后巩膜葡萄肿的近视患者才发生 MF。因此，如果裂隙灯和眼底检查无法解释近视患者出现的视力下降时，需要进行 OCT 检查以除外 MF。

65.MF 的 OCT 分型

MF 与青少年 X 连锁视网膜劈裂的眼底表现不同，后者通常会形成黄斑区的星形外观，而 MF 则不会，因此直接通过眼底镜检查很难发现 MF。随着频域 OCT 的出现，使视网膜劈裂的细节观察更为清晰，如劈裂的形态，玻璃体视网膜交界面的变化等，为 MF 的发病机制、变化发展和手术时机的选择提供了有力的证据。Bdnhamou 等按视网膜劈裂所在位置的不同，将 MF 分为两种类型。外层劈裂：视网膜被低反射腔分为较厚的内层和较薄的外层，在分离劈裂的低反射腔内可见到桥样连接；内层劈裂：视网膜分为薄的内层和厚的外层。高度近视中心凹的劈裂大多表现为外层劈裂，即劈裂位于光感受器细胞层和 Henle 纤维层（图 77，图 78）。

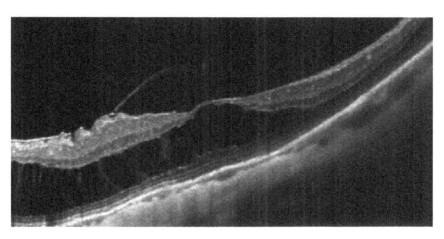

劈裂位于外丛状层（Henle 纤维层），视网膜分为厚的内层和薄的外层。

图 77 外层劈裂

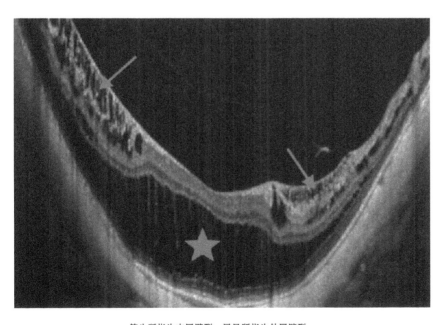

箭头所指为内层劈裂，星号所指为外层劈裂。

图 78 合并劈裂

66. MF 的发生机制

根据 OCT 观察结果，目前认为 MF 的发病机制与两方面因素有关。向心性牵引：主要由玻璃体后皮质、内界膜和硬化的视网膜血管引起。离心性牵引：主要为不断增加的眼轴长度和后巩膜葡萄肿所致。眼轴长度随年龄增加，高度近视患者眼轴长度一般在 30 岁之后趋于稳定。尽管 MF 在各年龄段均可发生，但发病高峰在 50 岁之后；而且 MF 总是先从黄斑颞侧的视网膜外层开始，逐渐发展至整个后极部，进而导致黄斑中心凹脱离、黄斑裂孔形成或视网膜脱离。不完全玻璃体后脱离、玻璃体后皮质收缩所引起的向心性牵引是导致 MF 的主要因素；后巩膜葡萄肿加重玻璃体后皮质的牵引。Wu 等进行的横断面研究发现，眼轴 > 31mm、脉络膜视网膜萎缩和玻璃体视网膜交界面疾病是高度近视发生 MF 的独立相关因素，年龄和后巩膜葡萄肿的发生也与 MF 相关。因此认为玻璃体牵拉和眼轴拉长后巩膜葡萄肿形成可能是导致 MF 发生的原因。

67. MF 的自然病程与转归

MF 的纵向病例队列研究发现，MF 呈慢性进行性病理改变，在相当长的一段时间内都可能没有视力损害。Benhamou 等最早对 MF 患者进行随访研究，他们对 OCT 检查发现外层劈裂的 MF 患者共 17 例（22 只眼）随访 1 年，结果显示只有 5 只眼劈裂累及黄斑中心，其余 17 只眼在随至访过程中保持稳定，没有明显的牵拉现象，但是其中 3 只眼的视力波动很大，视力范围是 0.2 ～ 0.8。另一项研究中，Shimada 对 7 例 8 只眼的 MF 患者随访超过 2 年，结果发现其中 2 眼发生黄斑裂孔，2 眼视网膜脱离，提示 MF 的慢性进展和黄斑裂孔的形成是导致视力急剧下降的主要原因。Gaucher 等对 23 例（29 眼）MF 患者的回顾性研究结果显示，MF 合并黄斑前膜并伴有水平牵拉，是黄斑裂孔形成和视力下降的危险因素，当合并中心凹脱离时，常常发展成为黄斑裂孔。Ripandelli 等对伴后巩膜葡萄肿的高度近视患者随访 5 年后，发现 24% 的 MF 患眼最终需要手术治疗。

68.MF 的治疗

一旦 MF 形成，便会影响黄斑区视网膜功能，病变缓慢进展，最终可形成黄斑裂孔，引起视网膜脱离，因此很多患者需要手术治疗。基于目前对 MF 形成机制的认识，手术是目前治疗 MF 的唯一方法。对于 MF 治疗的最核心问题是：什么时候需要进行手术（手术指征是什么）？哪一种手术方式或者治疗方法是最合适的？影响解剖和视力预后的因素是什么？

大量临床研究经验的基本共识认为，手术治疗的指征主要是进行性加重的视力下降和视物变形，或 OCT 上可见 MF 进展至黄斑中心凹脱离。手术治疗的目的在于解除视网膜表面内外的牵拉力，即消除与 MF 发病机制相关的向心性和离心性牵拉。

（1）目前治疗 MF 的主要手术方式

玻璃体切除联合 / 不联合内界膜剥除 + 联合 / 不联合气体 / 硅油填充；外路扣带术（包括黄斑巩膜外加压、环状扣带术和脉络膜上腔外加压术）；单纯玻璃体腔注气术及玻璃体切除和巩膜外加压的联合手术等。

1）内路手术

内路手术可以缓解 MF 的向心性牵引力，是目前被广泛认可的手术方式。根据不同文献报道，玻璃体手术解除 MF 的解剖成功率为 77% ～ 100%，术后 66% ～ 100% 的患者视力提高。目前对于玻璃体切除术治疗 MF，术中是否需要剥除内界膜，术后是否需要填充气体仍存在争议。

玻璃体切除术面临的主要并发症是术中或术后黄斑裂孔形成及继发性视网膜脱离。MF 玻璃体切除手术发生黄斑裂孔的概率为 13% ～ 28%，术前 OCT 上见黄斑中心凹视网膜脱离及椭圆体带断裂缺失是术后发生黄斑裂孔的危险因素。此外，OCT 上的椭圆体代缺失和黄斑区视网膜较薄也是术后视力不佳的危险因素。

联合内界膜剥除术后效果是否更好并无确定性结论。因为 MF 患眼黄斑区视网膜表面几乎都存在劈裂的玻璃体后皮质，这些残留的皮质即使以曲安奈德染色也未必能辨识，须剥除内界膜才能确保彻底清除。ILM 剥除支持者认为，内界膜剥除可以彻底去除黄斑视网膜表面残存的牵拉成分，如玻璃体后皮质及其他细胞成分等，理论上可以提高 MF 完全解除和黄斑复位的成功率；

由于内界膜的弹性较差，视网膜无法顺应后巩膜葡萄肿的形态变化，是导致劈裂形成的原因之一。此外，玻璃体切除术后，内界膜还可能作为细胞增殖骨架，导致 MF 复发，因此术中剥除内界膜可以提高手术的成功率，有利于术后病情稳定。ILM 剥除反对者则认为剥除内界膜会增加手术难度和医源性黄斑裂孔的出现，术中如果用吲哚菁绿染色还会对视网膜有毒性作用。2016 年 Qi 等回顾性分析了玻璃体切除联合气体填充治疗 MF 患者的 112 只眼中，术中均未进行内界膜剥除，结果发现 106 例 MF 患眼中 6 只眼术后发生黄斑裂孔性视网膜脱离，与其他联合内界膜剥除的研究结果相当，是否剥除内界膜并不影响 MF 的预后。最近一项关于 MF 手术治疗的系统性分析纳入了 9 项研究共 239 只眼，经分析发现剥除内界膜组的解剖复位率高于不剥除内界膜组，但是 2 组患者术后视力提高的水平基本一致。剥除内界膜能提高 MF 的解剖复位成功率，但与不剥除内界膜相比，并不能提高术后视力。

另一个值得注意的问题是，有学者认为黄斑区彻底内界膜剥除可能会增加黄斑裂孔形成的机会，因此对内界膜剥除的手术方式进行改进——限制性内界膜剥除，即保留中心凹部的内界膜剥除可能会减少术后黄斑裂孔的发生。Jin 等报告保留中心凹部内界膜剥除可以有效地治疗 MF，还可以减少黄斑裂孔的发生。Ho 和 Lee 等也报告了玻璃体切除联合限制性内界膜剥除治疗 MF，同时随访期间没有黄斑裂孔出现。Ho 等在近视联合玻璃体黄斑牵拉综合征的手术中也观察到保留中心凹内界膜，可以减少黄斑裂孔的形成。近年来，多项研究表明，术后中心暗点的存在可能与术中内界膜剥除造成视网膜神经纤维层受损有关，保留中心凹的内界膜剥除可以避免上述并发症的出现。

是否在术中填充气体？对于单纯 MF 而无黄斑裂孔的患眼，以往常规行眼内膨胀气体填充（如 C3F8），手术后辅以俯卧位。以往认为玻璃体腔内填充气体可以提供一个相对干燥的环境，气体长时间顶压黄斑区，促进视网膜下液体的吸收，促进 MF 术后的解剖复位。但是气体填充也有很多不良反应，如气体顶压使视网膜下液在有限的空间内挤向黄斑中心凹，从而导致黄斑裂孔形成，还有术后眼压升高等其他并发症。后来有研究观察发现，即使在气体完全吸收之后，许多患眼的劈裂腔和黄斑中心凹脱离仍然存在，但处于缓慢改善好转之中。这一过程较为漫长，有时甚至超过 1 年才能基本恢复黄斑结构，因此手术中眼内膨胀气体填充并不是必需的。在一项系统性研究分析结果显示，术中联合气体填充与不填充气体相比，并不提高 MF 的解剖复位率，反而增加了术后并发症的发生率。虽然 2 组患者术后视力都有提高，但 2 组之间的视力预后相当，填充气体并不能更好地提高视力。

2）外路手术

后巩膜加固（又称为巩膜兜带术）或黄斑巩膜外加压是采用移植物加固眼球后极部薄弱的巩膜，从而阻止巩膜后葡萄肿的发展和眼轴长度的增加。高度近视黄斑劈裂的发生和后巩膜葡萄肿的发展密切相关，通过外路手术可以为后巩膜提供支撑力，使

RPE 更靠近视网膜，解除后巩膜葡萄肿部位的玻璃体黄斑交界面牵拉力，与玻璃体切除术相比，MF 复位更快。后巩膜加固的手术方式有片式法、条带法（包括 X 型、Y 型和单条带加固）和注射法。条带式较符合手术机制的要求，片式法和注射法操作相对简单，但难以达到手术机制的要求。单条带式是将不分叉的单条带同种异体巩膜置于下斜肌与视神经之间以加固后极部巩膜，两端分别固定于上直肌颞侧和下直肌鼻侧，该术式优点是在不切断眼外肌、不切开肌筋膜情况下把加固条带放上，此方法安全有效，较 X 型、Y 型条带式后巩膜加固术简便，临床应用广泛，但加固后极部的准确性相对较差。近年来，出现了许多改良术式，如黄斑加压型后巩膜兜带术、加宽型后巩膜兜带术、后极部扣带加固术等。巩膜外垫压法后巩膜加固改良术，其特点是无须分离眼肌，对眼球各组织的干扰较小，术中、术后并发症相对较少。关于黄斑区巩膜外垫压手术的报道相对较少，MF 解除率为 83.33% ～ 100.00%，75.0% ～ 87.5% 的患者视力提高。但是术后随访过程中，劈裂复发和黄斑全层裂孔均有报道 。

3）内路联合外路手术

Mateo 等回顾性分析 39 例进行了内路联合外路手术的 MF 患者，结果显示 80% 的患者术后视力提高，70% 的患者术后恢复阅读能力，视力恢复优于以往的研究。联合手术可以同时解除来自于内部的玻璃体视网膜向心性牵拉和来自外部后巩膜葡萄肿的离心性牵引力。

（2）影响术后视力和解剖复位的因素

目前认为，术前视力是对术后视力预后最主要的影响因素。此外，症状出现的时间、眼轴、后巩膜葡萄肿高度和手术前脉络膜厚度都与术后视力密切相关。MF 的 OCT 形态也是重要的预后因素，根据 OCT 表现可以更好地对手术适应证进行筛选。Kumagai 等回顾性分析了 39 例 MF 患者，分为伴有中心凹脱离组和不伴有中心凹视网膜脱离组，所有患者均行玻璃体切除联合内界膜剥除术。研究发现，随访结束时，所有患者 MF 均得到解剖缓解，90% 患者视力稳定或提高，伴有黄斑中心凹脱离、短眼轴与视力提高预后相关，学者认为合并中心凹脱离的患者视力获益最多，与术后光感受器的复位有关。MF 患者可以长时间保持较好的视力，但一旦发展为黄斑裂孔视网膜脱离，视力会在短期内急剧下降，因此 MF 合并中心凹脱离是比较好的手术时机。Ikuno 等总结 44 例 MF 患者的手术结果，根据术前中心凹解剖形态分为黄斑中心凹脱离组、黄斑劈裂组和黄斑裂孔组，所有患者进行玻璃体切除联合内界膜剥除和气体填充。结果发现，中心凹脱离组视力提高最多，但最终的视力预后和劈裂组相当，因此认为并不是只有合并中心凹脱离的黄斑劈裂才是手术适应证，因为 MF 的发展是从劈裂发展到中心凹脱离，再形成黄斑裂孔，一旦中心凹脱离发生，可能很快形成黄斑裂孔而导致视力预后差，因此只要有视力下降的症状，并征得患者同意，任何类型的 MF 均可以手术。此外，术前 OCT 检查显示，后巩膜葡萄肿高度越高、脉络膜越薄的 MF 患者，玻璃体切除术后视力较差。某些伴明显后巩膜葡萄肿形成的 MF 患者，因为 RPE 受损，手术后虽然劈裂腔消失，黄斑中心凹复位，但因为在劈裂发生前已经发生或劈裂后发生的视网膜外层结构破坏已无法恢复，因此手术后视力不会明显提高。但是如果视网膜外层结构保存良好，即使伴大范围视网膜脱离，手术后也能恢复较好的视功能。所以，手术前准确判断视网膜外层状态对手术预后的评估非常重要。

此外，高度近视 CNV 萎缩阶段或 CNV VEGF 药物玻璃体腔注射治疗后，均可能引发黄斑劈裂或黄斑裂孔形成。但其发生、发展机制尚不完全明确。可能与 CNV 萎缩过程中产生的向脉络膜一侧牵引加剧有关；也可能与玻璃体腔注药后对玻璃体的扰动增加了玻璃体后皮质对视网膜的牵引有关。对 CNV 萎缩阶段或 CNV 行抗 VEGF 药物玻璃体腔注射治疗的 MF 患眼，在行玻璃体视网膜手术时，应注意选择好手术时机，尽可能减少玻璃体后皮质对视网膜的牵引。

总而言之，MF 是高度近视常见的眼底病之一，常见于伴有后巩膜葡萄肿、脉络膜视网膜萎缩的患者，一旦形成，多缓慢发展，影响视力。MF 的发生与玻璃体牵拉和眼轴拉长后巩膜葡萄肿形成造成的向心性和离心性牵拉力有关。随着 OCT 技术的不断发展，对 MF 的发病机制和治疗的认识不断深入，但由于大部分 MF 患者在早期没有视觉症状，视力下降缓慢，MF 的早期诊断依然具有挑战性。手术是目前治疗 MF 的唯一方法，大多数医生会在患者出现视力下降进行性加重和视物变形时进行手术。手术的目的是解除玻璃体牵拉力，虽然对手术的方式，如是否联合内界膜剥除、是否联合气体填充等仍具有争议，但随着手术技术的不断提高，近年来 MF 手术的解剖复位成功率可达 80%。经过长期随访观察发现，MF 手术后部分患眼可发生黄斑裂孔，但发生视网膜脱离者极少。高度近视是一种终生进行性发展的退行性疾病，后巩膜葡萄肿不断加深，RPE 和脉络膜逐渐萎缩，黄斑功能影响也随之加重，视功能的长期预后不容乐观。如何预防 MF 形成或阻止其加重、劈裂腔形成或消失对视网膜间的传导有何影响等都是今后亟待解决的问题。

参考文献

1. Henaine-Berra A, Zand-Hadas I M, Fromow-Guerra J, et al. Prevalence of macular anatomic abnormalities in high myopia. Ophthalmic Surg Lasers Imaging Retina, 2013, 44 (2): 140-144.

2. Lim L S, Cheung G, Lee S Y. Comparison of spectral domain and swept-source optical coherence tomography in pathological myopia. Eye (Lond), 2014, 28 (4): 488-491.

3. Itakura H, Kishi S, Li D, et al. Vitreous changes in high myopia observed by swept-source optical coherence tomography. Invest Ophthalmol Vis Sci, 2014, 55 (3): 1447-1452.

4. Gohil R, Sivaprasad S, Han L T, et al. clinical review. Eye (Lond), 2015, 29 (5): 593-601.

5. Bo Meng, Lu Zhao, Yi Yin, et al. Internal limiting membrane peeling and gas tamponade for myopic foveoschisis: a systematic review and meta-analysis. BMC Ophthalmology, 2017, 17 (1): 166.

6. Liu B, Ma W, Li Y, et al. Macular buckling using a three-armed silicone capsule for foveoschisis associated with high myopia. Retina, 2016, 36 (10): 1919-1926.

7. Zhu S Q, Zheng L Y, Pan A P, et al. The efficacy and safety of posterior scleral reinforcement using genipin cross-linked sclera for macular detachment and retinoschisis in highly myopic eyes. Br J Ophthalmol, 2016, 100: 1470-1475.

（陈　欢　陈有信）

病理性近视继发 CNV 的治疗进展

　　病理性近视是指当今世界重要致盲性眼病之一，尤其在以中国为首的亚洲国家，病理性近视更是致盲的主要原因之一。日本学者 Ohno-Matsui 将病理性近视分为 5 期（0 期：正常眼底；1 期：豹纹状眼底；2 期：弥漫脉络膜视网膜萎缩；3 期：局灶脉络膜视网膜萎缩；4 期：黄斑萎缩），此外还包括 3 种不同阶段均可出现的附加病变（漆裂纹、CNV、Fuchs 斑）。

　　其中，CNV 是病理性近视患者中心视力丧失的主要原因。流行病学研究表明，在亚洲国家病理性近视的患病率为 0.2% ～ 1.4%，而 CNV 在病理性近视患者中的患病率为 5.2% ～ 11.3%，双眼患病者高达 15%。因此，有效治疗并遏制 CNV 进展，是控制病理性近视继发视功能损害的重要目标和手段。

69.Anti-VEGF 仍为病理性近视继发 CNV 的一线治疗

病理性近视继发 CNV (myopic CNV, mCNV) 的病理机制为，脉络膜血管或毛细血管丢失导致视网膜色素上皮和神经上皮缺氧，进而上调 VEGF 表达，从而促进脉络膜血管内皮细胞增生，导致 CNV 形成。因此，通过降低 VEGF 水平来治疗 mCNV，从理论上是可行的。在临床上，Anti-VEGF 治疗对于 mCNV 确实展现了良好的效果。在 mCNV 的治疗过程中，早期诊断、正确选择 Anti-VEGF 药物，合理安排随访间隔及良好的依从性，是治疗成功的重要环节。

（1）早期确诊是及时治疗病理性近视继发 CNV 的基石

在过去相当长一段时间里，mCNV 的诊断主要依赖眼底检查、FFA 及 OCT 检查。近视度数超过 -6.00D 或眼轴长度超过 26.50mm 的患者，主诉视物变形、中央黑影遮挡者，如眼底检查发现黄斑中心凹或附近的灰色类圆形膜样病变，则高度怀疑 mCNV，如果 OCT 提示黄斑区神经上皮下高反射团块、伴少量积液，且 FFA 提示早期强荧光轮廓、晚期少许渗漏，则可确诊 mCNV。然而上述诊断标准存在两个主要困难，①早期、不典型病例难以识别，尤其当 OCT 显示团块不明显、FFA 渗漏轻微时，更难判断，且强荧光的漆裂纹、弱荧光的色素沉着，往往会干扰 FFA 诊断结果；②评估 CNV 的活动度、病情控制程度、做出是否继续治疗决策时，存在一定的主观性。OCTA 是近年发展起来的眼底成像新技术，不仅无创，且能清晰呈现视网膜及脉络膜浅层的细微血管结构。OCTA 可以将 mCNV 显示为高亮的血管网络信号,对判断 CNV 的存在十分有帮助,现在已成为除了 OCT、FFA 以外,诊断和评估 mCNV 的重要手段(图 79)。

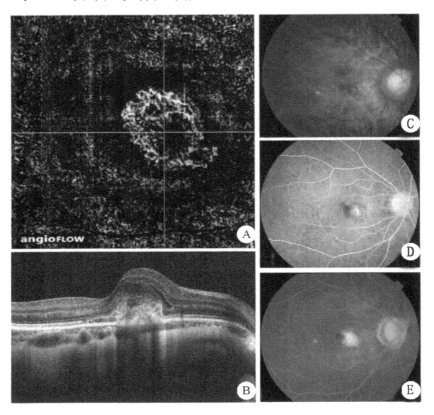

A:OCTA 提示外层视网膜新生血管网;B:OCTB 扫描提示中心凹下 CNV 团块影;C:彩色眼底照相,见黄斑区灰白色新生血管膜;D:荧光素血管造影早期,CNV 呈现强荧光;E:荧光素血管造影晚期,CNV 渗漏。

图 79 病理性近视继发 CNV 的多模式影像学诊断

(2)Anti-VEGF 时代下的药物选择

十余年前,糖皮质激素、光动力疗法(photodynamic therapy,PDT)、手术曾经是 mCNV 的主要治疗选择。Anti-VEGF 药物十余年来的兴起和广泛应用，使包括 mCNV 在内的多种黄斑区新生血管疾病进入了 Anti-VEGF 治疗时代。迄今为止，Anti-VEGF 治疗仍是 mCNV 治疗的一线选择。在当今眼底病治疗领域，Anti-VEGF 药物家族不断发展壮大。RADIANCE 研究是一项纳入 277 只眼的多中心、随机双盲对照试验，通过 12 个月随访证明，雷珠单抗治疗 mCNV 的效果显著优于 PDT。近期一项纳入 51 眼 mCNV 的回顾性研究显示，按照 1 + PRN 方案注射雷珠单抗，并随访 5 年以上，平均注射次数 1.6，视力在 5 年后仍有获益。阿柏西普作为 Anti-VEGF 家族的新成员，在亚洲的临床试验中展现了对于 mCNV 的良好治疗效果，在欧洲一些国家的为期 1 年的前瞻性研究中，也获得了肯定的疗效。我国自主研发的 Anti-VEGF 药物康柏西普于 2017 年被批准用于 mCNV 治疗。此外，一些国家所允许的贝伐单抗在 mCNV 中的超适应证用药，展现了与雷珠单抗相似的疗效，且远期随访结果也较乐观。

（3）注药间隔、病情监测与随访方案

已有研究普遍表明，mCNV 通过首次注射 1 针、此后按需注射的方案（即 1 + PRN 方案），即可获得较好的疾病控制效果。由于在临床实际工作中很难做到每月随访，因此真实世界中的 Anti-VEGF 治疗方案、治疗结果与临床试验有所不同。所幸 mCNV 疾病活动度普遍较低，较少的注射次数即可稳定病情。亚洲学者 2016 年发表共识，推荐延长 mCNV 的随访间隔，具体做法是：mCNV 患者按照 1 + PRN 方案注射，最初 3 个月每月随访，此后如病情稳定，随访间隔可延长至 2～3 个月，如果病情稳定 1 年以上，可将随访间隔进一步延长至 6 个月。最近 OCTA 逐渐成为 mCNV 随访的新手段之一，尤其在判断治疗后的 mCNV 退缩方面有其特殊价值，不过 OCTA 上可见的 mCNV 并不一定渗漏，因此，OCTA 看到异常血管并不等于发现活动性病变，OCTA 的价值仍有待进一步评估。受我国特殊国情影响，患者治疗的可及性、可支付性和依从性仍有待提高，因此提高随访率仍是控制 mCNV 进展的重要任务。

（4）Anti-VEGF 药物是否绝对安全

自 Anti-VEGF 类药物诞生之日起，安全性便是重要的议题之一。尽管目前眼内注射技术本身十分成熟，视网膜裂孔、视网膜脱离等并发症十分罕见，但感染性眼内炎、白内障加重、继发性青光眼等并发症仍无法完全避免。病理性近视继发 CNV 患者以中老年患者居多，该人群多具有心脑血管病的危险因素。因此，应该重视 Anti-VEGF 治疗过程中的潜在系统性并发症，尤其是急性冠脉事件、脑梗死、下肢血栓等严重并发症。尽管 Anti-VEGF 治疗的安全性已得到长时间临床实践的检验，严重不良反应罕见，但由于患者通常需反复用药，故而提高对 Anti-VEGF 治疗的潜在风险的认识，显得尤为重要。

70. 病理性近视继发 CNV 的辅助治疗措施

Anti-VEGF 治疗时代的全面来临，并不意味着 PDT、糖皮质激素等治疗方法毫无用武之地。相反，这些方法作为 Anti-VEGF

治疗的重要补充，使 mCNV 的个性化治疗成为可能。

（1）PDT 退居二线治疗

诸多关于 Anti-VEGF 的临床试验均以 PDT 作为对照组，由于 PDT 组的视力预后不如 Anti-VEGF 组，因此 PDT 不再受到追捧。不过在少数特定情况下，PDT 仍可以作为 Anti-VEGF 治疗的有效补充，如存在 Anti-VEGF 治疗禁忌的高危患者、随访依从性差的患者，仍可通过 PDT 在一段时期内稳定视力。此外，联合 PDT 和 Anti-VEGF 治疗，也是治疗 mCNV 的可选方案。但是，不可否认的是 PDT 治疗后可能伴随黄斑区脉络膜视网膜萎缩（chorioretinal atrophy，CRA）的加速发展，因此，除非万不得已，否则在 mCNV 的治疗中是尽量不考虑 PDT 的。

（2）糖皮质激素注射的潜在作用

糖皮质激素眼内或球周注射曾经作为治疗 mCNV 的方法之一，操作简便、价格低廉。然而由于糖皮质激素单药治疗很难消退新生血管，因此在 Anti-VEGF 治疗时代，糖皮质激素仅作为联合用药的选择。玻璃体腔内同时注射 Anti-VEGF 药物及糖皮质激素，在一部分患者可以尝试，尤其是当 mCNV 较难与 PIC、多灶性脉络膜炎（multifocal choroiditis，MFC）、特发性脉络膜新生血管膜（idiopathic choroidal neovascularization，iCNV）鉴别时。

（3）黄斑转位术成为历史

黄斑转位术在十余年前曾用于 mCNV 治疗，由于耗时、风险大、获益有限，且对手术医生技巧要求很高，因此临床中已经极少采用。

71. 病理性近视继发 CNV 治疗的终极困境

一项关于贝伐单抗的研究指出，CRA 形成、较大的 CNV 面积，以及高龄，是 mCNV 治疗预后不佳的因素。在诸多预后影响因素中，CRA 形成占主要地位。

（1）渗漏、瘢痕、萎缩

早前有日本学者将 mCNV 的病情进展分为 3 个阶段：活动期、瘢痕期、萎缩期。在活动期，新生血管膜形成，可伴有渗漏、出血；在瘢痕期，出血、渗出逐渐吸收，新生血管膜转变为瘢痕，常伴有色素沉着，即所谓的 Fuchs 斑；在萎缩期，CNV瘢痕逐渐消退，仅存萎缩灶。因此，在萎缩灶出现之前，即开始治疗、控制 CNV 的进展，是保存现有视功能的重要手段。然而随着年龄增长、病程延长，许多 mCNV 患者都不可避免发生不同程度的 CRA，因此相当一部分 mCNV 患者的远期疗效是存在天花板效应的，最终，黄斑区脉络膜和视网膜是要发生萎缩的（图 80）。

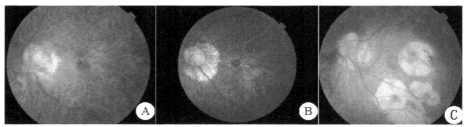

A：新生血管膜；B：Fuchs 斑；C：脉络膜视网膜萎缩。

图 80 病理性近视继发脉络膜新生血管膜的疾病进展过程（彩图见彩插 28）

（2）CRA 形成对预后的决定性作用

长达 3 年甚至更长时间的随访表明，不论使用哪种 Anti-VEGF 药物，mCNV 治疗的远期效果主要取决于有无 CRA 形成。CRA 一旦形成，便会随时间缓慢扩大、进展，最终严重影响视力。有学者认为，CRA 并非单纯的脉络膜萎缩，还伴有 Bruch 膜和视网膜外层感光细胞的绝对缺失，因此会造成视野上的绝对暗点。可见 CRA 是不可逆的，其对预后的影响也是巨大的。已有研究表明，基线脉络膜厚度可以预测 CRA 发生率，中心凹下型的 CNV 也容易发生 CRA，有望成为判断预后的辅助指标。据估计，mCNV 经过长期随访，CRA 发生率逐年增加，治疗后 1 年、2 年、3 年、4 年、5 年的 CRA 发生率分别为 10%、19.1%、23.6%、23.6%、35.4%，可见 CRA 的发生率是不低的，也是决定远期预后的关键因素。

（3）Anti-VEGF 能否预防 CRA

由于 CNV 的产生继发于病理性近视、脉络膜变薄、视网膜缺氧、VEGF 表达上调等一系列病理过程，因此单纯通过降低眼内 VEGF 水平来抑制 mCNV 是否能达到预防 CRA 产生乃至预防病变进展的目的，从理论上无法得到支持。而且在临床应用中，由于玻璃体腔注射 Anti-VEGF 药物已经成为 mCNV 的一线治疗，也是标准化治疗手段，在研究中纳入不治疗组从而观察 Anti-VEGF 治疗能否减缓 CRA 发生是符合伦理要求的。既往有一些研究观察了 mCNV 自然病程的进展情况，因此只能将目前观察到的 Anti-VEGF 治疗过的 mCNV 患者的 CRA 发生率与既往数据进行对比，然而不同研究中，研究对象的基线情况不尽相同，亦不具有充分的说服力。在未来病理性近视的治疗中，除采用 Anti-VEGF 药物消灭 CNV，还应尽可能延缓 CRA 的发生，只有这样，才是 mCNV 治疗的长久之计。

参考文献

1. Wong T Y，Ferreira A，Hughes R，et al. Epidemiology and disease burden of pathologic myopia and myopic choroidal neovascularization：an evidence-based systematic review. Am J Ophthalmol，2014，157（1）：9-25.

2. Wakabayashi T，Ikuno Y，Oshima Y，et al. Aqueous concentrations of vascular endothelial growth factor in eyes with high myopia with and without choroidal neovascularization. J Ophthalmol，2013，2013：257381.

3. Chalam K V，Sambhav K. Optical coherence tomography angiography in retinal diseases. J Ophthalmic Vis Res，2016，11（1）：84-92.

4. Querques G，Corvi F，Querques L，et al. Optical coherence tomography angiography of choroidal neovascularization secondary to pathologic myopia. Dev Ophthalmol，2016，56：101-106.

5. Liu B，Bao L，Zhang J. Optical coherence tomography angiography of pathological myopia sourced and idiopathic choroidal neovascularization with follow-up. Medicine（Baltimore），2016，95（14）：e3264.

6. El Matri L, Chebil A, Kort F. Current and emerging treatment options for myopic choroidal neovascularization. Clin Ophthalmol, 2015, 9: 733-744.

7. Wong T Y, Ohno-Matsui K, Leveziel N, et al. Myopicchoroidal neovascularisation: current concepts and update on clinical management. Br J Ophthalmol, 2015, 99 (3): 289-296.

8. Wolf S, Balciuniene V J, Laganovska G, et al. RADIANCE: a randomized controlled study of ranibizumab in patients with choroidal neovascularization secondary to pathologic myopia. Ophthalmology, 2014, 121: 682-692.

9. Tan N W, Ohno-Matsui K, Koh H J, et al. Long-term outcomes of ranibizumab treatment of myopic choroidal neovascularization in east-Asian patients from the radiance study. Retina, 2018, 38 (11): 2228-2238.

10. Onishi Y, Yokoi T, Kasahara K, et al. Five-year outcomes of intravitreal ranibizumab for choroidal neovascularization in patients with pathologic myopia. Retina, 2019, 39 (7): 1289-1298.

11. Ikuno Y, Ohno-Matsui K, Wong T Y, et al. Intravitreal aflibercept injection in patients with myopic choroidal neovascularization: the myrror study. Ophthalmology, 2015, 122 (6): 1220-1227.

12. Pece A, Milani P. Intravitreal aflibercept for myopic choroidal neovascularization. graefe' s arch clin exp ophthalmol, 2016, 254 (12): 2327-2332.

13. Korol A R, Zadorozhnyy O S, Naumenko V O, et al. Intravitreal aflibercept for the treatment of choroidal neovascularization associated with pathologic myopia: a pilot study. Clin Ophthalmol, 2016, 10: 2223-2229.

中国医学临床百家

14. Sarao V, Veritti D, Macor S, et al. Intravitreal bevacizumab for choroidal neovascularization due to pathologic myopia: long-term outcomes. Graefe's Arch Clin Exp Ophthalmol, 2016, 254 (3): 445-454.

15. Kasahara K, Moriyama M, Morohoshi K, et al. Six-year outcomes of intravitreal bevacizumab for choroidal neovascularization in patients with pathologic myopia. Retina, 2017, 37 (6): 1055-1064.

16. Chhablani J, Paulose R M, Lasave A F, et al. Intravitreal bevacizumab monotherapy in myopic choroidal neovascularisation: 5-year outcomes for the PAN-American Collaborative Retina Study Group. Br J Ophthalmol, 2018, 102 (4): 455-459.

17. Kung Y H, Wu T T, Huany Y H. One-year outcome of two different initial dosing regimens of intravitreal ranibizumab for myopic choroidal neovascularization. Acta Ophthalmol, 2014, 92: e615-e620.

18. Ohno-Matsui K, Lai T Y, Lai C C, et al. Updates of pathologic myopia. Prog Retin Eye Res, 2016, 52: 156-187.

19. Cheng Y, Li Y, Huang X, et al. Application of optical coherence tomography angiography to assess anti-vascular endothelial growth factor therapy in myopic choroidal neovascularization. Retina, 2019, 39 (4): 712-718.

20. Modi Y S, Tanchon C, Ehlers J P. Comparative Safety and tolerability of anti-VEGF therapy in age-related macular degeneration, Drug Saf, 2015, 38 (3): 279-293.

21. Scott L J, Chakravarthy U, Reeves B C, et al. Systemic Safety of anti-VEGF drugs: a commentary. Expert Opin Drug Saf, 2015, 14 (3): 379-388.

22. Saviano S, Piermarocchi R, Leon P E, et al. Combined therapy with

bevacizumab and photodynamic therapy for myopic choroidal neovascularization: a one-year follow-up controlled study. Int J Ophthalmol, 2014, 7: 335-339.

23. Farinha C L, Baltar A S, Nunes S G, et al. Progression of myopic maculopathy after treatment of choroidal neovascularization. Ophthalmologica, 2014, 231: 211-220.

24. Ohno-Matsui K, Jonas J B, Spaide R F. Macular Bruch membrane holes in choroidal neovascularization-related myopic macular atrophy by swept-source optical coherence tomography. Am J Ophthalmol, 2016, 162: 133-139.

25. Lee J H, Lee S C, Kim S H, et al. Choroidal thickness and chorioretinal atrophy in myopic choroidal neovascularization with anti-vascular endothelial growth factor therapy. Retina, 2017, 37 (8): 1516-1522.

（王尔茜）

黄斑前膜研究新进展

　　黄斑前膜是一种累及黄斑的玻璃体视网膜交界面纤维细胞增殖疾病。按照是否存在明确继发因素，黄斑前膜可分为特发性和继发性 2 种类型。继发性黄斑前膜常与眼部炎性疾病、视网膜血管疾病、视网膜脱离有关。而大部分黄斑前膜仍为特发性，根据调查人群的不同，其患病率在 1.02% ～ 28.90%。年龄是特发性黄斑前膜公认的最主要的患病危险因素，60 岁以上人群中特发性黄斑前膜患病率大幅提升，70 ～ 79 岁年龄段到达峰值（11.6% ～ 35.7%）。同时，种族、饮食习惯、吸烟、眼轴长度等作为患病危险因素也有不同文献的报道。

72. 黄斑前膜的临床表现与自然病程

　　1997 年，Gass 根据特发性黄斑前膜的临床表现将该疾病分为 3 期，目前该分期仍多为临床使用：

　　0 期：玻璃纸样黄斑病变（cellophane maculopathy），黄斑前膜透明，视网膜无变形，仅见玻璃纸样反光，无症状，多查体发现。

　　1 期：皱缩玻璃纸样黄斑病变（crinkled cellophane maculopathy），黄斑前膜收缩致视网膜内层不规则皱缩，表面细小放射样皱褶，可伴视物变形、视力下降、视物不等大等症状。

　　2 期：视网膜前黄斑纤维化（preretinal macular fibrosis），又名黄斑皱褶（Macular Pucker），黄斑前膜增厚、不透明，遮挡视网膜血管，牵拉全层视网膜变形，可伴有视网膜水肿、出血、棉絮斑和硬渗。80% 的病例中会有视力下降和（或）视物变形（图 81）。

　　特发性黄斑进展缓慢，5 年总体进展率不及 30%，5 年内从 0 期发展至 2 期的累计进展率仅为 9.3%。在 Rouvas 等人进行的非牵拉性黄斑前膜长期观察研究中，在平均 3 年余的随访期内（38.2 个月 ±30.6 个月），患者最佳矫正视力及黄斑中心凹厚度均可长期维持稳定。在少数病例中，甚至可观察到黄斑前膜自动脱落、牵拉缓解的现象。

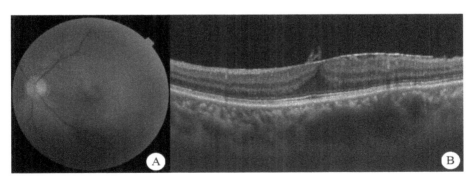

A：彩色眼底照相示视网膜前黄斑纤维化；B：光学相干断层成像（OCT）经 A 黄斑中心凹扫描，示黄斑前膜伴视网膜神经上皮层增厚，中心凹消失，中心凹外层视网膜结构尚完整，黄斑前膜表面部分玻璃体后皮质残留。

图 81 黄斑前膜（彩图见彩插 29）

73. 黄斑前膜的病理及病理生理机制

病理上，特发性黄斑前膜从内到外（玻璃体到视网膜）大致可分为：内细胞层，由单层或多层细胞组成；外基质层，即细胞外基质层。其中内细胞层和近细胞层的细胞外基质被认为是在黄斑前膜形成过程中新生而成，而较外层部分则是由细胞外纤维、内界膜片段及玻璃体劈裂或部分玻璃体后脱离留下的残余玻璃体纤维组成。这种板层结构在玻璃纸样黄斑病变中（黄斑前膜早期）较为清晰，随病变进展逐渐紊乱。

黄斑前膜中的细胞组分主要包括下列一种或多种细胞：胶质细胞（Müller 细胞、星形细胞和小胶质细胞）、玻璃体细胞、巨噬细胞、视网膜色素上皮细胞、成纤维细胞和成肌纤维细胞（myofibroblast）。其中成肌纤维细胞被认为是特发性黄斑前膜形成并引起视网膜牵拉的关键。研究表明，成肌纤维细胞具有多种细胞来源，可由视网膜 Müller 细胞、玻璃体细胞和视网膜色素上皮细胞转分化而来。玻璃体后脱离被认为是特发性黄斑前膜形成的重要诱发因素。在玻璃体后脱离形成的过程，内界膜产生许多微小裂隙，视网膜胶质细胞由此迁徙至视网膜内表面，同时内界膜表面残留的玻璃体细胞也被生长因子激活，多种细胞在视网膜内表面增殖、转分化为成肌纤维细胞。成肌纤维细胞持续异常激活，分泌并促进胶原沉积、表达收缩蛋白，逐渐形成可收缩的黄斑前膜。

黄斑前膜的细胞外基质组分则是由原有的玻璃体视网膜胶原

和（或）前膜细胞组分新分泌的胶原共同组成，主要含Ⅰ、Ⅱ、Ⅲ、Ⅳ和Ⅵ型胶原纤维。细胞外基质不仅参与了黄斑前膜的组成，其机械硬度更是成肌纤维细胞形成的关键。例如，细胞外基质中的糖基化终末产物（advanced glycation end product，AGE）随年龄积累，不仅可通过降解透明质酸加速玻璃体后脱离的发生，还能提高细胞外基质机械硬度，促进成肌纤维细胞的形成，从而促进了黄斑前膜的纤维化。

目前研究认为，黄斑前膜是一种由多种生长因子和细胞因子驱动的异常愈合过程。促炎症反应、血管生成及伤口愈合相关的多种基因（*IL6*、*TGFB2*、*VEGFA*、*CXCL1*、*RELA*、*GFAP*、*TNC*）在黄斑前膜术中灌注液中均有表达。近年来研究表明，受体相关肾素原系统（receptor-associated prorenin system，RAPS）可双重激活肾素——血管紧张素RAS系统及RAS非依赖的信号传导系，刺激产生FGF2、GDNF、NGF、TGFB1等细胞因子，从而促进特发性黄斑前膜形成。而阻断肾素原受体或血管紧张素Ⅱ1型受体可以降低相应细胞因子的表达。而另有研究发现miRNA（miR-19b、miR-24、miR-142-3p）失调控可能也参与了黄斑前膜异常纤维化过程。

74. 黄斑前膜的影像学研究

（1）OCT相关研究进展

近年来，黄斑前膜影像学研究进展主要集中在OCT领域。随着OCT影像技术的发展，OCT已成为黄斑前膜诊断的金标准。

而随着多模式 OCT 影像学的兴起（OCT angiography、en-face OCT、swept-source OCT 等），黄斑前膜在不同模式 OCT 下的影像特征及临床意义逐渐成为研究热点。对于当前使用最为广泛的 spectral-domain OCT（SD-OCT），研究则进一步细化深入，提出基于 OCT 影像表现的黄斑前膜分类系统，明确 OCT 细节特征与视功能预后间的关系，指导手术时机及手术方式选择。

① SD-OCT

黄斑区视网膜前的高反射信号带是黄斑前膜在 SD-OCT 上的典型表现，可伴有神经上皮层的增厚、水肿，其 OCT 影像特征的临床意义及与视功能预后间的关系是近年来的研究热点。

黄斑中心凹厚度（central foveal thickness，CFT）作为整体反映神经上皮层受牵拉程度的重要指标，是研究最为广泛的预后因素之一（图 82B）。但截至目前，其与术后视力预后间的关系尚不完全明确。多数研究认为 CFT 主要可用以评估术前黄斑前膜对视力的影响，但与术后视力预后间无显著关联。而术前最大视网膜厚度（水平扫描距中心凹 1.5mm 内最大视网膜厚度）与术前黄斑周围视网膜容积（preoperative retinal perimacular volume），同样作为整体指标，则被发现与术后 3 个月内视力改善程度显著相关。

椭圆体带、嵌合体区是外层视网膜在 OCT 上的重要组成部分，其完整性、连续性反映了光感受器细胞的累及情况，在玻璃体视网膜交界面疾病，如黄斑前膜、黄斑裂孔中均得以深入研究（图 82B）。研究一致表明，在特发性黄斑前膜中，椭圆体带、嵌合体区的连续性与术后视功能预后呈正相关。术前黄斑中心凹椭圆体带信号有衰减、但尚未中断的患者术后 3 个月内视力改善最为明显。因此有研究建议，在特发性黄斑前膜患者中，一旦出现椭圆体带断裂需尽快手术，以减少对光感受器层造成持续性损伤。除连续性外，Kinoshita 等人的研究表明术前光感受器外节长度（photoreceptor outer segment，PROS）（为椭圆体带上缘至 RPE 上缘，包含椭圆体带及嵌合体区）也是术后最佳矫正视力的预后因素，术前 PROS 越长则其术后 24 个月时的最佳矫正视力越好（图 82B）。

黄斑前膜在垂直方向上引起的牵拉可以利用神经上皮层的厚度、容积去体现，而其更主要的切线收缩造成的改变则主要集中在视网膜内层，单纯用视网膜整体或外层特征评估、预测黄斑前膜视功能预后存在局限性。随着近年来 OCT 自动分层技术的发展，黄斑前膜视网膜内层特征也得到了越来越多研究的重视。研究发现，内层视网膜厚度与方向分辨阈值相关，而方向分辨阈值可敏锐评估视物变形程度（图 82B）。Ichikawa 等人也发现，在黄斑前膜患者中，术前视网膜内核层厚度与术前、术后视物变形程度均显著相关。内核层增厚主要由内层视网膜切向收缩引起，反映了 Müller 细胞移位致光信号传导异常的程度。在视力改善预测方面，有研究发现术前黄斑中心凹厚度／神经节细胞层厚度比值越高，则术后视力改善越明显。内层视网膜不规则指数（inner-retinal irregularity index，IRII），是近两年黄斑前膜视网膜内层研究中新提出来的概念，指黄斑中心视网膜内丛状层下缘长度与 RPE 长度的比值（图 82A）。研究发现，IRII 不仅与术前及术后长期视力预后均显著相关，还与嵌合体区缺损状态相关，故 IRII 不仅可用以预测黄斑前膜的视功能预后，还能在一定程度上同时评价内层及外层视网膜损伤程度。此外，在黄斑前膜内层视网膜研究中，约有 30% 的特发性黄斑前膜患者术后 1～3 个月会出现视网膜内核层的微囊样改变（inner nuclear layer microcysts），而这一改变将显著影响患者术后早期视力恢复及最终视力预后。视网膜内核层的微囊样改变并非由血管渗漏水肿或炎症反应引起，主要考虑与 Müller 细胞功能损伤或细胞退行，影响了视网膜层间液体吸收有关。

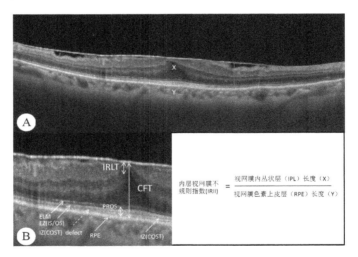

A：黄斑前膜内层视网膜不规则指数（IRII）测量方式，以 ETDRS 黄斑分区 3mm 内圈为界（红线），标记并测量其内视网膜内丛状层下界长度（X）与视网膜色素上皮层长度（Y）之比即为内层视网膜不规则指数；B：CFT：central foveal thickness，黄斑中心凹厚度；IRLT：inner retinal layer thickness，内层视网膜厚度；ELM：external limiting membrane，外界膜；EZ（IS / OS）：ellipsoid zone（photoreceptor inner / outer segment junction），椭圆体带；IZ（COST）：interdigitation zone（cone outer segment tip line），嵌合体区，虚线箭头所示为局部嵌合体区缺失；RPE：retinal pigment epithelium，视网膜色素上皮；PROS：photoreceptor outer segment，光感受器外节（椭圆体带上缘至 RPE 上缘）。

图 82 目前黄斑前膜 OCT 研究中常用的预后测量指标（彩图见彩插 30）

利用 SD-OCT 的 enhanced-depth imaging（EDI）模式还可以就黄斑前膜的脉络膜厚度进行研究。研究结果显示，在黄斑前膜术后 1 周内，中心凹下脉络膜厚度显著增加，但很快又降至术前基线水平。合并玻璃体黄斑牵拉的黄斑前膜患眼，其中心凹下脉络膜厚度显著增厚，考虑与玻璃体黄斑牵拉对视网膜、脉络膜形成的前后牵拉及由炎症反应、视网膜色素上皮压力变化引起的 VEGF 升高有关。其术后中心凹下脉络膜厚度会显著回落，至术后 3 个月与单纯黄斑前膜组无异。

截至目前，关于黄斑前膜 SD-OCT 影像特征临床意义的研究仍在进一步进行中，故尚未有统一的基于 SD-OCT 影像表现的黄斑前膜分类系统。不同的临床研究根据各自关注重点采用不同的分类标准。例如，基于 OCT 中黄斑中心凹是否累及及视网膜内外层受累情况进行的分类（表 5），或者基于是否合并玻璃体后脱离进行的分类（表 6）。Stevenson 等人则认为黄斑中心凹厚度、椭圆体带的完整性作为黄斑前膜研究最为深入的 OCT 特征，且分别与术前、术后视力密切相关，应结合病因分类一起在分类时予以考虑。而随着研究进展，未来在基于 OCT 表现的黄斑前膜分类时，可能还需考虑进黄斑前膜内层视网膜特征改变。但不管何种分类形式，其合理性均有待大规模前瞻性临床试验的进一步检验。

表 5 基于 OCT 形态特征的特发性黄斑前膜分类（Hwang 等）

Ⅰ 类	Ⅱ 类
Ⅰ类：中心凹累及	Ⅱ类：中心凹未累及
Ⅰ A 外层视网膜增厚，轻度内层视网膜改变	2A 黄斑假孔形成
Ⅰ B 外层视网膜向内突起，内层视网膜增厚	2B 视网膜内劈裂样改变
Ⅰ C 内层视网膜显著增厚	

表 6 基于 OCT 形态特征的黄斑前膜分类（Konidaris 等）

A 类：有玻璃体后脱离		B 类：有玻璃体粘连	
A1	没有收缩	B1	无牵拉
A2	有收缩	B2	有玻璃体黄斑牵拉
A2.1	有视网膜皱褶	B2.1	有水肿
A2.2	有水肿	B2.2	有视网膜脱离
A2.3	有黄斑囊样水肿	B2.3	有视网膜劈裂
A2.4	有板层黄斑裂孔		

② OCTA

OCTA 可以用以评价黄斑前膜对黄斑区不同层面（浅层视网膜血管丛、深层视网膜血管丛、外层视网膜无血管区、脉络膜毛细血管层）的血流影响情况。研究发现，在浅层、深层视网膜血管丛层面上，特发性黄斑前膜患者的黄斑血流密度比（macular vessel density ratio，MVR）即中心凹血流密度与旁中心凹血流密度之比，均较健康对照组显著增大，且其最佳矫正视力的下降程度似与中心凹毛细血管累及深度有关，而在脉络膜毛细血管层面，可观察到特发性黄斑前膜血流面积及旁中心凹血流密度的下降，并可在术后得以恢复。但浅层、深层毛细血管丛层旁中心凹血流密度，即使在术后，仍较对侧眼降低，且相差程度与黄斑中心凹厚度、旁中心凹视网膜内核层厚度、术后最佳矫正视力均显著相关。

中心凹无血管区（foveal avascular zone，FAZ）面积是另一个 OCTA 中常用评估定量指标，在一定程度上可以反映黄斑前膜向心收缩，引起黄斑区毛细血管结构变形的程度。研究显示，无论在浅层还是深层视网膜血管丛层，黄斑前膜 FAZ 面积均较对侧眼显著缩小，虽然术后 FAZ 面积可得以一定的改善，但较对侧眼仍有缩小，且术后 FAZ 与对侧眼的差异程度与黄斑中心凹厚度、中心凹内层视网膜厚度显著相关，同时与对侧眼 FAZ 差异程度越大，其术后最佳矫正视力越差。

此外，利用 OCTA 还有助于发现 ERM 中隐藏的异常血管复合物结构（视网膜新生血管）。这类情况通常好发于增殖性糖尿病视网膜病变，视网膜静脉阻塞引起的继发性 ERM，但在特发性黄斑前膜中也有报道，因其与 ERM 一样在 SD-OCT 上表现为视网膜前高反射信号而不易鉴别。

③ en-face OCT

关于 en-face OCT 在黄斑前膜中应用的研究较少。Rispoli 等人利用 en-face OCT 观察特发性黄斑前膜发现，在前膜附近区域通常会有一些小坑区域。研究者推测这是由黄斑前膜收缩，视网膜内界膜局部撕裂、褶皱，从而暴露出其下裸露视神经纤维层而形成。而这些区域应在术中剥除前膜时尽量避免。

④ SS-OCT 及脉络膜厚度

关于黄斑前膜 SS-OCT 表现尚欠研究。但 SS-OCT 实则在显示玻璃体，尤其是在显示玻璃体黄斑相互作用及后部玻璃体，黄斑区前囊等结构上更具优势，SS-OCT 的高穿透性也有助于对黄斑前膜中脉络膜变化进行进一步观察。

（2）黄斑前膜其他影像学研究进展

除外传统的荧光素血管造影，近年来研究发现，利用自发荧光或近红外成像可定量监测黄斑前膜中视网膜切向位移情况。黄斑前膜中视物变形程度与视网膜切向位移显著相关。而术后视物变形的改善也可通过切向位移来评判，切向位移反映了 Müller 细胞的移位情况。

75. 黄斑前膜的治疗进展

玻璃体切除术、术中剥离或切除黄斑前膜仍是当前黄斑前膜最主要的治疗方式，其有效性已得到近 40 年的实践检验，术前视力及视物变形情况与术后视功能恢复情况显著相关。

随着医疗技术的发展，黄斑前膜手术也逐渐向微创手术过渡，现已广泛采用 23G、25G 经结膜微切口玻璃体切除系统，即使在术前视力 ≥ 0.5 的黄斑前膜患者中，25G 玻璃体切除联合内界膜剥除也能安全并有效改善患者术后视力预后。同时，27G 玻璃体切除手术也在黄斑前膜治疗中逐渐开展，尽管研究显示 27G

的手术效率仍有待提高，但其能有助早期视力的恢复、中心视网膜厚度的改善及术后眼内压的稳定。

术中是否联合内界膜剥除则是近年来黄斑前膜治疗中的研究热点。目前大部分研究观点认为联合内界膜剥除可有效降低黄斑前膜的复发率，但在视功能恢复及解剖结构改善方面仍存在争议。一些研究认为联合内界膜剥除较单纯 ERM 剥除而言，并不能进一步提高术后矫正视力或降低中央视网膜厚度，反而更易引起黄斑裂孔等并发症。

近年来的研究也显示，ILM 剥除可能会造成内层视网膜损害，引起内层视网膜小坑样改变及晚期视盘颞侧及下方神经纤维层厚度变薄，提高视野微小暗点发生率（图 83）。2017 年 Chang 等人就特发性黄斑前膜玻璃体切除术中是否应联合内界膜剥除进行了迄今样本量最大的一项荟萃研究，共纳入一项回顾性研究及一项随机对照研究（共 756 只眼）。研究发现，除外复发率更低外，联合内界膜剥除似在长期视力预后上（术后 18 个月）优于单纯 ERM 剥除，但因考虑存在术后白内障形成、视力测量方式不同等异质性因素，研究者对此结果仍持保守态度。

总体而言，内界膜剥除对黄斑前膜术后长期视功能恢复及解剖结构的影响仍有待更大规模随机对照临床试验的检验。

辅助措施方面，对于部分牵拉严重的患者，黄斑前膜术中可能会使用气体填充以助视网膜展平，减少视网膜皱褶。而对于使用气体的种类，短效的灭菌空气及长效的 SF6 在术后视力提高、降低中心视网膜厚度方面具有类似作用，但长效气体的化学毒性

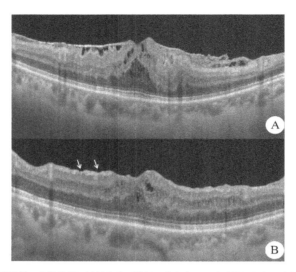

A：术前 OCT 示黄斑前膜，牵拉黄斑区神经上皮层增厚，黄斑中心凹附近神经上皮层内囊样改变（内核层、外核层），外层视网膜结构尚完整；B：玻璃体切除＋黄斑前膜联合内界膜剥除术后 2 周，经同一扫描层面 OCT 示黄斑水肿较术前减轻，层内囊样改变显著好转。术后视网膜表面局部小坑样改变（箭头），可能与术后出现视野微小暗点有关。

图 83 黄斑前膜手术前后 OCT 对比

可能会引起术后视神经纤维层外层分裂（dissociated optic nerve fiber layer，DONFL）。对于牵拉引起的黄斑水肿，局部非甾体类药物或激素类药物（玻璃体腔注入曲安奈德或地塞米松缓释制剂）的辅助使用，均能促进黄斑水肿的缓解。药物诱导玻璃体溶解是黄斑前膜辅助治疗的另一个研究方向，纤溶酶或其他玻璃体溶解酶可以通过降解黄斑前膜与内界膜间残留的原始玻璃体胶原组织而达到使黄斑前膜脱离或减轻牵拉的作用，但具体临床应用还有待进一步研究。

黄斑前膜术后有 10% ～ 21% 的病例会复发，约 3% 的病例需再次手术干预。除外内界膜联合剥除带来的影响外，黄斑前膜在术中是否得以完整剥除更是影响复发的关键。Gaber 等人利用 OCT 研究发现，38.4% 的 ERM 患者术后存在 ERM 残留，而 ERM 残留边缘的形态则与 ERM 复发密切相关。利用术中 OCT，可进一步确保 ERM 的完整剥除，降低复发率。

参考文献

1. Bu S，Kuijer R，Li X，et al. Idiopathic epiretinal membrane. Retina，2014，34（12）：2317-2335.

2. Kim J M，Lee H，Shin J P，et al. Epiretinal Membrane：Prevalence and Risk Factors from the Korea National Health and Nutrition Examination Survey，2008 through 2012. Korean journal of ophthalmology，2017，31（6）：514-523.

3. Cheung N，Tan S P，Lee S Y，et al. Prevalence and risk factors for epiretinal membrane：the Singapore Epidemiology of Eye Disease study. Br J Ophthalmol，2017，101（3）：371-376.

4. Wang S Z，Tong Q H，Wang H Y，et al. The Association between Smoking and Epiretinal Membrane. Sci Rep，2016，6：38038.

5. Rouvas A，Chatziralli I，Androu A，et al. Long-term anatomical and functional results in patients undergoing observation for idiopathic nontractional epiretinal membrane. European journal of ophthalmology，2016，26（3）：273-278.

6. Lim Y C，Au Eong D T，Wagle A M，et al. Spontaneous separation of

epiretinal membrane: a report of three cases. Clinical & experimental optometry, 2018, 101 (2): 299-301.

7. Kida T, Morishita S, Fukumoto M, et al. Long-term evaluation of spontaneous release of epiretinal membrane and its possible pathogenesis. Clin Ophthalmol, 2017, 11: 1607-1610.

8. Sanchez-Vicente J L, Contreras-Diaz M, Rueda T, et al. Combined Hamartoma of the Retina and Retinal Pigment Epithelium in a Patient with Gorlin Syndrome: Spontaneous Partial Resolution of Traction Caused by Epiretinal Membrane. Case reports in ophthalmological medicine, 2016, 2016: 2312196.

9. Andreev A N, Bushuev A V, Svetozarskiy S N. A Case of Secondary Epiretinal Membrane Spontaneous Release. Case reports in ophthalmological medicine, 2016, 2016: 4925763.

10. Zhao F, Gandorfer A, Haritoglou C, et al. Epiretinal cell proliferation in macular pucker and vitreomacular traction syndrome: analysis of flat-mounted internal limiting membrane specimens. Retina, 2013, 33 (1): 77-88.

11. Myojin S, Yoshimura T, Yoshida S, et al. Gene Expression Analysis of the Irrigation Solution Samples Collected during Vitrectomy for Idiopathic Epiretinal Membrane. PLoS One, 2016, 11 (10): e0164355.

12. Dong Y, Kanda A, Noda K, et al. Pathologic Roles of Receptor-Associated Prorenin System in Idiopathic Epiretinal Membrane. Sci Rep, 2017, 7: 44266.

13. Russo A, Ragusa M, Barbagallo C, et al. miRNAs in the vitreous humor of patients affected by idiopathic epiretinal membrane and macular hole. PLoS One,

2017, 12 (3): e0174297.

14. Kim J H, Kang S W, Kong M G, et al. Assessment of retinal layers and visual rehabilitation after epiretinal membrane removal. Graefe's archive for clinical and experimental ophthalmology, 2013, 251 (4): 1055-1064.

15. Inoue M, Kadonosono K. Macular diseases: epiretinal membrane. Dev Ophthalmol, 2014, 54: 159-163.

16. Stevenson W, Prospero Ponce C, Agarwal D, et al. Epiretinal membrane: optical coherence tomography-based diagnosis and classification. Clin Ophthalmol, 2016, 10: 527-534.

17. Sheales M P, Kingston Z S, Essex R W. Associations between preoperative OCT parameters and visual outcome 3 months postoperatively in patients undergoing vitrectomy for idiopathic epiretinal membrane. Graefe's archive for clinical and experimental ophthalmology, 2016, 254 (10): 1909-1917.

18. Itoh Y, Inoue M, Rii T, et al. Correlation between foveal cone outer segment tips line and visual recovery after epiretinal membrane surgery. Investigative ophthalmology & visual science, 2013, 54 (12): 7302-7308.

19. Cobos E, Arias L, Ruiz-Moreno J, et al. Preoperative study of the inner segment / outer segment junction of photoreceptors by spectral-domain optical coherence tomography as a prognostic factor in patients with epiretinal membranes. Clin Ophthalmol, 2013, 7: 1467-1470.

20. Rii T, Itoh Y, Inoue M, et al. Outer retinal morphological changes and visual function after removal of epiretinal membrane. Canadian journal of ophthalmology,

2014, 49 (5): 436-442.

21. Kim H J, Kang J W, Chung H, et al. Correlation of foveal photoreceptor integrity with visual outcome in idiopathic epiretinal membrane. Current eye research, 2014, 39 (6): 626-633.

22. Kinoshita T, Imaizumi H, Miyamoto H, et al. Two-year results of Metamorphopsia, visual acuity, and optical coherence tomographic parameters after epiretinal membrane surgery. Graefe's archive for clinical and experimental ophthalmology, 2016, 254 (6): 1041-1049.

23. Chen T, Su B, Chen Z, et al. The Associations among Metamorphopsia, Orientation Discrimination Threshold, and Retinal Layer Thickness in Patients with Idiopathic Epiretinal Membrane. Current eye research, 2018, 43 (9): 1151-1159.

24. Ichikawa Y, Imamura Y, Ishida M. Inner nuclear layer thickness, a biomarker of metamorphopsia in epiretinal membrane, correlates with tangential retinal displacement. Am J Ophthalmol, 2018, 193: 20-27.

25. Ichikawa Y, Imamura Y, Ishida M. Associations of aniseikonia with Metamorphopsia and retinal displacements after epiretinal membrane surgery. Eye, 2018, 32 (2): 400-405.

26. Song S J, Lee M Y, Smiddy W E. Ganglion cell layer thickness and visual improvement after epiretinal membrane surgery. Retina, 2016, 36 (2): 305-310.

27. Cho K H, Park S J, Cho J H, et al. Inner-retinal irregularity index predicts postoperative visual prognosis in idiopathic epiretinal membrane. American journal of ophthalmology, 2016, 168: 139-149.

28. Cho K H, Park S J, Woo S J, et al. Correlation between inner-retinal changes and outer-retinal damage in patients with idiopathic epiretinal membrane. Retina, 2018, 38 (12): 2327-2335.

29. Chen S J, Tsai F Y, Liu H C, et al. Postoperative inner nuclear layer microcysts affecting long-term visual outcomes after epiretinal membrane surgery. Retina, 2016, 36 (12): 2377-2383.

30. Ahn S J, Woo S J, Park K H. Choroidal thickness change following vitrectomy in idiopathic epiretinal membrane and macular hole. Graefe's archive for clinical and experimental ophthalmology, 2016, 254 (6): 1059-1067.

31. Kang E C, Lee K H, Koh H J. Changes in choroidal thickness after vitrectomy for epiretinal membrane combined with vitreomacular traction. Acta Ophthalmol, 2017, 95 (5): e393-e398.

32. Konidaris V, Androudi S, Alexandridis A, et al. Optical coherence tomography-guided classification of epiretinal membranes. Int Ophthalmol, 2015, 35 (4): 495-501.

33. Nelis P, Alten F, Clemens C R, et al. Quantification of changes in foveal capillary architecture caused by idiopathic epiretinal membrane using OCT angiography. Graefe' sarchive for clinical and experimental ophthalmology, 2017, 255 (7): 1319-1324.

34. Yu Y, Teng Y, Gao M, et al. Quantitative choriocapillaris perfusion before and after vitrectomy in idiopathic epiretinal membrane by optical coherence tomography angiography. Ophthalmic surgery, lasers & imaging retina, 2017, 48 (11): 906-915.

35. Kim Y J, Kim S, Lee J Y, et al. Macular capillary plexuses after epiretinal membrane surgery: an optical coherence tomography angiography study. Br J Ophthalmol, 2018, 102 (8): 1086-1091.

36. Kumagai K, Furukawa M, Suetsugu T, et al. Foveal avascular zone area after internal limiting membrane peeling for epiretinal membrane and macular hole compared with that of fellow eyes and healthy controls. Retina, 2018, 38 (9): 1786-1794.

37. Kitagawa Y, Shimada H, Shinojima A, et al. Foveal avascular zone area analysis using optical coherence tomography angiography before and after idiopathic epiretinal membrane surgery. Retina, 2019, 39 (2): 339-346.

38. Gueunoun S, Nazim G, Bruyere E, et al. Abnormal vascular complex within an idiopathic epiretinal membrane imaged by optical coherence tomography angiography. Retin Cases Brief Rep, 2019, 13 (2): 127-129.

39. Lavinsky F, Lavinsky D. Novel perspectives on swept-source optical coherence tomography. Int J Retina Vitreous, 2016, 2: 25.

40. Rodrigues I A, Lee E J, Williamson T H. Measurement of retinal displacement and metamorphopsia after epiretinal membrane or macular hole surgery. Retina, 2016, 36 (4): 695-702.

41. Ichikawa Y, Imamura Y, Ishida M. Metamorphopsia and tangential retinal displacement after epiretinal membrane surgery. Retina, 2017, 37 (4): 673-679.

42. Chen W, Shen X, Zhang P, et al. Clinical characteristics, long-term surgical outcomes, and prognostic factors of epiretinal membrane in young patients. Retina, 2019, 39 (8): 1478-1487.

43. Takabatake M, Higashide T, Udagawa S, et al. Postoperative changes and prognostic factors of visual acuity, metamorphopsia, and aniseikonia after vitrectomy for epiretinal membrane. Retina, 2018, 38 (11): 2118-2127.

44. Moisseiev E, Kinori M, Moroz I, et al. 25-Gauge vitrectomy with epiretinal membrane and internal limiting membrane peeling in eyes with very good visual acuity. Current eye research, 2016, 41 (10): 1387-1392.

45. Mitsui K, Kogo J, Takeda H, et al. Comparative study of 27-gauge vs. 25-gauge vitrectomy for epiretinal membrane. Eye, 2016, 30 (4): 538-544.

46. Naruse S, Shimada H, Mori R. 27-gauge and 25-gauge vitrectomy day surgery for idiopathic epiretinal membrane. BMC ophthalmology, 2017, 17 (1): 188.

47. Azuma K, Ueta T, Eguchi S, et al. Effects of internal limiting membrane peeling combined with removal of idiopathic epiretinal membrane: A systematic review of literature and meta-analysis. Retina, 2017, 37 (10): 1813-1819.

48. Tranos P, Koukoula S, Charteris D G, et al. The role of internal limiting membrane peeling in epiretinal membrane surgery: a randomised controlled trial. Br J Ophthalmol, 2017, 101 (6): 719-724.

49. Schechet S A, De Vience E, Thompson J T. The effect of internal limiting membrane peeling on idiopathic epiretinal membrane surgery, with a review of the literature. Retina, 2017, 37 (5): 873-880.

50. Chang W C, Lin C, Lee C H, et al. Vitrectomy with or without internal limiting membrane peeling for idiopathic epiretinal membrane: A meta-analysis. PLoS One, 2017, 12 (6): e0179105.

51. Obata S, Fujikawa M, Iwasaki K, et al. Changes in Retinal Thickness after Vitrectomy for Epiretinal Membrane with and without Internal Limiting Membrane Peeling. Ophthalmic research, 2017, 57 (2): 135-140.

52. De Novelli F J, Goldbaum M, Monteiro M L R, et al. Surgical removal of epiretinal membrane with and without removal of internal limiting membrane: comparative study of visual acuity, features of optical coherence tomography, and recurrence rate. Retina, 2019, 39 (3): 601-607.

53. Deltour J B, Grimbert P, Masse H, et al. Detrimental effects of active internal limiting membrane peeling during epiretinal membrane surgery: microperimetric analysis. Retina, 2017, 37 (3): 544-552.

54. Gharbiya M, La Cava M, Tortorella P, et al. Peripapillary rnfl thickness changes evaluated with spectral domain optical coherence tomography after uncomplicated macular surgery for epiretinal membrane. Seminars in ophthalmology, 2017, 32 (4): 449-455.

55. Scupola A, Grimaldi G, Abed E, et al. Arcuate nerve fiber layer changes after internal limiting membrane peeling in idiopathic epiretinal membrane. Retina, 2018, 38 (9): 1777-1785.

56. Chabot G, Bourgault S, Cinq-Mars B, et al. Effect of air and sulfur hexafluoride (SF6) tamponade on visual acuity after epiretinal membrane surgery: a pilot study. Canadian journal of ophthalmology Journal canadien d'ophtalmologie, 2017, 52 (3): 269-272.

57. Park S H, Kim Y J, Lee S J. Incidence of and risk factors for dissociated optic

中国医学临床百家

nerve fiber layer after epiretinal membrane surgery. Retina, 2016, 36 (8): 1469-1473.

58. Yonekawa Y, Mammo D A, Thomas B J, et al. A comparison of intraoperative dexamethasone intravitreal implant and triamcinolone acetonide used during vitrectomy and epiretinal membrane peeling: a case control study. ophthalmic surgery, lasers & imaging retina, 2016, 47 (3): 232-237.

59. Suzuki T, Hayakawa K, Nakagawa Y, et al. Topical dorzolamide for macular edema in the early phase after vitrectomy and epiretinal membrane removal. Clin Ophthalmol, 2013, 7: 549-553.

60. Sandali O, El Sanharawi M, Basli E, et al. Epiretinal membrane recurrence: incidence, characteristics, evolution, and preventive and risk factors. Retina, 2013, 33 (10): 2032-2038.

61. Gaber R, You Q S, Muftuoglu I K, et al. Characteristics of epiretinal membrane remnant edge by optical coherence tomography after pars plana vitrectomy. Retina, 2017, 37 (11): 2078-2083.

62. Ehlers J P, Khan M, Petkovsek D, et al. Outcomes of intraoperative oct-assisted epiretinal membrane surgery from the pioneer study. Ophthalmology Retina, 2018, 2 (4): 263-267.

（张辰茜　陈有信）

黄斑裂孔手术治疗新进展

黄斑裂孔（macular hole，MH）是指发生于黄斑区的视网膜裂孔，文献报道其发病率为每年 4 / 10 万～ 8.7 / 10 万，女性与男性患者比例为 3 ∶ 1 ～ 2 ∶ 1。黄斑裂孔根据病因分为特发性及继发性，特发性黄斑裂孔（idiopathic macular hole，IMH）通常为异常玻璃体后脱离引发的玻璃体黄斑牵拉（vitreomacular traction，VMT）所致。Gass 分期基于临床特征将 IMH 分为 4 期，其中 1 期为即将发生裂孔，2 ～ 4 期为全层黄斑裂孔（full-thickness macular hole，FTMH）。2013 年国际玻璃体黄斑牵拉研究（International Vitreomacular Traction Study，IVTS）小组提出基于 SD-OCT 的解剖分类，将 FTMH 根据 OCT 测量的孔径分为小 FTMH（＜ 250μm）、中等大小（250 ～ 400μm）及大 FTMH（＞ 400μm），并记录是否存在 VMT。下面就 FTMH 的手术治疗进展进行介绍。

76. 玻璃体切割手术是 FTMH 的首选治疗方式

目前，玻璃体切割手术（par plana vitrectomy，PPV）解除 VMT、剥离视网膜内界膜（internal limiting membrane，ILM）、眼内气体填充是黄斑裂孔首选的手术治疗方式。

（1）手术切口的制作

近年由于微创玻璃体手术技术的发展，MH 手术多采用 23G、25G 或 27G 手术套包进行。为避免术后渗漏或眼内炎的发生，做睫状体平坦部穿刺时套管针需与巩膜成一定角度进针，再垂直于巩膜穿刺。如果拔除套管针后仍有渗漏可能，需用镊子夹住切口外层数秒钟以促进切口闭合或进一步进行切口的缝合。

（2）完整的玻璃体后脱离是手术成功的关键步骤

全视网膜镜已成为现代玻璃体手术不可缺少的组成部分，MH 手术中使用全视网膜镜可以减少缝合时间，并有助于进行周边玻璃体切除，进行核心及周边玻璃体切除后，需向玻璃体腔内注入曲安奈德制造玻璃体后脱离。完整的玻璃体后脱离是手术成功的必要步骤，若此部分操作不到位，可能影响后续 ILM 剥离操作或造成术后发生医源性裂孔甚至视网膜脱离等并发症。

（3）ILM 剥离相关技术进展

1）对于孔径较大、病程较长的 MH 病例，ILM 剥离可提高手术成功率

研究显示，术中剥离 ILM 可提高裂孔闭合率并预防术后裂孔复发，故此种术式近年来已被广泛接受并应用。由于大

FTMH、慢性病程（病程超过 6 ～ 12 个月）、外伤性或合并高度近视的 FTMH 等类型具有较低的术后闭合率，对于这些病例，术中多常规采用 ILM 剥离的步骤。但对于直径较小的 MH 术中是否需要进行 ILM 剥离仍存在争议。单纯玻璃体腔注气术或重组纤溶酶 Ocriplasmin 治疗 MH 时，其 ILM 是完整的，但对于较小的裂孔仍显示了较高的闭合率。另外，在纤溶酶治疗中，裂孔最小径与基底径相近的裂孔闭合率较高。这些研究结果均从侧面说明，对于特定病例，玻璃体切除手术时可能并不需要进行 ILM 剥离。

2）多种染色剂均可用于术中 ILM 的染色

为在术中能更好地显示 ILM，需要向玻璃体腔注入染色剂。常用染色剂包括吲哚菁绿（ICG）、台盼蓝及亮蓝 G（BBG）。稀释的 ICG 最早用于 MH 术中染色，虽对视网膜 ILM 着色性较好，但其本身及经光线照射后的产物具有一定的视网膜毒性，故术中需使用尽量低的浓度，并且应尽量减少在光导下的暴露时间。台盼蓝对于 ILM 及黄斑前膜均能染色，但其毒性低于 ICG。BBG 可选择性染色 ILM，虽染色后对比度较 ICG 弱，但无明显视网膜毒性，更加安全。酸性紫 17（AV17）是一种新的染色剂，可以特异性染色 ILM，对比度弱于 BBG，尚无其对视网膜毒性的报道。无论使用哪种染色剂，浓度应尽可能低，接触视网膜的时间应尽可能短，染色 5 ～ 10s 足以获得足够的对比度。

3）ILM 剥离开始位置及方法

进行 ILM 剥离的第一步是制造 ILM 瓣，可采用不同器械进行起瓣的操作，包括内界膜镊、微创玻璃体视网膜刀（microvitreoretinal blades）、金刚石粉膜刀（diamond-dusted membrane scraper）、微创锯齿镍钛环（microserrated nitinol loop）等。如用内界膜镊，可直接夹住 ILM 并开始剥离操作；如采用膜刀，则需先在视网膜表面轻划制造一个瓣，随后再用镊子夹住瓣进行剥离。由于 ILM 约在距离黄斑中心凹 1000μm 处最厚，而中心凹鼻侧视网膜有乳斑束纤维，且中心凹颞侧视网膜最薄，故起瓣的位置最好选择在距离中心凹 1000μm 的上方或下方视网膜处，但也有研究表明术后视网膜损伤与 ILM 剥离起始位置无关。

4）ILM 剥离范围仍有争议

剥离 ILM 的方法与白内障手术时的连续环形撕囊相似，以黄斑中心凹为圆心做环形撕除（图 84）。对于 ILM 的剥离范围，目前并无严格标准。多数术者选择剥离黄斑中心凹处 1 个视盘直径范围的 ILM，但具体操作时剥离范围差异较大，从 0.5 个视盘直径到 3 个视盘直径均有报道。Modi 等对 50 例患者进行前瞻性观察，将 ILM 剥离范围分为 1 个视盘直径及 1.5 个视盘直径 2 组，在裂孔闭合率上并未发现显著差异，但较小剥离范围组术后神经纤维层厚度降低较轻；Bae 等对 65 只眼进行随机对照研究，对比剥离范围 0.75 个视盘直径及 1.5 个视盘直径，最终 2 组视力预后无显著差异，但剥离范围较大组视物变形程度改善较明显。

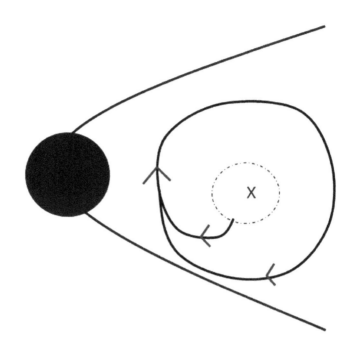

图 84 ILM 剥离示意

（图源：Chatziralli I P，Theodossiadis P G，Steel D H W. Internal limiting membrane peeling in macular hole surgery：why，when，and how? Retina，2018，38（5）：870-882.）

5）ILM 剥离技术方法

ILM 瓣翻转术（inverted ILM-flap technique）：此种方法首先由 Michalewska 等在 2010 年提出，是指进行环形 ILM 剥离后，在裂孔周围保留部分 ILM 组织，使其松解，并将其填塞进孔内（图 85）。在此基础上，又产生了许多改良术式，如仅在裂孔一侧保留 ILM 瓣，随后将其覆盖在裂孔上。

游离 ILM 瓣（ILM-free flap）：对于手术后仍未闭合的 MH 患者，多采用游离 ILM 瓣移植的方法。由于再次手术时裂孔周

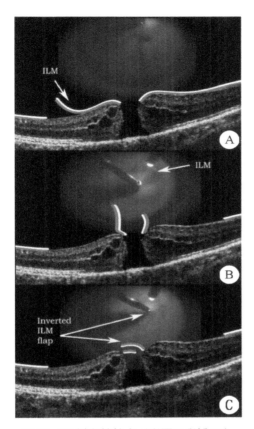

图 85 ILM 瓣翻转技术（彩图见彩插 31）

（图源：Michalewska Z，Michalewski J，Adelman R A，et al. Inverted internal limiting membrane flap technique for large macular holes. Ophthalmology，2010，117：2018-2025）

围已没有 ILM 组织，故需要从其他位置剥离小片 ILM 覆盖或填塞至裂孔处。游离 ILM 组织可直接塞入裂孔，或使用粘弹剂、自体血作为"胶水"将其覆盖在裂孔表面。

保留中心凹 ILM 的剥除术（foveal sparing ILM peeling）：为了减少 ILM 剥除造成的损伤，有学者提出保留裂孔缘周围约 400μm 范围的 ILM，在此范围之外对 ILM 进行环形剥除。（图

86）这样做的目的是为了通过保留黄斑区的 ILM 而保护中心凹处的微观结构。Ho 等对 28 例小 MH 患者进行了回顾性研究，发现所有裂孔均成功闭合，其中保留中心凹 ILM 组术后视力、椭圆体带和外界膜恢复及中心凹形态的改善较另一组更好。

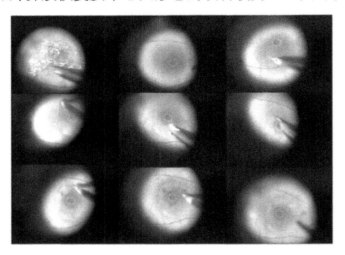

图 86 保留中心凹 ILM 的剥除术步骤（彩图见彩插 32）

（图源：Ho T C，Yang C M，Huang J S，et al. Foveola nonpeeling internal limiting membrane surgery to prevent inner retinal damages in early stage 2 idiopathic macula hole. Graefe's ArchClin Exp Ophthalmol，2014，252：1553-1560.）

ILM 打磨术（ILM abrasion technique）：这种术式由 Mahajan 等提出，主要目的在于去除 ILM 表面玻璃体及黄斑前膜组织，并通过摩擦将 ILM 变薄，松解其与视网膜的黏附。操作方法是在玻璃体切除后，用金刚石粉膜刀在 MH 周围 1 个视盘直径范围内环形或由外向内放射状轻刷（图 87）。Mahajan 等对 2 ～ 4 期 MH 共 100 眼采用此方法进行治疗，获得了 94% 的闭合率。但此方法目前尚未广泛采用，仍需后续更多研究证实其有效性及安全性。

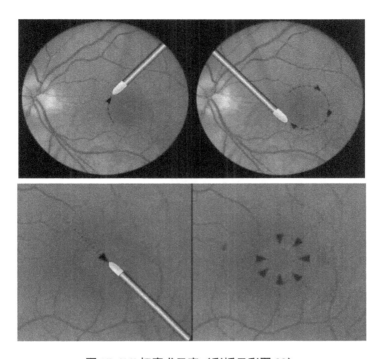

图 87 ILM 打磨术示意（彩插见彩图 33）

（图源：Mahajan V B，Chin E K，Tarantola R M，et al. Macular hole closure with internal limiting membrane abra-sion technique. JAMA Ophthalmol，2015，133：635-641.）

重水辅助下的 ILM 瓣重置术（reposition of the fixed ILM flap with the assistance of PFO）：由于近年来 en-face SD-OCT 的发展，ILM 剥离术后内层视网膜结构的改变逐渐被发现并得到重视。ILM 是 Müller 细胞的基底膜，并是内层视网膜的解剖学屏障，既往研究显示 ILM 剥离术后内层视网膜结构和功能会受到影响。为减少内界膜剥离过程中造成的损伤，Zhao 等提出重水辅助下的 ILM 瓣重置术这一术式。其操作方法（图 88）：常规玻璃体切除及 ILM 染色后，用镊子在 MH 下方象限 1 个视盘直径处夹住 ILM，首先水平撕除 1.5 ～ 2.5 视盘直径宽度，再从 ILM 条的边缘向上方进行连续撕除，制造出宽约 1.5 ～ 2.5 视盘直径、长约 2 ～ 3 视盘直径的矩形 ILM 区域，上方的 ILM 边缘予以保留，随后用约 1ml 重水将"ILM 卷"铺平，在重水下用笛针或镊子调整 ILM 瓣的位置，调整好位置后行气 / 液交换，吸除液体时笛针在视盘鼻侧进行操作，以避免 ILM 瓣移位，最后玻璃体腔填充 14%C_3F_8 气体。Zhao 等对 10 例患者的 10 只眼利用此方法进行手术，所有裂孔成功闭合、术后视力显著提高，访视结束时其中 9 例（90%）未发现内层视网膜小凹（inner Retina dimpling）形成，而对照组常规 ILM 剥除患者均发现术后内层视网膜小凹形成，这一新的手术方式可能对于内层视网膜微观结构具有保护作用，但仍需更大规模的研究来证实。

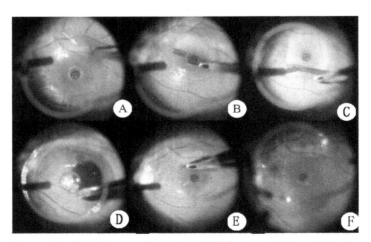

图 88 重水辅助下的 ILM 瓣重置术主要操作步骤（彩插见彩图 34）

（图源：Tian T，Chen C，Zhao P，et al. Novel Surgical Technique of Peeled Internal Limiting Membrane Reposition for Idiopathic Macular Holes. Retina，2017，12：1-5.）

6）手术需惰性气体填充，术后头低位的必要性及时间仍有争议

MH 手术结束前通常行气 / 液交换并填充惰性气体，多采用 SF_6 或 C_3F_8。惰性气体具有一定表面张力，可能有助于视网膜贴合，并且为神经胶质细胞移行提供一个平面，从而促进裂孔愈合。术后要求患者保持头低位，但术后头低位的必要性及最佳头低位时间长度目前仍有争议。许多研究减少术后头低位的时间，甚至并未要求患者保持头低位，最终也获得了良好的预后。Lange 等进行了一项小型随机对照研究，发现术后头低位可能提高裂孔愈合率，尤其对于直径 400μm 以上的裂孔，术后头低位意义更大。2015 年起，一项针对大 MH 术后体位的多中心随机对照试验（positioning in macular hole surgery，PIMS）开始进行，目前尚未报告其最终结论。

7）难治性及复发性 MH 的手术治疗

针对难治性及复发性 MH 的手术治疗仍是较大的挑战。可以采用的手术方法包括以下几种：①扩大的 ILM 撕除，即再次手术时，在前次 ILM 撕除范围之外将 ILM 撕除范围扩大，文献报道的此类术后的裂孔愈合率为 46.7% 及 61.5%，术后与术前 BCVA 改变有显著差异。②制造 MH 周围视网膜脱离，此种方法用于 MH 周围 ILM 已剥除干净的复发病例，方法是在 MH 周围视网膜下注射平衡盐溶液，制造出 MH 周围的局限视网膜脱离，再进行气 / 液交换使视网膜复位并填充惰性气体或硅油。目的是松解 MH 孔周的视网膜组织以使其闭合。有临床研究显示此方法可使复发 MH 闭合，成功率较高，但样本量小，仍需更多研究证实。③自体晶状体囊膜移植，将晶状体前囊膜或后囊膜填充在 MH 处以起到桥梁作用帮助 MH 愈合，对于复发性或难治性 MH 也达到了一定愈合率。

77. 重组微纤溶酶 Ocriplasmin 在 MH 中的临床应用

Ocriplasmin 是一种重组、截短的纤溶酶，具有针对纤维连接蛋白及层粘连蛋白的水解活性，已被美国和欧洲等国家批准治疗玻璃体黄斑粘连及特发性 FTMH、MIVI-TRUST 研究中，Ocriplasmin 玻璃体腔注射可达到 40.6% 的裂孔闭合率。在小 MH 中，裂孔闭合率为 58.3%；中等大小 FTMH 中，裂孔闭合率为 36.8%；而大 FTMH 经 Ocriplasmin 注射后无一例闭合。后续研究中报道的裂孔闭合率较前期临床研究中甚至更低。故 Ocriplasmin 在治疗 MH 中的应用可能具有一定的局限性，对于裂孔直径较小、病程短的病例，可考虑选择此种治疗方式。

78. 单纯玻璃体腔注气术在 MH 中的临床应用

单纯玻璃体腔注气术是指不进行玻璃体切割手术，只向玻璃体腔注射少量膨胀气体，通过气体的张力帮助解除 VMT，加速玻璃体后脱离的发生，从而促进 MH 闭合。此种手术操作简单、创伤小，对于早期或直径较小的 MH 有一定治疗效果，临床也有部分应用。

　　研究结果显示，单纯玻璃体腔注气手术可促进特发性 MH 闭合。Chan 等发现膨胀气体气泡可帮助解除 VMT，从而加速玻璃体后脱离的发生，可致大部分 1 期 MH 和 50.0% 的 2 期 MH 闭合。Jorge 等研究结果也显示出 50.0% 的 2 期 MH 闭合率；Mori 等的研究入组 20 例 2 期 MH 患者，显示了 50.0% 的成功率，并发现裂孔直径较小的 2 期 MH 以及初始视力较好的患者，单纯玻璃体腔注气疗效更好。笔者团队对 26 例 FTMH 进行单纯玻璃体腔注气术，最终显示出 65.4% 的裂孔闭合率，并发现直径＜ 400μm、手术前存在 VMT 者单纯玻璃体腔注气手术疗效较好（图 89）。但也有研究显示单纯玻璃体腔注气疗效欠佳，Chen 等观察 12 例 2 期 MH 患者，仅有 25.0% 的患者 MH 愈合。

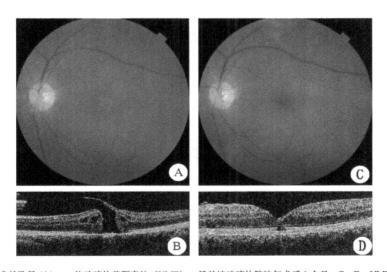

A、B：术前孔径 454μm，伴玻璃体黄斑牵拉（VMT），经单纯玻璃体腔注气术后 1 个月；C、D：VMT 解除，裂孔闭合，最佳矫正视力由 0.15 提高至 0.3。

图 89　单纯玻璃体腔注气术治疗大 FTMH 手术前后眼底彩照及 OCT（彩图见彩插 35）

并发症方面，单纯玻璃体腔注气术可能由于气体膨胀时对玻璃体皮质造成牵拉作用，导致玻璃体与视网膜之间较强的牵引力，从而造成周边视网膜破孔甚至视网膜脱离，故患者选择需要慎重，术前检查及评估极为重要。对存在周边视网膜变性区的患者，尽量不选择单纯玻璃体腔注气手术。

参考文献

1. Darian-Smith E，Howie A R，Allen P L，et al. Tasmanian macular hole study：whole population-based incidence of full thickness macular hole. Clin Exp Ophthalmol，2016，44：812-816.

2. Woon W H，Greig D，Savage M D，et al. Asymmet ric vitreomacular traction and symmetrical full thickness macular hole formation. Graefe's Arch Clin Exp Ophthalmol，2015，253（11）：1-7.

3. Duker J S，Kaiser P K，Binder S，et al. The international vitreomacular traction study group classification of vitreomacular adhesion，traction，and macular hole. Ophthalmology，2013，120（12）：2611-2619.

4. Spiteri Cornish K，Lois N，Scott N W，et al. Vitrectomy with internal limiting membrane（ILM）peeling versus vitrectomy with no peeling for idiopathic full-thickness macular hole（FTMH）. Ophthalmology，2014，121：649-655.

5. Rahimy E，McCannel C A. Impact of internal limiting membrane peeling on macular hole reopening：a systematic review and Meta-analysis. Retina，2016，36：679-687.

6. Gao X, Guo J, Meng X, et al. A Meta-analysis of vitrectomy with or without internal limiting membrane peeling for macular hole retinal detachment in the highly myopic eyes. BMC Ophthalmol, 2016, 16: 87.

7. Steel D H, Parkes C, Papastavrou V T, et al. Predicting macular hole closure with ocriplasmin based on spectral domain optical coherence tomography. Eye, 2016, 30: 740-745.

8. Steel D H, Dinah C, Madi H A, et al. The staining pattern of brilliant blue G during macular hole surgery: a clinicopathologic study. Invest Ophthalmol Vis Sci, 2014, 55: 5924-5931.

9.Steel D H, Karimi A A, White K. An evaluation of two heavier-than-water internal limiting membrane-specific dyes during macular hole surgery. Graefe's Arch Clin Exp Ophthalmol, 2016, 254: 1289-1295.

10. Modi A, Giridhar A, Gopalakrishnan M. Comparative analysis of outcomes with variable diameter internal limiting membrane peeling in surgery for idiopathic macular hole repair. Retina, 2017, 37: 265-273.

11. Bae K, Kang S W, Kim J H, et al. Extent of internal limiting membrane peeling and its impact on macular hole surgery outcomes: a randomized trial. Am J Ophthalmol, 2016, 169: 179-188.

12. Michalewska Z, Michalewski J, Dulczewska-Cichecka K, et al. Inverted internal limiting membrane flap technique for surgical repair of myopic macular holes. Retina, 2014, 34: 664-669.

13. Michalewska Z，Michalewski J，Dulczewska-Cichecka K，et al. Temporal inverted internal limiting membrane flap technique versus classic inverted internal limiting membrane flap technique：A Comparative Study. Retina，2015，35：1844-1850.

14. Wong D，Steel D H. Free ILM patch transplantation for recalcitrant macular holes; should we save some internal limiting membrane for later? Graefe's Arch Clin Exp Ophthalmol，2016，254：2093-2094.

15. Dai Y，Dong F，Zhang X，et al. Internal limiting membrane transplantation for unclosed and large macular holes. Graefe's Arch Clin Exp Ophthalmol，2016，254：2095-2099.

16. Wolfensberger T J. Autologous internal limiting membrane（ILM）recycling to close very large refractory macular holes. Klin Monbl Augenheilkd，2015，232：585-586.

17. Lai C C，Chen Y P，Wang N K，et al. Vitrectomy with internal limiting membrane repositioning and autologous blood for macular hole retinal detachment in highly myopic eyes. Ophthalmology，2015，122：1889-1898.

18. Ho T C，Yang C M，Huang J S，et al. Foveola nonpeeling internal limiting membrane surgery to prevent inner retinal damages in early stage 2 idiopathic macula hole. Graefe's ArchClin Exp Ophthalmol，2014，252：1553-1560.

19. Mahajan V B，Chin E K，Tarantola R M，et al. Macular hole closure with internal limiting membrane abrasion technique. JAMA Ophthalmol，2015，133：635-641.

20. Tian T，Chen C，Zhao P，et al. Novel Surgical Technique of Peeled Internal Limiting Membrane Reposition for Idiopathic Macular Holes. Retina，2017，12：1-5.

中国医学临床百家

21. Pasu S, Bunce C, Hooper R, et al. PIMS (Positioning In Macular hole Surgery) trial - a multicentre interventional comparative randomised controlled clinical trial comparing face-down positioning, with an inactive face-forward position on the outcome of surgery for large macular holes: study protocol for a randomised controlled trial. Trials, 2015, 16: 527.

22. Che X, He F, Lu L, et al. Evaluation of secondary surgery to enlarge the peeling of the internal limiting membrane following the failed surgery of idiopathic macular holes. Exp Ther Med, 2014, 7: 742-746.

23. Szigiato A A, Gilani F, Walsh M K, et al. Induction of macular detachment for the treatment of persistent or recurrent idiopathic macular holes. Retina, 2016, 36: 1694-1698.

24. Chen S N, Yang C M. Lens capsular flap transplantation in the management of refractory macular hole from multiple etiologies. Retina, 2016, 36: 163-170.

25. Peng J, Chen C, Jin H, etal. Autologous lens capsular flap transplantation combined with autologous blood application in the management of refractory macular hole. Retina, 2018, 38 (11): 2177-2183.

26. Dugel P U, Regillo C, Eliott D. Characterization of anatomic and visual function outcomes in patients with full-thickness macular hole in Ocriplasmin phase 3 trials. Am J Ophthalmol, 2015, 160 (1): 94-99.

27. Sharma P, Juhn A, Houston S K, et al. Efficacy of intravitreal ocriplasmin on vitreomacular traction and full-thickness macular holes. Am J Ophthalmol, 2015, 159: 861-867.

28. Miller J B, Kim L A, Wu D M, et al. Ocriplasmin for treatment of stage 2 macular holes: early clinical results. Ophthalmic Surg Lasers Imaging Retina, 2014, 45: 293-297.

29. Han R, Chen Y, Zhang C, et al. Treatment of primary full-thickness macular hole by intravitreal injection of expansile gas. Eye, 2019, 33 (1): 136-143.

（韩若安）

脉络膜肥厚系疾病

79. 新技术带来新视野

（1）脉络膜观察相关的技术进展

眼底影像学检查技术的发展提供了观察疾病的新视角，使人们对很多视网膜、脉络膜疾病有了新的认识。深部增强成像技术（enhanced depth imaging，EDI）和扫频光相干断层成像技术（swept source optical coherence tomography，SS-OCT）的出现令既往了解较少的脉络膜组织的观察分析有了很大进步，尤其是在脉络膜厚度的定量分析方面取得了很多研究进展。2009年 Margolis R 等开始尝试应用 EDI 技术测量脉络膜厚度，对54 名平均年龄 50.4 岁的健康志愿者进行了测量，得到中心凹下脉络膜厚度（subfovealchoroidalthickness，SFCT）的均值为287μm；随年龄的增长，脉络膜厚度逐渐变薄，SFCT 降低速率约 15.6μm/10 年；Ikuno 等应用 SS-OCT 观察了 86 位平均年龄

39.4 岁的非近视日裔志愿者，SFCT 均值为 354μm，随年龄下降的速率为 14μm/10 年。魏文斌等在北京研究中对 3233 位受试者进行 SFCT 的测量，平均 SFCT 为（253.8±107.4）μm。在该研究中，研究者的数据显示 SFCT 与年龄、眼轴、前房深度、角膜曲率、最佳矫正视力有相关性；与血压、眼部灌注压、眼内压、吸烟、酒精摄取、血脂、血糖无显著相关性。SFCT 随近视度数下降的速率为 15μm/D，随眼轴延长下降的速率为 32μm/mm，随年龄下降的速率为 4.1μm/ 年。虽然不同的研究者应用不同型号的 OCT 测量所得的 SFCT 差异较大（可能与设备性能和操作者的判断有关），致使无法在不同的研究之间进行比较，但仍得到了很多对临床有指导意义的结论，发现很多疾病脉络膜厚度明显异常，提示脉络膜的病变在这些疾病发生发展中扮演着重要的角色。于是人们渐渐不满足于反对对脉络膜厚度进行测量，而是开始探索脉络膜各层次的细节变化以期解释病因、估计预后、指导治疗。

（2）脉络膜肥厚谱系疾病的提出

随着这些观察的日益细化，Warrow、Freund 等于 2013 年报道了一种脉络膜持续性增厚的异常体征，将其命名为"脉络膜肥厚"，并逐渐发现临床上有一系列疾病呈现出这种脉络膜改变，如脉络膜肥厚型色素上皮病变（pachychoroidpigment epitheliopathy，PPE）、中心性浆液性脉络膜视网膜病变（central serous chorioretinopathy，CSC）、脉络膜肥厚型新生血管（pachychoroid neovasculopathy，

PNV）、息肉样脉络膜血管病变（polypoidal choroidal vasculopathy，PCV）等。该研究团队认为这一系列疾病可能存在内在的联系，并据此总结出"脉络膜肥厚疾病谱"（pachychoroid disease spectrum），提出上述疾病的发生发展，可能都源于脉络膜血流淤滞或脉络膜的高灌注状态，且有渐进关系。但"疾病谱"的定义为"由固定的谱阶组成的疾病过程"，由于尚无大样本的研究证实这种内在联系是否切实存在，姑且将这些疾病统称为"脉络膜肥厚系疾病"。

（3）所谓脉络膜肥厚

"Pachychoroid"表示一种脉络膜异常、持续增厚的状态，或可翻译为"脉络膜肥厚"（参照 pachycephaly——颅骨肥厚，pachycheilia——口唇肥厚）。在 OCT 检查中表现为脉络膜整体或局部厚度的增加，且不可随病程延长恢复。虽然尚无专家共识对脉络膜厚度达何种程度可称之为"肥厚"做具体定义，但 KB Freund 等指出这种"肥厚"以脉络膜深层大血管层的扩张为主要表现，脉络膜中小血管层变薄甚至丢失。吲哚菁绿造影中表现为脉络膜大血管的扩张和"高灌注状态"，这里提到的"脉络膜增厚"主要是指"中心凹下脉络膜厚度"。Mathieu Lehmamm 等认为"脉络膜肥厚"可能是一种具有显性遗传倾向的病理状态，而这种病理状态可能是 CSC 发病的遗传因素。但这种推测目前仍缺乏大样本研究支的持，在其他具有类似表现的疾病中，这种遗传倾向是否存在也不得而知（图 90）。

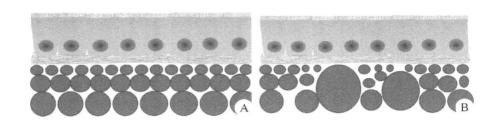

A：脉络膜正常结构模式图；B：脉络膜肥厚模式图。

图 90 脉络膜模式（彩插见彩图 36）

（4）脉络膜肥厚与脉络膜增厚的区别

脉络膜肥厚现象的成因不明，可能有别于因 Vogt- 小柳原田病（Vogt-Koyanagi-Harada disease，VKH）和多灶性脉络膜炎（multifocal choroiditis，MFC）发病过程中出现的一过性脉络膜增加。因为在上述疾病恢复期后，患者的脉络膜厚度多可恢复至正常水平，甚至由于毛细血管层的部分萎缩而薄于正常对照。

需要注意的是，对于存在脉络膜 Haller 层大血管扩张、通透性增加并伴有相应的 RPE 病变等改变，但患者脉络膜厚度未增厚甚至变薄时，也认为属于脉络膜增厚相关疾病。因为大血管 Haller 层血管扩张容量增加，血管通透性增加等改变可导致组织间液增加抑或基质成分改变，而同时脉络膜毛细血管层和中血管 Sattler 层因扩张的 Haller 层长期挤压而萎缩使得内层组织厚度下降；同时脉络膜上腔处于高渗状态，易于造成液体回流，而脉络膜平滑肌收缩则可使脉络膜变薄，当这些厚度变化的效应相互抵消时，脉络膜总厚度可能并不增加。另外对于近视、老年人、脉络膜萎缩、网状假性玻璃膜疣及视网膜脉络膜营养不良的患者，其本身存在脉络膜变薄，如果未出现脉络膜厚度增加，但有其他特征也可认为属于脉络膜增厚相关疾病。对于远视、年轻人或脉络膜炎、成人发作型卵黄样黄斑营养不良症及脉络膜肿瘤等疾病患者均可表现为脉络膜增厚，但其不属于脉络膜增厚相关疾病，因为不存在相应的 RPE 改变及内层脉络膜的萎缩。

（5）脉络膜增厚相关疾病谱发病的可能机制

脉络膜由外向内分为 5 层：脉络膜上腔、大血管层、中血管层、毛细血管层及 Bruch 膜，其血管来自眼动脉的睫状后短动脉与部分睫状后长动脉和睫状前动脉的回返支。脉络膜静脉系统起源于毛细血管层，分区收集脉络膜静脉血向外汇聚，最终回流于 4 ～ 6 支涡静脉，在眼球赤道部后的直肌之间斜穿巩膜，出眼球后汇入眼上、下静脉，最后流入海绵窦。长期的脉络膜静脉阻力可导致涡静脉系统容易发生异常的血流改变；同时，高血压、高血脂、巩膜厚度、眼轴长度、年龄、种族、基因、情绪等不同原因的改变也可引起涡静脉异常扩张充血，特别是涡静脉的壶腹部扩张，使血管内皮细胞产生不同的结构和功能改变，即从脉络膜至涡静脉的整体流出通路可见涡静脉壶腹部血管阻力的异常增加可导致涡静脉系统分支充血，进而发生逆行性脉络膜血管阻塞、脉络膜缺血改变。

80. 脉络膜肥厚系疾病的典型临床特点

（1）脉络膜肥厚型色素上皮病变（PPE）

PPE 是一种随着"脉络膜肥厚"概念的提出而新近被描述的疾病。这类患者的影像学检查表现为与 CSC 类似的深层大血管扩张、脉络膜增厚、视网膜色素上皮异常，但无神经上皮脱离的表现。在"脉络膜肥厚"系疾病中，PPE 的临床表现最为隐匿。因为患者自觉症状不明显，常被漏诊或在查体中被发现。该病的临床表现与部分 CSC 患者的健眼表现相近，有学者认为可称之为不完全型 CSC（forme fruste CSC），并认为其可能会向 CSC 方向转化。PPE 的病变区域在眼底通常表现为橙红色的外观，色素上皮层正常的"镶嵌式结构"（tessellation）消失提示其下方脉络膜肥厚病变的存在。在传统的眼底观察手段下，这种轻微的色素改变常常被忽略，但是在炫彩成像技术和自发荧光（auto-fluorescence，AF）检查中可以比较容易被观察到。OCT 检查常可以发现散在多量小灶色素上皮异常和色素上皮下类似玻璃膜疣的沉积物，偶见小灶色素上皮脱离；脉络膜肥厚病灶常位于色素上皮改变的正下方，在该区域内脉络膜 Haller 层的大血管通常直接接触 Bruch 膜，Sattler 层和脉络膜毛细血管层结构缺失。ICGA 造影中，并非所有的 PPE 患者均呈现脉络膜高灌注的状态，如果发现脉络膜高灌注则更加支持 PPE 的诊断，该病需要与急性视网膜色素上皮炎进行鉴别（图 91）。

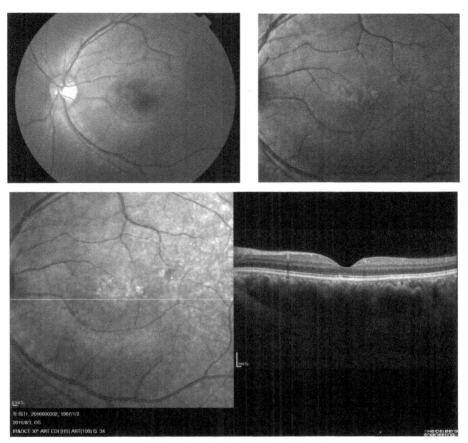

图 91　PPE 的诊断（彩图见彩插 37）

（2）中心性浆液性脉络膜视网膜病变（CSC）

CSC 是临床常见病、多发病，正是在对该病患者的观察中研究者们开始注意到脉络膜厚度改变可能存在的影响。其特征性的临床表现包括：黄斑部或后极部色素上皮屏障功能受损后发生的神经上皮脱离，可伴有小的色素上皮脱离，多数患者的脉络膜增厚表现为脉络膜肥厚的状态（图 92）。

Iida T 等在 ICGA 造影的相关研究中发现 CSC 患者脉络膜血管多灶性高灌注、血管充血和静脉扩张。Brandl C 等在观察了治疗前后的 CSC 患者脉络膜厚度变化后认为脉络膜循环障碍在其发生、发展的过程中扮演着重要角色，尤其是发病初期，患者脉络膜常常表现为明显增厚，提示其发病机制可能与脉络膜血管的高通透性及静水压增高有关。Maruko I 等则通过对单眼 CSC 患者对侧眼的观察发现：ICGA 中表现脉络膜高灌注状态的对侧眼SFCT 也是明显增加的，而不表现脉络膜高灌注状态的眼中则观察不到类似改变。以上研究均提示，在CSC 患眼中"脉络膜肥厚"现象与脉络膜高灌注相伴发生，但高灌注状态的成因尚不明确。

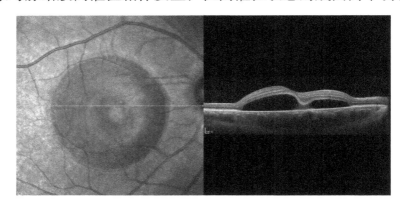

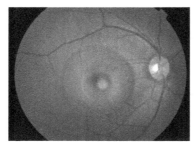
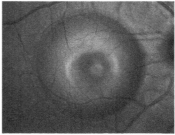

图 92 CSC 患眼的脉络膜肥厚状态（彩图见彩插 38）

（3）脉络膜肥厚型新生血管（PNV）

PNV 于 2014 年由 Gallego-Pinazo R、Freund KB 等首次提出。认为 PNV 是 PPE 和慢性 CSC 的晚期并发症，其发生与否可能与是否携带脉络膜新生血管发生的风险基因有关。但这类患者可能从未出现中浆的病史，而且 PNV 发生前是否一定有 PPE 阶段也不得而知。2015 年 Pang、Claudine E 等详细报道了 3 例 PNV 的患者，3 例患者均有明显的脉络膜肥厚表现，且均无急性、慢性中浆的病史和自发荧光表现。1 例患者有关节腔内类固醇激素应用史；1 例患者曾经历压力相关事件，这可能提示类固醇激素水平的变化可能是脉络膜肥厚现象的诱发因素，不过目前尚无支持这类事件与患者发病有直接关联的循证医学证据。3 例患者患眼均无玻璃膜疣等提示年龄相关性黄斑变性或其他变性类疾病的体征，1 例患者的对侧眼有 RPE 紊乱。除了有与 PPE 和 CSC 类似的脉络膜肥厚表现以外，3 例患者均表现出未突破 RPE 的脉络膜新生血管（choroidal neovascularization，CNV），即 1 型 CNV 的体征，但未见神经上皮脱离和曾经有神经上皮下积液的体征。与 PPE 的色素上皮异常一样，1 型 CNV 所在的区域也通常位于脉络膜肥厚区域的上方。Masahiro 等对比分析了 PNV 与年龄相关性黄斑变性（age-related macular degeneration，AMD）患者临床表现的异同，发现相较于 AMD 患者，PNV 患者明显年轻，很少或没有玻璃膜疣出现，SFCT 明显增厚；AMD 相关的基因表达（*ARMS2 rs10490924*，*CFH rs800292*）明显低于典型的 AMD 患者。因此研究者认为，PNV 应当区别于 AMD 患者呈现的 1 型新生血管，其发病可能与其脉络膜呈现的脉络膜肥厚状态有关（图 93）。

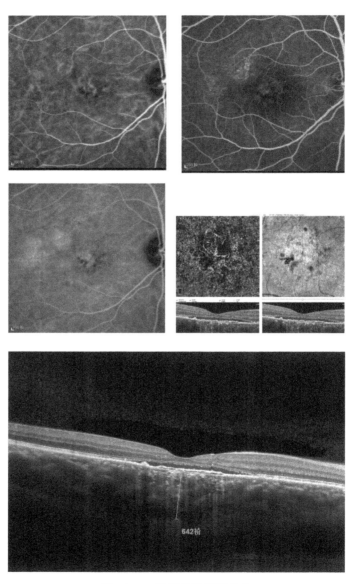

图 93 PNV 的脉络膜肥厚状态

（4）息肉样脉络膜血管病变（PCV）

多数 PCV 患者的脉络膜是增厚的，也表现出类似 CSC 的脉络膜肥厚状态。

2000 年，Yannuzzi 等报道了 13 例最初被诊断为 CSC、最终确诊为 PCV 的患者，使人们逐渐认识到 CSC 与 PCV 可能存在的相关性。Yannuzzi 等认为 PCV 的病理改变最初出现在脉络膜，患者所表现出的浆液性色素上皮脱离及神经上皮脱离的发生机制类似于慢性 CSC 患者病损部位出现的色素上皮功能失代偿。

2006 年，Sasahara M 等回顾性分析了 106 位患者 122 只眼的临床数据，发现相对于 AMD 患者，PCV 患者在 ICG 造影中更多地表现出类似 CSC 的脉络膜高灌注状态，认为 CSC 病史可能是 PCV 发生的一个危险因素。CSC 患者和 PCV 患者共同表现出的脉络膜肥厚体征及部分 PCV 患者的 CSC 病史是研究者们笃信两者之前存在相关性的重要依据。在 PNV 的概念被提出后，一些学者观察到 PNV 进一步进展即可导致 PCV 的发生，因此推测 PCV 是"脉络膜肥厚"系疾病进展的终末状态（图 94）。

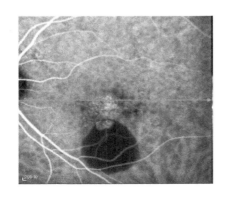

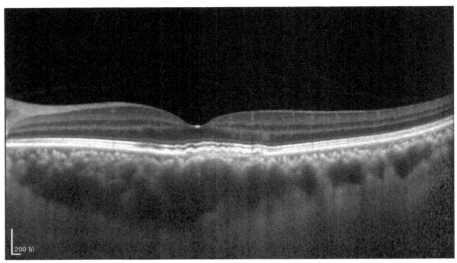

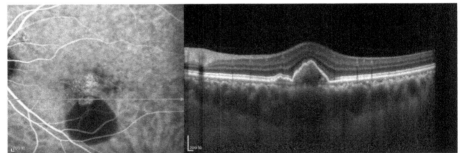

图 94 PCV 患者的脉络膜肥厚状态

81. 脉络膜肥厚系疾病的诊断治疗

脉络膜肥厚概念的提出是基于 OCT 等眼底影像技术的进步，而且近年来光相干断层成像血流成像技术（optical coherence tomography angiography，OCTA）的发展及人们对 en face 图像判读的进步，使人们对脉络膜的各种病态改变有了进一步的认识：从 OCTA 和 en face 的图像上可以清晰地观察到 PNV 的形态、

RPE 地形的改变和病变所在的层次。上述研究中可看到，脉络膜肥厚概念的出现为临床工作中的一些鉴别诊断提供了更有力的佐证，如 PPE 和图形状黄斑营养不良（pattern dystrophies）的鉴别、PNV 和年龄相关性黄斑变性患者所罹患的 CNV 的鉴别等。鉴别诊断的意义在于指导后续治疗方案的选择，已有学者根据自己的经验，认为 PNV 与不合并"脉络膜肥厚"状态的 CNV 相比较，对抗 VEGF 治疗应答欠佳，更适宜应用光动力疗法（photodynamic therapy，PDT）治疗。

82. 未解之谜

脉络膜肥厚概念的提出给探索临床疾病的发病机制及发展转归提供了新的思路，一系列原本被认为是独立疾病的病种被相近的临床特征联系在一起，并被认为形成了一个"疾病谱"——同一始动因素下不断进阶的病理过程。换言之，这一系列疾病被认为是脉络膜循环发生某种病理性改变时导致的不同程度的临床表现，而且除了本文中列举的上述好发于黄斑区的疾患，有学者报道，视盘周围也有类似脉络膜肥厚的体征，与非动脉炎性前部缺血性视神经病变（nonarteritic anterior ischemic optic neuropathy）也有关联。这些进展将关注点引至脉络膜层面，可能有助于通过查体发现潜在的病变。

对于脉络膜肥厚这一体征仍有很多问题需要进一步探讨：脉络膜肥厚的成因？上述"脉络膜肥厚"系疾病的发展是否有其内

在的必然性尚需大样本的研究进一步证实；针对脉络膜肥厚这一病理状态本身是否有可能的治疗、干预手段，能否阻断或延缓后续病变的发生等。

参考文献

1. Wei W B, Azad S, Sagar P, et al. Subfoveal choroidal thickness：the Beijing Eye Study. Ophthalmology, 2013, 120（1）：175-180.

2. Chung Y R, Kim J W, Kim S W, et al. Choroidal thickness in patients with central serous chorioretinopathy：Assessment of Haller and Sattler Layers. Retina, 2016, 36（9）：1652-1657.

3. Rishi P, Rishi E, Mathur G, et al. Ocular perfusion pressure and choroidal thickness in eyes with polypoidal choroidal vasculopathy, wet-age-related macular degeneration, and normals. Eye, 2013, 27（9）：1038-1043.

4. Warrow D J, Q V Hoang, K B Freund. Pachychoroid pigment epitheliopathy. Retina, 2013, 33（8）：1659-1672.

5. Gallego-Pinazo R, Dolz-Marco R, Gómez-Ulla F, et al. Pachychoroid diseases of the macula. Med Hypothesis Discov Innov Ophthalmol, 2014, 3（4）：111-115.

6. Pang C E, K B Freund.Pachychoroid neovasculopathy. Retina, 2015, 35（1）：1-9.

7. Lehmann M, Bousquet E, Beydoun T, et al. PACHYCHOROID：an inherited condition? Retina, 2015, 35（1）：10-16.

8. Spaide R F, N Goldberg, K B Freund.Redefining multifocal choroiditis and panuveitis and punctate inner choroidopathy through multimodal imaging. Retina,

2013, 33（7）: 1315-1324.

9. Manayath G J, Shah V S, Saravanan V R, et al. Polypoidal choroidal vasculopathy associated with central serous chorioretinopathy: pachychoroid Spectrum of Diseases. Retina, 2018, 38（6）: 1195-1204.

10. Garg A, Oll M, Yzer S, et al. Reticular pseudodrusen in early age-related macular degeneration are associated with choroidal thinning. Invest Ophthalmol Vis Sci, 2013, 54（10）: 7075-7081.

11. Coscas F, Puche N, Coscas G, et al. Comparison of macular choroidal thickness in adult onset foveomacular vitelliform dystrophy and age-related macular degeneration. Invest Ophthalmol Vis Sci, 2014, 55（1）: 64-69.

12. Yu P K, Tan P E, Cringle S J, et al. Phenotypic heterogeneity in the endothelium of the human vortex vein system. Exp Eye Res, 2013, 115: 144-152.

13. Tan P E, Yu P K, Cringle S J, et al. Regional heterogeneity of endothelial cells in the porcine vortex vein system. Microvasc Res, 2013, 89: 70-79.

14. Pang C E, K B Freund.Pachychoroid pigment epitheliopathy may masquerade as acute retinal pigment epitheliitis. Invest Ophthalmol Vis Sci, 2014, 55（8）: 5252.

15. Brandl C, H Helbig, M A Gamulescu.Choroidal thickness measurements during central serous chorioretinopathy treatment. Int Ophthalmol, 2014, 34（1）: 7-13.

16. Miyake M, Ooto S, Yamashiro K, et al. Pachychoroid neovasculopathy and age-related macular degeneration. Sci Rep, 2015, 5: 16204.

17. Dansingani K K, Balaratnasingam C, Klufas M A, et al. Optical Coherence Tomography Angiography of Shallow Irregular Pigment Epithelial Detachments In

Pachychoroid Spectrum Disease. Am J Ophthalmol, 2015, 160 (6): 1243-1254.

18. Dansingani K K, Balaratnasingam C, Naysan J, et al. En face imaging of pachychoroid spectrum disorders with swept-source optical coherence tomography. Retina, 2016, 36 (3): 499-516.

19. Nagia L, Huisingh C, Johnstone J, et al. Peripapillary Pachychoroid in Nonarteritic Anterior Ischemic Optic Neuropathy. Invest Ophthalmol Vis Sci, 2016, 57 (11): 4679-4685.

（孙晓蕾）

AZOOR 的概述、临床表现和发病机制

83. AZOOR 病如其名，是一种少见的外层视网膜病变

急性区域性隐匿性外层视网膜病变（acute zonal occult outer retinopathy，AZOOR）是一组由于急性视网膜外层功能障碍而出现一个或多个区域视野缺损的眼底疾病。1993 年由 GASS 首次提出，相对罕见，女性多发。AZOOR 病如其名：acute，急性起病，多有前驱感冒、劳累等诱因；zonal，眼前闪光及视野缺损呈现区域性、片状分布；occult，表现隐匿，即疾病早期眼底表现多大致正常，仅至疾病晚期时出现色素变动或视网膜萎缩；outer retinopathy，主要累及外层视网膜，尤其光感受器细胞。目前认为 AZOOR 是一组疾病症候群，包括特发性生理盲点扩大、多发性一过性白点综合征、点状内层脉络膜炎、多灶性脉络膜炎等。

*84.*AZOOR 多见于中高度近视的青年女性

AZOOR 相对罕见，根据目前的研究认为其可能与人种有关，高加索人群约占 91%，但随着人们对 AZOOR 认识的不断加强，亚洲对 AZOOR 的报道和研究逐渐增多。流行病学方面，AZOOR 多见于健康的青年女性，多合并中高度近视，部分患者合并自身免疫性疾病，没有明确的家族史。发病可以是单眼或双眼同时或先后发病，有一定的自限性，但复发倾向明显。

近期研究统计，多数患者有明确的前驱症状，如感冒、上呼吸道感染等。一半以上患者主诉有闪光感、夜盲及周边视野缺损，视力可保持正常，或仅有轻度的视力下降。眼前节的检查多无异常，部分患者可见到相对性瞳孔传导阻滞。早期眼底检查多正常，晚期可出现色素变动、RPE 改变等，甚至有患者出现类似视网膜色素变性的周边部视网膜骨细胞样色素沉着。早期 FFA 检查多无异常，随疾病进展可出现如视网膜静脉周围炎样的荧光渗漏，属于继发性改变。查视野多表现为生理盲点扩大，也可出现向心性的视野缩小。ERG 是 AZOOR 的重要检查，一般而言均有 ERG 的异常，其中 30Hz 闪烁光反应的视锥细胞功能异常均较为常见。多焦 ERG 也可有一定程度的异常，但如病灶未累及后极部时也可以表现为正常。眼底自发荧光在病变早期表现为异常增强的荧光，提示脂褐素代谢的异常，而在晚期表现为弱荧光，提示光感受器细胞及 RPE 细胞功能的丧失。由于其操作相对简便，且广角自发荧光应用于临床对疾病评估更为全面，因此在诊断和随访中逐渐得到广泛应用。

由于 AZOOR 眼底表现一般正常，因此临床中常被误诊为球后视神经炎、颅内占位性病变、肿瘤相关视网膜病变等，需根据病史及相关辅助检查加以区分。AZOOR 的视野检查通常表现为生理盲点的扩大及周边视野的缺损，结合 ERG 的异常，可以与球后视神经炎、颅内占位性病变区分。肿瘤相关性视网膜病变（cancer associated retinopathy，CAR）患者也可出现广泛的外层视网膜病变，但患者往往年龄较大，有全身其他部位肿瘤病史可用于鉴别。当 AZOOR 病变陈旧，RPE 改变继发视网膜血管病变时则需要与视网膜静脉周围炎相鉴别；视网膜周边部出现大片骨细胞样色素沉着时需与视网膜色素变性相鉴别，且均需详细的询问病史、发病时间等，以明确诊断。

对于 AZOOR 的分类尚无统一的观点，越来越多的观点认为 AZOOR 是一个症候群，包括多发性一过性白点综合征、点状内层脉络膜炎、多灶性脉络膜炎、急性黄斑、神经视网膜炎等，因为这一组疾病均好发于中青年女性，均出现不明原因的视野缺损和 ERG 异常，且均可能与机体免疫调节机制紊乱有关。但由于 AZOOR 发病隐匿，病因不明，因此各种分类方案仍存在争议。

85. AZOOR 病因不明，可能与病毒感染及免疫功能紊乱有关

AZOOR 的病因尚不明确，目前有两种假说，第一种假说认

为，是病毒感染假说，由于多数患者发病前均有明确的感冒等上呼吸道感染或其他病毒感染的前驱病史，故而提出 AZOOR 可能是光感受器细胞的原发性病毒感染，由于患者多合并中高度近视，视神经斜着穿入巩膜，可能导致病毒更易经视神经轴突进入眼内，进而感染视网膜，加之机体针对病毒感染的免疫变化，进而导致光感受器功能障碍。第二种假说认为，AZOOR 可能是多种原因导致机体免疫功能紊乱，光感受器细胞抗原暴露，进而产生了针对光感受器细胞的自身抗体，其本质是一种自身免疫性疾病。近来也有研究发现在 AZOOR 患者房水中检测到针对视网膜的自身抗体，但仍然不能肯定该病就是自身免疫性疾病，因为多数患者双眼病情并不对称，且激素治疗效果有限。

随着近几年基因检测技术的进步，一些研究也发现 AZOOR 及一过性白点综合征患者具有共同的易感基因。目前尚无 AZOOR 家系的报告，提示其并不是遗传性疾病，但其潜在易感基因尚需进一步探索。

【病例】

患者女性，25 岁。主诉"双眼视野缩小，伴闪光感，右眼 5 个月，左眼 1 个月"。双眼近视 −5.0。发病时正处在妊娠后半年的哺乳期内，否认其他全身病史。曾于外院口服泼尼松龙 70mg，无好转。查体：双眼矫正视力 1.0，左眼 RAPD（＋），眼底，右眼可见黄斑区颞侧小片色素变动病灶，左眼大致正常。自发荧光检查：右眼中周部视网膜片状异常增强荧光，左眼广泛异常增强荧光（图 95）。视野检查：右眼大致正常，左眼呈向心性缩小。

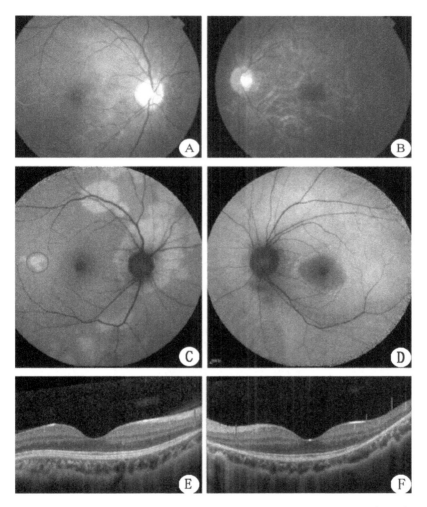

　A：右眼眼底像，黄斑颞侧小片色素变动；B：左眼眼底像大致正常；C：右眼自发荧光片状异常增强荧光，其中黄斑颞侧病灶与眼底像中脱色素病灶对应（红色圆圈）；D：左眼广泛异常增强自发荧光，黄斑区正常荧光，病灶与正常组织边缘处荧光更高（红色箭头）；E、F：分别为右眼、左眼黄斑区 OCT 图像，可见与病变位置对应的椭圆体带缺失、外层视网膜萎缩变薄，脉络膜也有一定程度变薄表现。

图 95 眼底及自发荧光图像（彩图见彩插 39）

参考文献

1. Hashimoto Y, Saito W, Saito M, et al. Relationship between Choroidal Thickness and Visual Field Impairment in Acute Zonal Occult Outer Retinopathy. Journal of Ophthalmology, 2017, 2017：2371032.

2. Si SC, Song W, Song Y F, et al. The clinical characteristics and prognosis of acute zonal occult outer Retinopathy. International Ophthalmology, 2018, 38 (3)：1177-1185.

3. Saleh M G, Campbell J P, Yang P, et al. Ultra-Wide-Field Fundus Autofluorescence and Spectral-Domain Optical Coherence Tomography Findings in Syphilitic Outer Retinitis. Ophthalmic Surgery Lasers Imaging Retina, 2017, 48 (3)：208-215.

4. Qian C X, Wang A, Demill D L, et al. Prevalence of Antiretinal Antibodies in Acute Zonal Occult Outer Retinopathy：A Comprehensive Review of 25 Cases. American Journal of Ophthalmology, 2017, 176：210-218.

5. Tagami M, Matsumiya W, Imai H, et al. Autologous antibodies to outer Retina in acute zonal occult outer Retinopathy. Jpn J Ophthalmol, 2014, 58 (6)：462-472.

6. Mrejen S, Khan S, Gallego-Pinazo R, et al. Acute zonal occult outer Retinopathy：a classification based on multimodal imaging. JAMA Ophthalmol, 2014, 132 (9)：1089-1098.

7. Brydak-Godowska J, Golebiewska J, Turczynska M, et al. Observation and

Clinical Pattern in Patients with White Dot Syndromes：The Role of Color Photography in Monitoring Ocular Changes in Long-Term Observation. Med Sci Monit，2017，23：1106-1115.

8. Hoang Q V，Gallego-Pinazo R，Yannuzzi L A. Long-term follow-up of acute zonal occult outer Retinopathy. Retina，2013，33（7）：1325-1327.

（李 冰）

急性黄斑旁中心中层视网膜病变的概述、诊断和治疗

86. PAMM 的发现与命名得益于相干光断层扫描等影像技术的精进

随着现代频域相干光断层扫描（spectrum-domain optical coherence topography，SD-OCT）分辨率日渐提高，可以提供的信息也日渐丰富，除了疾病的定位，各个层次在疾病演进过程中的动态变化也可以清晰展现，使得我们对疾病的发展又有了更多认识。急性黄斑旁中心中层视网膜病变的发现就是其中的典型代表。

急性黄斑旁中心中层视网膜病变（paracentral acute middle maculopathy，PAMM），顾名思义，是一种急性起病、主要定位于黄斑中心凹旁、累及中层视网膜的眼底疾病。PAMM 曾被认为是急性黄斑区神经视网膜病变（acute macular Neuroretinopathy，AMN）的一种亚型。AMN 是黄斑区视网膜内，红棕色、尖端

指向中心凹的楔形病灶，SD-OCT 中表现为外层视网膜高反射信号、椭圆体带缺损、视网膜普遍变薄或仅有外核层变薄。可分为 2 种亚型：1 型病灶位于外丛状层以内而更外层视网膜不受累；2 型病灶位于外丛状层及以外的视网膜。其中 1 型即为 PAMM。

87. 近红外眼底照相和 OCT 是诊断 PAMM 的利器

PAMM 在眼底相中显示为黄斑中心凹旁边界欠清的灰白色病灶，SD-OCT 中显示为视网膜外核层（outer nuclear layer，ONL）条带状的高反射信号，但相对局限于视网膜中层，随着病情进展，逐渐发展为 ONL 萎缩变薄。近红外眼底像中表现为边界相对清晰的黑灰色楔形病灶尖端指向中心凹。

近些年相干光断层扫描血管成像（optical coherence topography angiography，OCTA）技术的问世使得人们对 PAMM 组织病理的理解也不断深入。OCTA 显示 PAMM 患眼 ICP 和 DCP 血管密度均有一定程度的降低。PAMM 病灶处深层毛细血管血流降低，后续又有研究发现，PAMM 患者脉络膜内层血流密度也有一定程度的降低。目前认为，PAMM 的出现主要是由各种原因导致的视网膜深层毛细血管缺血引起的。

88. PAMM 可以是特发性，也可以继发于眼部及其他全身疾病

PAMM 发病以 54 ～ 65 岁男性为多，主要症状为突发中心或旁中心暗点。其病因尚不完全明确，目前认为任何原因引起

视网膜中层及外层毛细血管闭塞的疾病均有可能导致 PAMM 的发生，其可以是特发性的，也可合并多种其他视网膜病变（如 DR、CRVO、RAO、高血压视网膜病变、镰状红细胞性视网膜病变、远达视网膜病变等），其中以视网膜血管性疾病为多见，也有的见于细菌性眼内炎及行超声乳化白内障吸出术的病例报道。此外，PAMM 也可继发于其他系统性疾病，如抗磷脂抗体综合征、偏头痛、低血容量、眼眶挤压伤、病毒感染、药物过量（如咖啡因或安非他命等）近期也有发生全身麻醉患者出现。

根据临床症状、眼底表现及特征性的 OCT 和近红外眼底像，PAMM 的诊断不难确立，但须注意与 PAMM 相似的其他疾病。如眼底棉絮斑，为视网膜小血管的梗塞所致，在眼底像上也可以表现为相对灰白的病灶，在视网膜血管性疾病中较为多见，但其边界更为清晰，定位于视网膜表层，OCT 可显示其主要位于内层视网膜。另外，AMN 与 PAMM 在眼底表现及近红外眼底像中的表现均极为相似，但 OCT 可显示其定位累及 ONL 以外的视网膜，而 PAMM 主要累及视网膜中层。

89. PAMM 目前尚无有效的治疗方法

PAMM 出现的根本原因是毛细血管的闭塞，目前尚无有效的治疗方法，主要是对症治疗（如扩血管、治疗原发病等）治疗的目的是最大限度保存视网膜功能，但疾病后期 ONL 的萎缩几乎是不可避免的。

【病例】

患者男性，37 岁。主诉左眼前黑影飘动伴视力下降 3 天。双眼近视：右眼 −4.75D，左眼 −6.25D，否认其他全身病史。眼科检查矫正视力右眼 1.0，左眼 0.5，双眼眼底呈豹纹状，左眼视网膜静脉迂曲增粗，视网膜散在点、片状出血，黄斑旁可见边界欠清楔形灰白色病灶。FFA 显示视网膜静脉充盈时间延长，视盘颞侧及后极部散在出血遮蔽荧光。OCT 显示黄斑带状为高信号区域，在 FFA 中未见异常表现。临床诊断左眼视网膜中央静脉阻塞、黄斑旁中心中层视网膜病变（图 96）。

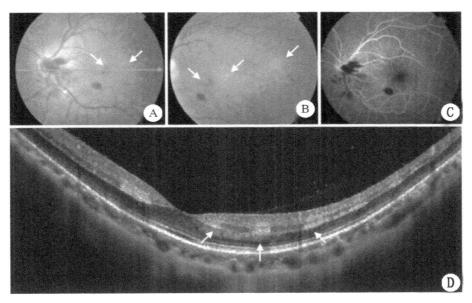

A、B：显示黄斑旁边界欠清的楔形白色病灶（箭头）；C：FFA 显示视网膜静脉迂曲扩张，毛细血管轻度扩张，后极部散在出血遮挡荧光，黄斑区大致正常；D：OCT 显示黄斑中心凹鼻侧及颞侧旁中心区域中层视网膜高反射条带（箭头）。

图 96 左眼眼底像、造影剂 OCT 检查（彩图见彩插 40）

中国医学临床百家

参考文献

1. Chu S，Nesper P L，Soetikno B T，et al. Projection-Resolved OCT Angiography of Microvascular Changes in Paracentral Acute Middle Maculopathy and Acute Macular Neuroretinopathy. Investigative Ophthalmology & Visual Science，2018，59（7）：2913-2922.

2. Clarke J. Anaesthetic perspective to 10 cases of paracentral acute middle maculopathy following cataract surgery. Clinical and Experimental Ophthalmology，2018，46（4）：449-450.

3. Lee S Y，Cheng J L，Gehrs K M，et al. Choroidal Features of Acute Macular Neuroretinopathy via Optical Coherence Tomography Angiography and Correlation With Serial Multimodal Imaging. Jama Ophthalmology，2017，135（11）：1177-1183.

4. Do B K，Rodger D C. Sickle cell disease and the eye. Current Opinion in Ophthalmology，2017，28（6）：623-628.

5. Khoo Y J，Yamen E，Chen F. Streptoccus Gallolyticus Endocarditis Presenting with Paracentral Acute Middle Maculopathy（Pamm）. Clinical and Experimental Ophthalmology，2017，45：134.

6. Mcleod D. En Face Optical Coherence Tomography Analysis to Assess the Spectrum of Perivenular Ischemia and Paracentral Acute Middle Maculopathy in Retinal Vein Occlusion. American Journal of Ophthalmology，2017，182：203-204.

7. Creese K，Ong D N，Sandhu S S，et al. Paracentral acute middle maculopathy as a finding in patients with severe vision loss following phacoemulsification cataract surgery. Clinical and Experimental Ophthalmology，2017，45（6）：598-605.

8. Falavarjani K G, Phasukkijwatana N, Freund K B, et al. En Face Optical Coherence Tomography Analysis to Assess the Spectrum of Perivenular Ischemia and Paracentral Acute Middle Maculopathy in Retinal Vein Occlusion. American Journal of Ophthalmology, 2017, 177: 131-138.

9. Del Porto L, Pet zold A. Optical coherence tomography angiography and retinal microvascular ramification in acute macular Neuroretinopathy and paracentral acute middle maculopathy. Survey of Ophthalmology, 2017, 62 (3): 387-389.

10. Trese M G, Thanos A, Yonekawa Y, et al. Optical Coherence Tomography Angiography of Paracentral Acute Middle Maculopathy Associated With Primary Antiphospholipid Syndrome. Ophthalmic Surgery Lasers Imaging Retina, 2017, 48 (2): 175-178.

11. Wang D D. Paracentral Acute Middle Maculopathy: A Valid Diagnostic Entity?. Clinical and Experimental Ophthalmology, 2016, 44: 132.

12. Thanos A, Faia L J, Yonekawa Y, et al. Optical Coherence Tomographic Angiography in Acute Macular Neuroretinopathy. Jama Ophthalmology, 2016, 134 (11): 1310-1314.

13. Bhavsar K V, Lin S, Rahimy E, et al. Acute macular Neuroretinopathy: A comprehensive review of the literature. Survey of Ophthalmology, 2016, 61 (5): 538-565.

14. Nemiroff J, Kuehlewein L, Rahimy E, et al. Assessing Deep Retinal Capillary Ischemia in Paracentral Acute Middle Maculopathy by Optical Coherence Tomography Angiography. American Journal of Ophthalmology, 2016, 162: 121-132.

15. Pecen P E, Smith A G, Ehlers J P. Optical Coherence Tomography Angiography of Acute Macular Neuroretinopathy and Paracentral Acute Middle Maculopathy. Jama Ophthalmology, 2015, 133 (12): 1478-1480.

16. Dansingani K K, Inoue M, Engelbert M, et al. Optical coherence tomographic angiography shows reduced deep capillary flow in paracentral acute middle maculopathy. Eye, 2015, 29 (12): 1620-1624.

17. Sridhar J, Shahlaee A, Rahimy E, et al. Optical Coherence Tomography Angiography and En Face Optical Coherence Tomography Features of Paracentral Acute Middle Maculopathy. American Journal of Ophthalmology, 2015, 160 (6): 1259-1268.

18. Rahimy E, Kuehlewein L, Sadda S R, et al. Paracentral Acute Middle Maculopathy What We Knew Then and What We Know Now. Retina-the Journal of Retinal and Vitreous Diseases, 2015, 35 (10): 1921-1930.

19. Dansingani K K, Freund K B. Paracentral Acute Middle Maculopathy and Acute Macular Neuroretinopathy: Related and Distinct Entities. American Journal of Ophthalmology, 2015, 160 (1): 1-3.

20. Chen X J, Rahimy E, Sergott R C, et al. Spectrum of Retinal Vascular Diseases Associated With Paracentral Acute Middle Maculopathy. American Journal of Ophthalmology, 2015, 160 (1): 26-34.

21. Ilginis T, Keane P A, Tufail A. Paracentral Acute Middle Maculopathy in Sickle Cell Disease. Jama Ophthalmology, 2015, 133 (5): 614-616.

22. Yu S Q, Pang C E, Gong Y Y, et al. The Spectrum of Superficial and Deep Capillary Ischemia in Retinal Artery Occlusion. American Journal of Ophthalmology,

2015，159（1）：53-63.

23. Francis A W，Lim J I，Chau F Y. Sudden-Onset Paracentral Vision Loss. Jama Ophthalmology，2014，132（11）：1367-1368.

24. Querques G，La Spina C，Miserocchi E，et al. Angiographic Evidence of Retinal Artery Transient Occlusion in Paracentral Acute Middle Maculopathy. Retina-the Journal of Retinal and Vitreous Diseases，2014，34（10）：2158-2160.

25. Tsui I，Sarraf D. Paracentral Acute Middle Maculopathy and Acute Macular Neuroretinopathy. Ophthalmic Surgery Lasers Imaging Retina，2013，44（6）：S33-S35.

26. Sarraf D，Rahimy E，Fawzi A A，et al. Paracentral Acute Middle Maculopathy A New Variant of Acute Macular Neuroretinopathy Associated With Retinal Capillary Ischemia. Jama Ophthalmology，2013，131（10）：1275-1287.

（李 冰）

Mac Tel 概述、分类、发病机制及治疗进展

　　视网膜毛细血管扩张常见于视网膜血管炎症或者阻塞性疾病后，可导致黄斑区视网膜毛细血管扩张的疾病包括糖尿病视网膜病变、高血压视网膜病变、视网膜静脉阻塞和炎症性疾病等。除了上述继发性黄斑区毛细血管扩张外，还有一类病例表现为黄斑区毛细血管扩张但无明确的病因。

　　1982 年，Gass 和 Oyakawa 首次描述了该类疾病，1993 年 Gass 和 Blodi 报道了 28 年间的 140 例原发性黄斑区毛细血管扩张的病例，并命名为特发性中心凹旁视网膜毛细血管扩张症。随着对这类疾病的临床表现和影像学检查研究的深入，2006 年 Yannuzzi 将这一类疾病命名为"特发性黄斑毛细血管扩张症"（idiopathic macular telangiectasia，IMT）。

90. 视网膜毛细血管扩张的分型

（1）Gass 分型

1982 年，Gass 等根据临床表现和荧光素眼底血管造影结果，将特发性中心凹旁视网膜毛细血管扩张症分为四型：1 型为轻型 Coats 病，多见于男性，单眼发病，表现为中心凹旁视网膜毛细血管扩张，视网膜伴脂质及浆液性渗出；2 型表现为双眼对称性黄斑中心凹旁毛细血管扩张，男性多见，病变位于中心凹颞侧，视网膜内渗出少见；3 型表现为双眼对称性黄斑中心凹旁毛细血管扩张，无性别差异，伴少量视网膜内渗出；4 型表现为家族性视神经萎缩及黄斑中心凹旁视网膜毛细血管闭塞。

1993 年，Gass 和 Blodi 依据病因推测及生物显微镜、FFA 表现，将特发性中心凹旁视网膜毛细血管扩张症的分型进行了修正，共分为 3 个类型 6 个亚型（表 7）。

表 7 1993 年 Gass 和 Blodi 对特发性中心凹旁视网膜毛细血管扩张症的分型

分型	临床特点	亚型
1 型	男性多见，发病年龄 40 ～ 70 岁，临床主要表现为视网膜静脉或动脉瘤样扩张，片状的毛细血管缺血及脂质渗出	1A 型：单眼先天性毛细血管扩张 1B 型：局灶性黄斑旁毛细血管扩张
2 型	一般双眼发病，无显著性别差异，中老年患者多见，表现为视物模糊、视物变形、中心暗点等	2A 型：隐匿性非渗出性特发性中心凹旁视网膜毛细血管扩张症，最常见的类型 2B 型：青年隐匿性家族性黄斑旁毛细血管扩张症，较为少见

续表

分型	临床特点	亚型
3 型	临床较为少见	3A 型：闭塞性中心凹旁视网膜毛细血管扩张症 3B 型：伴有中枢神经系统血管病变的闭塞性中心凹旁视网膜毛细血管扩张症

1）1 型

男性多见，发病年龄 40 ～ 70 岁，临床主要表现为视网膜静脉或动脉瘤样扩张、片状的毛细血管缺血及脂质渗出。随着病情发展，病变可由黄斑区向视网膜中周部或者周边部进展，因此，有学者认为，1 型黄斑毛细血管扩张症是 Coats 病在黄斑区的一种特殊表现形式。1A 型为单眼先天性毛细血管扩张，特点是显著的视网膜毛细血管扩张，通常累及黄斑颞侧 2 个视盘直径范围甚至更大，伴有数量不等的脂质渗出、浆液性渗出和黄斑水肿是导致视力下降的主要原因。1B 型为局灶性黄斑旁毛细血管扩张，其表现与 1A 型相似但病变局限，视力预后相对好。

2）2 型

一般双眼发病，无显著性别差异，中老年患者多见，表现为视物模糊、视物变形、中心暗点等。

2A 型为隐匿性非渗出性特发性中心凹旁视网膜毛细血管扩张症，是最常见的种类型，包括 1982 年 Gass 分型中的 2 型和 3 型，病变可分为 5 期：Ⅰ 期为隐匿性毛细血管扩张，FFA 晚期表现轻度荧光素着染；Ⅱ期表现为视网膜透明度降低，但无临床可见的毛细血管扩张；Ⅲ期表现为明显扩张的视网膜小静脉呈直角进入旁中心凹；Ⅳ期表现为视网膜色素增生；Ⅴ期为视网膜内毛细血管增殖最终形成视网膜下新生血管。

2B型为青年隐匿性家族性黄斑旁毛细血管扩张症，较为少见，表现为黄斑旁轻度毛细血管扩张及视网膜下新生血管，通常没有直角视网膜小静脉及表层视网膜反光性沉着物。

3）3型

临床较为少见，其中3A型属于闭塞性中心凹旁视网膜毛细血管扩张症，表现为双眼毛细血管扩张、黄斑中心凹旁毛细血管网广泛闭锁，但渗出较少，考虑扩张的毛细血管是毛细血管无灌注区的代偿反应。3B型为伴有中枢神经系统血管病变的闭塞性中心凹旁视网膜毛细血管扩张症。

（2）Yannuzzi 分型

2006年，Yannuzzi 根据其研究结果建议将特发性黄斑毛细血管扩张症的分型进行简化。其结合OCT、吲哚菁绿眼底血管造影（ICGA）、荧光素眼底血管造影（FFA）等辅助检查，将特发性黄斑毛细血管扩张症分为两型：1型为血管瘤型毛细血管扩张症（Mac Tel 1），包括Gass分型中的1A型和1B型；2型为中心凹旁毛细血管扩张症（Mac Tel 2），即Gass分型中的2A型。Gass分型中的2B和3型由于非常少见而在Yannuzzi分型中被删除（表8）。

表8 2006年Yannuzzi对特发性黄斑毛细血管扩张症的分型

分型	血管瘤型毛细血管扩张症	中心凹旁毛细血管扩张症
年龄	40～50岁多见	中老年患者多见，平均年龄59岁
性别	男＞女	无性别差异
眼别	单眼居多	全为双眼
临床表现	毛细血管扩张、血管瘤、脂质渗出、黄斑水肿，可累及周边视网膜	临床分为非增殖期和增殖期，仅局限于中心凹旁，非渗出性
发病机制	视网膜血管扩张、血管瘤	视网膜神经变性类疾病

91. 视网膜毛细血管扩张的发病机制

（1）血管瘤型毛细血管扩张症

男性多见，多为单眼发病，临床表现差异较大。毛细血管、小静脉和小动脉的血管瘤及毛细血管扩张是其特征性表现，这些微血管病变在浅层视网膜和深层视网膜中均很明显，异常血管渗漏导致黄斑囊样水肿，但缺血区通常很小，而且没有视网膜前新生血管或者视网膜下新生血管。脂质渗出是该病的另外一大特征表现，一般没有色素增殖或者瘢痕形成。值得注意的是，虽然黄斑区的视网膜血管病变是诊断血管瘤型毛细血管扩张症的必要条件，但这种局灶性的血管异常也可以出现在视网膜中周部甚至周边部。OCT可以显示患者的黄斑水肿和神经上皮内囊腔，有些病例可出现黄斑区浅脱离。FFA可清晰显示毛细血管扩张、微血管瘤及黄斑水肿（图97）。

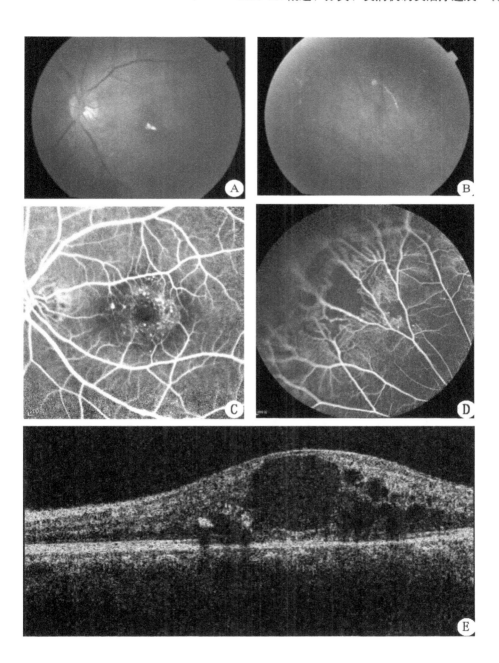

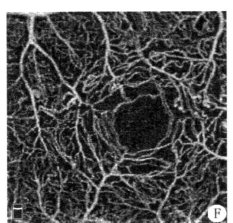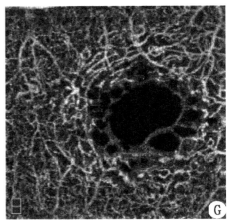

A、B：眼底彩照示黄斑中心可见硬性渗出，伴鼻上周边视网膜异常血管；C、D：荧光素眼底血管造影显示左眼黄斑中心凹周围毛细血管扩张及微血管瘤，鼻上方异常血管呈网状，可见毛细血管无灌注区；E：OCT 显示左眼黄斑囊样水肿；F、G：OCTA 显示黄斑中心凹周围浅层和深层毛细血管扩张，可见部分微血管瘤。

图 97 52 岁男性患者左眼血管瘤型毛细血管扩张症（彩图见彩插 41）

血管瘤型毛细血管扩张症的发病机制仍不清楚，目前认为这是一种发育性或者先天性的单眼视网膜血管异常性疾病，40 ～ 50 岁男性患者多见。与 Mac Tel 2 不同，血管瘤型毛细血管扩张症是一种原发性血管疾病，表现为黄斑中心凹旁毛细血管扩张及渗出，伴有黄斑水肿，血管内皮生长因子（VEGF）可能在其中发挥一定的作用，但也有研究提出胎盘生长因子（PlGF）是血管渗漏的主要原因，PlGF-VEGFR-1/Flt-1 通路的活化参与该病的发生。由于血管瘤型毛细血管扩张症与 Coats 病的临床表现相似，2006 年 Yannuzzi 提出将其归为 Coats 病的一个亚型，目前已得到多数学者的认可。

由于现有的检查手段和组织病理学标本有限，有关 Mac Tel 2 发病机制的研究结果仍然相对较少。最初的研究是在生物显微镜和荧光素眼底血管造影检查的基础上完成的，由于在造影中表现为黄斑中心凹颞侧毛细血管扩张伴荧光素渗漏，Mac Tel 2 被认为是一种视网膜血管病变。随着多模式影像学的发展，OCT、自适应光学技术、蓝色反射共焦成像、蓝光自发荧光等多种技术的应用，为其发病机制的研究提供了新的依据，发现 Müller 细胞在其中发挥着重要的作用，而 Mac Tel 2 是一种原发性神经视网膜变性类疾病，以及继发性视网膜血管受累。

（2）中心凹旁毛细血管扩张症

即 Mac tel 2 的病变局限于黄斑中心凹旁，患者无性别差异，几乎均为双眼受累。根据是否有视网膜下新生血管，此型可分为非增殖期和增殖期。病变早期表现为视网膜透明度轻度下降呈浅灰色，通常位于黄斑中心凹颞侧，随病变发展逐渐形成环绕中心凹的椭圆形病灶，晚期病例可以看到明显的毛细血管扩张。玻璃体视网膜界面结晶物沉着是 Mac Tel 2 的特征性表现，可出现在疾病的不同阶段，但与病情严重程度无关。一些患者出现视网膜下色素斑块及扩张的视网膜直角血管，还有一些患者出现视网膜 - 视网膜血管吻合或者视网膜血管与视网膜下新生血管的吻合，而视网膜下新生血管提示已有增殖期病变，常伴有视网膜水肿、渗出、视网膜神经上皮层脱离、视网膜下出血及纤维化，有的病例新生血管周围伴有色素沉着或神经上皮层萎缩，患者视力明显下降。Yannuzzi 等发现了视网膜内及视网膜下血管吻合的现象，直角血管可能引起视网膜深层血管增生形成血管网，这些血管网可延伸至视网膜下，形成视网膜－视网膜血管吻合和视网膜－视网膜下新生血管吻合。因此，Mac Tel 2 的视网膜下新生血管与湿性年龄相关性黄斑变性的脉络膜新生血管形成不同，后者与视网膜色素上皮细胞（RPE）的增生和移行有关，往往有RPE 的破坏，RPE 脱离多见，而 Mac Tel 2 增殖期的患者 RPE 通常是完整的，很少出现脱离。FFA 和 OCT 是重要的辅助检查方法，Mac Tel 2 患者 FFA 典型表现为早期黄斑中心凹周围表面和深层的毛细血管扩张，晚期呈弥漫性荧光素渗漏，FFA 还可显示视网膜－视网膜血管吻合及视网膜下新生血管。OCT 可显示的最早改变为视网膜增厚，随着病变进展，出现内层视网膜板层囊腔样改变，其前界为视网膜内界膜。随着外层视网膜的破坏及黄斑中心的萎缩变薄，患者的视网膜功能逐渐丧失，有的病例血管瘤样扩张也可在 OCT 上显示，增殖期病变在 OCT 上显示为视网膜下新生血管及相应的改变。

（3）Mac Tel 2 的相关学说

Mac Tel 2 的确切病因仍不清楚，目前有以下几种学说：

1）遗传理论

虽然有家族性和同卵孪生子患病的报道提示遗传因素在 Mac Tel 2 的发病中发挥一定的作用，但目前并没有确定其遗传方式。据报道，在欧洲裔美国人中，26% ～ 57% 的 Mac Tel 2 与共济失调毛细血管扩张症突变基因（ATM）的变异密切相关，而 Mac Tel 2 可能是 ATM 基因缺陷患者对老化或结构改变的基因的控制反应。有研究者对编码黄斑色素转移、与 Mac Tel 2 表现相似的病例（如家族性渗出性玻璃体视网膜病变和 Norrie 病），以及视网膜新生血管等的 27 个基因进行筛选，希望寻找 Mac Tel 2 的候选基因，但未能发现其致病突变。

首个有关 Mac Tel 2 易感基因的全基因组关联分析对欧洲的 476 例患者和 1733 例对照者进行了研究，发现 3 个可能与 Mac Tel 2 相关的独立位点：其中已知 5q14.3 位点与视网膜血管直径的变化相关，2q34 和 1p12 位点与甘氨酸 / 丝氨酸代谢途径有关，而 Mac Tel 2 患者血清甘氨酸和丝氨酸水平与对照组相比也有显著的差异。甘氨酸和丝氨酸可能并不是 Mac Tel 2 的直接致病因素，仍需要进一步研究这些代谢产物是否可作为筛查高危个体的生物标志物，或者是否可以作为用于预防和延缓疾病发展的补充剂。

除此之外，有研究者推测环境因素可能也在 Mac Tel 2 的发病中发挥一些作用，包括吸烟和心血管疾病（如糖尿病、冠状动脉疾病和高血压等），这些仍需要进一步研究。

2）血管理论

1982 年，Gass 和 Oyakawa 首次描述黄斑毛细血管扩张症时提出视网膜静脉在横跨视网膜水平线两侧的视网膜动脉时出现阻塞和后续的慢性淤滞，是 Mac Tel 2 发病的重要原因。他们发现，外层视网膜毛细血管的扩张发生于中心凹颞侧，由此推测直角视网膜小静脉是为了引流扩张的毛细血管而代偿形成的。后续的研究者对此理论提出了质疑，如果静脉淤滞是导致疾病发生的原因，视网膜分支小静脉引流的区域均将受累，而并非黄斑中心凹旁的小范围病变。此外，慢性静脉淤滞也无法解释该疾病表现出的黄斑中心凹旁进展性病变而黄斑周围不受累，以及多数患者的双眼发病。

对于颞侧中心凹旁毛细血管首先受累的原因，Watzke 等提出了发育性学说的理论。他们对未成熟和成熟胎儿的视网膜组织病理学切片进行了观察，黄斑中心凹颞侧水平线的视网膜毛细血管网是上方和下方血管吻合形成的，而黄斑旁的其他视网膜血管则是先前形成的血管延伸而来。根据此理论，这些吻合的血管会导致结构异常及后续的失代偿，这可能是 Mac Tel 2 的发病原因。

1993 年，Gass 和 Blodi 提出 Mac Tel 2 患者荧光素眼底血管造影中心凹旁毛细血管的着染发生在毛细血管扩张之前，因此提出患者最初的病变发生在黄斑中心凹旁外层毛细血管网，因血管壁结构的改变导致功能异常，从而引起代谢交换减少及视网膜细胞如 Müller 细胞和光感受器细胞的营养障碍，最终发生视网膜变性和萎缩。Green 等的组织病理学研究支持上述假设，但在其他导致视网膜细胞营养障碍的疾病如糖尿病中，在没有血管渗漏的情况下，通常并不会出现黄斑中心凹的囊腔样改变。因此，血管病变理论仍需要进一步研究及证实。

3）神经退行性病变及 Müller 细胞功能障碍理论

外层视网膜的血供来源于脉络膜血管，因此 Mac Tel 2 患者的外层视网膜萎缩并不是视网膜血管性疾病的表现。在 FFA 出现异常以前，SD-OCT 已能显示 Mac Tel 2 患者黄斑中心凹旁外层视网膜内的高反射点，这些可能是非特异性神经退行性变的表现。Mac Tel 2 患者在出现眼底可见的毛细血管扩张之前，FFA 晚期已有荧光素渗漏。蓝光自发荧光成像显示的黄斑区异常范围较 FFA 荧光素渗漏的范围要大。自适应光学成像中可显示视锥细胞的破坏而视网膜血管无异常。上述种种研究均提示 Mac Tel 2 并不是一种血管性疾病。多模式影像学技术的发展，为 Mac Tel 2 的发病机制研究提供了新的依据，越来越多的研究者认为这是一种原发的神经视网膜变性而导致的继发性血管受累。

在电子显微镜下，人类黄斑中心的内层由 Müller 细胞组成，其外观似倒锥形，基底对应于视网膜内界膜而锥尖对应于外界膜。Müller 细胞的重要作用是维持黄斑中心凹的结构完整性，储存视网膜叶黄素，通过其广泛的树枝状突起为视网膜神经元和血管细胞提供营养和调节支持，维持血 – 视网膜屏障的完整性，以及通过从外界膜延伸的微绒毛与视锥细胞紧密相连。

研究发现，Mac Tel 2 患者黄斑色素减少，而其中玉米黄质的减少较叶黄素更明显，目前尚不明确其原因为玉米黄质的聚积障碍还是叶黄素转换为玉米黄质障碍。在给予口服玉米黄质和叶黄素营养补充剂 9 个月后，黄斑区色素缺失的位置并没有色素增加，但在治疗前已有色素存在的部位，黄斑色素却有所增加。在晚期 Mac Tel 2 患者的血清中黄斑色素增加最明显，提示这些患者视网膜组织摄取类胡萝卜素的能力明显下降。Mac Tel 2 患者的黄斑色素缺失也得到了组织病理学检查证实，同时发现黄斑色素缺失的部位与 Müller 细胞缺失的区域具有一致性，但 Müller 细胞影响黄斑色素的运输、沉积和储存的确切机制目前尚不清楚。

Mac Tel 2 患者表层视网膜的结晶样沉着物被认为来源于变性的 Müller 细胞，类似于中枢神经系统星形胶质细胞内称为 Rosenthal 纤维的胞质内结晶物。Müller 细胞功能异常导致光感受器萎缩和外层视网膜结构紊乱，可以解释 OCT 显示的外丛状层高反射物质和低反射囊腔。Mac Tel 2 最常见的 OCT 表现是低反射信号囊腔，与糖尿病黄斑水肿和静脉阻塞黄斑水肿不同，这些囊腔不是由渗出液所致，不伴有黄斑增厚，也没有黄斑囊样水肿的高反射间隔。因此，这些低反射的囊腔是光感受器细胞和 Müller 细胞凋亡后形成的空腔，而不是血—视网膜屏障破坏导致的液体积聚。

DL-α-氨基己二酸（DL-α-AAA）在成年大鼠具有选择性胶质细胞毒性，主要作用于 Müller 细胞和星形胶质细胞。为了验证 Müller 细胞在 Mac Tel 2 发病中的重要作用，研究者将 DL-α-AAA 注入大鼠视网膜下，观察到 Müller 细胞损伤及视网膜血管渗透性增加和毛细血管扩张。但 DL-α-AAA 注入灵长类动物视网膜下则只观察到视锥细胞严重损伤，而 Müller 细胞和视网膜血管无明显变化。研究者认为这是由于灵长类动物视网膜中视锥细胞的数量更多，而 DL-α-AAA 对于视锥细胞的毒性更明显，因此注入视网膜下的 DL-α-AAA 主要被视锥细胞而不是 Müller

细胞摄取。

4）血管增殖性改变

目前比较公认的 Mac Tel 2 发病机制是神经退行性变和 Müller 细胞功能障碍。在病理情况下，神经细胞和胶质细胞释放特异性神经营养因子（如神经生长因子、睫状神经营养因子和脑源性神经营养因子等），能够与视网膜血管系统相互作用。随着 Mac Tel 2 病情的发展，逐渐出现继发性血管病变，可导致视网膜缺氧，刺激血管内皮生长因子（VEGF）分泌，引起血管渗透性增加。此外，Müller 细胞在维持血 – 视网膜的稳定性方面起着重要的作用。VEGF 分泌和 Müller 细胞功能异常可导致视网膜内水肿，但由于神经视网膜已变薄，所以临床上增殖期的 Mac Tel 2 可能视网膜并没有明显增厚，而最终通常表现为神经视网膜萎缩。由于在 Mac Tel 2 患者并没有观察到缺血或者炎性病变，其血管增殖性改变被认为是视网膜血管内皮细胞进行性变性所致。由于 Mac Tel 2 患者视网膜下新生血管膜通常较小，且没有视网膜色素上皮脱离，通常认为其来源于视网膜异常血管。对术中取出的视网膜下新生血管膜进行扫描电镜观察也证实其来源于视网膜血管而非脉络膜。

5）其他

最近有研究表明性激素参与 Mac Tel 2 的发病，这可能与个体医疗状况、手术或者药物干预，以及年龄相关的激素水平下降有关。另外，研究发现他莫昔芬相关视网膜病变与 Mac Tel 2 表现相似，而他莫昔芬是一种选择性雌激素受体调节剂。如果后续的大样本研究能够证实性激素在 Mac Tel 2 发病中的作用，可以考虑将性激素作为一种神经保护性治疗的选择。

92. 视网膜毛细血管扩张的治疗进展

（1）血管瘤型毛细血管扩张症

血管瘤型毛细血管扩张症目前尚无确定有效的治疗方法，而且可选择的治疗方法有限，包括眼内激光光凝、Tenon 囊下或玻璃体腔注射曲安奈德、玻璃体腔植入地塞米松缓释剂，以及抗 VEGF 治疗等，但相关研究的报道非常少。

眼内激光多为局灶性氩激光光凝，以封闭黄斑中心凹周围的视网膜微血管瘤，可以改善部分患者的黄斑水肿。通常使用黄色波长的激光，光斑大小 50 ～ 150μm，时间 0.15 ～ 0.20s，能量 80 ～ 120mW，但在一些病例由于微血管瘤太接近黄斑中心凹而难以施行激光治疗。

Tenon 囊下或玻璃体腔注射曲安奈德，以及玻璃体腔植入地塞米松缓释剂改善血管瘤型毛细血管扩张症患者的黄斑水肿，均仅有数例报道。

近些年，抗 VEGF 治疗在血管瘤型毛细血管扩张症中的应用越来越多，其中应用贝伐单抗的患者居多，也有部分患者应用了雷珠单抗。最初报道玻璃体腔单次注射贝伐单抗即显著提高了患者的视力，但在后续的病例报告中，贝伐单抗和雷珠单抗在部分患者中并无显著的治疗作用，因此抗 VEGF 治疗在血管瘤型毛细血管扩张症中的作用仍有争议，不同患者的疗效不同可能与病情、治疗时机、治疗方案和个体差异有关。近些年，随着新型抗VEGF 药物的应用，有数个研究均发现一些玻璃体腔注射贝伐单抗或者雷珠单抗无效果的患者，对阿柏西普却有良好的应答。研究者对这类患者的房水进行了分析，发现其中 PlGF 水平较对照组明显增高，而 VEGF-A 水平却与对照组无显著性差异。可以同时抑制 VEGF-A 和 PlGF 的阿柏西普在血管瘤型毛细血管扩张症的患者中具有显著的治疗效果，可以同时改善解剖结构和提高视功能，而其他单纯的抗 VEGF-A 药物则无法达到此效果。因此，有研究者提出了 PlGF-VEGFR-1/Flt-1 通路活化参与血管瘤型毛细血管扩张症发病的假说，但仍需要更大样本的前瞻性研究来证实。

在 2 年的随访中，有 36.7% 的患者无须治疗，而无论治疗与否，患者均有发生其他视网膜血管性疾病如视网膜静脉阻塞、视网膜大动脉瘤等的风险。

（2）中心凹旁毛细血管扩张症

有关 Mac Tel 2 治疗的研究相对比较多，总体来讲，治疗方式的选择主要根据是否有增殖性病变即视网膜下新生血管。

1）非增殖性中心凹旁毛细血管扩张症

在非增殖期 Mac Tel 2，氩激光光凝、光动力疗法、单纯玻璃体腔注射糖皮质激素或者联合吲哚菁绿介导的光栓治疗、球后注射糖皮质激素，以及玻璃体腔注射抗 VEGF 药物等治疗方法均有报道。

局灶性激光光凝在 Mac Tel 2 中的作用，不同的报道结果不同，但值得注意的是激光可能诱发视网膜下纤维血管膜。光动力疗法用于 Mac Tel 2 的病例报道很少，但患者视力、FFA 荧光素渗漏及 OCT 表现均无明显改善，因此该治疗方法被认为是无效的。

据报道，玻璃体腔注射曲安奈德可以改善 Mac Tel 2 患者 FFA 晚期强荧光，并可提高部分患者的视力，但也有研究者报道该治疗方法在提高视力和减少 FFA 晚期强荧光均无显著效果。

有研究者在 2007 年报道了首个抗 VEGF 药物治疗非增殖性 Mac Tel 2 的研究，贝伐单抗可以减少 FFA 中血管的渗漏，但对患者视力无显著影响。对抗 VEGF 药物的长期研究发现，其在 FFA 和 OCT 显示的治疗效果在 3～4 个月后明显下降。有研究发现抗 VEGF 治疗后患者的视力下降和旁中心暗点较对侧未治疗眼反而加重，而且治疗眼更易发生视网膜下新生血管膜。综上所述，目前的研究结果表明非增殖性 Mac Tel 2 患者并不能从抗 VEGF 治疗中获得长期的受益。

由于目前认为 Mac Tel 2 是一种原发性神经变性类疾病，视网膜血管病变为继发性改变，神经保护是最有前途的治疗方法，而针对血管病变的治疗效果必定有限，抗 VEGF 药物能同时抑制 VEGF 的神经保护作用，甚至会加快病程进展。睫状神经营养因子（CNTF）是由 Müller 细胞分泌的一种神经营养因子，研究表明，这种细胞因子在一些视网膜疾病中具有潜在的治疗效果，在不同的视网膜色素变性动物模型中起到保护光感受器细胞的作用。有关 CNTF 治疗 Mac Tel 2 的临床研究正在进行中，安全性研究的结果显示 CNTF 玻璃体腔植入物在 Mac Tell 2 患者眼内是安全的，且具有良好的耐受性。36 个月的研究结果显示患者的暗适应、ERG 反应和视功能均无明显变化，但研究眼视网膜厚度增加，提示 CNTF 分子具有一些生物活性。有关神经保护因子的研究仍在进行中，我们期待可以尽快看到其结果。

2）增殖性中心凹旁毛细血管扩张症

黄斑视网膜下新生血管膜是 Mac Tel 2 患者视力下降的重要原因，针对此期的治疗方法包括局灶激光光凝、光动力疗法、经瞳孔温热疗法、球后注射糖皮质激素，以及玻璃体腔注射抗 VEGF 药物。

局灶激光光凝治疗后视力稳定和视力下降的病例均有报道。单纯光动力疗法或者联合玻璃体腔注射曲安奈德或抗 VEGF 药物可以使部分患者提高视力，但有研究者提出光敏剂可能从黄斑区异常血管种渗漏从而造成损害，而在光斑对应的区域，的确可见视网膜色素上皮萎缩。经瞳孔温热疗法可以使新生血管膜和患者视力保持稳定，但相关报道非常少。

抗 VEGF 治疗用于增殖性 Mac Tel 2 于 2007 年首次报道，1 例继发黄斑中心凹旁新生血管膜的 Mac Tel 2 患者接受了玻璃体腔注射贝伐单抗治疗，随访 6 个月病变稳定，视力显著提高。后续的研究均显示抗 VEGF 治疗对于增殖性 Mac Tel 2 的视网膜下新生血管是有效的，可以达到解剖学和视功能改善的目的。对于中心凹下大片新生血管膜的患者，解剖学得到了改善，但视力可能并未提高，提示早期干预效果更好。

曾有 2 例玻璃体切除联合视网膜下膜取出术治疗 Mac Tel 2 视网膜下新生血管膜的报道，由于新生血管膜与神经上皮层粘连紧密，增加了下膜取出的难度，术后视力情况均不理想。因此，这种手术未在增殖性 Mac Tel 2 患者中广泛开展。

综上，对于伴有活动性视网膜下新生血管且近期出现视力下降的患者，玻璃体腔注射抗 VEGF 治疗是有效的，但目前还没有足够的证据支持特定的治疗方案，建议可采用 1 + PRN 的方式。

参考文献

1. Wu L，Evans T，Arevalo JF. Idiopathic macular telangiectasia type 2（idiopathic juxtafoveolar retinal telangiectasis type 2A，Mac Tel 2. Surv Ophthalmol, 2013, 58（6）：536-559.

2. Charbel Issa P，Gillies M C，Chew E Y，et al. Macular telangiectasia type 2. Prog Retin Eye Res，2013，34：49-77.

3. Matet A，Daruich A，Dirani A，et al. Macular Telangiectasia Type 1：Capillary Density and Microvascular Abnormalities Assessed by Optical Coherence Tomography Angiography. Am J Ophthalmol，2016，167：18-30.

4. Scerri T S，Quaglieri A，Cai C，et al. Genome-wide analyses identify common variants associated with macular telangiectasia type 2. Nat Genet，2017，49（4）：559-567.

5. Erdoğan G，Aydoğan T，Ünlü C，et al. Dexamethasone Implant for the Treatment of Type 1 Idiopathic Macular Telangiectasia. J Ocul Pharmacol Ther，2016，32（4）：211-215.

6. Müller S，Allam J P，Bunzek C G，et al. Sex steroids and macular telangiectasia type 2. Retina，2018，38（S1）：S61-S66.

7. Wolf-Schnurrbusch U E K，Leung I，Sallo F B，et al. Potential effects of hormone therapy in type 2 idiopathic macular telangiectasia. Ophthalmic Res，2018，60（1）：38-42.

8. Chatziralli I P，Sharma P K，Sivaprasad S. Treatment modalities for idiopathic macular telangiectasia：an evidence-based systematic review of the literature. Semin Ophthalmol，2017，32（3）：384-394.

9. Osaka R，Shiragami C，Ono A，et al. Clinical features of treated and untreated type 1 idiopathic macular telangiectasia without the occurrence of secondary choroidal neovascularization followed for 2 years in japanese patients. Retina，2018，38（S1）：S114-S122.

10. Kowalczuk L，Matet A，Dirani A，et al. Efficacy of intravitreal aflibercept in macular telangiectasia type 1 is linked to the ocular angiogenic profile. Retina，2017，37（12）：2226-2237.

11. Charbel Issa P，Kupitz E H，Heeren T F，et al. Treatment for Macular Telangiectasia Type 2. Dev Ophthalmol，2016，55：189-195.

12. Meyer-ter-Vehn T，Herzog S，Schargus M，et al. Long-term course in type 2 idiopathic macular telangiectasia. Graefe's Arch Clin Exp Ophthalmol，2013，251（11）：2513-2520.

13. Aydoğan T，Erdoğan G，Ünlü C，et al. Intravitreal Bevacizumab Treatment in Type 2 Idiopathic Macular Telangiectasia. Turk J Ophthalmol，2016，46（6）：270-273.

（张　潇）

遗传性视网膜病变的治疗研究进展

遗传性视网膜疾病影响了全球数百万人，造成了巨大的社会经济负担。目前尚无有效方法能够完全治愈这些疾病，但基因治疗、细胞替代治疗（cell replacement therapy）、人工视网膜及新药物等相关研究的深入与转化，为遗传性视网膜变性疾病的治疗带来了曙光。本章将介绍这些治疗手段在遗传性视网膜变性疾病中的研究进展。

93. 基因治疗与基因编辑

（1）基因治疗（gene therapy）

基因治疗广义上指把某些遗传物质转移至患者体内，使其表达，从而达到治疗目的。狭义上指向靶细胞内导入正常基因，以纠正或补偿因基因缺陷和异常引起的疾病。基因治疗主要可分为两类，第一类为基因修正及基因置换，不额外引入新的基因，而是在原位修复序列或以正常基因置换异常基因；另一类为基因增强及基因失活，不去除异常基因，而是通过导入外源基因并使其表达产生正常产物，补偿缺陷功能，即纠正基因功能缺失（loss of function），或特异性封闭异常基因的表达。

基因功能缺失理论上可由基因增强（gene augmentation）纠正。这项技术是目前遗传性视网膜病变中应用最多，而且是唯一成功转化于临床应用的基因治疗，即 LUXTURNA（voretigene neparvovec，Spark Therapeutics Inc）用于治疗 *RPE65* 相关的遗传性视网膜营养不良。早在 2007 年，*RPE65* 相关的基因治疗便开始展开多项 Ⅰ／Ⅱ期临床试验。多项临床研究证明，腺相关病毒（adeno-associated virus，AAV）2 型载体不会导致严重不良反应，且患者视力、瞳孔反射、患者活动能力均可有不同程度提升。但这些临床试验均为单眼注射，通过这些实验无法研究 AAV2-*RPE65* 载体对人体的免疫原性。随后的一项临床试验证实，对已接受治疗患者的对侧眼再次注射是安全的，全视野光敏度及活动能力均有提升。这些研究均为Ⅲ期临床试验进行了铺垫。

LUXTURNA 以 AAV2 载体搭载 *RPE65* 基因的 cDNA 作为主要组成，此外还包括巨细胞病毒（CMV）增强子、CBA（chicken β -actin）启动子等元件。LUXTRUNA 的Ⅲ期临床试验招募了 *RPE65* 纯合突变患者，研究为交换分组设计，其中试验组 21 例，对照组 10 例，分次注射 LUXTURNA，每眼推荐剂量为 1.5×10^{11} 载体基因组，通过视网膜下注射进行给药，vg（总体积 0.3ml）以多亮度移动测试（multi-luminance mobility testing，MLMT）从基线至 1 年评分变化的基础上确定 LUXTURNA 的疗效。随访期共计 1 年，试验组平均双侧 MLMT 评分变化为 1.8（SD=1.1），65% 的患者通过 MLMT 最低照明测试；对照组平均双侧 MLMT 评分变化为 0.2（SD=1.0），0% 的患者通过 MLMT 最低照明测试。交换区组后，共 29 名患者接受了注射，27 名（93%）患者的视力得到了显著改善，并能在暗光下自主通过障碍路线。接受治疗 1 年后，依旧有 21 名患者可以顺畅通过。2018 年 1 月，FDA 批准 LUXTURNA 上市。目前 LUXTURNA 是唯一获 FDA 批准上市的基因治疗药物（图 98）。

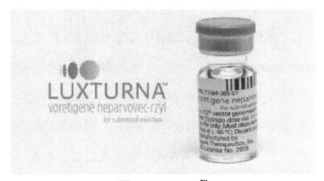

图 98 LUXTURNA™

（图源：网络）

AAV 载体也用于 *MERTK* 相关的视网膜色素变性（retinitis pigmentosa，RP）基因治疗。*MERTK* 编码一种酪氨酸激酶，参与 RPE 吞噬光感受器外节层。*MERTK* 突变可导致一种罕见类型常染色体隐性遗传的 RP。一项 I 期临床试验（NCT01482195）用 AAV2

作为载体，RPE 特异性启动子 *VMD2* 构建 *AAV2-VMD2-hMERTK*，在黄斑下进行注射治疗。注射后，其中 3 例治疗后视力提升，但 2 年随访时，2 例视力回归基线，1 例可维持在 20 / 80。随访期内所有患者均无与基因治疗相关的严重不良反应。该试验结果证明 *AAV2-VMD2-hMERTK* 载体相对安全，应进一步深化临床试验，招募疾病更早期的 *MERTK* 相关 RP 患者以评估病毒载体疗效。

RPGR 参与 70%X 染色体相关 RP 的发病，占 RP 总体的 20%。*RPGR* 编码一种连接光感受器内节层与外节层的转运蛋白，可能与光电转化相关。2017 年 3 月，NightstaRx 公司宣布开始一项 Ⅰ / Ⅱ 期临床试验（NCT03116113）。试验构建 AAV-XLRPRG 病毒载体，招募 *RPGR* 突变的 RP 患者进行视网膜下注射治疗。试验正在进行。针对显性遗传 RP，基因治疗的目的主要为抑制异常基因表达。*Rhodopsin*（*RHO*）相关常染色体显性遗传 RP 包含超过 150 种 *RHO* 突变，目前尚无有效手段特异性抑制这些突变基因。

多数研究的病毒载体靶细胞为 RPE，对光感受器营养作用微弱。目前动物试验中，针对 AAV2 / 5、AAV2 / 8 及 AAV2 / rh10 构建的载体对光感受器有营养作用，但尚未在人体进行临床试验。AAV 载体装载容量为 4.7kb，因此不适用于较大基因的装载。对此，双重 AAV 载体技术旨在通过剪接或同源重组使 *AAV* 基因组连环化（concatemerization），从而具备更大装载容量。慢病毒载体本身装载容量可达 8 ～ 10kb，可以装载。有临床试验正在研究 *ABCA4* 相关的 Stargardt 病（Stargardt disease，STGD），目前普遍认同的 3 个与发病相关的突变基因分别为 *ABCA4*、*ELOVL4* 及 *PROM1*，以 *ABCA4* 基因突变导致的青年发病的黄斑营养不良为主。StarGen（Oxford Biomedica，Sanofi）是携带并表达 *ABCA4* 基因的慢病毒载体，动物试验证实了视网膜下注射 StarGen 可良好定位于眼部组织，并有较好耐受性及安全性。StarGen 的 I / II 期临床试验（NCT01367444）于 2011 年开始，仍在招募中。所有患者将进入另一项临床试验（NCT01736592），并进行长达 15 年的随访观察。2 项研究将评估 StarGen 应用于人体的安全性及延迟视网膜变性的短期及长期作用。研究尚未公布中期结果，目前未报道严重不良反应。但慢病毒载体可整合至基因组，有引起插入突变的可能，因此应用慢病毒作为载体进行临床试验时应更为慎重。

此外，*CHM* 突变引起的无脉络膜症、*MYO7A* 基因突变引起的 Usher 综合征（Usher syndrome，USH）、*RS1* 基因突变引起的 X-连锁视网膜劈裂等相关基因治疗也在进行临床试验。基因治疗技术前景巨大，也是未来遗传性视网膜病变治疗领域的发展趋势。

（2）基因编辑（gene editing）技术的应用

传统基因治疗，特别是基因增强技术中所应用的病毒载体装载容量有限。*ABCA4* 及 *USH2A* 是遗传性视网膜病变中常见的致病基因，其 cDNA 长度远超 AAV 装载能力。此外，显性单基因疾病如视紫红质基因突变的相关 RP、Best 病等，仅需单拷贝突变基因即可致病，引入及补充正常蛋白也无法阻止发病，因此这类疾病无法通过上述基因增强技术修复。就基因增强技术本身而言，因视网膜对外源基因表达水平高度敏感，外源启动子驱动过强基因表达可对视网膜产生一定毒性。基因编辑技术巧妙规避了这些问题，特别是 CRISPR / Cas 系统，能够在基因组层面进行精确"手术"，且有望联合诱导多能干细胞（induced pluripotent stem cell，iPSC）技术修复患者 iPSC 致病基因，并将这些细胞自体移植回患者，改善受损组织的结构功能。这些优势使基因编辑技术拥有广阔前景。

CRISPR（clustered，regularly interspaced，short palindromic repeats）是原核细胞生物降解外源 DNA 的免疫机制，其中Ⅱ类仅需一种 CRISPR 相关蛋白（Cas）即可对目的 DNA 进行切割，造成 DNA 双链断裂（double strand break，DSB）。随后，细胞启动 DNA 损伤修复机制，包括非同源末端连接（non-homologous end joining，NHEJ）及同源介导修复（homology directed repair，HDR）。

2015 年 5 月，Maeder 等人应用 CRISPR-CAS9 系统，修复了先天性黑蒙（Leber congenital amaurosis，LCA）患者成纤维细胞中的 *CEP290* 基因。*CEP290* 基因含有 54 个外显子，可读取框（open reading frame）长达 7440bp，远超出 AAV 承载力，因此无法通过传统基因治疗进行修复。IVS26 c.2991 + 1655 A＞G 位于第 26 个内含子，为 *CEP290* 最常见的突变。突变引入 1 个剪切供体位点，导致剪接异常，导致一段 128bp 的内含子外显。用 CRISPR / Cas9 系统，在该突变位点上下游进行二次切割，并通过 NHEJ 对前后正常的 DNA 序列进行重组。虽然造成了基因截短，但截短序列位于内含子区，因此蛋白不受影响。这种方法可成功使细胞表达野生型 *CEP290* 蛋白，并降低异常蛋白的表达。此外，Ruan 等人使用 AAV 载体构建运载 *SpCas9* 基因及 2 段单链引导 RNA（single guide RNA，sgRNA）的双重 AAV 系统，通过视网膜下注射，成功敲除了小鼠 *CEP290* 第 25 个内含子。

USH2A 是 Usher 综合征最相关的致病基因之一。c.2299delG 是一种常见突变。Fuster-Garcia 等人应用 CRISPR／Cas9 系统成功修复 USH 患者成纤维细胞的 c.2299delG 突变，该系统引入了一段修复模板，即该区域正常基因。以此方式进行修复可启动 HDR 方式进行重组，重组率为 2.5%。这也为应用 CRISPR／Cas9 系统进一步治疗 USH 的研究带来了希望。

CRISPR／Cas 系统还可用于修饰致病基因所在通路的其他非致病基因，目标为通路功能正常而非纠正致病突变。在 RP 患者中，视锥细胞损害往往继发于视杆细胞损伤，因此可通过修饰非疾病相关基因，最大程度保留视杆细胞。*Nrl* 基因是视杆细胞发育所必需的基因，应用 CRISPR／Cas9 系统敲除 *Nrl* 后视杆细胞具有部分视锥细胞特征，更好存活。向 RP 模型小鼠视网膜下腔注射 AAV8-CRISPR 模型，无论视杆细胞是否已开始死亡，视网膜均较未注射组厚，ERG 显示视锥细胞功能均较好保留。因 *NrL* 异常与其他疾病相关，所以这项研究在临床用于治疗 RP 的可能性不大，其意义在于其阐明延迟视杆细胞死亡有助于保留视锥细胞功能。

CRISPR / Cas9 的研究相对而言仍处于初期。目前尚无应用 CRISPR / Cas9 系统治疗遗传性视网膜疾病的临床试验，但已有临床试验应用此技术进行血液系统肿瘤或癌症的治疗。虽然仍有许多问题尚待解决，如 HDR 效率较低，NHEJ 过程中可能引入新突变等，但一方面，这些脱靶效应（off-target effect）可以通过技术手段降至最低，如引入抗 CRISPR 蛋白 AcrIIIA4 等；另一方面，多方研究仍致力于提高 HDR 特异性修复效率。此外，应用基因编辑技术联合诱导多能干细胞（induced pluripotent stem cell，iPSC）技术，可修复患者自身细胞中的致病基因，在很大程度上解决细胞的免疫原性，并具有分化为相应组织的潜能。如通过 HDR 修复 *MAK* 基因第 9 个外显子的插入突变；通过 NHEJ 修复 *CEP290* 基因 IVS26 剪接突变；通过在 *RHO* 基因 Pro23His 突变上游提前引入终止子，从而避免蛋白结构异常而致病。毋庸置疑，在不远的未来，基因编辑将在遗传性视网膜疾病领域崭露头角（图 99）。

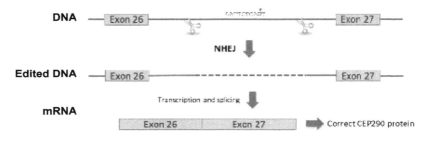

图 99 CRISPR / Cas 系统修复 *CEP290* 基因示意（彩图见彩插 42）

94. 细胞治疗

细胞治疗指将正常或生物工程改造过的人体细胞移植或输入患者体内，以替代受损细胞，或者产生其他功能活性物质，从而达到治疗疾病的目的。在视网膜遗传病方面主要为细胞替代治疗，即应用功能正常的细胞重建结构，以代替病变部位受损组织行使功能。当疾病处于进展期，光感受器细胞已大量死亡，此时仅凭基因治疗无法起到治疗效果，需细胞替代治疗或两者联合方可能起效，这是细胞替代治疗最显著的优点。细胞替代治疗与传统意义上的干细胞治疗有很大重叠，但两者概念上有所不同。这种差异主要取决于用于修复受损组织细胞是否来源于干细胞——无论自体或异体，无论胚胎干细胞（embryonic stem cell，ESC）或 iPSC，亦或其分化产生的组织细胞。

视网膜是高度精细的层状神经组织，结构完整、细胞间的连接及组织血供良好都是视网膜正常行使功能的前提。细胞替代治疗在视网膜的应用存在许多挑战，最主要的是能否产生足量特异组织细胞、保证细胞移植后可建立功能连接、优化移植方式以避免免疫反应或炎症等。目前，细胞替代治疗在遗传性视网膜病变及年龄相关性黄斑变性中已取得一定进展。应用细胞替代疗法治疗 STGD 的 2 项 Ⅰ / Ⅱ 期临床试验已结束（NCT01345006 / NCT01469832），具取得较好成果。研究首次利用 hESC 分化 RPE（hESC-RPE）来进行治疗，共招募 9 例 STGD 患者进行视网膜下注射 hESC-RPE 细胞悬液，术后平均随访期 22 个月，最终 7 例完成随访。随访期间未观察到移植物增殖、肿瘤形成、免疫排斥等不良反应，但存在操作相关的不良反应（如白内障、眼内炎等）。7例中，3例BCVA提升至少15个字母，3例维持稳定，1例下降超10个字母，眼底彩照示视网膜色素化，OCT示移植处RPE增厚。虽然Ⅰ/Ⅱ期临床试验结果令人振奋，但应认识到该研究的局限性，如研究受试者人数较少、随访时间不够长等。目前长期观察STGD患者对hESC-RPE移植耐受性及长期安全性的临床研究仍在进行（NCT02445612）。此外，目前有临床试验（NCT02903576）对hESC-RPE不同移植形式进行研究。这一研究的2例STGD患者将接受细胞悬液视网膜下注射，5例将接受hESC-RPE与支持底物的片层结构联合移植。Siqueira等人纳入20例RP患者，玻璃体腔注射自体骨髓来源干细胞（bone marrow-derived stem cell，BMSC）。随访第3个月时，患者VFQ-25评分显著提升，但随访至1年时与基线无显著差异。因此玻璃体腔注射BMSC细胞疗法能够短期提升患者视觉相关的生活质量，但这种提升持续的时间尚需更大样本验证。

这些视觉方面功能的改善究竟得益于细胞结构、功能替代，还是移植细胞的神经营养作用，这个问题尚不得而知。有研究（NCT02320812）使用玻璃体腔注射人视网膜祖细胞（human retinal progenitor cell，hRPC）探究其应用与RP患者的安全性，这些患者表现出了不同程度的视力提升。因治疗为玻璃体腔注射，这种视力的提升更可能是神经营养作用而非细胞替代作用。研究的28名RP患者均对治疗耐受良好，且无明显不良反应。但也有研究表明，移植后的细胞有进一步分化的潜能，且能与宿主细胞之间形成神经突触。Li 等人在 RP 模型 $RPE65^{rd12}$/ $RPE65^{rd12}$ 小鼠中进行视网膜下注射人源 iPSC，可观察到移植细胞逐渐分化为与 RPE 形态、功能相似的组织。试验动物视网膜功能、视网膜电生理等功能均有所提升。也有研究证实 iPSC 来源的光感受器前体可在移植物与宿主细胞之间建立突触，并在一定程度上提升视功能。iPSC 也可用于构建三维结构的层状视网膜。Mandai 等人将此移植物移植至晚期 RP 动物模型 rd1 小鼠，可观察到层状移植物逐渐发展出了有序的外核层，且可与宿主双极细胞发生整合，产生突触连接，这表明移植后的细胞能发挥特异性细胞功能，对该处组织结构可起到支持作用，这种细胞特异的功能是否独立于神经营养作用还有待验证。

干细胞治疗本身，及其同基因治疗结合展现出了巨大前景。无论 iPSC 或 hESC 来源的细胞，在临床应用时均待考虑成瘤性及免疫排斥作用。此外，在使用方面，hESC 存在的伦理问题亟须解决，这在某种程度上也对其发展、应用有所限制，而 iPSC 则没有伦理方面的限制。

95. 人工视网膜

人工视网膜目前是一大热点。有研究利用干细胞或 RPC 结合脱细胞化的视网膜基质骨架构建 3D 细胞化视网膜。与肝脏等其他 3D 器官重建不同，视网膜需要逐层建立突触结构方能行使正常功能。这些研究目前尚处于研发期，尚无动物模型应用该技术的报道。其他非细胞化的人工视网膜目前已初步应用于人体。理想的人工视网膜需具备安全、稳定、便携的特点，适用于日常生活，且可提供稳定、长期的视网膜刺激及空间分辨率。

Argus Ⅱ（Second Sight Medical Products，Sylmar，CA）是首个被美国及欧洲批准的人工视网膜，用于视网膜疾病终末期，包括RP 等。患者佩戴类似于眼镜的外部装置，其上装有小型相机及视频处理器，可将图像转化为电信号，刺激放置于视网膜前的电极。Ⅰ/Ⅱ期临床试验共招募 30 例患者，其中 29 例为 RP。研究主要探究装置的安全性，同时评估患者视功能变化。移植 Argus Ⅱ人工视网膜 3 年后，29 例装置在位且功能完好，患者整体定向力、运动能力、视力相关生活质量均有所改善，但改善程度轻微，且个体之间差异很大。装置或手术相关的不良反应均以标准眼科治疗处理。此研究是目前规模最大、历时最久的人工视网膜相关临床试验，证明了 Argus Ⅱ人工视网膜可能对全盲的晚期 RP 患者有一定益处。另一项研究评估 Argus Ⅱ装置在位情况，并评估移植后 1 年内黄斑厚度、电极－视网膜距离、视盘－电极重叠区域、视网膜前膜情况。电极阵列下视网膜厚度逐渐增加，以中线处最为显著，电极－视网膜距离逐渐减小，在第 12 个月时，约半数移植眼中电极紧贴黄斑部。目前的研究结论尚不足以评估视网膜－电极相对位置对电极功能的影响，但显示了移植后患者视网膜结构的变化。进一步研究应着重阐明这一变化对患者视功能的影响，以及重置电极的必要性及最佳时机（图 100）。

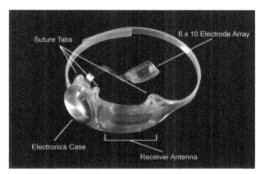

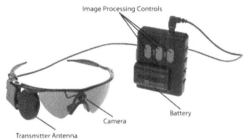

图 100 Argus Ⅱ 人工视网膜

Alpha-IMS（Retina Implant AG，Reutlingen，Germany） 是另一种相对成熟的人工视网膜。电极放置在视网膜下腔，与之相连的电导丝在框内绕行至眶外后沿颞肌下至耳后，耳后的磁铁及线圈产生刺激电流。Alpha-IMS 的临床试验（NCT01024803 及 NCT02720640）招募共 15 例全盲患者，评估光感、视觉目标定位、Landolt C 环视力、灰度分辨及日常生活自主性等相关功能指标，共随访 1 年。其中，13 例患者获得光感，且可定位视觉目标；2 例患者 C 环视力可达 20 / 546、20 / 1111。其他视功能也有所改善。不良反应包括：2 例移植物移位；4 例结膜损伤；1 例耳后线圈部位疼痛；1 例硅油量不足，引起视物变形。这些不良反应均经正规眼科治疗后治愈。经心理学及生理学客观检查证明 Alpha-IMS 是一种可靠且较为安全的装置，能够在一定程度上重建全盲患者的视功能，且其使用寿命较前期产品有所提升。目前 Alpha-IMS 已有较为成熟的商业产品，在德国公费医疗呵医保范围内（图 101）。

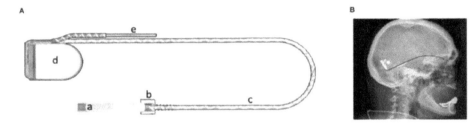

图 101 AIpha-IMS 人工视网膜

Argus Ⅱ 及 Alpha-IMS 人工视网膜的研发显示对因 RP 致盲的患者来说，人工视觉是一种可行的治疗，因为这些装置均相对安全，可使全盲患者有一定的视功能提升。分辨率及视野方面的提升能够大大改善患者的生活质量。但目前人们对视觉形成过程认知仍有限，不足以制造与视杆、视锥细胞等足以媲美的人工光感受器。此外，在后临床试验时期，经济费用将成为应用人工视网膜的重要影响因素。

96. 新药及新型给药系统

目前没有任何药物能够完全治愈遗传性视网膜遗传病变。作为支持治疗，药物可能改善视网膜血供，对遗传性视网膜病变有一定延缓或改善作用。

目前与 IRD 临床最为接近的药物是异丙基乌诺前列酮（unoprostone isopropyl，UNO，Rescula），现正在进行Ⅲ期临床试验，以证明其治疗 RP 的有效性。UNO 是一种 BK 通道激动剂，作为抗青光眼药物其安全性及有效性均已得到充分验证。UNO 对视网膜有一定的神经营养作用。0.15% 浓度 UNO 滴眼液的Ⅱ期临床试验共招募了 109 名中晚期 RP 患者，主要指标为中心凹 2° 范围内视网膜敏感度较基线的改变，次要指标为 BCVA、对比敏感度、10° 范围视网膜敏感度、视野平均变异及 VFQ-25 问卷评分。结果显示，24 周的 2° 范围视网膜敏感度、视野平均变异，VFQ-25 评分与 UNO 剂量相关，较高剂量的 UNO 可以延缓中心凹视网膜敏感度降低。

在研究的 STGD 相关药物多通过不同机制减少脂褐素在细胞内的积累。ALK-001 已完成Ⅰ期临床试验（NCT02230228），正在进行Ⅱ期临床试验（NCT02402660）。ALK-001 是一种氘化维生素 A 的衍生物，能够降低全反式视黄醛二聚化及细胞毒性物质 A2E 的生成速度，降低脂褐素生成，且不影响视网膜正常功能。动物试验证实 ALK-001 能防止脂褐素积累导致的视力下降。

目前该试验仍在招募中，其他药物研发还属临床试验前期。

治疗方法的不断深入研究将为遗传性视网膜病变患者带来更科学、有效的治疗方式。随着基因治疗、基因编辑及细胞替代治疗等技术的不断转化，延缓、逆转甚至治愈这些疾病的前景可待，未来可期。

参考文献

1. DiCarlo J E, V B Mahajan, S H Tsang. Gene therapy and genome surgery in the retina. J Clin Invest, 2018, 128 (6): 2177-2188.

2. Russell S, Bennett J, Wellman J A, et al. Efficacy and Safety of voretigene neparvovec (AAV2-hRPE65v2) in patients with RPE65-mediated inherited retinal dystrophy: a randomised, controlled, open-label, phase 3 trial. The Lancet, 2017, 390 (10097): 849-860.

3. Ghazi N G, Abboud E B, Nowilaty S R, et al. Treatment of retinitis pigmentosa due to MERTK mutations by ocular subretinal injection of adeno-associated virus gene vector: results of a phase I trial. Human genetics, 2016, 135 (3): 327-343.

4. Binley K, Widdowson P, Loader J, et al. Transduction of photoreceptors with equine infectious anemia virus lentiviral vectors: Safety and biodistribution of StarGen for Stargardt disease. Investigative ophthalmology & visual science, 2013, 54 (6): 4061-4071.

5. Chuang K, M A Fields, L V Del Priore. Potential of Gene Editing and Induced

Pluripotent Stem Cells（iPSCs）in Treatment of Retinal Diseases. The Yale Journal of Biology and Medicine，2017，90（4）：635-642.

6. Smith J，Ward D，Michaelides M，et al. New and emerging technologies for the treatment of inherited retinal diseases：a horizon scanning review. Eye，2015，29（9）：1131-1140.

7. Burnight E R，Giacalone J C，Cooke J A，et al. CRISPR-Cas 9 genome engineering：Treating inherited retinal degeneration. Prog Retin Eye Res，2018，65：28-49.

8. Ruan G X，Barry E，Yu D，et al. CRISPR / Cas9-Mediated Genome Editing as a Therapeutic Approach for Leber Congenital Amaurosis 10. Mol Ther，2017，25（2）：331-341.

9. Fuster-García C，García-García G，González-Romero E，et al. USH2A Gene Editing Using the CRISPR System. Molecular Therapy-Nucleic Acids，2017，8：529-541.

10. Yu W，Mookherjee S，Chaitankar V，et al. Nrl knockdown by AAV-delivered CRISPR / Cas9 prevents retinal degeneration in mice. Nature communications，2017，8：14716.

11. Xu C L，Cho G Y，Sengillo J D，et al. Translation of CRISPR Genome Surgery to the Bedside for Retinal Diseases. Front Cell Dev Biol，2018，6：46.

12. Burnight E R，Gupta M，Wiley L A，et al. Using CRISPR-Cas 9 to Generate Gene-Corrected Autologous iPSCs for the Treatment of Inherited Retinal Degeneration. Mol Ther，2017，25（9）：1999-2013.

13. Schwartz S D，Regillo C D，Lam B L，et al. Human embryonic stem cell-derived retinal pigment epithelium in patients with age-related macular degeneration and

中国医学临床百家

Stargardt's macular dystrophy: follow-up of two open-label phase 1 / 2 studies. The Lancet, 2015, 385 (9967): 509-516.

14. Schwartz S D, Tan G, Hosseini H, et al. Subretinal Transplantation of Embryonic Stem Cell-Derived Retinal Pigment Epithelium for the Treatment of Macular Degeneration: An Assessment at 4 Years. Investigative ophthalmology & visual science, 2016, 57 (5): ORSFc1-ORSFc9.

15. Siqueira R C, Messias A, Messias K, et al. Quality of life in patients with retinitis pigmentosa submitted to intravitreal use of bone marrow-derived stem cells (Ret icell-clinical trial). Stem cell research & therapy, 2015, 6: 29.

16. Mandai M, Fujii M, Hashiguchi T, et al. iPSC-derived Retina transplants improve vision in rd1 end-stage retinal-degeneration mice. Stem cell reports, 2017, 8(1): 69-83.

17. Kundu J, Michaelson A, Talbot K, et al. Decellularized retinal matrix: Natural platforms for human retinal progenitor cell culture. Acta biomaterialia, 2016, 31: 61-70.

18. Ho A C, Humayun M S, Dorn J D, et al. Long-Term Results from an Epiretinal Prosthesis to Restore Sight to the Blind. Ophthalmology, 2015, 122 (8): 1547-1554.

19. Gregori N Z, Callaway N F, Hoeppner C, et al. Retinal Anatomy and Electrode Array Position in Retinitis Pigmentosa Patients after Argus II Implantation: an International Study. Am J Ophthalmol, 2018, 193: 87-99.

20. Stingl K, Schippert R, Bartz-Schmidt K U, et al. Interim Results of a Multicenter Trial with the New Electronic Subretinal Implant Alpha AMS in 15 Patients

Blind from Inherited Retinal Degenerations. Front Neurosci，2017，11：445.

21. Mills J O，A Jalil，P E Stanga. Electronic retinal implants and artificial vision：journey and present. Eye，2017，31（10）：1383-1398.

22. Lu L J，J Liu，R A Adelman. Novel therapeutics for Stargardt disease. Graefe's Arch Clin Exp Ophthalmol，2017，255（6）：1057-1062.

（罗明月）

视网膜假体研究进展

97. 视网膜假体是一种人工视网膜植入系统

视网膜假体是一种人工视网膜植入系统，它的主要工作原理是将外界的视觉信息转化为电子脉冲，刺激视网膜产生人工视觉，用于治疗因光受体细胞损伤致盲的疾病，例如视网膜色素变性和年龄相关性黄斑变性。目前有 5 种代表性的视网膜假体：Argus Ⅱ、Boston Retinal Implant Project（波士顿视网膜假体工程）、Epi-Ret 3、Intelligent Medical Implants（IMI，智能医疗假体）和 Alpha-IMS（视网膜假体 AG）。其中，由美国加州"第二视觉医疗器材公司"生产的人工视觉诱导设备 Argus Ⅱ，是首例美国 FDA 和欧洲 CE 均批准的视网膜假体，如今已成为应用最广泛的人工视网膜假体。Alpha-IMS 为欧洲 CE 批准的视网膜假体。其他 3 种假体目前仍处于临床试验阶段。本章主要介绍 Argus Ⅱ 视网膜假体的生理基础、工作原理、疗效评估和未来的发展趋势。

　　早在 18 世纪，LeRoy 就提出神经系统电刺激可以诱导光幻视的理论。他用电流刺激大脑，使盲人产生了光感。直到 1952年，Hodgkin 和 Huxley 发现神经系统的信号传播本质是细胞内外局部去极化和动作电位激活。据此原理，在视觉传播通路上任意一处电刺激都能够诱发光幻视。科学家们相继尝试在外侧膝状体核团、视神经和视网膜等位置进行电刺激实验。视网膜植入电极是迄今以来最成功的人工视觉植入系统，原因如下：①颅内视皮质、视神经植入电极手术复杂，致死率较高；随着玻璃体视网膜手术技术的不断提升，视网膜植入电极手术风险不断降低，手术所致的并发症发生率也逐渐被权威机构所接受；②视网膜植入电极避开了视觉信号在视网膜下层、中脑和视皮质中复杂的处理传递过程，在视觉通路的起始端进行刺激，更容易产生有效视觉；③由于在视觉通路的信号处理过程中，外周的多个光受体细胞融合在一起，与一个双极细胞相连，再进一步融合连接至视网膜节细胞，传输视觉信号，而在视网膜黄斑区域的光受体细胞：双极细胞，视网膜节细胞的比例为 1：1：1，因此在黄斑区域放置多电极刺激芯片更易产生 Holmes 视网膜拓扑视觉。

98. 视网膜植入电极系统的作用及原理

　　视网膜植入电极系统的作用主要是代替受损的光受体层，接受并转换环境的光信号，它成功产生视觉的关键依赖于内层视网膜神经元的生物活性。视网膜色素变性患者的尸检报告显示，尽管患者的光受体细胞基本都萎缩了，黄斑区约80%的内核层和30%的节细胞层仍然存活；黄斑外区域的视网膜内层细胞存活数目相对较少。研究者在年龄相关性黄斑变性的患者中发现接近90%的视网膜内层细胞依然存活。在光受体细胞死亡后，视网膜重塑随之发生，主要是双极细胞和水平细胞的进行性树突萎缩和突触减少，胶质细胞和无长突细胞重塑，引起神经视网膜层的结构和功能改变。视网膜内层神经元与视网膜植入电极之间的信号传递因此更加复杂。

由于电极脉冲能影响到许多内外层视网膜，目前普遍认为节细胞体、轴突和近初段是胞外刺激的第一靶点。基于内层视网膜神经传导只局限于电刺激区域的原理，只有电极刺激区域的视网膜节细胞轴突被激活，这为视网膜定位电刺激奠定了理论基础，也使得同步多点电刺激形成几何图像成为可能。

研究者们分别利用牛蛙、兔和小鼠动物模型研究产生有效视觉所需的电极数目、大小和电流阈值，发现间隔200μm分布的直径200μm视网膜前电极激发光感所需的电流值均在长期视网膜刺激安全电流值（50 ～ 150μC/cm^2）以内。电脉冲低于神经刺激下限无法产生光感，而高于神经刺激上限可能会造成组织损伤。在Argus II系统中，电刺激阈值将在视网膜芯片植入术后手动调至患者出现光感。患者对设备熟悉之后，电刺激阈值会改变，此时需要重新调整适应程序。适应程序将图像的灰阶值转化为特定的电流值，然后通过视觉处理单元（VPU）投射到6×10

视网膜电极芯片上，产生相应的电刺激。

视网膜植入电极系统的设计原理是取代受损的光受体功能，即有效捕捉周围环境视觉图像，转化视觉信号为神经电信号，激活内层视网膜形成视觉。因此 Argus Ⅱ 包含有 3 个外置设备：摄像机眼镜、视觉处理单元（VPU）和外置线圈，完成图像信号实时捕捉和转化发射；3 个内置设备：内置线圈、专用集成电路（ASIC）和 60 孔视网膜前微电极芯片，用于接收信号和电刺激内层视网膜（图 102）。下面简要介绍 Argus Ⅱ 的工作原理。

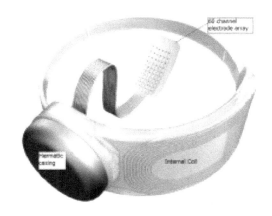

内置设备包括装在密封盒中的 ASIC，内置线圈和 60 孔视网膜前微电极芯片。内置线圈是射频信号无线接收器，并将射频信号翻译回特定电信号。ASIC 产生相应的电脉冲，然后通过 60 孔微电极芯片释放，直接刺激视网膜。
hermatic casing：密封盒；internal Coil：内置线圈；60 channel electrode array：60 孔微电极芯片。

图 102 Argus Ⅱ 视网膜植入系统的内置设备展示

摄像机眼镜用于实时捕捉周围环境图像，VPU 将捕捉的图像转化为包含时间空间信息的电信号，外置线圈利用射频遥测技术将电信号转化为射频信号。内置线圈是一个射频信号无线接收器，它将射频信号翻译回包含时间空间信息的特定电信号；ASIC 则根据电信号产生相应的电脉冲，通过与 ASIC 相连的 60 孔视网膜前微电极芯片，释放局部电流刺激视网膜下组织。

60 孔视网膜前微电极芯片由 60 个直径约 200μm 的铂电极以 6×10 的方式排列在聚酰亚胺薄膜上组成。每个电极中心间隔为 575μm，通过并联电路与 ASIC 相连，均可被电脉冲独立激活。微电极芯片与视网膜表面直接接触，电极释放的电脉冲可直接刺激局部视网膜组织。

植入 Argus Ⅱ 内置设备的手术操作需要同时涉及经睫状体平坦部玻璃体切除术和巩膜扣带术。第一步，患者将进行标准 3 切口玻璃体切除术，移除玻璃体后膜和视网膜前膜（可能存在），使微电极与视网膜表面的接触最大化；第二步，行 360° 结膜环切术分离全部眼直肌，为放置环扎带做准备。如果患者有晶状体，需先行晶状体切除术，防止后期白内障的形成影响 Argus Ⅱ 的疗效。

内置线圈与 ASIC 一起放在一个与眼球弧度相符的密封盒中，缝在距离角膜缘约 5mm 的颞上象限巩膜上（图 103）。微电极芯片是唯一置于眼内的装置，手术经眼球颞上象限巩膜切开，放入玻璃体腔。ASIC 通过电缆与微电极芯片相连，通过调整内置线圈和 ASIC 的位置，微电极芯片将以最小张力置于视网膜后极表面黄斑区域（图 104）。芯片放置合适后，一枚弹性钛钉将芯片固定于视网膜表面，再缝合电缆经过处的巩膜，防止巩膜渗

漏和低眼压。环扎带压在眼球的 4 条直肌下面，将含有内置线圈
和 ASIC 的密封盒固定在巩膜上，并通过 Watzke 套进行调紧固
定。最后一步，人造巩膜（如 Tutoplast）或自体阔筋膜缝在密封
盒上面和缝合结膜。整个手术时间通常为 1.5 ～ 4h。

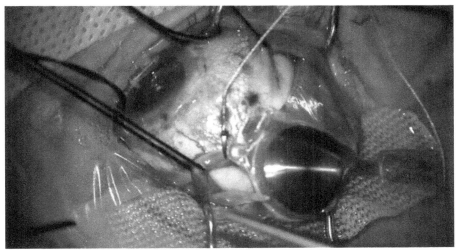

图 103 装有 ASIC 的密封盒被缝合在距巩膜缘 5mm 的巩膜上（术中图片）（彩图见彩插 43）

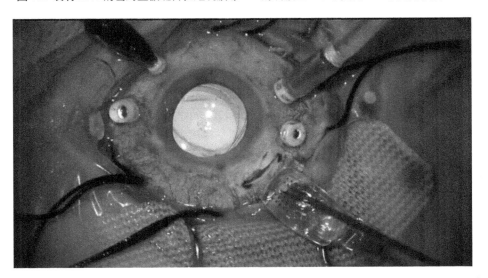

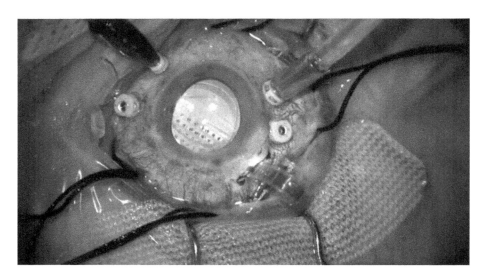

图 104 微电极通过经 5mm 睫状体平坦部巩膜切开术植入玻璃体腔内（术中图片）
（彩图见彩插 44）

Argus Ⅱ 人工视网膜植入系统的安全性与适用性受到广泛关注。由设备或手术引起的需要医疗干预的损害为严重不良事件（SAEs）。在对 30 例 Argus Ⅱ 系统植入患者的 1 年随访中，66.7%（20 / 30）的患者没有发生 SAEs，剩下 10 例患者发生了 10 种 SAEs，其中结膜糜烂、低眼压、结膜分离和无菌性眼内炎的发生率较高，系统需重新固定、角膜混浊、孔源性和牵引性视网膜脱离、视网膜撕裂、葡萄膜炎发生率较低。随访延长至 3 年，则新出现了感染性角膜炎和角膜融化 2 个 SAEs。其中约 61% 的 SAEs 发生在术后 6 个月内，然而 SAEs 的发生常有人群聚集性。3 个患者在 3 年随访中约一半发生了 SAEs，而 19 个患者没有任何 SAEs 发生。另一项对 Argus Ⅱ 系统植入患者的 5 年随访研究表明，60%（18 / 30）的患者没有发生 SAEs，相比较于 3 年随访结果，增加了 1 例在 Argus Ⅱ 系统植入 4.5 年后出现孔源性视网膜脱离。所有的 SAEs 均在标准眼科治疗后好转，无眼球摘除的情况发生。

Argus Ⅱ视网膜假体植入术在临床应用与实践中进行了不断改良。在一例经 Argus Ⅱ视网膜假体植入术治疗的视网膜色素变性患者的术后 1 年随访研究中，SD-OCT 显示黄斑区视网膜厚度显著增加，假体与内层视网膜之间有高反射带形成，而对照眼无显著生理改变。高反射带的部分微电极已经失去激活功能（5 / 60 微电极失效），但是患者的视功能无显著降低。此病例说明 Argus Ⅱ视网膜假体植入会显著增加视网膜前膜纤维化，影响电刺激的传导；因此在假体植入术中，预防性切除内界膜和视网膜前膜，可以维持视网膜假体的视功能。

除了 Argus Ⅱ植入系统的安全性之外，它对患者视力的提升程度也备受关注。由于现在 Argus Ⅱ能提升的视力水平仍低于标准视力敏感度测试的水平，因此新的评估视力的方法被应用于 Argus Ⅱ系统，主要包括辨认视觉形成、靶向定位、运动识别和导航。

Arsiero 教授在 2011 年对 11 位 Argus Ⅱ患者的测试发现，他们对 8 种截然不同的几何形状（图 105）的识别能力大大提高。患者距离一个 15 英寸 LCD 屏约 30cm，每个图形随机出现 5 次，受试者要求在 1min 以内给出图形出现顺序答案，Argus Ⅱ系统打开时的正确率为 25%±15%，较系统关闭（13.4%±4.2%）时有显著的提高（图 106）。

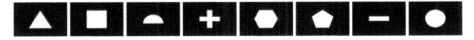

所有图形随机出现在以黑色为背景的 15 英寸 LCD 屏上，距离受试者 30cm，受试者要求 1min 内给出图形出现顺序答案。

图 105 图形识别试验中展示给受试者的几何图形

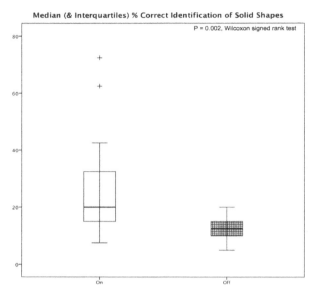

系统开启时的正确率较关闭时有显著提高（*P*=0.002，配对资料的 Wilcoxon 秩和检验）。

图 106 Argus Ⅱ 系统开启和关闭时受试者识别图形的中位（和四分位）正确率箱

da Cruz 教授通过不同复杂程度的字母识别、最小字号识别和单词测试试验进一步验证了 Argus Ⅱ 提高辨认视觉的作用。首先将字母根据不同的复杂程度分为 3 组，A 组字母只含有横和竖笔画（如 E、F、H、I、J、L、T、U），B 组字母含有长撇和圆笔画（如 A、C、D、M、N、O、Q、V、W、Z），C 组字母只含有短撇或短圆笔画（如 B、G、K、P、R、S、X、Y），所有字母的高度一致（距离受试者 30cm 远，高 26.33cm）。使用 Argus Ⅱ 视网膜植入系统时，受试者识别 3 组字母的正确率均有显著提高均为（*P* < 0.001）。正确识别超过一半 A 组字母的受试者继续进行第 2 项实验，识别字母的更小字号，使用 Argus Ⅱ 视网膜植入系统标准模式时，受试者能识别的最小字 P 号是 1.7°（距受试者 30cm 远，

高 0.9cm），与 Argus Ⅱ 系统的理论视觉分辨率极限非常接近。最后，4 名患者在使用 Argus Ⅱ 系统标准模式时，识别 2～4 个字母单词的能力较系统关闭时有显著提高，从平均 0.5 / 10 个单词提高至平均 6.8 / 10 个单词。

Argus Ⅱ 系统也能提高患者对三维立体实物的辨认能力。研究者将 8 种常用的日常生活用品，如钥匙、遥控器、水杯、盘子等，均为银色或白色，置于黑色背景下，以提高对比度。在每次试验中，物品将随机出现 2 次，患者必须在 30s 内给出答案。结果表明，患者在使用 Argus Ⅱ 视网膜植入系统标准模式和随机模式时的正确率较 Argus Ⅱ 系统关闭时有显著提高（$P=0.016$）。然而系统标准模式和随机模式之间的正确率无显著性差异（$P=0.193$，Wilcoxon 秩和检验），说明患者可能是利用物品的整体亮度和大小等其他线索，而不是形成视觉来辨别物体。

正常人定位物体取决于物体成像在视网膜的位置和距黄斑的位移量，而 Argus Ⅱ 系统植入的患者通过照相机捕捉到的图像只投射到视网膜固定的区域上，因此患者的空间定位能力会受到影响。为解决这个问题，研究者教患者在使用 Argus Ⅱ 时，通过转动头部来改变注视的方向，这样约 96% 的患者能够准确定位出触摸屏上任意位置的白色方格，同时三维空间物体定位能力也有所提高。

运动识别需要患者拥有完整精确的视网膜网络、内层视网膜短时处理能力和能够识别芯片中电极的序贯性激活。在一项有

28 例患者的 Ⅱ 期临床试验中，超过一半的患者能够识别高对比度的白色条带穿过黑色屏幕。然而该结果有多种混杂因素，如电流泄漏、邻近电极之间的交联和多电极同步激活等，Argus Ⅱ 系统提高运动识别能力的具体机制仍需要更多研究。

现实世界中，视觉很重要的功能是导航和定位。在一项研究中，患者被要求沿着白色地线（宽 15cm、长 6m）移动到黑门和定位 6m 远白墙上的黑门（宽 1m× 高 2.1m），结果表明，Argus Ⅱ 系统开启时的试验正确率均较系统关闭时有显著性提高。然而，由于 Argus Ⅱ 植入系统的视野范围较局限和图像接收处理可能会有不同程度的延时，FDA 建议 Argus Ⅱ 植入系统需辅助拐杖或导盲犬进行导航。

Argus Ⅱ 人工视网膜芯片植入系统是目前唯一同时在美国和欧洲批准临床使用的视网膜假体，在图像—视觉处理软件和设备硬件系统上都有广阔的发展前景。

目前，已有诸多研究从多个方面改善和提高 Argus Ⅱ 植入系统的效用。Sahel 教授开发的 Acuboost 软件，利用图像缩放和增强技术实现了超过电极数目极限的视觉分辨率，患者在 16 倍放大下能够获得 logMAR1.0（20 / 200）的光栅视力，在 4 倍放大时可以阅读距 30cm 的大小约 2.3cm 的字母。另一项软件开发研究通过自动提取识别面部或障碍物的图像特征，放大呈现给患者，能够有效提高现实生活中识别和定位能力。Argus Ⅱ 系统的软件提升还包括邻近电极的时空交互作用、电波相差干涉和色觉开发等多个方面。

增加 Argus II 植入系统的电极数目是目前迫切需要攻克的硬件系统难关，该项工程的终极目标是实现独立电极对应独立的视网膜节细胞激活，提高视觉分辨率。第二视觉公司拟研发下一代含 240 个电极的视网膜前植入设备；同时美国加州的研究者设计构建了符合黄斑曲率的球面视网膜前芯片，以扩大视网膜刺激面积、减少电极—视网膜距离。其他硬件系统的研究，如眼内摄像机的研发，用于取代外置眼镜摄像机，以提高患者的空间定位感知能力，也有着巨大的发展潜力。

Argus II 视网膜假体是一项具有里程碑意义的发明，使外层视网膜致病患者恢复有效视觉成为可能。它凭借稳定、优质的性能，显著提高了患者的视力水平，改善了生活质量，效益远远超过可能产生的风险，并逐渐获得了诸多国家的认可。该领域未来的发展不仅局限于 Argus II 设备的软件和硬件系统的提升，人类对视网膜与视觉传输处理的生理病理学机制的进一步揭示与认知，和其他多种类型的视网膜假体的临床试验与应用，将为外层视网膜致盲疾病的疗法带来革命性的进展。

参考文献

1. Chuang A T, Margo C E, Greenberg P B. Retinal implants: a systematic review. British Journal of Ophthalmology, 2014, 98: 852-856.

中国医学临床百家

2. Rizzo S, Belting C, Cinelli L, et al. The Argus II Retinal Prosthesis: 12-Month Outcomes from a Single-Study Center. American journal of ophthalmology, 2014, 157: 1282-1290.

3. Luo Y H, Cruz L D. The Argus® II Retinal Prosthesis System. Progress in Retinal and Eye Research, 2016, 50: 89-107.

4. Ho A C, Humayun M S, Dorn J D, et al. Long-Term Results from an Epiretinal Prosthesis to Restore Sight to the Blind. Ophthalmology, 2015, 122 (8): 1547-1554.

5. da Cruz L, Dorn J D, Humayun M S, et al. Five-Year Safety and Performance Results from the Argus II Retinal Prosthesis System Clinical Trial. Ophthalmology, 2016, 123 (10): 2248-2254.

6. Patelli F, Colombo L, Aly M O M, et al. Anatomical changes between argus II retinal prosthesis and inner retinal layers detected by spectral domain optical coherence tomography in first year: a case report. Retinal cases & brief reports, 2018.

7. Cruz LD, Coley B, Dorn JD, et al. The Argus II epiretinal prosthesis system allows let ter and word reading and long-term function in patients with profound vision loss. British Journal of Ophthalmology, 2013, 97: 632-636.

8. Luo YH, Zhong J, Merlini F, et al. The use of Argus® II Retinal Prosthesis to Identify Common Objects in Blind Subjects with Outer Retinal Dystrophies. Investigative ophthalmology & visual science, 2014, 55: 1834.

9. Sabbah N, Authie CN, Sanda N, et al. Importance of eye position on spatial localization in blind subjects wearing an Argus II retinal prosthesis. Investigative ophthalmology & visual science, 2014, 55: 8259-8266.

10. Luo YH, Zhong JJ, Cruz LD. The use of Argus® II retinal prosthesis by blind subjects to achieve localisation and prehension of objects in 3-dimensional space. Graefe's Archive for Clinical and Experimental Ophthalmology, 2014, 253: 1907-1914.

11. Dorn JD, Ahuja AK, Caspi A, et al. The Detection of Motion by Blind Subjects With the Epiretinal 60-Electrode (Argus II) Retinal Prosthesis. JAMA ophthalmology, 2013, 131: 183-189.

12. Sahel JA, Mohandsaid S, Stanga PE, et al. Acuboost ™: Enhancing the maximum acuity of the Argus II Retinal Prosthesis System. Investigative ophthalmology & visual science, 2013, 54: 1389.

13. Stronks HC, Dagnelie G. The functional performance of the Argus II retinal prosthesis. Expert review of medical devices, 2014, 11: 23-30.

（徐至研）

眼科人工智能与深度学习技术

99. 人工智能概述、历史及基本研究方法

近年来，人工智能（artificial intelligence，AI）的浪潮正在席卷全球，其在眼科领域的应用极大增强了影像诊断效能，或将使具有良好成本－效益的远程医疗在全球范围内推广。作为从主流日常生活到医学人工智能的自然延伸，尽管目前的研究大多集中在分析眼底彩照或光相干断层扫描（OCT）以检测常见眼后节疾病，如糖尿病视网膜病变、年龄相关性黄斑变性和青光眼等，新兴的人工智能平台也致力于其他眼部疾病，包括白内障、角膜扩张、角膜上皮损伤、早产儿视网膜病变等（图107）。作为人工智能领域较为新兴的技术，深度学习（deep learning）是人工智能广义术语下的机器学习（machine learning）技术的一个新分支，本文将对其在眼科领域的应用进行重点阐述。

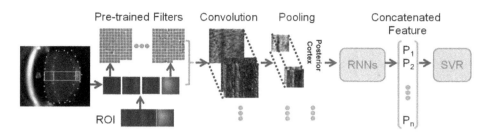

ROI，region of interest，目标区域；RNNs，recursive neural net works，结构递归神经网络；SVR，support vector regression，支持向量回归。

图 107 核性白内障分级流程示意（彩图见彩插 45）

1956 年，几个计算机科学家相聚在达特茅斯会议，提出了"人工智能"的概念，梦想着用当时刚刚出现的计算机来构造复杂、拥有与人类智慧同样本质特性的机器。其后，人工智能就一直萦绕于人们脑海之中，并在科研实验室中慢慢孵化。

2012 年后，得益于数据量的上涨、运算力的提升和机器学习新算法（深度学习）的出现，人工智能开始大爆发，研究领域也在不断扩大。其通常分为弱人工智能和强人工智能，前者让机器具备观察和感知的能力，可以做到一定程度的理解和推理；而后者能让机器获得自适应能力，解决一些之前没有遇到过的问题。目前的科研工作都集中在弱人工智能部分，并很有希望在近期取得重大突破。这主要归功于一种实现人工智能的方法——机器学习。

机器学习最基本的做法，是使用算法来解析数据、从中学习，然后对真实世界中的事件做出决策和预测。与传统的为解决特定任务、硬编码的软件程序不同，机器学习使用大量的数据来

"训练"，通过各种算法从数据中学习如何完成任务。从学习方法上来分，机器学习算法可以分为监督学习、无监督学习、半监督学习、深度学习和强化学习等。传统的机器学习算法在指纹识别、人脸检测和物理检测等领域的应用基本达到了商业化的要求或者特定场景的商业化水平，但前进每一步都异常艰难，直到深度学习算法的出现。

深度学习是一大类机器学习方法的总称，这些方法的共同特点是基于对数据表征（representation）的学习，而不是基于针对具体任务的算法。深度学习的过程，可以是监督的、半监督的或无监督的。

常见的深度学习的体系结构有深度神经网络、深度信念网络、循环神经网络与递归神经网络等（图108）。这些体系结构已经被应用到很多领域，如计算机视觉、语音识别、自然语言处理、音频识别、社交网络分析、机器翻译、生物信息学、药物设计、材料检查等，并取得了与人类专家相当，甚至更优的结果。

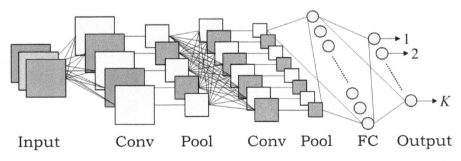

A

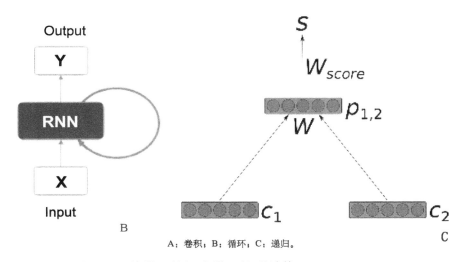

A：卷积；B：循环；C：递归。

图 108 3 种常见的深度学习体系结构（彩图见彩插 46）

深度学习模型的出现，部分地受到了生物神经系统的启发。然而，深度学习网络的结构与人脑和其他生物的大脑有许多不同，这使得很多神经生物科学中的证据与深度学习技术细节并不完全吻合。

深度学习在取得应用上系列的重大成功的同时，对这类方法的问题的讨论也一直在继续。对深度学习方法最主要的顾虑在于，这些方法缺乏一个有效的理论基础。深度学习算法的收敛特性仍不明确。对于这样一个"黑盒"系统，人们对它的确认，主要是经验式的，而非理论上的。在应用方面，深度学习系统也存在一些问题行为，如有的系统偶尔会将一些无法辨认的图像归类到普通图像的类别。而且，人们构造出了一些例子，使得一些对人而言微不足道的图像的改变（扰动），能够改变深度学习算法对图像的分类结果。

深度学习是人类实现人工智能的技术探索中的重要一步，其广阔的应用前景及理论上的探索空间，将继续吸引各个领域的研究者对其进行更深入的探究。

100. 眼科人工智能研究

（1）糖尿病视网膜病变

目前已有多种深度学习系统应用于糖尿病视网膜病变领域。从卷积神经网络识别视网膜血管、硬性渗出，到眼底彩照识别微血管瘤，以及筛查系统的彩照质量自动判断。多种糖尿病视网膜病变自动检测程序，即自动视网膜图像分析系统（automated retinal image analysis systems，ARIAS）也已问世。这些系统可能通过降低对人工分级的依赖，显著改善目前的糖尿病视网膜病变筛查效率，同时降低项目运行成本。

在 Tufail 等人的研究中，根据糖尿病视网膜病变的指南标准对视网膜图像进行人工分级、筛查，然后通过 3 种商业化 ARIAS：iGradingM（英国）、Retmarker（葡萄牙）和 EyeArt（美国）进行分析。研究人员发现，针对明确的视网膜病变，与人工分级相比，EyeArt 和 Retmarker 检测敏感性可观，同时更具成本效益。尽管众多 ARIAS 已实现商业化，由于它们各自使用不同的算法和测试集，要进行优越性对比依旧困难。

2016 年，Abramoff 等人证明，与未采用深度学习技术的算法相比，整合卷积神经网络的算法鉴别糖尿病视网膜病变的性能显著提高。研究使用 Messidor-2 验证集（1748 张图像），深度学习增强算法的敏感度为 96.8%，与之前公布的未整合深度学习的相同算法相当（96.8%）。然而，深度学习增强模型的特异度显著提高（87% vs.59.4%），曲线下面积为 0.980。此研究通过整合深度学习获得了更高的特异性，从而减少了假阳性结果，显然更有利于的糖网筛查项目。因为糖尿病视网膜病变筛查指南推荐敏感度和特异度应至少达到 80%。

不久之后，谷歌团队报道了深度学习算法检测糖尿病视网膜病变的结果。该算法通过从美国的眼部照片档案通信系统（EyePACS）和印度的 3 家眼科医院获得的 128 175 张糖尿病性视网膜病变眼底筛查照片进行算法训练。但由于无法进行立体判定，研究者将 DME 简化为中心凹 1 个视盘直径内存在硬性渗出。在研究的第二部分，研究人员利用 2 组新图像（EyePACS-1 集 9 963 张和 Messidor-2 集 1748 张）进行算法与眼科医生对比测试。在验证集中，当该算法被设定为用于筛选方案的高灵敏度时，其在 2 组中分别达到 97.5% 和 96.1% 的灵敏度和 93.4% 和 93.9% 的特异度。AUC 在 EyePACS-1 为 0.991，Messidor-2 为 0.990。

2017 年，Gargeya 和 Leng 也发表了独立的深度学习算法，用于从 EyePACS 公共数据集获得的 75 137 个彩色眼底图像数据集中检测糖尿病视网膜病变。该模型的灵敏度和特异度分别达到

94%和98%，AUC 为 0.97。值得注意的是，该模型还评估了检测轻度糖尿病视网膜病变的能力，而不仅是明确的糖尿病视网膜病变。他们测试了深度学习模型识别仅具有轻度糖尿病视网膜病变的患者的能力（1368 张来自 MESSIDOR-2 图像子集），并且发现该算法在努力区分健康和非常早期的糖尿病视网膜病变的同时，仍然漏掉了少量微小动脉瘤（74%的敏感性和80%的特异度，AUC 为 0.83）。然而，使用 E-Ophtha 图像时（405 张图像），该算法能够更好地区分健康眼与轻度糖尿病视网膜病变患眼（90%敏感度和 94%特异性，AUC 为 0.95）。

印度学者 Raju 等也于 2017 年公布了基于深度学习的糖尿病视网膜病变检测系统。该研究使用 Kaggle 公共数据库的 35 000 张眼底彩照进行训练，在 53 000 张照片的验证集中达到了 80.28% 的敏感度和 92.29% 的特异度。此外，研究者还使用 8 810 张眼底彩照进行了对侧眼识别训练，在 8 816 张的验证集中达到了 93.28%的敏感度。

2018 年，一项研究使用智能手机设备采集眼底彩照，照片上传云端后使用商业化软件 EyeArt 进行识别（图 109）。研究纳入了 296 名患者，通过与眼科医生进行对比，该系统对于糖尿病视网膜病变的识别敏感度为 95.8%，特异度为 80.2%。如果针对威胁视力的糖尿病视网膜病变，其敏感度和特异度更是分别提高到 99.1% 和 80.4%。结合便携式眼底图片采集设备和远端深度学习识别软件的远程医疗模式的高效性初见端倪。

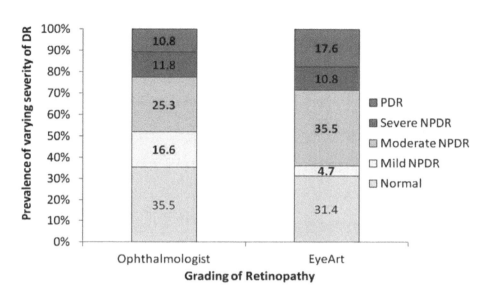

图 109 眼科专家与 EyeArt 软件对糖尿病视网膜病变严重度分级对比

　　近期，深度学习技术甚至实现了对人类专家的弯道超车。Arcadu 等训练深度学习模型通过二维眼底彩照判断黄斑增厚（水肿）。该研究使用 OCT 结果作为参照，预测中央区视网膜厚度和中心凹视网膜厚度 ≥ 250μm 的 AUC 分别为 0.97 和 0.91，而将判定标准定为 ≥ 400μm 时其 AUC 达到 0.94 和 0.96。表明深度学习模型具备仅从单纯的二维眼底彩照中识别与 OCT 测量对应的黄斑增厚（水肿）的能力，这或许将在远程医疗中发挥巨大的作用。

　　此外，澳大利亚和中国学者合作对于内分泌科门诊患者进行了深度学习系统糖网筛查的可行性和满意度研究。其中，96 名接受筛查的患者在平均 6.9min 后即可获得自动检测结果，而人工筛查报告将在 2 周后获得。问卷调查表明 96% 的患者对自动检测表示满意，78% 患者更愿意接受自动筛查。基于深度学习的自动筛查敏感度和特异度分别达到 92.3% 和 93.7%。

北京协和医院眼科与致远慧图公司合作，完成了 8 万张次的糖尿病视网膜病变眼底彩照的 Et DES 分级标注。研究人员尝试了多种深度学习模型对医生的分级结果进行学习，最终敏感度和特异度均超过 90%（图 110）。

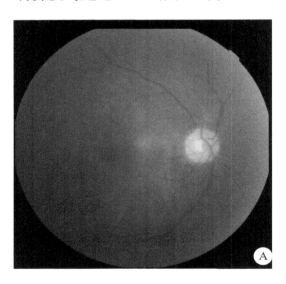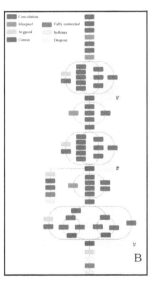

A：深度学习模型正确分级（重度 NPDR）的眼底彩照，注意颞上棉絮斑及其附近的视网膜内微血管异常；B：糖尿病视网膜病变分级模型的一种实现结构：Inception V3。

图 110 糖尿病视网膜病变的筛查分级应用及所用的深度学习模型（彩图见彩插 47）

为了让 AI 检测的结果有更好的解释性，北京协和医院眼科探索了眼底病灶的检测方法。在 DR 的数据集上，医生标注了 20 多种常见眼底病灶共 100 万处，最后开发成了眼底病灶识别模型（图 111）。

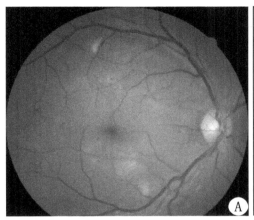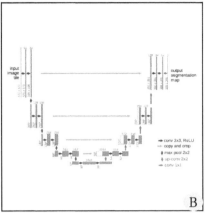

A：深度学习模型训练使用的眼底常见病灶示例；B：用于眼底病灶检测的一种深度学习结构：UNet。

图 111 糖尿病视网膜病变的筛查分级应用及所用的深度学习模型（彩图见彩插 48）

（2）年龄相关性黄斑变性

近期研究报道了使用深度学习自动评估 AMD。Burlina 等人应用 2 种不同的深度学习算法来解决两类 AMD 分类问题，将来自美国国立卫生研究院 AREDS 数据集（超过 130 000 张图像）的眼底图像归类分为无病 / 早期 AMD（无须膳食补充剂）及中期或晚期 AMD（需要膳食补充和监测），并进行相比。研究人员发现，深度学习方法的准确度在 88.4%～ 91.6%，而 AUC 在 0.94 ～ 0.96。这些发现表明其性能水平与医生相当。

Peng 等使用名为"DeepSeeNet"的深度学习模型进行基于眼底彩照的 AMD 分级，分级标准为 AREDS 简化分级标准（0 ～ 5 级）。模型的训练数据集为 AREDS 研究中的 58 402 张彩照，而测试集为 900 张。DeepSeeNet 模仿人类判断流程，即首先识别个体每只眼的 AMD 危险因素（如玻璃疣尺寸、色素改变），然后计算患者的 AMD 严重程度评分。结果显示基于个体时，DeepSeeNet 分级效能优于人类视网膜专家，且检测大玻璃疣、色素异常及晚期 AMD 的 AUC 分别达到 0.94、0.93 和 0.97。

鉴于使用眼底彩照的深度学习系统取得了令人鼓舞的结果，基于 OCT 图像分析的研究正扩展到多种视网膜疾病检测。几个研究小组成功地利用 OCT 的深度学习来检测各种视网膜血管疾病如视网膜内液（IRF）或视网膜下液（SRF）等形态特征（图112）。Fang 等人利用 OCT 深度学习技术对视网膜进行更为准确的分层。Chen 等人则对 AMD 患眼病理状态下的脉络膜进行自动分层分析。Lee 等人除对 AMD 常见表现如 IRF、SRF、PED 等进行自动检测外，还创新性地进行了对视网膜下高反射物质进行自动检测，敏感度达到 73%（图113）。对于 AMD 而言，鉴于 SD-OCT 的优异分辨率和精确性，以及早期检测非血管性和新血管性疾病的潜力，将深度学习技术应用于 OCT 可能比传统眼底彩照更具优势。

Kermany 等人报道了使用基于 OCT 的深度学习算法对 AMD、DME 及正常眼进行识别。该研究纳入了 108 312 张训练集 OCT 图像（37 206 张 CNV，11 349 张 DME，8 617 张玻璃膜疣，51 140 张正常），1 000 张测试集（各 250 张）。总体敏感度为 97.8%，特异度为 97.4%。但本研究设计存在缺陷，因为 OCT 并不能作为识别 CNV 的准确检查手段，该研究中标记为 CNV 的 OCT 图像实际多为视网膜下高反射物质和 PED，两者均不能简单等同于 CNV。

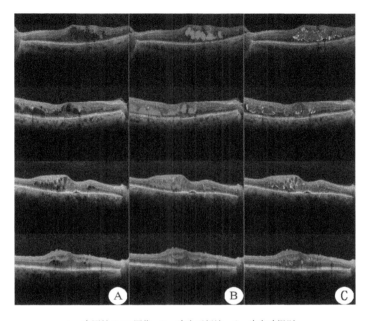

A：为原始 OCT 图像；B：为人工标注；C：为自动识别。

图 112 基于深度学习的视网膜内液识别示例（彩图见彩插 49）

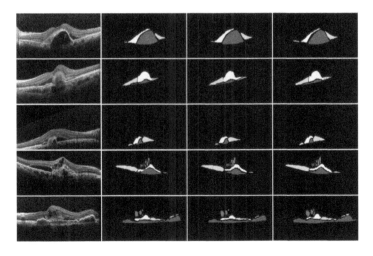

左起第一列为原始 OCT 图像，第二列为眼科专家 1 标注，第三列为深度学习系统自动识别，第四列为眼科专家 2 标注。黑色为背景，红色为视网膜内液，绿色为视网膜下液，蓝色为色素上皮脱离，黄色为视网膜下高反射物质。

图 113 出现视网膜下高反射物质的 AMD 图像识别示例（彩图见彩插 50）

一项研究利用 OCT 检测 AMD 的各种形态学特征，将 OCT 图像与视力结合后对深度学习算法进行训练，以求建立自动视力预后算法。研究共纳入 1 400 张 OCT 图像，结合 15 种 OCT 特征和患者年龄作为训练信息，取得了良好的效果。

另一项研究研发深度学习系统识别 OCT 形态特征以预测是否需要进行抗 VEGF 药物注射治疗。该研究纳入了大学附属医院自 2008 ~ 2016 年的 183 402 张 OCT 图像，病变实际囊括了湿性 AMD 及 DME。结合病例记录将这些 OCT 图像分为未注射组和注射组（注射组为 OCT 采集日期后 21d 内进行了玻璃体腔抗 VEGF 药物注射），然后分别提交给算法进行训练。对测试集进行识别时，算法预测准确度达到 95.5%。对于单张扫描图像，敏感度和特异度分别为 90.1% 和 96.2%，AUC 为 0.968。

2019 年初，Russakoff 等报道了预测 AMD 进展的初步研究。研究人员分别测试了 VGG16 模型和 AMDnet 模型根据早 / 中期 AMD 患眼基线期 OCT 判断 2 年后病变是否进展为晚期 AMD。结果显示，AMDnet 模型预测效果更好，在 71 名患者的测试中根据 OCT B 扫描和体积分析的 AUC 分别达到 0.89 和 0.91。

（3）青光眼

Chen 等人使用 2 种不同的包含青光眼病例的数据集（ORIGA 和 SCES）开发了基于立体眼底图像检测青光眼的深度学习方法。

他们报告了每个数据集的 AUC 值为 0.831（ORIGA）和 0.887（SCES），优于既往报道的模型。

Muhammad 等人采用混合深度学习方法结合单宽视野 OCT，根据视网膜神经纤维层厚度测量来区分既往被分类为健康嫌疑人（47 人）或轻度青光眼（57 人）的眼睛（图114）。他们报告的准确率在 63.7%～93.1%，取决于输入图。在区分健康眼和早期青光眼患眼方面，他们的研究成果优于常规的 OCT 和视野指标。但此研究也存在样本数据量过小的缺陷。

来自日本的研究者研发了一套深度学习系统，基于欧宝超广角眼底照相机对不同视野缺损程度的青光眼患者进行识别。研究共纳入 982 只开角型青光眼患眼和 417 只健康眼的超广角眼底照相。根据 Humphrey 视野 24-2 结果将开角型青光眼患眼分为 3 类：轻度 558 只眼，视野平均缺损＜－6dB；中度 203 只眼，平均缺损在－6～－12dB；重度 221 只眼，缺损超过－12dB。深度学习系统对青光眼与正常眼的总体检测敏感度为 81.3%，特异度为 80.2%，AUC 为 0.872。自动分级后，检测各组与正常眼的敏感度、特异度分别为：轻度，83.8%、75.3%；中度，77.5%、90.2%；重度，90.9%、95.8%。可以看出，尽管只基于欧宝超广角眼底照相，深度学习算法也可以对青光眼做出较好识别，且当病情越重时识别效能越高。

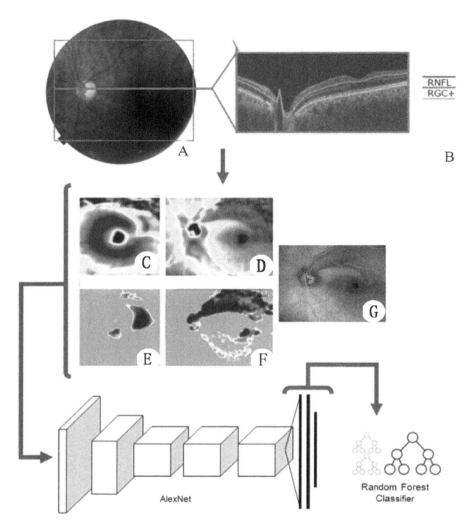

C：视网膜神经节细胞层＋内丛状层（RGC＋）厚度图；D：视网膜神经纤维层（RNFL）厚度图；E、F：分别对应概率图；G 为 50μm en face 图像。

图 114 检测青光眼的流程示意

美国杜克大学的研究人员使用 OCT 作为验证，分别实现了深度学习模型基于眼底彩照对青光眼性 RNFL 损伤和视乳头盘沿丢失进行定量分析。在前一项研究中（图 115），模型对测试集 6 292 张视乳头彩照的平均 RNFL 厚度预测为 83.3μm±14.5μm，而基于 OCT 分析的 RNFL 平均厚度为 82.5μm±16.8μm，统计学分析显示两者具有显著相关性。深度学习模型区分青光眼与健康眼的 AUC 为 0.944，而基于 OCT 区分的 AUC 为 0.940。后一项研究中（图 116），深度学习基于彩照预测的最小盘沿宽度（平均 228.8μm±63.1μm）与 OCT 识别的最小盘沿宽度（平均 226.0μm±73.8μm）显著相关。模型预测区分青光眼与健康眼的 AUC 稍高于基于 OCT 进行区分，分别为 0.945 和 0.933，即使差距并无统计学意义。

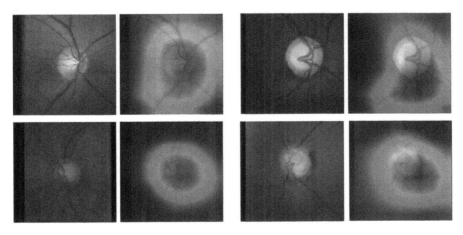

A：健康眼；B：疑似青光眼；C、D：青光眼。

图 115　典型热度图表明深度学习分析中权重最高的部位（彩图见彩插 51）

中国医学临床百家

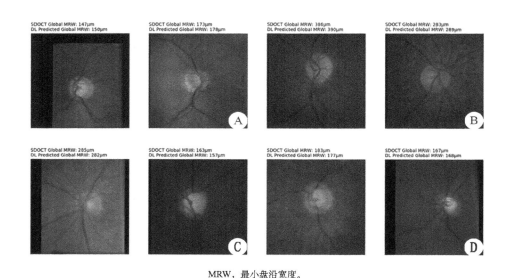

MRW，最小盘沿宽度。

图 116 深度学习和 OCT 预测最小盘沿宽度示例（彩图见彩插 52）

近期，来自中山眼科中心的学者也报告了他们运用深度学习识别青光眼性视神经病变的研究成果（图 117）。21 名眼科医生对 48 116 张眼底彩照进行分级后用作系统的训练集，他们将明确的青光眼性视神经病变定义为：垂直杯盘比≥ 0.7 和其他表现的青光眼性视神经病变。使用单独 8 000 张眼底彩照作为测试集，AUC 达到了 0.986，敏感度为 95.6%，特异度为 92.0%。结果分析认为假阴性主要因为合并了高度近视、糖尿病视网膜病变等其他眼病，而假阳性是由于生理性大视杯。由此研究可见，基于眼底彩照的深度学习算法对于青光眼的筛查也具有良好的运用前景。

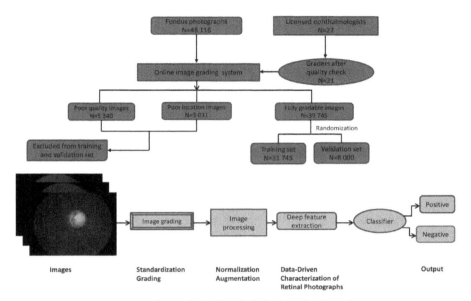

图 117 青光眼性视神经病变自动识别流程示意

（4）其他疾病

在青光眼之外，孔源性视网膜脱离也被纳入了深度学习系统的开发。Ohsugi 等人使用超广角眼底照相进行研究，纳入 407 位患者的 411 张孔源性视网膜脱离照片（329 张用于训练，82 张用于分级），以及 420 只健康眼（336 张训练，84 张分级）。结果显示识别敏感度为 97.6%，特异度为 96.5%，AUC 为 0.988。基于免散瞳超广角眼底照相的深度学习筛查系统表现出了对于孔源性视网膜脱离的良好识别，其在早期诊断方面意义重大，可以显著改善孔源性视网膜脱离的手术视力预后，也有利于基层地区的病变筛查。

　　韩国学者利用深度学习算法对 10 种类型眼底彩照进行了识别预试验，共包括正常眼底图、背景期糖尿病视网膜病变、增殖期糖尿病视网膜病变、干性 AMD、湿性 AMD、视网膜静脉阻塞、视网膜动脉阻塞、高血压性视网膜病变、Coats 病、视网膜炎。共纳入 STARE 数据库 10 000 张眼底彩照（每种彩照各 1000张）进行训练（图 118）。由于训练病变过多，总体准确性仅为 30.5%。

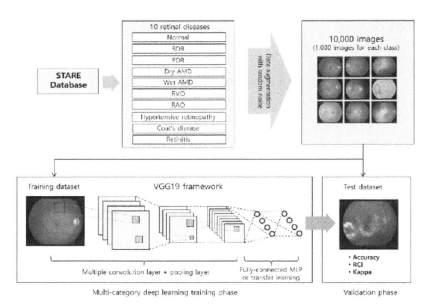

图 118 试验流程示意（彩图见彩插 53）

　　从卫生经济学的角度，多种眼底病的联合筛查是非常有效的筛查形式。为了辅助基层医院高效地组织和实施多种眼底病的筛查，北京协和医院眼科领导开发了多病种识别模型。目前，这种模型可以对 17 种眼底常见病进行较好的识别（图 119）。

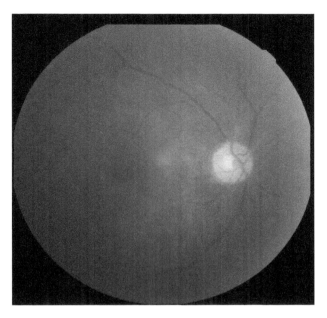

这一张图报告了黄斑前膜、黄斑裂孔及视神经萎缩。

图 119 多病种模型（彩图见彩插 54）

　　随着技术进步，基于深度学习的疾病自动诊断和远程医疗项目有望在全球范围内获得推广。深度学习平台可使医疗服务惠及医生难以到达的区域，也可以提供疾病的早期诊断，通过对可治疗疾病的早期干预改善治疗预后并降低医疗成本。这将极大提高诊疗效率和覆盖范围，同时提升医疗效费比。展望未来，深度学习有助于解决如今医疗保健系统负担过重的问题。随着患者长期随访数据集的开发，未来深度学习或许能够推断疾病进展的模式，并做出预测。在新兴的精准医学世纪中，期待有朝一日能够在早期状态下为那些疾病进展风险最高的患者量身定制治疗与干预措施。

参考文献

1. Liu X，Jiang J，Zhang K，et al. Localization and diagnosis framework for pediatric cataracts based on slit-lamp images using deep features of a convolutional neural network. PLoS One，2017，12（3）：e168606.

2. Gao X，Lin S，Wong T Y. Automatic Feature Learning to Grade Nuclear Cataracts Based on Deep Learning. IEEE Trans Biomed Eng，2015，62（11）：2693-2701.

3. Ruiz H I，Rozema J J，Saad A，et al. Validation of an Objective Keratoconus Detection System Implemented in a Scheimpflug Tomographer and Comparison With Other Methods. Cornea，2017，36（6）：689-695.

4. Ambrosio R J，Lopes B T，Faria-Correia F，et al. Integration of Scheimpflug-Based Corneal Tomography and Biomechanical Assessments for Enhancing Ectasia Detection. J Refract Surg，2017，33（7）：434-443.

5. Md Noor S，Ren J，Marshall S，et al. Hyperspectral Image Enhancement and Mixture Deep-Learning Classification of Corneal Epithelium Injuries. Sensors，2017，17（11）：2644.

6. Campbell J P，Ataer-Cansizoglu E，Bolon-Canedo V，et al. Expert Diagnosis of Plus Disease in Retinopathy of Prematurity From Computer-Based Image Analysis. JAMA Ophthalmology，2016，134（6）：651.

7. Liskowski P，Krawiec K. Segmenting Retinal Blood Vessels With Deep Neural Networks. IEEE Trans Med Imaging，2016，35（11）：2369-2380.

8. Prentašić P，Lončarić S. Detection of exudates in fundus photographs using deep

neural networks and anatomical landmark detection fusion. Computer Methods and Programs in Biomedicine, 2016, 137: 281-292.

9. Dai L, Fang R, Li H, et al. Clinical Report Guided Retinal Microaneurysm Det ection With Multi-Sieving Deep Learning. IEEE Trans Med Imaging, 2018, 37 (5): 1149-1161.

10. Fengli Y, Jing S, Annan L, et al. Image quality classification for DR screening using deep learning. Conf Proc IEEE Eng Med Biol Soc, 2017, 2017: 664-667.

11. Saha S K, Fernando B, Cuadros J, et al. Automated Quality Assessment of Colour Fundus Images for Diabetic Retinopathy Screening in Telemedicine. Journal of Digital Imaging, 2018, 31 (6): 869-878.

12. Haritoglou C, Kernt M, Neubauer A, et al. Microaneurysm formation rate as a predictive marker for progression to clinically significant macular edema in nonproliferative diabetic retinopathy. Retina, 2014, 34 (1): 157-164.

13. Tufail A, Rudisill C, Egan C, et al. Automated Diabetic Retinopathy Image Assessment Software: Diagnostic Accuracy and Cost-Effectiveness Compared with Human Graders. Ophthalmology, 2017, 124 (3): 343-351.

14. Abramoff M D, Lou Y, Erginay A, et al. Improved Automated Det ection of Diabetic Retinopathy on a Publicly Available Dataset Through Integration of Deep Learning. Invest Ophthalmol Vis Sci, 2016, 57 (13): 5200-5206.

15. Abramoff M D, Folk J C, Han D P, et al. Automated analysis of retinal images for detection of referable Diabetic Retinopathy. JAMA Ophthalmol, 2013, 131 (3): 351-357.

中国医学临床百家

16. Gulshan V，Peng L，Coram M，et al. Development and Validation of a Deep Learning Algorithm for Detection of Diabetic Retinopathy in Retinal Fundus Photographs. JAMA，2016，316（22）：2402.

17. Gargeya R，Leng T. Automated Identification of Diabetic Retinopathy Using Deep Learning. Ophthalmology，2017，124（7）：962-969.

18. Raju M，Pagidimarri V，Barreto R，et al. Development of a Deep Learning Algorithm for Automatic Diagnosis of Diabetic Retinopathy. Stud Health Technol Inform，2017，245：559-563.

19. Rajalakshmi R，Subashini R，Anjana R M，et al. Automated Diabetic Retinopathy detection in smartphone-based fundus photography using artificial intelligence. Eye，2018，32（6）：1138-1144.

20. Arcadu F，Benmansour F，Maunz A，et al. Deep Learning Predicts OCT Measures of Diabetic Macular Thickening From Color Fundus Photographs. Invest Ophthalmol Vis Sci，2019，60（4）：852-857.

21. Keel S，Lee P Y，Scheetz J，et al. Feasibility and patient acceptability of a novel artificial intelligence-based screening model for Diabetic Retinopathy at endocrinology outpatient services：a pilot study. Scientific Reports，2018，8（1）：4330.

22. Burlina P M，Joshi N，Pekala M，et al. Automated Grading of Age-Related Macular Degeneration From Color Fundus Images Using Deep Convolutional Neural Networks. JAMA Ophthalmology，2017，135（11）：1170.

23. Peng Y，Dharssi S，Chen Q，et al. DeepSeeNet：A Deep Learning Model

for Automated Classification of Patient-based Age-related Macular Degeneration Severity from Color Fundus Photographs. Ophthalmology, 2018, 126 (4): 565-575.

24. Lee C S, Tyring A J, Deruyter N P, et al. Deep-learning based, automated segmentation of macular edema in optical coherence tomography. Biomedical Optics Express, 2017, 8 (7): 3440.

25. Schlegl T, Waldstein S M, Bogunovic H, et al. Fully Automated Detection and Quantification of Macular Fluid in OCT Using Deep Learning. Ophthalmology, 2018, 125 (4): 549-558.

26. Fang L, Cunefare D, Wang C, et al. Automatic segmentation of nine retinal layer boundaries in OCT images of non-exudative AMD patients using deep learning and graph search. Biomed Opt Express, 2017, 8 (5): 2732-2744.

27. Eltanboly A, Ismail M, Shalaby A, et al. A computer-aided diagnostic system for detecting diabetic retinopathy in optical coherence tomography images. Med Phys, 2017, 44 (3): 914-923.

28. Prahs P, Radeck V, Mayer C, et al. OCT-based deep learning algorithm for the evaluation of treatment indication with anti-vascular endothelial growth factor medications. Graefe's Arch Clin Exp Ophthalmol, 2018, 256 (1): 91-98.

29. Chen M, Wang J, Oguz I, et al. Automated segmentation of the choroid in EDI-OCT images with retinal pathology using convolution neural networks. Fetal Infant Ophthalmic Med Image Anal (2017), 2017, 10554: 177-184.

30. Lee H, Kang K E, Chung H, et al. Automated segmentation of lesions

including subretinal hyperreflective material in neovascular age-related macular degeneration. Am J Ophthalmol, 2018, 191: 64-75.

31. Kermany D S, Goldbaum M, Cai W, et al. Identifying medical diagnoses and treatable diseases by image-based deep learning. Cell, 2018, 172 (5): 1122-1131.

32. Aslam T M, Zaki H R, Mahmood S, et al. Use of a Neural Net to Model the Impact of Optical Coherence Tomography Abnormalities on Vision in Age-related Macular Degeneration. American Journal of Ophthalmology, 2018, 185: 94-100.

33. Prahs P, Radeck V, Mayer C, et al. OCT-based deep learning algorithm for the evaluation of treatment indication with anti-vascular endothelial growth factor medications. Graefe's Archive for Clinical and Experimental Ophthalmology, 2018, 256 (1): 91-98.

34. Russakoff D B, Lamin A, Oakley J D, et al. Deep Learning for Prediction of AMD Progression: A Pilot Study. Invest Ophthalmol Vis Sci, 2019, 60 (2): 712-722.

35. Xiangyu C, Yanwu X, Damon W K W, et al. Glaucoma detection based on deep convolutional neural network. Conf Proc IEEE Eng Med Biol Soc, 2015, 2015: 715-718.

36. Muhammad H, Fuchs T J, De Cuir N, et al. Hybrid Deep Learning on Single Wide-field Optical Coherence Tomography Scans Accurately Classifies Glaucoma Suspects. Journal of Glaucoma, 2017, 26 (12): 1086-1094.

37. Hiroki M, Tabuchi H, Nakakura S, et al. Deep-learning Classifier with an Ultra-wide-field Scanning Laser Ophthalmoscope Detects Glaucoma Visual Field Severity. Journal of Glaucoma, 2018, 27 (7): 647-652.

38. Medeiros F A, Jammal A A, Thompson A C. From Machine to Machine: An OCT-Trained Deep Learning Algorithm for Objective Quantification of Glaucomatous Damage in Fundus Photographs. Ophthalmology, 2018, 126 (4): 513-521.

39. Thompson A C, Jammal A A, Medeiros F A. A Deep Learning Algorithm to Quantify Neuroretinal Rim Loss from Optic Disc Photographs. Am J Ophthalmol, 2019, 201: 9-18.

40. Li Z, He Y, Keel S, et al. Efficacy of a Deep Learning System for Detecting Glaucomatous Optic Neuropathy Based on Color Fundus Photographs. Ophthalmology, 2018, 125 (8): 1199-1206.

41. Ohsugi H, Tabuchi H, Enno H, et al. Accuracy of deep learning, a machine-learning technology, using ultra-wide-field fundus ophthalmoscopy for detecting rhegmatogenous retinal detachment. Scientific Reports, 2017, 7 (1): 9425.

42. Choi J Y, Yoo T K, Seo J G, et al. Multi-categorical deep learning neural network to classify retinal images: A pilot study employing small database. PLOS ONE, 2017, 12 (11): e187336.

（张碧磊）

眼科立体可视化技术的研究进展

3D 立体可视化技术日臻成熟，现已广泛应用于人们的生活之中，如影视、游戏、建筑和医疗等。在医疗工作中，3D 可视化成像技术依靠其高清立体的三维手术视野、准确的空间定位优势，受到了广大医务工作者的青睐。3D 可视化技术应用到显微手术之中可以使术者在手术时只需观看显示屏而不需要依赖目镜，能够极大缓解术者在目镜前因固定姿势所带来的身体不适。目前 3D 可视化技术已在普通外科、泌尿外科、妇科得到了广泛的应用，但眼科的报道仍然较少。

101. 眼科立体可视化技术的基本原理

3D 立体可视化技术是运用双眼视差原理来实现的。双眼视差是指具有前视特点的灵长类动物的双眼感觉信号在整合过程中能形成双眼视野的重合或者部分重合，但因双眼之间的位置分离使得物体在动物双眼视网膜成像中存在一些细微的差异。由于人的双眼瞳孔间的距离约为 6.3cm 的间距，所以外面物体投射到双侧视网膜上所形成的图像是有差异的。正因为这种微小的差异，双眼才能从 2D 视网膜图像恢复出 3D 物体信息，从而让视觉中枢神经系统从二维的视网膜双眼视差信号中提取出立体视觉信息。3D 技术就是通过运用双眼视差，让双眼看到不同的影像，再经过大脑的融合功能，从而产生 3D 的立体视觉画面。

3D 图形除具有 2D 图形的一般特征外，还具有深度要素，这是两者的本质区别。正是由于 3D 技术保留了事物的深度信息，才能通过带给人深度感而获得亲临其境的感觉。

102. 眼科立体可视化技术在眼科的应用

目前，3D 可视化技术在眼科方面的应用在国外已有报道，Weinstock 等介绍了 3D 可视化技术在眼科方面的应用，其高清画面、景深、放大倍数可以进行常规白内障手术、表面消融手术、角膜移植手术、人工晶状体植入术、LASKI 术。Riemann 等首先报道了使用 3D 可视化系统行玻璃体视网膜手术（共 9 只眼），所有患者均行平坦部玻璃体切割术，8 只眼睛行黄斑前膜剥离术，7 只眼睛行内界膜剥除术，3 只眼合并行白内障手术，1 只眼行气液交换术，1 眼因人工晶状体脱入玻璃体腔行高端人工晶状体取出术，所有手术过程均顺利完成并无并发症出现，这开启了 3D 可视化系统用于治疗玻璃体视网膜手术的先河。

103. 3D 可视化系统的优点

3D 可视化技术可以为术者提供高清的立体图像，如同人的自然视觉一样，获得身临其境的感觉，不仅能够呈现出解剖组织的真实结构和表面特征，还能展现组织的幅度和深度，使术者的术野更清晰，各组织间的层次感更明显，空间定位更准确。

Dhimitri 等报道了肌肉骨骼疾病如颈部、背部和上肢不适在眼科医生中的发病率，患有上述症状的眼科医生高达 51.8%，约 15% 的眼科医生因为肌肉骨骼疾病影响了日常工作，这与他们长期在显微镜下固定姿势工作有密切关系。在手术显微镜的目镜前，术者处于屈颈位并需固定姿势，导致慢性肌肉骨折疾病，而依靠 3D 可视化技术可以彻底改变这一现状（图 120）。

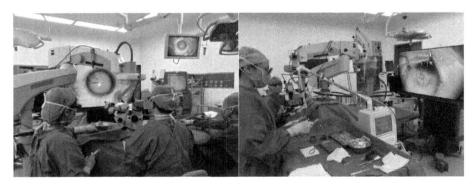

图 120 北京协和医院眼科医生依靠 3D 可视化手术系统进行玻璃体切除术（彩图见彩插 55）

此外，3D 可视化系统行眼科手术还有以下优点：①进入眼内的光线更少，进而大大降低光毒性；②方便立体展示整个手术过程和手术细节，也能录制 3D 手术视频，方便交流学习。

104. 3D 可视化系统的不足

3D 可视化系统也存在一些不足。如：①初期使用时需要一段时间的"视觉适应期"；②初戴偏振光眼睛的术者可能出现眩晕和视物模糊感；③初期操作时需要适应景深；④设备价格昂贵。

虽然 3D 可视化系统在眼科的应用中存在上述不足，但通过一定的训练和适应期后，绝大多数术者都能熟练掌握。

参考文献

1. 陈明立，张畅芯，杨少娟，等. 基于双眼视差的立体视觉去掩饰效应. 心理科学进展，2012，20（9）：1355-1363.

2. Honeck P，Wendt-Nordahl G，Rassweiler J，et al.Three-dimensional laparoscopic imaging improves surgical performance on standardized ex-vivo laparoscopic tasks.Endourol，2012，26（8）：1085-1088.

3. Lusch A，Bucur PL，Menhadji AD，et al.Evaluation of the impact of three-dimensional vision on laparoscopic performance .J Endourol，2014，28（2）：261-262.

4. 初仁珠，林明强，初俊宜，等. 特殊姿势与颈型颈椎病发病关系的临床观察. 世界最新医学信息文摘，2015，15（31）：80-81.

（赵欣宇　陈有信）

眼科手术机器人的研究进展

　　手术机器人凭借其高精度、高灵活性、高可重复性的特点，成功地解决了传统微创手术的各种弊端，已广泛应用于临床实践中。国外的医疗手术机器人研发相对较早，目前临床应用最广泛、最成熟的是达芬奇手术机器人系统。虽然我国手术机器人研发起步较晚，但现已成功自主研发了一系列医疗手术机器人系统，包括角膜移植手术机器人、妙手 A、玻璃体视网膜显微手术机器人等。将手术机器人应用于眼科，能有效减少术者的生理抖动、提高手术的精准性并缩短手术的学习曲线等。虽然达芬奇手术机器人已能完美地完成角膜裂伤缝合、角膜全层移植、羊膜移植、翼状胬肉切除等眼表手术，但它仍有一定的局限性，不能完成复杂的玻璃体视网膜等眼内手术。目前新研发的手持式（handheld）、稳定手式（steady-hand）、主从式（master-slave）等手术机器人已能完成一系列离体猪眼的眼内手术，包括玻璃体切除、视网膜异物移除、视网膜血管鞘膜剥除、视网膜血管穿刺等，为日后临床的应用奠定了基础。

105. 手术机器人发展史

1985 年，Kwoh 等首次为一位 52 岁患者成功实施了机器人辅助手术，但该机器人相对简单，仅能完成定位活检的操作。1991 年，Davies 等完成了首例机器人协助人体前列腺切除术。1994 年，美国 Computer Motion 公司研发了首个获得 FDA 认证并运用于临床的机器人系统——AESOP 系列外科手术机器人，它实现了声控机器臂，根据医生术中需要，调整腔内持镜机械臂的位置以获得稳定的腔内图像。随后，在 AESOP 基础上，第一代主从操作外科机器人系统——ZEUS 问世了。ZEUS 系统包括主操作控制台和机械臂两部分，可以通过主操作控制台发出的指令，使机械臂进行手术操作，从而消除了医生手术颤抖，使微创手术更加稳定。2001 年，美国 Intuitive Surgical 公司研制出 Da Vinci 机器人系统并获得 FDA 认证的，即达芬奇机器人。达芬奇机器人是临床最广泛、最为成熟的手术机器人，能够安全、有效地应用于泌尿手术、妇科手术、心脏手术等医学领域。达芬奇机器人由可移动的 4 条机械臂的主体、成像部及医生主控台 3 个部分组成。4 条机械臂中的 3 条用于夹持手术器械，1 条用于夹持高分辨率的数码相机，可提供三维立体、近 15 倍的放大率图像。每条机械臂均为复合铰链式链接，可实现 7 个自由度像手腕一样自由移动，以更好地实现三维立体运动。手术者坐在主控台，通过观察由数码相机传来的三维立体术野，直接控制操作手柄及脚踏，保证了手眼一致。计算机通过处理、滤过颤抖，将医生的操作按比例传递给机械臂以完成手术，保证了手与器械运动的一致。术者手的操作和器械的移动之间存在延迟，几乎是同时性。除此之外，国外还研发出许多尚在研究测试阶段的手术机器人，如美国 Simaan 等研制出的蛇形单孔道手术机器人等（图 121）。

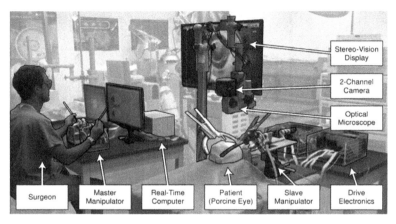

系统包括操作者、操作台、实时反馈计算机、手术患者、机械臂、驱动电路系统、手术显微镜及显示系统等。

图 121 眼科手术机器人系统示意（彩图见彩插 56）

虽然中国手术机器人的研发起步较晚，但还是有一些优秀的自主研发的医疗机器人项目。如胡一达等于 2005 年研制出角膜移植技术手术机器人雏形；2010 年又有"妙手 A"机器人，填补了国内在医疗微创手术机器人方面的空白。"妙手 A"机器人系统类似于达芬奇机器人，也由主控、成像和机械臂 3 部分组成，是一个主从式微创手术机器人，但整体体积较达芬奇机器人小，具有 6 个自由度操作，可以实现主、从操作虚拟力反馈，提高手术精确度。2014 年，沈丽君团队研发了视网膜血管搭桥手术机器人系统。2017 年，沈丽君团队又研发了玻璃体视网膜显微手术机器人系统，实现了机器人辅助离体猪眼及活体兔眼的眼内手术。

与传统微创手术相比，手术机器人具有以下优点：①通过震颤滤过，减少人固有的生理颤抖，使手术操作更加稳健；②机械臂拥有多个自由度，可在狭小的空间灵活运转；③机器人操作学习曲线快，可以快速、高效、重复地实现高难度手术操作；④手术过程可数字化保存，以便日后研讨；⑤手术切口更小、创伤小，出血更少，加快恢复速度；⑥减少医生手术过程中的暴露。近年来，由于手术机器人的巨大优越性，其使用次数已成几何方式增长，并应用于眼科手术。

虽然达芬奇机器人已经能够良好地完成眼表手术，但由于内眼手术的特殊性，仍需要开发专用的玻璃体视网膜手术机器人。

106. 手术机器人与眼表手术

目前，达芬奇手术机器人已经可以较为完美地完成大部分眼表手术。

2006 年，Tsirbas 等首先运用达芬奇机器人完成猪眼角膜裂伤缝合。2009 年，Bourges 等运用达芬奇机器人完成了猪眼角膜全层移植。手术中，机械臂腕部可以实现 6 个自由度的灵活运转，配合剪、切等操作，操作精细稳定，除去了传统手术对脸的压迫作用，术后所有切口均密闭良好，无一例渗漏。随后Brourcier等又使用达芬奇机器人完成了眼表羊膜移植术。2014年，法国学者Bourcier等首先完成了离体翼状胬肉手术，随后成功用于临床。

在国内也有不少学者专注于眼科手术机器人的研发。2009年，北京航空航天大学联合首都医科大学附属北京同仁医院和北京市眼科研究所，开发了辅助角膜移植显微手术机器人，是我国角膜移植手术机器人的雏形。该机器人包含视觉系统、控制系统、力感知系统、位感知系统、末端执行器、自动缝合机构6个子系统。医生根据视觉系统确定的术眼位置等各种操作参数，输入控制系统，操控整体手术机器人，末端执行器按指令完成角膜钻切，自动缝合机构可以完成出针和拔针动作，完成角膜缝合，并有一位医生通过显微镜观察手术情况，及时纠正机器人的错误操作。辅助角膜移植显微手术机器人成功地在20只活体兔眼进行了钻切和缝合试验。但该手术机器人不能进行板层分离和植片、没有植床对合功能，没有结线和剪线等操作，还未能运用于患者，处于实验水平，距离投入临床使用还需进一步研究。该系统与达芬奇机器人操作眼表手术不同的是，我国的角移机器人系统末端执行器加入了传感器，使角膜钻切过程中，可以通过力觉和触觉的反馈来精确地控制钻切力度和深度。

107. 手术机器人与玻璃体视网膜手术

达芬奇手术机器人不仅能完成眼表手术，也有学者将其应用于眼内操作。2008年，Bourla等用达芬奇机器人完成了猪眼25G巩膜三通道玻璃体切除术、前房异物取出及环形撕囊术。该实验表明达芬奇机器人拥有较高的自由度和复合铰链式机械臂，使机械臂在眼内操作运转灵活，可以实现眼内操作手术。但达芬奇机器人最初是为腹腔微创设计，故用其行眼内操作，远程运动控制中心点（RCM点）不在巩膜刺入点，在操作时由于杠杆原理，对眼球产生不必要的压力，从而影响手术操作，容易造成眼球压力性损伤。

运用达芬奇手术机器人进行手术，有许多优点：①可以获得良好的3D视野；②机械臂持内窥镜使术野更加平稳；③机械臂持器械操作，移动范围更大，更灵活；④术者坐在控制台控制，较传统手术不易疲劳；⑤若行血管穿刺和血管内注药术等复杂手术，可以使操作更加平稳、精确，减少医源性损伤；⑥可以实现远程手术，可以避免时间和空间的局限。

虽然达芬奇机器人有上述优点，但仍不能广泛应用于眼内手术，原因在于：①操作误差是毫米范围，眼内手术需要微米级别；②内窥镜成像图像质量差；③一般情况下，眼内手术的RCM都在巩膜刺入点上，即眼内器械绕着巩膜刺入点转动，而达芬奇手术机器人最初是为腹腔镜设计的，所以它的RCM点并不在眼球刺入点上，这导致在使用达芬奇机器人行眼内手术时，器械会对眼球存在一个不必要的压力；④缺少接触反馈。因此，临床上需要研发一种玻璃体视网膜手术专用的机器人系统。这种机器人必须具备合适的微力传感器、滤颤装置稳定手和完善的主从式系统。

（1）微力传感器的发展

眼科手术需要通过视觉来反馈手术情况，既影响手术时长又使手术精确度下降，且术中会因人手器械操作用力不当，造成视网膜医源性损伤。经过较为漫长的发展，微力传感器近些年来取得一定的突破。Hubschman 等设计的 microhand（微机械手），可模拟微观人手。microhand 由 4 根 4mm 长度的手指组成，对应的 2 根手指可以互相对合，从而模拟人手对微小客观事物的操作。通过控制气压的大小，使器械产生不同的弯曲程度，从而产生不同的力。通过控制气压，可以精确控制 microhand 力的大小，使力 < 7.5mN，从而避免视网膜的损伤。microhand 还可以根据术者需要，同时闭合 4 根手指，产生 2 个接触点同时牵拉视网膜。此项操作减少了传统手术剥膜的从单一点牵拉剥膜，造成对周边视网膜的牵拉性损伤。

微力传感器的发展不仅是对接触力的反馈，也可以通过精确调控力的大小来提高眼科手术的精确性和安全性。未来可以发展有更多自由度、更多轴向的力传感器，提高传感器的敏感性与准确性，也可以进一步量化力的测定，甚至可以发展其他感官代替触觉反馈，实现力的限制，从而使手术更加安全。

（2）滤颤装置的发展

传感器可以让术者感知力的大小，减少医源性损伤，但是由于玻璃体视网膜手术精确度要求极高，手术医生固有的生理颤抖也是影响手术成功率的一个关键因素。经过早期的 handheld（手持式）显微器械到 steady-hand（稳定手）系统，再到 Das 等发展的 master-slave（主从式）远程机器人系统，滤颤装置也取得了显著的突破。最新的主从远程机器人系统，即由主控制(master)和从控制（slave）两部分组成，其在一个实验室内的不同位置，两者通过实时计算机联系，医生操作主控制台操纵宏观器械，通过计算机传输，将操作按比例缩小并传递给微观器械，从而提高手术的精确度，能更好地完成眼内的各种复杂操作。随后，该团队在主从式机器人系统的基础上，发展了机器人玻璃体视网膜手术，并且采用了并联式机制。该系统使手术操作更加稳定，将眼内器械与视网膜前端定位精度从 75μm 降至 20μm，大大提高了手术安全性。其后又研究出可以在人造眼模型内移除 380μm 颗粒的远程机器人操作系统。

（3）玻璃体视网膜手术机器人的应用

在微力传感器、稳定手及主从式系统发展的基础下，许多科研机构研制出专为玻璃体视网膜手术设计的手术机器人。

2008 年，日本学者 Ueta 等发展了玻璃体视网膜视手术机器人原型，完成了第一次机器人辅助玻璃体视网膜手术的动物实验。随后，YoshikiIda 等也在主从式远程机器人系统的基础上完成了猪眼视网膜血管穿刺术＋血管内注药术，为视网膜血管性疾病如静脉阻塞等，提供了新疗效的可能。2012 年，美国学者Rahimy 等研发了可以同时完成眼前节和眼后段手术的主从式机器人系统——IRISS 系统，可以稳定的完成猪眼白内障手术的整个过程，也能完成猪眼玻璃体切除和眼静脉注药术。该系统机械臂拥有 7 个自由度，可以给眼内手术提供高精度大范围的灵活运动。但该系统需要不断地调整 RCM 到猪眼开口处，阻碍了该机器人在临床上的运用。今后可以发展跟踪及全自动系统来弥补其不足之处。

为了实现玻璃体视网膜手术，除了研发独属于其的机器人系统以外，也有学者将改良的 Stewart platform 机械臂（微观）与达芬奇机器人（宏观）相结合形成了 Hexapod surgical system（HSS）系统，该系统拥有 3 个平移自由度、3 个旋转自由度，一共 6 个自由度的改良机械臂，可以在眼内提供亚微米级的定位，可将RCM 定位于巩膜穿刺点，有较高的稳定性和精确度。但 HSS 操作系统缺少触觉反馈，目前该系统只实现了玻璃体切割手术，对于眼内其他复杂操作仍需进一步研究。

2016 年，英国牛津大学学者设计了 Preceyes 手术机器人系统，成功地为一位 70 岁患者实施了世界上第一例手术机器人辅助剥除人体眼内视网膜前膜，开创了眼内手术的新篇章。但该系统的操作精度还在毫米级，对于更精细的微米级操作仍需改进（图 122）。

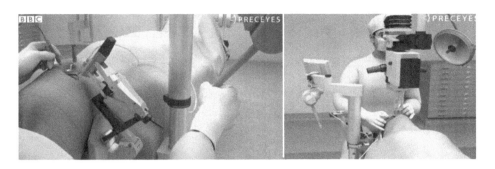

该系统完成了世界上首例人体眼内黄斑前膜剥除术。

图 122 英国 Preceyes 手术机器人辅助系统示意（彩图见彩插 57）

　　我国玻璃体视网膜手术机器人的发展相对缓慢。2017 年，沈丽君联合北京航空航天大学专家，共同研制一套辅助玻璃体视网膜显微手术机器人系统，该系统具有 5 个机械臂，可以握持眼科常用的手术器械，由医生通过控制器操控机器人 2 个机械手臂的运动路径，成功完成 15 只离体猪眼的玻璃体切割和玻璃体后脱离手术，并且未见明显的术中及术后并发症。同年，沈丽君团队运用该系统，在爱尔兰兔活体完成了 9 例眼内视网膜激光光凝，在离体猪眼额外完成 9 例玻璃体切割，9 例视网膜异物移除，7 例视网膜血管插管，并没有出现医源性并发症，再一次证明了该系统在玻璃体视网膜手术中具有良好的精确性与稳定性，在一定程度上可以替代人手进行玻璃体视网膜手术。

108. 眼科手术机器人的展望

眼科手术机器人可以减少术者固有的生理颤抖，提高操作的稳定性与精确性，减少医源性损伤；成熟的机械臂操作更加灵活，方便各种眼内操作的开展，且重复性高；与传统手术相比，术者不易疲劳；学习曲线相对缩短；无时间和空间的局限性，可实施远程手术，这是未来眼科的重要发展方向。

参考文献

1. Takemura H. Robot-assisted coronary artery bypass. Circ J, 2014, 78 (2): 313-314.

2. Liverneaux P A, hendriks S, selber J C, et a1. robotically assisted microsurgery: development of basic skills course. Arch Plast Surg, 2013, 40 (4): 320-326.

3. 肖晶晶，杨洋，沈丽君，等. 视网膜血管搭桥手术机器人系统的研究. 机器人，2014，36 (3): 293-299.

4. 陈亦棋，张超特，洪明胜，等. 辅助玻璃体视网膜显微手术机器人系统的研制及应用. 中华实验眼科杂志，2017，35 (1): 38-41.

5. Bourcier T, Becmeur P H, Mutter D. Robotically assisted amniotic membrane transplant surgery. JAMA Ophthalmol, 2015, 133 (2): 213-214.

6. Bourcier T, Nardin M, Sauer A, et a1. Robot-assisted pterygium surgery: feasibility study in a nonliving porcine model. Transl Vis Sci Technol, 2015, 4 (1): 9.

7. Bourcier T, Chammas J, Becmeur P H, et a1. Robotically assisted pterygium

surgery：first human case. Cornea，2015，34（10）：1329-1330.

（赵欣宇 陈有信）

眼底病的基因治疗

随着对疾病研究的不断深入，越来越多病种被发现存在异常的基因背景，加之基础生命科学领域中基因导入及基因编辑技术的进步，"基因治疗"成为近年来生物医学领域的热门之一。狭义基因治疗的概念为通过向患者细胞中导入特异性核酸，来产生功能性的蛋白产物。

眼睛由于其独特的解剖及生理特点，成为基因治疗的宠儿。这些特点包括：①由于双层血—视网膜屏障的存在，眼内淋巴管结构的缺失，以及房水内存在的免疫抑制因子等，眼睛是较罕见的免疫豁免器官之一，这使得眼睛能够较好地耐受基因治疗中异体抗原植入的过程，避免产生严重的免疫反应；②血－视网膜屏障的存在避免了核酸物质播散，以及全身不良反应的发生；③眼体积小，仅注射少量核酸物质即可产生治疗效果；④视网膜细胞已分化完全，无法分裂，因而非整合质粒导入的基因能够持续表达；⑤容易进行玻璃体内或视网膜下注射，容易达到治疗要求；

⑥可以应用无创手段直接评估视网膜等眼内结构，如新一代谱域光学相干断层扫描（spectraldomain-OCT，SD-OCT）能够捕捉到微米级别的视网膜图像，光暴露损伤的风险低，医生可以直接、准确、快速地进行视网膜结构评估并观察到疾病进展与治疗效果；⑦对于双眼对称发病的疾病，对侧眼可作为治疗眼最理想的对照。

109. 基因治疗的分类

基因治疗分为基因增强治疗（gene augmentation therapy）与基因手术（genome surgery）2 类，表 9 列举了部分示例。部分学者将诱导多能干细胞（induced pluripotent stem cell，iPSC）也作为基因治疗的一个分支，或一种载体类型，因为这一操作包含离体细胞基因手术的过程，但本文不做探讨。

表 9 基因治疗示例

病种	目标	方法
糖尿病视网膜病变	减少新生血管形成	通过靶向 *sFlt-1*、*Flt23k*、*PEDF* 表达基因以降低 VEGF 水平
	降低氧化应激压力	利用载体导入超氧化物歧化酶
	调节肾素—血管紧张素系统	靶向 *ACE2*、*Ang*、*Mas* 受体表达基因
黄斑变性	抑制血管新生	通过 AAV2 载体导入 *VEGF* 结合蛋白
		AAV2 载体携带 *sFLT-1*
		病毒载体携带内皮抑素（endostatin）和血管抑素（angiostatin）

续表

病种	目标	方法
视网膜色素变性	减少光感受器的丢失、通过增强吞噬功能来保护视网膜功能	载体导入 MERTK 基因
	促进细胞存活	增加 GDNF 的表达
	恢复 RPGR 基因的正常表达	产生视网膜色素变性 GTPase 调节基因（X 连锁 RP 中的常见突变基因）

基因增强治疗不改变细胞基因组，而是通过外源性导入缺失基因野生型等位基因，来达到补充表达产物的目的。导入的内容可包括脱氧核糖核酸（DNA）、信使核糖核酸（mRNA）和 mRNA 类似物等，导入 DNA 的优势在于表达的稳定性及较低的免疫原性，多数游离存在于细胞核内，但仍有异常整合入细胞基因组的风险；而 mRNA 则没有整合风险，但有较强的免疫原性，且 mRNA 易降解，产物表达不稳定。基因增强治疗可用于治疗失活突变致病的常染色体隐性遗传病、X 连锁遗传病，以及以单倍体不足（haploinsufficiency）为发病机制的常染色体显性遗传病，近年来也被用于治疗湿性年龄相关性黄斑变性（age-related macular degeneration，AMD）、糖尿病视网膜病变（Diabetic Retinopathy，DR）等非遗传性疾病。

基因手术或称基因编辑，即在在体细胞内直接对基因组进行编辑，修正异常的突变基因。常用的基因编辑方式包括规律成簇间隔短回文重复序列（clustered regularly interspaced short palindromic repeats，CRISPR）介导的基因编辑技术、RNA 干扰技术（RNA interference，RNAi）、转录激活因子样效应核酸酶技术（transcription activator-like effector nucleases，TALEN）、锌指核酸酶技术（zinc-finger nucleases，ZFN）等，可以破坏异常的等位基因，而后再结合基因增强治疗进行野生型基因的补充，达到修正基因表达的目的。基因手术可用于治疗以功能获得性突变或显性负效应突变（dominant-negative mutation）为致病机制的常染色体显性遗传病。

110. 基因治疗相关技术及发展

（1）载体

20 世纪 70 代，Varmus / Bishop 实验室发现 γ - 逆转录病毒能够自主获取细胞的基因，使通过病毒向细胞导入核酸类物质成为可能（图 123）。此后，众多实验室相继发现非整合性 DNA 病毒（如猴空泡病毒、牛乳头瘤病毒）、牛痘病毒、单纯疱疹病毒（herpes simplex virus，HSV）等也有此类能力。其中，重组腺相关病毒（adeno-associated virus，AAV）由于其较低的免疫原性、非整合性，以及直接向多种组织内导入基因的能力而被广泛使用，其主要的不足之处在于基因载量仅为约 4.7kb。不过，近年来 dual-AAV、triple-AAV 载体的出现，使得此类载体容量增加到 14kb，虽然转导效率较单一 AAV 载体低，但却使更多疾病的治疗成为可能。已通过小鼠模型证明 dual-AAV 载体能够安全且有效地向 Stargardt1（STGD1）和 Usher1b（USH1B）模型的光感受细胞转导基因，并恢复视网膜功能。

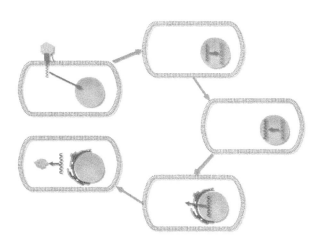

AAV 或其他病毒载体将单链 DNA 注入靶细胞中，DNA 被细胞核摄取，并利用宿主细胞自身的装置将单链 DNA 转化为双链 DNA。这一基因片段与它的启动子一起插入反向末端重复序列之间，在宿主细胞核内形成游离基因多联体。此后，这一基因片段可正常转录、翻译，表达靶蛋白。图中的 DNA 以蓝色螺旋表示，RNA 以红色螺旋表示。

图 123 病毒载体进行基因转导的一般原理（彩图见彩插 58）

（2）基因编辑技术

自发现 DNA 双螺旋结构以来，编辑基因组一直是人们努力实现的目标，这也是基因治疗的一大分支。第一例基因置换于 1979 年在酵母中实现，此后，ZFN 与 TALEN 被相继证明在非哺乳动物细胞及哺乳动物细胞中进行基因编辑的有效性。2013 年，3 个实验室独立发表了 CRISPR / Cas 系统成功用于真核细胞基因编辑的成果，开启了 CRISPR / Cas 的时代。3 种基因编辑系统中，ZFN 的平台最成熟，但其识别碱基的规则使得设计较复杂，同时由于无法预测活体引入 ZFN 蛋白是否会引起免疫反应，限制了其在活体内的应用。TALEN 的设计相对 ZFN 简单，但需要大量测序工作，开展成本较高。而 CRISPR / Cas9

的设计及操作过程则较另两种大大简化，同时切割效率更高，因而被广泛使用，但其有效性和准确性还有待增强，相关技术改良也在不断进行。

　　在眼科领域，CRISPR / Cas9 的应用范围涵盖基因治疗、造动物模型、疾病机制研究等。动物研究多集中在视网膜色素变性（retinitispigmentosa，RP）、Leber 先天性黑蒙（Lebercongenitalamaurosis，LCA）等遗传病中（表 10）。针对 LCA10 致病基因 *CEP290* 的研究发现，CRISPR / Cas9 可以修复、甚至清除 *CEP290* 中最常见的 IVS26 突变，相关研究已进入 I 期临床研究阶段（ClinicalTrials.gov，NCT03872479）。非遗传性疾病也可以通过 CRISPR / Cas9 系统改善病情，一项 2017 年发表的文章显示，利用 CRISPR / Cas9 系统靶向 *Vefga* 基因，可有效减少激光诱发脉络膜新生血管（choroidal neovascularizaion，CNV）模型鼠中 CNV 的面积，说明 CRISPR / Cas 系统也有治疗 AMD 等获得性疾病的潜能。

表 10 CRISPR ／ Cas9 用于在体治疗视网膜疾病模型的临床前研究

靶基因与疾病	疾病模型	CRISPR 技术	结果
Mertl；arRP	RCS 大鼠	CRISPR / Cas9 介导的 HITI	基因修复
Pde6b；arRP	rd1 小鼠	CRISPR / Cas9 HDR	基因修复
Rho；adRP	转基因 S334ter 大鼠	CRISPR / Cas9 消除	模型修复
RHO；adRP	*P23H RHO* 转基因小鼠	CRISPR / Cas9 诱导的敲低	*RHO* 表达减少
VEGFA；CNV，AMD	激光诱发 CNV 大鼠	Cas9 RNP 介导的基因失活	CNV 面积减少

arRP，常染色体隐性视网膜色素变性；adRP，常染色体显性视网膜色素变性；CNV，脉络膜新生血管；AMD，年龄相关性黄斑变性；HITI，同源非依赖性靶向整合；HDR，同源重组；RNPs，核糖核蛋白。

（3）导入技术

传统的基因治疗材料导入方式包括玻璃体腔注射及视网膜下注射。前者简单易行，但容易激活更强的免疫反应；后者精确性及靶向性更优，但创伤更大，有更高的导致黄斑裂孔和视网膜脱离的风险，同时对患眼的耐受性要求也更高。近年来，手术机器人的发展亦延伸至眼底手术领域，达芬奇机器人、眼内机器人介入手术系统（intraocular robotic interventional surgical system，IRISS）、约翰霍普金斯"steady-hand"眼用机器人、牛津大学机器人视网膜分离器（R2D2）等眼科手术机器人相继出现，使更加精确、安全、简单的载体导入成为可能（Clinical Trials.gov，NCT03052881）。

111. 基因增强应用于眼底疾病治疗

近年来，基因治疗眼底病领域获得了长足发展，多数治疗采用的方法为基因增强治疗，相关病种涵盖各种类型的视网膜色素变性、Stargardt病、Usher综合征、无脉络膜症、全色盲、Leber先天性黑蒙、X连锁的视网膜劈裂症、Leber遗传性视神经病（Leber hereditaryopticneuropathy，LHON）等遗传病（表11），以及湿性年龄相关性黄斑变性、萎缩性黄斑变性、糖尿病视网膜病变等获得性疾病。本节主要介绍 *RPE65* 相关的基因相增强治疗。

表 11　基因治疗遗传性视网膜变性病的相关临床试验总结

Identifier	Disease	Gene	Vector	Delivery	Phase	Start date	Completion date
NCT03328130	Autosomal recessive RP	PDE6B	AAV2/5	SR	I/II	2017	2022
NCT03374657	Autosomal recessive RP	RLBP1	AAV8	SR	I/II	2018	2025
NCT03252847	X-linked RP	RPGR	AAV2/5	SR	I/II	2017	2020
NCT03116113	X-linked RP	RPGR	AAV	SR	I/II	2017	2019
NCT03316560	X-linked RP	RPGR	AAV2	SR	I/II	2018	2024
NCT01482195	RP	MERTK	AAV2	SR	I	2011	2023
NCT02556736	Advanced RP	Channelrhodopsin	AAV2	IVT	I/IIa	2015	2033
NCT03326336	Non-syndromic RP	Channelrhodopsin	AAV2.7m8	IVT	I/IIa	2018	2024
NCT02065011	Usher syndrome 1B	MYO7A	LV	SR	I/II	2013	2035
NCT01505062	Usher syndrome 1B, RP	MYO7A	LV	SR	I/II	2012	2020
NCT01367444	Stargardt disease	ABCA4	LV	SR	I/II	2011	2019
NCT01736592	Stargardt disease	ABCA4	LV	SR	I/II	2012	2034
NCT02553135	Choroideremia	REP1	AAV2	SR	II	2015	2018
NCT03507686	Choroideremia	REP1	AAV2	SR	II	2017	2020
NCT03496012	Choroideremia	REP1	AAV2	SR	III	2017	2020
NCT02077361	Choroideremia	REP1	AAV2	SR	I/II	2015	2017
NCT01461213	Choroideremia	REP1	AAV2	SR	I/II	2011	2017
NCT02671539	Choroideremia	REP1	AAV2	SR	II	2016	2018
NCT02407678	Choroideremia	REP1	AAV2	SR	II	2016	2021
NCT02341807	Choroideremia	REP1	AAV2	SR	I/II	2015	2019
NCT03001310	Achromatopsia	CNGB3	AAV2/8	SR	I/II	2016	2019
NCT03278873	Achromatopsia	CNGB3	AAV	SR	I/II	2017	2023
NCT02599922	Achromatopsia	CNGB3	AAV2	SR	I/II	2016	2022
NCT02935517	Achromatopsia	CNGA3	AAV2	SR	I/II	2017	2023
NCT02610582	Achromatopsia	CNGA3	AAV8	SR	I/II	2015	2017
NCT00516477	Leber congenital amaurosis	RPE65	AAV2	SR	I	2007	2024
NCT01208389	Leber congenital amaurosis	RPE65	AAV2	SR	I/II	2010	2026
NCT00749957	Leber congenital amaurosis	RPE65	AAV2	SR	I/II	2009	2017
NCT02781480	Leber congenital amaurosis	RPE65	AAV2/5	SR	I/II	2016	2018
NCT00999609	Leber congenital amaurosis	RPE65	AAV2	SR	III	2012	2029
NCT00821340	Leber congenital amaurosis	RPE65	AAV2	SR	I	2009	2017
NCT01496040	Leber congenital amaurosis	RPE65	AAV2/4	SR	I/II	2011	2014
NCT00643747	Leber congenital amaurosis	RPE65	AAV2/2	SR	I/II	2007	2014
NCT02946879	Leber congenital amaurosis	RPE65	AAV2/5	SR	I/II	2016	2023
NCT00481546	Leber congenital amaurosis	RPE65	AAV2	SR	I	2007	2026
NCT02416622	X-linked retinoschisis	RS1	AAV2	IVT	I/II	2015	2022
NCT02317887	X-linked retinoschisis	RS1	AAV8	IVT	I/II	2014	2021

RP, retinitis pigmentosa; AAV, adeno-associated virus; LV, lentivirus; SR, subretinal; IVT, intravitreal.

（1）voretigene neparovovec 的问世

2017 年底，首款基因治疗药物 voretige neneparovovec（VN，LuxturnaTM Spark Therapeutics）获美国食品药品监督管理局批准上市，其实质为携带有人源 *RPE65*cDNA 的重组 AAV2 载体（AAV2-hRPE65v2），获批适应证为 *RPE65* 双等位基因突变相关的遗传性视网膜营养不良，同时患者应经临床医生判断仍具有存活的视网膜细胞。这是眼底病基因治疗史，乃至全病种的基因治疗中的里程碑事件。

（2）AAV2-hRPE65v2 治疗视网膜疾病的机制

传统观点认为，*RPE65* 基因表达的 *RPE65* 蛋白位于视网膜色素上皮（retinal pigment epithelium，RPE）内的光面内质网上，分子量为 65kDa，是一种进化保守的蛋白。它是视循环（图124）中关键的异构酶之一，负责将全反式视黄酯转化为 11- 顺式视黄醇，使发色团在光异构化过程后再生，维持视杆细胞的正常功能。若缺少 *RPE65* 蛋白，11- 顺式视黄醇水平将大幅减少，同时视黄酯将在 RPE 大量堆积。随着研究不断深入，研究人员发现 *RPE65* 不仅表达于 RPE 中，也在哺乳动物视锥细胞中表达，并可能对其功能及结构的维持有所贡献。

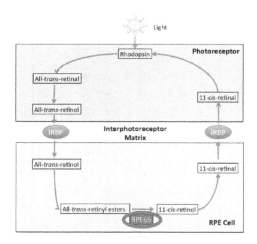

光激活光感受细胞中的视紫红质及其他视色素；全反式视黄醛转化为全反式视黄醇后可以通过光感受期间结合蛋白（interphotoreceptor binding protein，IRBP）弥散进入光感受器间基质；被 RPE 细胞摄取后，全反式视黄醇转化为全反式视黄酯，作为 RPE65 酶的底物，可以形成 11- 顺式视黄醇，此物质最终被氧化为 11- 顺式视黄醛，重新通过 IRBP 弥散进入光感受细胞外节，进入下一轮循环。若患者存在 RPE65 双等位基因突变，视网膜就会缺乏 RPE65 酶，从而缺乏 11- 顺式视黄醇，造成视网膜疾病。基因增强治疗能够恢复视网膜内 RPE65 活性，从而恢复正常的视循环过程。

图 124 RPE65 在视循环中的催化功能

现已发现 RPE65 基因中的 138 种不同突变，多数与 LCA（66%）或 RP（16%）表型相关，占 LCA 病例总数的 16% 及隐性 RP 病例总数的 2%。不同位点的突变对 RPE65 酶功能的影响程度不一，造成表型的严重程度也存在差异，例如 Y144D 和 P363T 突变会造成酶功能的完全缺失，而发生 R91W、P25L 或 L22P 突变后的 RPE65 蛋白则仍保留部分功能，存在此类突变的 LCA 患者的视力下降时间也较其他类型突变更晚。对于这类因 RPE65 功能低下或缺失造成的疾病，理论上均可通过恢复 RPE65 酶水平及活性来纠正。

voretigene neparovovec 为携带有人源 *RPE65c* DNA 的重组 AAV2 载体（AAV2-hRPE65v2，图 125），是非复制型载体，同时配备有增强的启动子区域 [包括巨细胞病毒（CMV）增强子、鸡源 β- 肌动蛋白（CβA）启动子] 及改良的 Kozak 序列。使用方式为玻璃体切割术（pars plana vitrectomy，PPV）后进行视网膜下注射（图 126）。

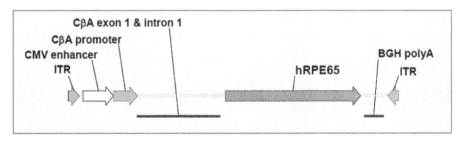

CβA，β- 肌动蛋白；CMV，巨细胞病毒；ITR，倒转末端重复序列；hRPE65，人源视网膜色素上皮 65kDa 蛋白；
BGH，牛生长激素。

图 125 AAV2-hRPE65v2 图示

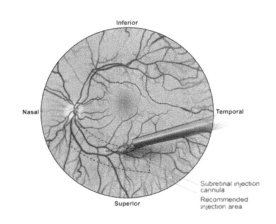

图 126 视网膜下注射的推荐部位（术中视野）

（3）voretigene neparvove 投入临床试验

第一项 AAV2-hRPE65v2 用于治疗 LCA 的临床试验启动于 2007 年，仅纳入 3 名年轻患者，予单眼注射低剂量 voretigene neparvove，其结果发表于新英格兰杂志 2008 年 5 月刊中，随访 1.5 年的结果也在 2 年后发表。而后，研究者进一步扩大受试者的年龄范围，增加入组例数，启动了Ⅰ期剂量递增试验、Ⅰ期延长观察及对侧眼注射观察试验。以上研究主要目的均为考察 voretigene neparvovec 的安全性，观察指标为载体的生物分布及患者产生免疫反应的情况，兼顾有效性。以上研究均未见严重不良事件发生。在此基础上，研究者启动了多中心随机非盲对照Ⅲ期临床试验，入组标准不再限于 LCA，而是 *RPE65* 双等位基因突变者，主要考察治疗的有效性。

（4）voretigene neparvove 的安全性

voretigene neparvove 在治疗中的安全性表现总体较好，所有试验中均未出现严重不良事件。患者行视网膜下注射后，局部产生的视网膜脱离区均可在术后 14h 内吸收。

注射物的生物分布方面，I 期临床试验发现，低剂量组（1.5×10^{10}）中 1 例（共 3 例）、中剂量组（4.8×10^{10}）中 2 例（共 6 例）、高剂量组（1.5×10^{11}）中 2 例（共 3 例）在术后出现了泪液载体 DNA 序列阳性现象，但术后第 4 天可全部转阴。中低剂量组均未发现载体基因系统播散的证据，但高剂量组中 2 例（共 3 例）在术后出现了 AAV-2 外周血单个核细胞检测伴 / 不伴血浆监测阳性，这 2 例患者具有广泛的视网膜变性，提示高剂量注射 voretigene neparvove 及广泛视网膜变性可能提高载体基因系统播散的风险，同时也找到了 voretigene neparvove 的最大安全用量。

免疫激活方面，部分患者出现了 AAV 衣壳相关体液及细胞免疫反应，少数出现 RPE65 表达产物相关细胞免疫应答，长期随访中，除 1 例外，抗体滴度均可在术后 1 年时降至基线水平。

预试验中，1 例形成了 4 期黄斑孔，但对患者主观及客观视力均无明显影响，在 3 年随访中亦无扩大，研究人员认为黄斑孔形成或与手术操作相关，因而在后期研究中改进了手术方式，即在注射前进行视网膜前膜剥除（如果存在），并在选择注射位置时，避免在距中心凹 2 个视盘直径（disc diameter，DD）的范围内操作。

除此之外，Ⅰ期临床试验中患者的黄斑中心凹结构、视网膜厚度及层次均经 OCT 证实无明显变化。Ⅲ期临床试验中详细记录了出现 31 例受试者中出现的眼部及系统不良事件（表 12，表 13），发生率较高的眼部不良事件包括眼压轻度升高、白内障、视网膜撕裂、感染等，多数均可通过治疗纠正。

表 12 voretigene neparvovec Ⅲ期临床试验中改良意向治疗集（mITT）1 年随访内发生的眼部不良事件

	Participants (n=20)	Number of events	Severity	Outcome
Elevated intraocular pressure	4 (20%)	5	Mild	Recovered or resolved
Cataract	3 (15%)	4	Mild	Ongoing in two participants; recovered or resolved in one participant (following extraction)
Retinal tear	2 (10%)	2	Mild to moderate	Recovered or resolved (following laserpexy)
Eye inflammation	2 (10%)	6	Mild	Recovered or resolved
Conjunctival cyst	1 (5%)	1	Mild	Recovered or resolved
Conjunctivitis viral	1 (5%)	1	Mild	Recovered or resolved
Eye irritation	1 (5%)	1	Moderate	Recovered or resolved
Eye pain	1 (5%)	1	Mild	Recovered or resolved
Eye pruritus	1 (5%)	1	Moderate	Ongoing
Eye swelling	1 (5%)	1	Mild	Recovered or resolved
Foreign body sensation in eyes	1 (5%)	1	Mild	Recovered or resolved
Iritis	1 (5%)	1	Mild	Recovered or resolved
Macular hole/ degeneration	1 (5%)	2*	Mild to moderate	Recovered or resolved with sequelae; recovered or resolved
Maculopathy/ epiretinal membrane	1 (5%)	2	Mild	Ongoing
Pseudopapilledema †	1 (5%)	1	Mild	Recovered or resolved
Retinal hemorrhage	1 (5%)	1	Mild	Recovered or resolved

One participant in the control group experienced 1 event of photopsia, which was classified as mild and resolved without sequelae. mITT=modified intention to treat. *In the same eye of a single subject, a full-thickness macular hole spontaneously resolved (with sequelae) to thinning, which subsequently resolved (without sequelae). This was classified as two adverse events, but occurred in the same clinical course of events. †Disc elevation unrelated to increased intracranial pressure or optic nerve oedema.

表 13 voretigene neparvovec Ⅲ期临床试验中改良意向治疗集（mITT）1 年随访内
发生的系统不良事件

MedDRA System Organ Class/ Preferred Term	Intervention (n=20)	Control (n=9)	Overall (N=29)
Blood and lymphatic system disorders			
Leukocytosis	9 (45)	0	9 (31)
Cardiac disorders			
Tachycardia	1 (5)	0	1 (3)
Eye disorders			
Cataract	3 (15)	0	3 (10)
Conjunctival cyst	1 (5)	0	1 (3)
Eye inflammation	2 (10)	0	2 (7)
Eye irritation	1 (5)	0	1 (3)
Eye pain	1 (5)	0	1 (3)
Eye pruritus	1 (5)	0	1 (3)
Eye swelling	1 (5)	0	1 (3)
Foreign body sensation in eyes	1 (5)	0	1 (3)
Iritis	1 (5)	0	1 (3)
Macular degeneration	1 (5)	0	1 (3)
Macular hole	1 (5)	0	1 (3)
Maculopathy	1 (5)	0	1 (3)
Photopsia	0	1 (11)	1 (3)
Pseudopapilloedema	1 (5)	0	1 (3)
Retinal haemorrhage	1 (5)	0	1 (3)
Retinal tear	2 (10)	0	2 (7)
Gastrointestinal disorders			
Abdominal distension	1 (5)	0	1 (3)
Abdominal pain upper	2 (10)	0	2 (7)
Bowel movement irregularity	1 (5)	0	1 (3)
Constipation	1 (5)	0	1 (3)
Diarrhoea	2 (10)	1 (11)	3 (10)
Gastritis	0	1 (11)	1 (3)
Gastrooesophageal reflux disease	0	1 (11)	1 (3)
Lip pain	1 (5)	0	1 (3)
Nausea	6 (30)	1 (11)	7 (24)
Vomiting	8 (40)	2 (22)	10 (34)
General disorders and administration site conditions			
Adverse drug reaction	2 (10)	0	2 (7)
Chest pain	1 (5)	0	1 (3)
Chills	1 (5)	0	1 (3)
Facial pain	1 (5)	0	1 (3)
Fatigue	1 (5)	0	1 (3)
Pain	1 (5)	0	1 (3)
Pyrexia	7 (35)	1 (11)	8 (28)
Immune system disorders			
Seasonal allergy	0	1 (11)	1 (3)
Infections and infestations			
Conjunctivitis viral	1 (5)	0	1 (3)
Ear infection	1 (5)	1 (11)	2 (7)
Lower respiratory tract infection	1 (5)	0	1 (3)
Nasopharyngitis	7 (35)	2 (22)	9 (31)
Pharyngitis streptococcal	1 (5)	0	1 (3)
Sinusitis	1 (5)	0	1 (3)
Upper respiratory tract infection	2 (10)	3 (33)	5 (17)
Injury, poisoning and procedural complications			
Animal bite	2 (10)	0	2 (7)
Ankle fracture	1 (5)	0	1 (3)
Excoriation	0	1 (11)	1 (3)
Eye injury	0	1 (11)	1 (3)
Foot fracture	1 (5)	0	1 (3)
Joint sprain	1 (5)	0	1 (3)
Laceration	1 (5)	0	1 (3)
Muscle strain	1 (5)	0	1 (3)
Investigations			
Blood alkaline phosphatase increased	1 (5)	0	1 (3)

（续表）

MedDRA System Organ Class/ Preferred Term	Intervention (n=20)	Control (n=9)	Overall (N=29)
Blood cholesterol increased	1 (5)	0	1 (3)
Blood pressure increased	1 (5)	0	1 (3)
Electrocardiogram T wave inversion	1 (5)	0	1 (3)
Intraocular pressure increased	4 (20)	0	4 (14)
Weight decreased	0	1 (11)	1 (3)
Metabolism and nutrition disorders			
Hyperkalaemia	1 (5)	0	1 (3)
Hypoglycaemia	1 (5)	0	1 (3)
Musculoskeletal and connective tissue disorders			
Back pain	0	1 (11)	1 (3)
Musculoskeletal pain	1 (5)	0	1 (3)
Neck pain	0	1 (11)	1 (3)
Neoplasms benign, malignant and unspecified (incl cysts and polyps)			
Oral fibroma	1 (5)	0	1 (3)
Nervous system disorders			
Convulsion	1 (5)	0	1 (3)
Dizziness	1 (5)	0	1 (3)
Headache	7 (35)	2 (22)	9 (31)
Migraine	1 (5)	0	1 (3)
Presyncope	1 (5)	0	1 (3)
Syncope	0	1 (11)	1 (3)
Psychiatric disorders			
Anxiety	0	1 (11)	1 (3)
Attention deficit/hyperactivity disorder	1 (5)	0	1 (3)
Emetophobia	0	1 (11)	1 (3)
Insomnia	1 (5)	0	1 (3)
Renal and urinary disorders			
Haematuria	3 (15)	1 (11)	4 (14)
Urine abnormality	1 (5)	0	1 (3)
Reproductive system and breast disorders*			
Dysmenorrhoea	1 (8)	0	1 (6)
Menometrorrhagia	1 (8)	0	1 (6)
Menstruation irregular	1 (8)	0	1 (6)
Respiratory, thoracic and mediastinal disorders			
Cough	6 (30)	1 (11)	7 (24)
Dyspnoea	1 (5)	0	1 (3)
Epistaxis	2 (10)	0	2 (7)
Nasal congestion	2 (10)	0	2 (7)
Oropharyngeal pain	6 (30)	4 (44)	10 (34)
Skin and subcutaneous tissue disorders			
Acne	0	1 (11)	1 (3)
Eczema	0	1 (11)	1 (3)
Rash	1 (5)	0	1 (3)
Swelling face	1 (5)	0	1 (3)
Vascular disorders			
Hypertension	1 (5)	1 (11)	2 (7)

* Denominator includes female subjects only: intervention (n=12), control (n=6), and overall (n=18).
Data are presented as n (%).

（5）voretigene neparvove 的治疗有效性

在 voretigene neparvove 的Ⅲ期随机对照临床试验（图 127）中，研究者纳入 31 名 *RPE65* 突变相关遗传性视网膜变性病的患者。入组标准包括：最佳矫正视力为 20 / 60 或更差；或视野在任意径线上均＜ 20°；或同时满足视力及视野标准。此外，要求患者必须具存在经基因检测诊断的 *RPE65* 双等位基因突变，有足够面积的存活视网膜，并能够在测定范围内进行标准的多亮度移动测试（multi-luminance mobility testing，MLMT）。入组患者被分层随机 2 ∶ 1 分入试验组或对照组中，进行双眼视网膜下注射，注射量为 1.5×10^{11} 载体基因组。由于 *RPE65* 突变主要影响的是视杆细胞的功能，因而研究者将主要终点事件设置为治疗 1 年后的 MLMT 结果变化，以衡量在特定光照等级下的视功能；次要终点事件包括双眼平均全场光敏度阈值（full-field light sensitivity threshold，FST）试验结果、首只注射眼带来的 MLMT 结果变化及双眼平均最佳矫正视力（best-corrected visual acuity，BCVA）。

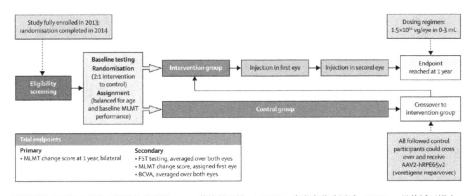

视野及视功能调查问卷为额外终点事件。vg，载体基因组；MLMT，多亮度移动测试；BCVA，最佳矫正视力；FST，全场光敏度阈值。

图 127 voretigene neparvove Ⅲ期临床试验设计流程

　　MLMT 全称为"多亮度移动测试",是对患有夜盲症的低视力者进行视功能评估的一种可靠、有临床意义的新评价方式。测试场地大小为 5ft×10ft,地面标有路线并设置障碍物,测试者需在不同光线条件下按路线行走,避免触碰障碍物,正确跨过台阶并找到门的所在之处。MLMT 的结果依靠错误次数及行走时间进行判定。

　　随访 1 年时,意向治疗集(intention-to-treat,ITT)患者中干预组的平均双眼 MLMT 变化分数为 1.8(*SD* 1.1),对照组为 0.2(*SD* 1.0),差异具有显著性(*P*=0.0013);改良意向治疗集(modified intention-to-treat,mITT)中患者经双眼注射 voretigene neparvove 所获得的视力改善十分显著(图 128)。最佳矫正视力方面,干预组较对照组也有明显提升。干预组平均提高 8.1 个字母(LogMAR 视力表),而对照组仅提高 1.6 个字母,但差异无统计学意义。Goldmann 视野检测中,干预组治疗后的视野范围较基线翻倍,而对照组则有所下降。所有受试者中,1 人的治疗后 BCVA 有所下降,这一受试者的治疗后 MLMT 也无明显提高。Ⅰ期临床试验延长随访(3 年)得到的有效性评估结果与上述一致,除 MLMT、BCVA、视野外,患者的瞳孔对光反射灵敏度、视网膜电流图、眼震频率及幅度均较基线有明显改善,且年龄越小,提高越显著。

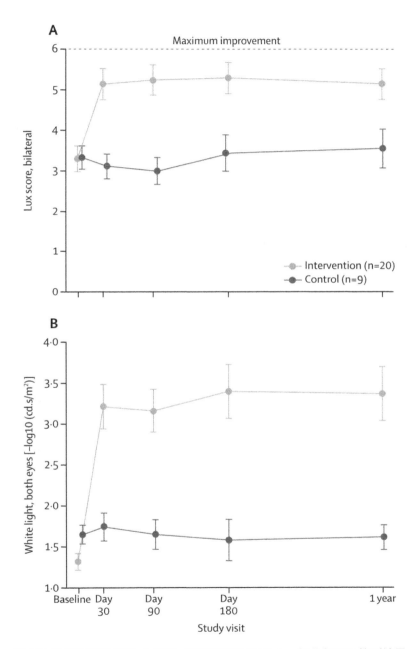

图 128 改良意向治疗集（mITT）的平均双眼 MLMT lux 评分与 FST 检测结果

中国医学临床百家

各期临床试验结果均说明 voretigene neparvove 能够安全且有效地提高 RPE65 酶活性，从而提高患者光感受能力。患者视功能表现在最初 30 天内提高明显，而后可稳定维持至少 3 年。上市后安全性、有效性的长期随访研究已经启动（Clinical Trials. gov，NCT03597399，NCT03602820），更多的随访结果值得期待。

112. 基因治疗眼底疾病的展望

基因治疗为眼底疾病，尤其是遗传性变性病患者带来了希望，但不可否认这一领域认依然处在起步阶段，仍有许多待回答的问题。

治疗方式方面，目前多使用视网膜下注射含有核酸物质的病毒载体作为治疗物质导入手段，但视网膜下注射的创伤不可忽视，尤其是在已经很脆弱的退行视网膜中进行注射，现有临床试验也发现操作相关并发症占有相当大的比重；同时，病毒作为一种有活性的生物，对其安全性的考量无论何时都会是接受治疗的最大顾虑之一，且病毒也有载量等限制。因此，能否发现更安全、更高效、适用性更广的治疗物导入方式，需要人们投入更多努力进行研究。此外，剂量选择、注射次数及间隔的设置等也均需要进一步探讨。

效果评价方面，MLMT 作为评价低视力者视觉相关活动能力的新指标，其普适性及与结果相关的实际意义仍需要更多数据支持、阐述。而经典视功能评价指标（如视力、视野等），由于在低视力者中准确性有限，使得相关结果的可信度有所降低。

适应证方面，目前相关临床前研究及临床试验的入组标准均相当宽泛且单纯，其原因在于对疾病自然史仍缺乏了解，遗传病患病率低，以及治疗数据仍相当有限。相关待解决的问题如：对特定疾病，应在何时机进行干预？在症状轻微时干预是否值得？临床试验发现低年龄群体的治疗效果更佳，但这一群体治疗风险、评估难度其实更大，如何权衡？更加细化、精准的适应证选择是推广基因治疗的举措之一。

第一款基因治疗药物已上市，这在为基因治疗的有效性、安全性评估带来更多机会的同时，也提出了新的问题。例如，voretigene neparvove 的双眼治疗费用约为 85 万美元，其成本效益比如何？个别私人保险已覆盖这一治疗，但能否覆盖需求最高的人群（如哥斯达黎加地区由于奠基者效应，LCA 患者发生 RPE65 双等位基因突变的概率较高，但显然基因治疗较难广泛惠及这一群体）？配套的基因检测的普及率、准确性，遗传咨询的专业性等能否保证？

虽然仍有种种待解决的问题，但这一领域内的成就是值得肯定的，更是值得期待的。技术进步、疾病认识的加深、严谨的临床研究设计以及政策制度的支持，对于基因治疗的完善与推广都是不可或缺的。有理由相信，在不远的未来，基因治疗定可以为更多患者带来光明。

中国医学临床百家

参考文献

1. Jiang D J, Xu C L, Tsang S H. Revolution in Gene Medicine Therapy and Genome Surgery. Genes, 2018, 9 (12).

2. Gupta P R, Huckfeldt R M. Gene therapy for inherited retinal degenerations: initial successes and future challenges. Journal of neural engineering, 2017, 14: 051002.

3. Xu C L, Cho G Y, Sengillo J D, et al. Translation of CRISPR Genome Surgery to the Bedside for Retinal Diseases. Frontiers in cell and developmental biology, 2018, 6: 46.

4. Oner A. Recent Advancements in Gene Therapy for Hereditary Retinal Dystrophies. Turkish journal of ophthalmology, 2017, 47: 338-343.

5. Patricio M I, Barnard A R, Orlans H O, et al. Inclusion of the Woodchuck Hepatitis Virus Posttranscriptional Regulatory Element Enhances AAV2-Driven Transduction of Mouse and Human Retina. Molecular therapy Nucleic acids, 2017, 6: 198-208.

6. Sengillo J D, Justus S, Cabral T, et al. Correction of Monogenic and Common Retinal Disorders with Gene Therapy. Genes, 2017, 8 (2).

7. Sujirakul T, Lin M K, Duong J, et al. Multimodal Imaging of Central Retinal Disease Progression in a 2-Year Mean Follow-up of Retinitis Pigmentosa. American journal of ophthalmology, 2015, 160: 786-798.

8. Peng Y Q, Tang L S, Yoshida S, et al. Applications of CRISPR / Cas9 in retinal degenerative diseases. International journal of ophthalmology, 2017, 10: 646-651.

9. Arbabi A，Liu A，Ameri H. Gene Therapy for Inherited Retinal Degeneration. Journal of ocular pharmacology and therapeutics：the official journal of the Association for Ocular Pharmacology and Therapeutics，2019，35：79-97.

10. Ameri H. Prospect of retinal gene therapy following commercialization of voret igene neparvovec-rzyl for retinal dystrophy mediated by RPE65 mutation. Journal of current ophthalmology，2018，30：1-2.

11. Zuris J A，Thompson D B，Shu Y，et al. Cationic lipid-mediated delivery of proteins enables efficient protein-based genome editing in vitro and in vivo. Nature biotechnology，2015，33：73-80.

12. Zangi L，Lui K O，von Gise A，et al. Modified mRNA directs the fate of heart progenitor cells and induces vascular regeneration after myocardial infarction. Nature biotechnology，2013，31：898-907.

13. Bakondi B，Lv W，Lu B，et al. In Vivo CRISPR / Cas9 Gene Editing Corrects Retinal Dystrophy in the S334ter-3 Rat Model of Autosomal Dominant Retinitis Pigmentosa. Molecular therapy：the journal of the American Societ y of Gene Therapy，2016，4：556-563.

14. Petrs-Silva H，Linden R. Advances in gene therapy technologies to treat retinitis pigmentosa. Clinical ophthalmology，2014，8：127-136.

15. Bennett J. Taking Stock of Retinal Gene Therapy：Looking Back and Moving Forward. Molecular therapy：the journal of the American Societ y of Gene Therapy，2017，25：1076-1094.

16. Ludwig P E，Freeman S C，Janot A C. Novel stem cell and gene therapy in diabetic retinopathy，age related macular degeneration，and retinitis pigmentosa. international journal of retina and vitreous，2019，5：7.

17. Finer M，Glorioso J. A brief account of viral vectors and their promise for gene therapy. Gene therapy，2017，24：1-2.

18. Trapani I，Colella P，Sommella A，et al. Effective delivery of large genes to the retina by dual AAV vectors. EMBO molecular medicine，2014，6：194-211.

19. Trapani I，Toriello E，de Simone S，et al. Improved dual AAV vectors with reduced expression of truncated proteins are safe and effective in the Retina of a mouse model of Stargardt disease. Human molecular genetics，2015，24：6811-6825.

20. Trapani I，Banfi S，Simonelli F，et al. Gene therapy of inherited retinal degenerations：prospects and challenges. Human gene therapy，2015，26：193-200.

21. McClements M E，Barnard A R，Singh M S，et al. An AAV Dual Vector Strategy Ameliorates the Stargardt Phenotype in Adult Abca4（-/-）Mice. Human gene therapy，2019，30：590-600.

22. Doudna JA，Charpentier E. Genome editing. The new frontier of genome engineering with CRISPR-Cas9. Science，2014，346：1258096.

23. Cho G Y，Schaefer K A，Bassuk A G，et al. Crispr Genome Surgery in the Retina in Light of Off-Targeting. Retina，2018，38：1443-1455.

24. Maeder M L，Shen S，Burnight E R，et al. Therapeutic correction of an LCA-causing splice defect in the CEP290 Gene by CRISPR / Cas-mediated genome editing. Molecular Therapy，2015，23：S273-S274.

25. Ruan GX，Barry E，Yu D，et al. CRISPR / Cas9-Mediated Genome Editing as a Therapeutic Approach for Leber Congenital Amaurosis 10. Molecular therapy：the journal of the American Societ y of Gene Therapy，2017，25：331-341.

26. Kim K, Park S W, Kim J H, et al. Genome surgery using Cas9 ribonucleoproteins for the treatment of age-related macular degeneration. Genome research, 2017, 27: 419-426.

27. Ochakovski G A, Bartz-Schmidt K U, Fischer M D. Retinal Gene Therapy: Surgical Vector Delivery in the Translation to Clinical Trials. Frontiers in neuroscience, 2017, 11: 174.

28. Nuzzi R, Brusasco L. State of the art of robotic surgery related to vision: brain and eye applications of newly available devices. Eye and brain, 2018, 10: 13-24.

29. Miraldi Utz V, Coussa RG, Antaki F, et al. Gene therapy for RPE65-related retinal disease. Ophthalmic genetics, 2018, 39: 671-677.

30. Stenson P D, Mort M, Ball E V, et al. The Human Gene Mutation Database: towards a comprehensive repository of inherited mutation data for medical research, genetic diagnosis and next-generation sequencing studies. Human genetics, 2017, 136: 665-677.

31. Testa F, Maguire A M, Rossi S, et al. Three-year follow-up after unilateral subretinal delivery of adeno-associated virus in patients with Leber congenital Amaurosis type 2. Ophthalmology, 2013, 120: 1283-1291.

32. Bennett J, Wellman J, Marshall K A, et al. Safety and durability of effect of contralateral-eye administration of AAV2 gene therapy in patients with childhood-onset blindness caused by RPE65 mutations: a follow-on phase 1 trial. The Lancet, 2016, 388: 661-72.

33. Russell S, Bennett J, Wellman J A, et al. Efficacy and Safety of voretigene neparvovec (AAV2-hRPE65v2) in patients with RPE65-mediated inherited retinal

dystrophy：a randomised，controlled，open-label，phase 3 trial. The Lancet，2017，390：849-860.

34. Chung D C，McCague S，Yu Z F，et al. Novel mobility test to assess functional vision in patients with inherited retinal dystrophies. Clinical & experimental ophthalmology，2018，46：247-259.

35. Jb M，Glen R，Bailey W，et al. Genetic analysis of children with hereditary retinal dystrophy within the national health care system of Costa Rica. The American Association for Pediatric Ophthalmology and Strabismus meet ing. Washington，2018.

（刘雨桐）

出版者后记

Postscript

　　科学技术文献出版社自 1973 年成立即开始出版医学图书，40余年来，医学图书的内容和出版形式都发生了很大变化，这些无一不与医学的发展和进步相关。《中国医学临床百家》从 2016 年策划至今，感谢 600 余位权威专家对每本书、每个细节的精雕细琢，现已出版作品近百种。2018 年，丛书全面展开学科总主编制，由各个学科权威专家指导本学科相关出版工作，我们以饱满的热情迎来了《中国医学临床百家》丛书各个分卷的诞生，也期待着《中国医学临床百家》丛书的出版工作更加科学与规范。

　　近几年，中国的临床医学有了很大的发展，在国际医学领域也开始崭露头角。以北京天坛医院牵头的 CHANCE 研究成果改写美国脑血管病二级预防指南为标志，中国一批临床专家的科研成果正在走向世界。但是，这些权威临床专家的科研成果多数首先发表在国外期刊上，之后才在国内期刊、会议中展现。如果出版专著，又为多人合著，专家个人的观点和成果精华被稀释。为改变这种零落的展现方式，作为科技部所属的唯一一家出版机构，我们有责任为中国的临床医生提供一个系统展示临床研究成果的舞台。为此，我们策划出版了这套高端医学专著——《中国医学临床百家》丛书。

"百家"既指临床各学科的权威专家，也取百家争鸣之义。

丛书中每一本书阐述一种疾病的最新研究成果及专家观点，按年度持续出版，强调医学知识的权威性和时效性，以期细致、连续、全面展示我国临床医学的发展历程。与其他医学专著相比，本丛书具有出版周期短、持续性强、主题突出、内容精练、阅读体验佳等特点。在图书出版的同时，同步通过万方数据库等互联网平台进入全国的医院，让各级临床医师和医学科研人员通过数据库检索到专家观点，并能迅速在临床实践中得以应用。

在与作者沟通过程中，他们对丛书出版的高度认可给了我们坚定的信心。北京协和医院邱贵兴院士说"这个项目是出版界的创新……项目持续开展下去，对促进中国临床学科的发展能起到很大作用"。中国人民解放军第二军医大学孙颖浩校长表示"我鼓励我国的泌尿外科医生把自己的创新成果和宝贵的经验传播给国内同行，我期待本丛书的出版"；北京大学第一医院霍勇教授认为"百家丛书很有意义"。我们感谢这么多临床专家积极参与本丛书的写作，他们在深夜里的奋笔，感动着我们，鼓舞着我们，这是对本丛书的巨大支持，也是对我们出版工作的肯定，我们由衷地感谢作者的支持与付出！

在传统媒体与新兴媒体相融合的今天，打造好这套在互联网时代出版与传播的高端医学专著，为临床科研成果的快速转化服务，为中国临床医学的创新及临床医师诊疗水平的提升服务，我们一直在努力！

科学技术文献出版社

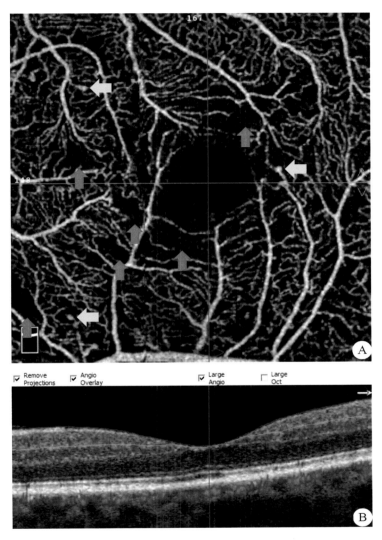

A：en face OCTA 图像，图中白色网络为血流信号，红色箭头所指为毛细血管丢失区域，黄色箭头所指为微血管瘤；B：横断面 OCTA 图像，OCT 图像中红色信号为血流信号。

彩插 1 一名 76 岁男性左眼糖尿病视网膜病变（见正文 006 页）

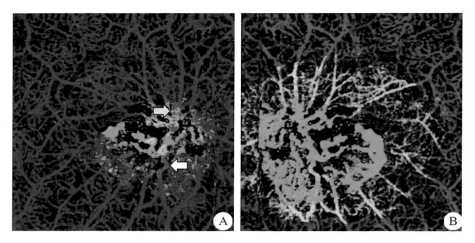

视网膜毛细血管网浅层、深层分别用蓝色、红色表示，外层视网膜用黄色表示，RPE下异常血流信号用绿色显示。

A：从视网膜向脉络膜方向透视；B：从脉络膜方向视网膜方向透视。可见视网膜毛细血管丢失、扩张（白色箭头所指），浅层毛细血管与深层毛细血管吻合，并形成"直角血管"（棕色箭头所指处红色、红色、绿色血流信号多处重叠，提示垂直于视网膜的直角血管形成），异常血管侵及外层视网膜及视网膜下（黄色、绿色信号）

[图源：Spaide R F，Suzuki M，Yannuzzi L A，et al. volume-rendered angiographic and structural optical coherence tomography angiography of macular telangiectasia type 2.Retina，2017，37（3）：424-435.]。

彩插 2 一名 58 岁男性 Mac Tel 2 的立体透视 OCTA 图像（见正文 007 页）

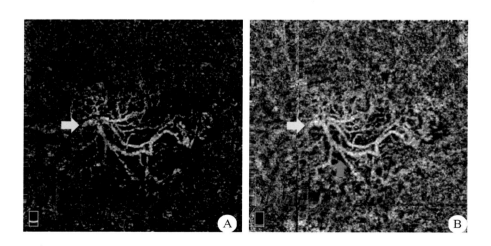

A：外层视网膜层，黄色箭头所指为 CNV 主干，主干不断分支并形成 CNV 网络；B：脉络膜毛细血管层 en face OCTA 图像，红色箭头所示为脉络膜毛细血管层 CNV 之间及周围低信号区域，提示该区域低灌注，可能处于缺血状态。

彩插 3 一名 80 岁男性右眼新生血管性 AMD 患者 OCTA 图像（见正文 011 页）

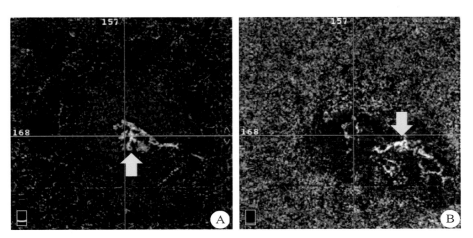

A、B：外层视网膜层与脉络膜毛细血管层 en face OCTA 图像，可见异常脉络膜分支血管网血流信号，但难以分辨出息肉样病灶血流信号。

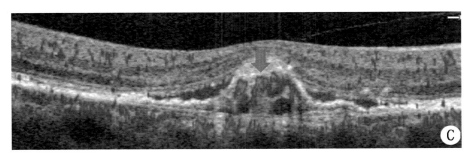

C：与 en face OCTA 图像中绿线对应横断面的 OCTA 图像，红色箭头所示为 RPE 下数个较强的息肉样血流信号。

彩插 4 一名 64 岁男性右眼 PCV 患者的 OCTA 图像（见正文 014 页）

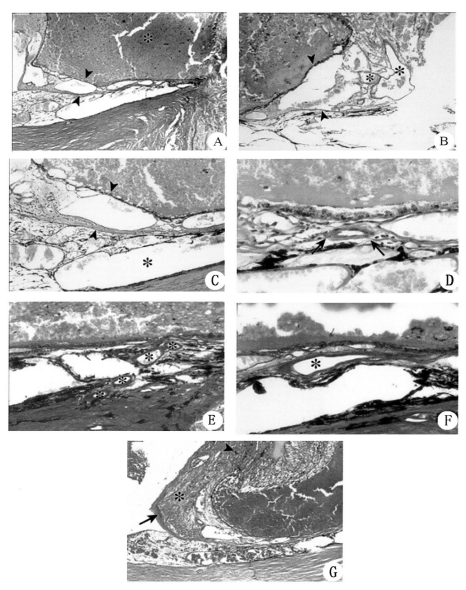

A：视盘旁 Bruch 膜内血管壁薄且扩张的 CNV（两箭头之间），视网膜下出血（星号）（HE×40）；B：出血性 RPE 脱离下边界处扩张的血管结构（星号），上方箭头代表 RPE 和 Bruch 膜内层，下方箭头代表 Bruch 膜外层（PAS×100）；C：高放大倍率下 Bruch 膜内血管壁薄且扩张的 CNV（两箭头之间），上方箭头代表 RPE 和 Bruch 膜内层，下方箭头代表 Bruch 膜外层，RPE 下空泡样变的脉络膜血管结构（星号）（PAS×100）；D：视盘旁 Bruch 膜内伴有小动脉缺陷的 CNV；E：从视盘旁脉络膜延伸至 Bruch 膜的一处睫状后短动脉分支（星号；PAS×250）；F：视盘旁 Bruch 膜内 1～3 层细胞厚度的小动脉肌层（星号；PAS×250）；G：黄斑区盘状斑痕（星号）伴骨样变（зг号），RPE 细胞增生（箭头），与黄斑区盘状斑痕相连的视网膜下出血（HE×40）。

彩插 5　PCV 脉络膜新生血管形成病理图片（见正文 068 页）

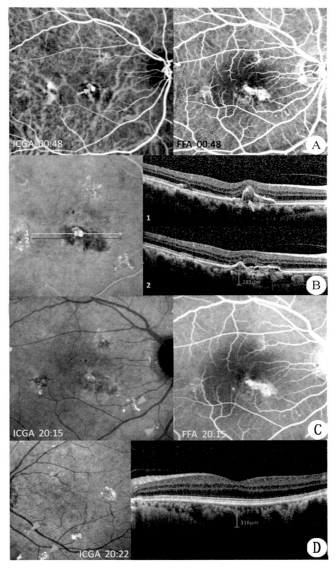

A：ICGA 早期可见一强荧光类圆形孤立 Polyps（黄色箭头）位于黄斑区，未见明显 BVN，对应 FFA 可见 Polyps 对应的视网膜位置及周围荧光素渗漏；B：SD-OCT 可见一狭窄的类圆形尖峰状 PED 突起（黄色箭头）对应 Polyps 的位置，同时 Polyps 下方位置在 OCT 上可见特征性"双层征"，表明 BVN 的位置，脉络膜增厚，其厚度为 281μm，伴局部小血管及毛细血管层萎缩变薄；C：ICGA 晚期可见点状强荧光散在分布于脉络膜（蓝色箭头），表明脉络膜血管高渗透性，对应 FFA 荧光素渗漏与早期相比无明显扩大；D：对侧健眼 ICG 晚期同样有脉络膜血管高渗透性征象（蓝色箭头），OCT 显示脉络膜厚度 316μm。

彩插 6 厚脉络膜型 PCV 的影像学表现（见正文 100 页）

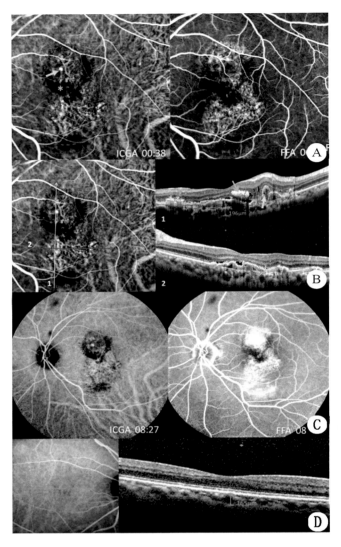

A：ICGA 早期可见类圆形点状强荧光即 Polyps（黄色箭头），位于大片伞状 BVN（红色虚线）范围内伴片状出血遮蔽荧光（蓝色星号），对应 FFA 可见 Polyps 和 BVN 对应的视网膜位置荧光素渗漏；B：SD-OCT 可见指状 PED 突起（黄色箭头）位于"双层征"范围内，对应 Polyps 的位置，伴视网膜出血（蓝色箭头），横向和纵向扫描均可见特征性"双层征"（红色箭头），表明 B 中 VN 的位置，中心凹下脉络膜厚度为 196μm，无明显增厚且未见脉络膜小血管及毛细血管层萎缩变薄；C：ICGA 中晚期未见脉络膜血管高渗透性，对应 FFA 荧光素渗漏与早期相比明显扩大；D：对侧健眼 ICG 中晚期同样无脉络膜血管高渗透性征象，OCT 显示脉络膜厚度 165μm。

彩插 7 薄脉络膜型 PCV 的影像学表现（见正文 101 页）

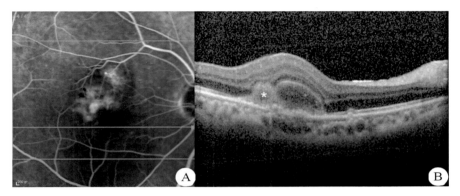

A：在 FFA 上对应位置（绿色扫描线）并未表现为异常荧光；B：SD-OCT 显示视网膜下高反射渗出（白色星号）。

彩插 8　右眼湿性 AMD 患者（见正文 119 页）

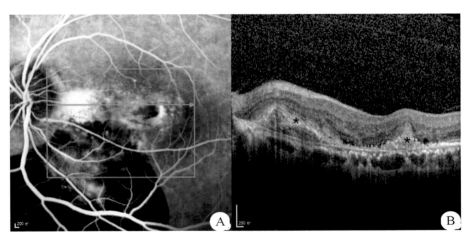

A：与 FFA 的强荧光病灶相对应；B：SD-OCT 清晰显示出 PED、视网膜下液及灰色视网膜下高反射病变（黑色星号）。

彩插 9　左眼湿性 AMD 患者（见正文 122 页）

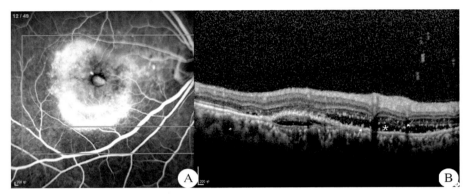

A：为 FFA 影像；B：在 SD-OCT 中可以观察到视网膜下液（白色星号）及相邻的大量视网膜下点状高反射灶（白色箭头）。

彩插 10　右眼湿性 AMD 患者（见正文 123 页）

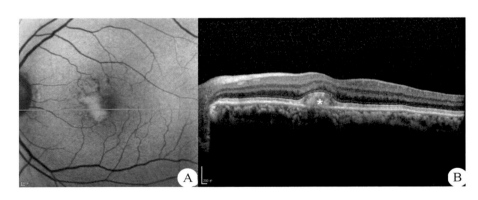

A：眼底自发荧光可以观察到中心凹鼻侧强荧光病灶；B：SD-OCT 可见获得性卵黄样病变（白色星号）。

彩插 11　左眼湿性 AMD 患者（见正文 125 页）

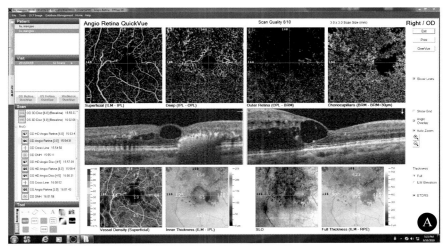

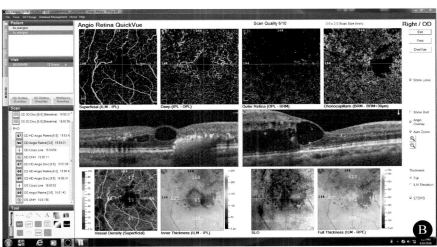

患者为颞上分支静脉阻塞，发生了黄斑水肿。除了显示黄斑水肿外，OCTA可清晰显示浅层视网膜、深层视网膜、脉络膜毛细血管层各层面血管的形态。有助于无创对无灌注区进行辨识，A：可识别RVO继发的脉络膜新生血管；B：OCTA可对各层血流密度进行量化测量。

彩插 12 BRVO 患者右眼 OCTA 检查（正文见 240 页）

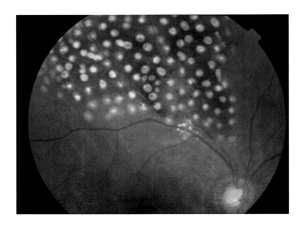

患眼经过颞上象限激光光凝治疗，可见颞上象限大量激光斑。

彩插 13 患者右眼颞上分支静脉阻塞（正文见 242 页）

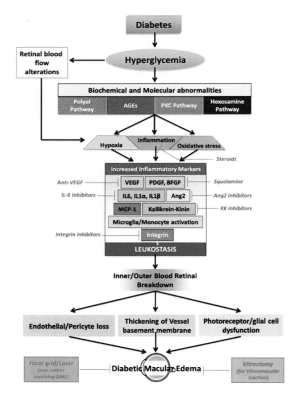

彩插 14 DME 发病机制（正文见 271 页）

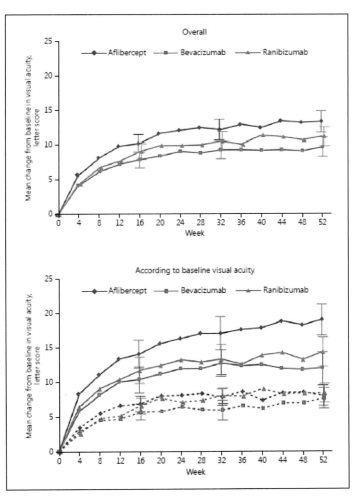

彩插 15 DRCR.net T 方案研究 1 年结果（正文见 278 页）

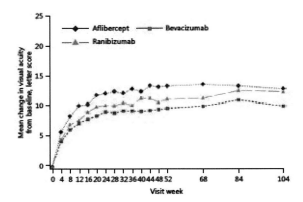

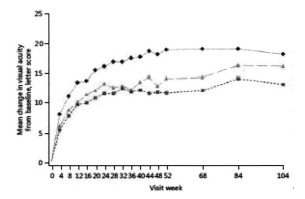

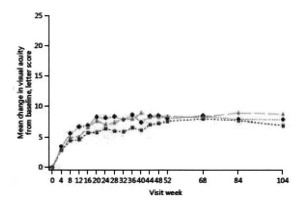

彩插 16 DRCR.net T 方案研究 2 年结果（正文见 279 页）

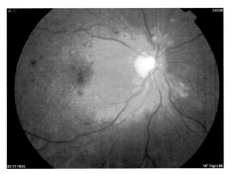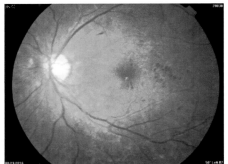

彩插 17 双眼眼底彩照（正文见 294 页）

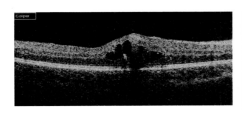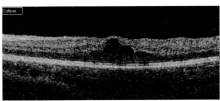

OD   OS

彩插 18 双眼 2016 年 8 月 OCT（正文见 294 页）

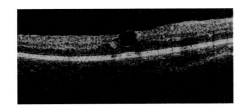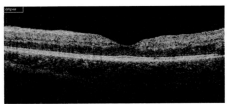

OD   OS

彩插 19 双眼 2016 年 10 月 OCT（正文见 294 页）

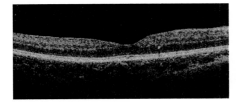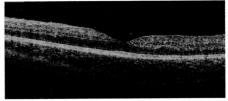

OD   OS

彩插 20 双眼 2016 年 12 月 OCT（正文见 295 页）

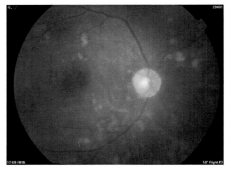
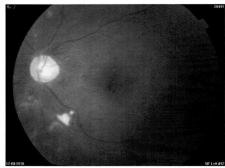

彩插 21 双眼眼底彩照（正文见 295 页）

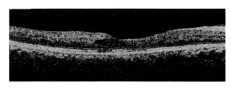
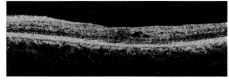

OD   OS

彩插 22 双眼 2016 年 8 月 OCT（正文见 295 页）

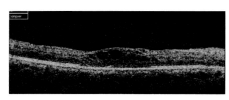
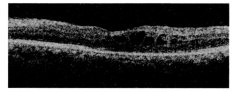

OD   OS

彩插 23 双眼 2016 年 12 月 OCT（正文见 296 页）

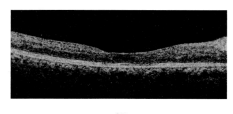
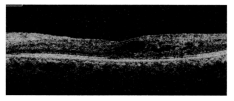

OD   OS

彩插 24 双眼 2017 年 10 月 OCT（正文见 296 页）

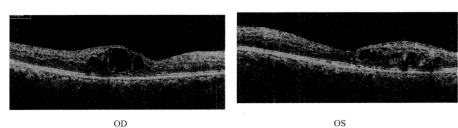

OD   OS

彩插 25 双眼 2017 年 3 月 OCT（正文见 297 页）

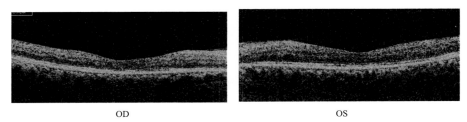

OD   OS

彩插 26 双眼 2017 年 6 月 OCT（正文见 297 页）

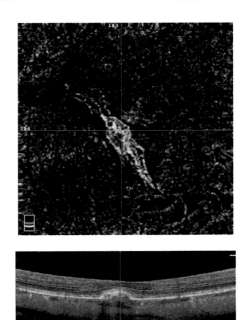

43 岁女性患者近视－10D。图中可见 CNV 成树根状，其毛细血管分支网状结构不明显，提示病变已经瘢痕化，对抗 VEGF 药物治疗效果不明显。图中可见 CNV 内可见血流信号。

彩插 27 病理性近视继发 CNV 的 OCT 血管成像（正文见 324 页）

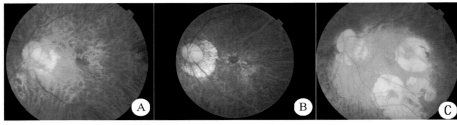

A：新生血管膜；B：Fuchs 斑；C：脉络膜视网膜萎缩。

彩插 28 病理性近视继发脉络膜新生血管膜的疾病进展过程（见正文 358 页）

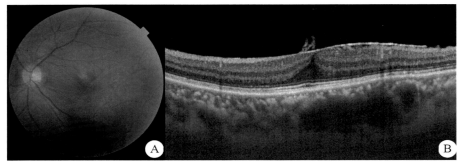

A：彩色眼底照相示视网膜前黄斑纤维化；B：OCT 经 A 黄斑中心凹扫描，示黄斑前膜伴视网膜神经上皮层增厚，中心凹消失，中心凹外层视网膜结构尚完整，黄斑前膜表面部分玻璃体后皮质残留。

彩插 29 黄斑前膜（见正文 365 页）

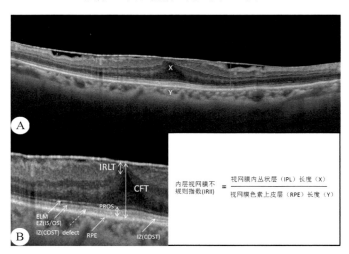

A：黄斑前膜内层视网膜不规则指数（IRII）测量方式，以 Et DES 黄斑分区 3mm 内圈为界（红线），标记并测量其内视网膜内丛状层下界长度（X）与视网膜色素上皮层长度（Y）之比即为内层视网膜不规则指数；B：CFT：central foveal thickness，黄斑中心凹厚度；IRLT：inner retinal layer thickness，内层视网膜厚度；ELM：external limiting membrane，外界膜；EZ（IS／OS）：ellipsoid zone（photoreceptor inner／outer segment junction），椭圆体带；IZ（COST）：interdigitation zone（cone outer segment tip line），嵌合体区，虚线箭头所示为局部嵌合体区缺失；RPE：retinal pigment epithelium，视网膜色素上皮；PROS：photoreceptor outer segment，光感受器外节（椭圆体带上缘至 RPE 上缘）。

彩插 30 目前黄斑前膜 OCT 研究中常用的预后测量指标（见正文 370 页）

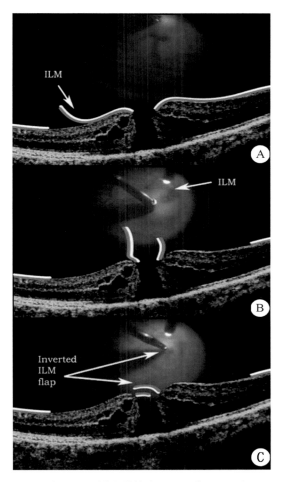

彩插 31 ILM 瓣翻转技术（见正文 391 页）

（图源：Michalewska Z，Michalewski J，Adelman R A，et al. Inverted internal limiting membrane flap technique for large macular holes. Ophthalmology，2010，117：2018-2025.）

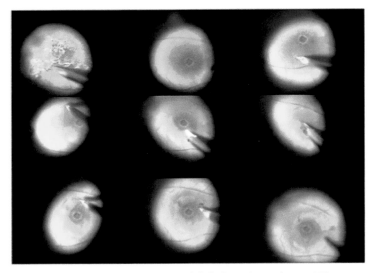

彩插 32 保留中心凹 ILM 的剥除术步骤（见正文 392 页）

（图源：Ho T C，Yang C M，Huang J S，et al. Foveola nonpeeling internal limiting membrane surgery to prevent inner retinal damages in early stage 2 idiopathic macula hole. Graefes ArchClin Exp Ophthalmol，2014，252：1553-1560.）

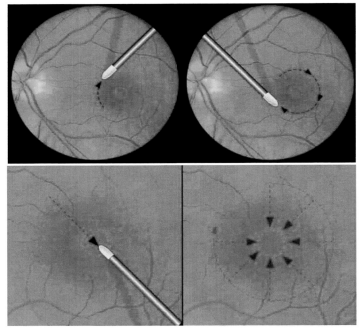

彩插 33 ILM 打磨术示意（见正文 393 页）

（图源：Mahajan V B，Chin E K，Tarantola R M，et al. Macular hole closure with internal limiting membrane abrasion technique. JAMA Ophthalmol，2015，133：635-641.）

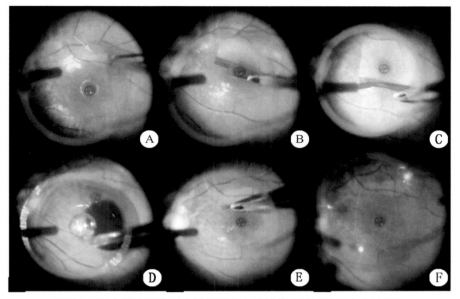

彩插 34 重水辅助下的 ILM 瓣重置术主要操作步骤（见正文 394 页）

（图源：Tian T，Chen C，Zhao P，et al. Novel Surgical Technique of Peeled Internal Limiting Membrane Reposition for Idiopathic Macular Holes. Retina，2017，12：1-5.）

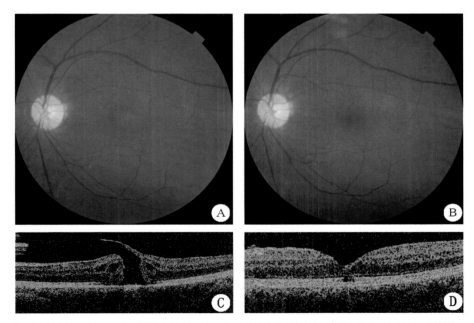

A、B：术前孔径 454μm，伴玻璃体黄斑牵拉（VMT）；经单纯玻璃体腔注气术后 1 个月；C、D：VMT 解除，裂孔闭合，最佳矫正视力由 0.15 提高至 0.3。

彩插 35 单纯玻璃体腔注气术治疗大 FTMH 手术前后眼底彩照及 OCT（见正文 397 页）

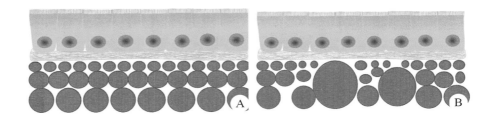

A：脉络膜正常结构模式图；B：脉络膜肥厚模式图。

彩插 36 脉络膜模式（见正文 406 页）

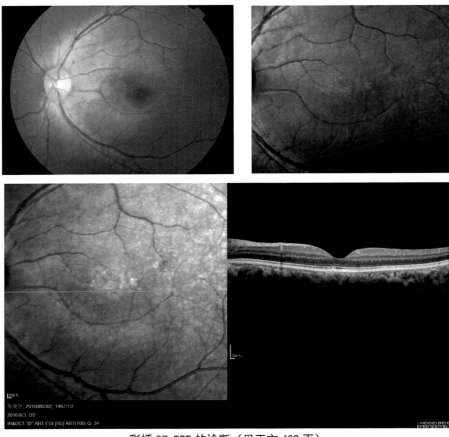

彩插 37 PPE 的诊断（见正文 409 页）

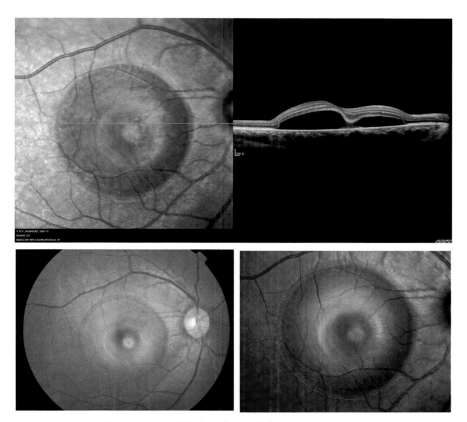

彩插 38 CSC 患眼的脉络膜肥厚状态（见正文 410 页）

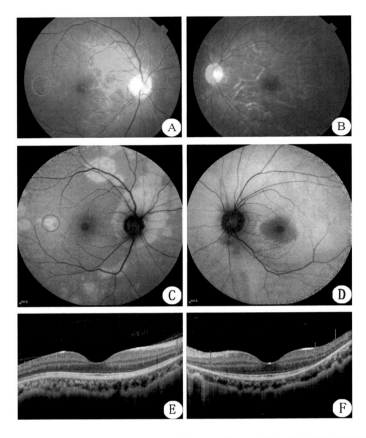

A：右眼眼底像，黄斑颞侧小片色素变动；B：左眼眼底像大致正常；C：右眼自发荧光片状异常增强荧光，其中黄斑颞侧病灶与眼底像中脱色素病灶对应（红色圆圈）；D：左眼广泛异常增强自发荧光，黄斑区正常荧光，病灶与正常组织边缘处荧光更强（红色箭头）；E、F：分别为右眼、左眼黄斑区 OCT 图像，可见与病变位置对应的椭圆体带缺失、外层视网膜萎缩变薄，脉络膜也有一定程度变薄表现。

彩插 39 眼底及自发荧光图像（见正文 423 页）

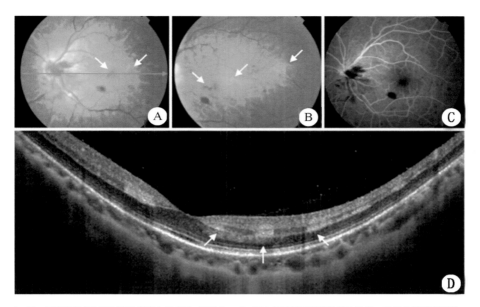

A、B：显示黄斑旁边界欠清的楔形白色病灶（箭头）；C：FFA 显示视网膜静脉迂曲扩张，毛细血管轻度扩张，后极部散在出血遮挡荧光，黄斑区大致正常；D：OCT 显示黄斑中心凹鼻侧及颞侧旁中心区域中层视网膜高反射条带（箭头）。

彩插 40 左眼眼底像、造影剂 OCT 检查（见正文 429 页）

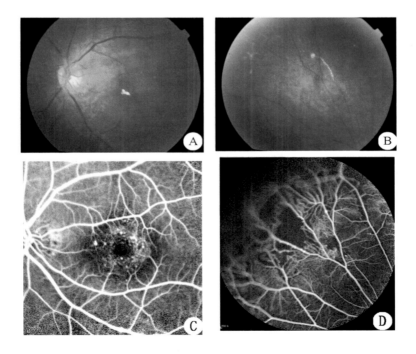

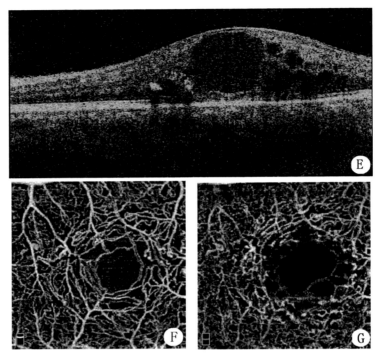

A、B：眼底彩照示黄斑中心可见硬性渗出，伴鼻上周边视网膜异常血管；C、D：荧光素眼底血管造影显示左眼黄斑中心凹周围毛细血管扩张及微血管瘤，鼻上方异常血管呈网状，可见毛细血管无灌注区；E：OCT 显示左眼黄斑囊样水肿；F、G：OCTA 显示黄斑中心凹周围浅层和深层毛细血管扩张，可见部分微血管瘤。

彩插 41 52 岁男性患者左眼血管瘤型毛细血管扩张症（见正文 440 页）

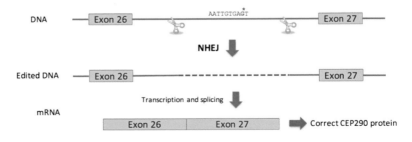

彩插 42 CRISPR／Cas 系统修复 *CEP290* 基因示意（见正文 462 页）

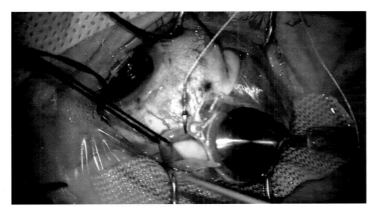

彩插 43 装有 ASIC 的密封盒被缝合在距巩膜缘 5mm 的巩膜上（术中图片）（见正文 479 页）

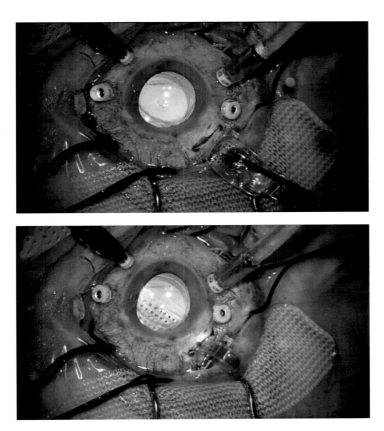

彩插 44 微电极通过经 5mm 睫状体平坦部巩膜切开术植入玻璃体腔内（术中图片）

（见正文 480 页）

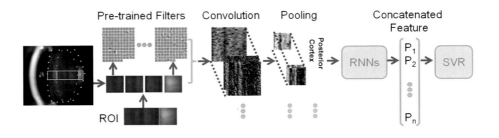

ROI，region of interest，目标区域；RNNs，recursive neural net works，结构递归神经网络；SVR，support vector regression，支持向量回归。

彩插 45 核性白内障分级流程示意（见正文 489 页）

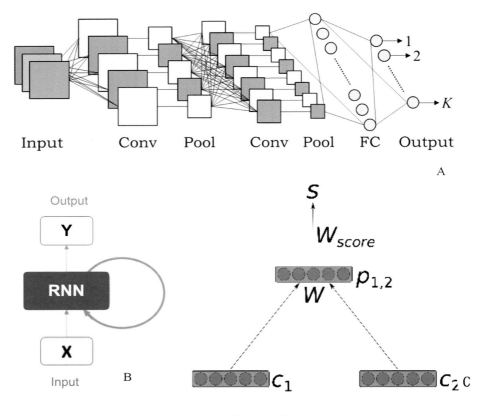

A：卷积；B：循环；C：递归。

彩插 46 3 种常见的深度学习体系结构（见正文 491 页）

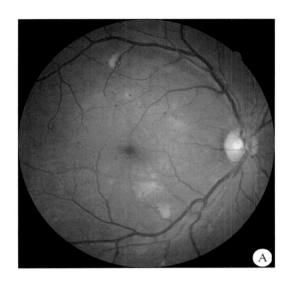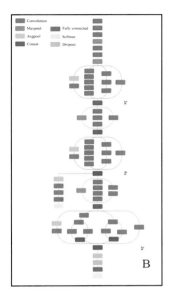

A：深度学习模型正确分级（重度 NPDR）的眼底彩照，注意颞上棉絮斑及其附近的视网膜内微血管异常；B：糖尿病视网膜病变分级模型的一种实现结构：Inception V3。

彩插 47 糖尿病视网膜病变的筛查分级应用及所用的深度学习模型（见正文 496 页）

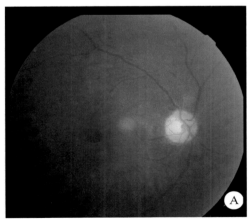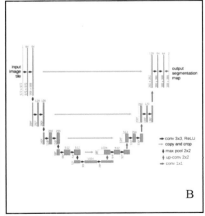

A：深度学习模型训练使用的眼底常见病灶示例；B：可用于眼底病灶检测的一种深度学习结构：UNet。

彩插 48 糖尿病视网膜病变的筛查分级应用及所用的深度学习模型（见正文 497）

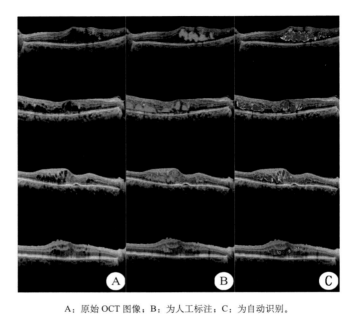

A：原始 OCT 图像；B：为人工标注；C：为自动识别。

彩插 49 基于深度学习的视网膜内液识别示例（见正文 499 页）

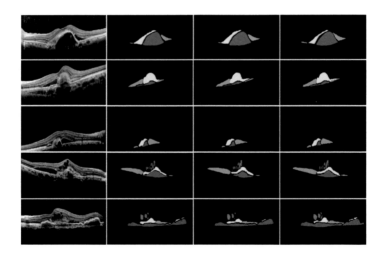

左起第一列为原始 OCT 图像，第二列为眼科专家 1 标注，第三列为深度学习系统自动识别，第四列为眼科专家 2 标注。黑色为背景，红色为视网膜内液，绿色为视网膜下液，蓝色为色素上皮脱离，黄色为视网膜下高反射物质。

彩插 50 出现视网膜下高反射物质的 AMD 图像识别示例（见正文 499 页）

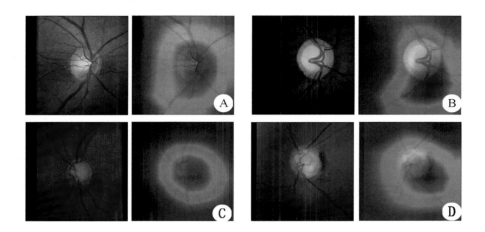

A：健康眼；B：疑似青光眼；C、D：青光眼。

彩插 51 典型热度图表明深度学习分析中权重最高的部位（见正文 503 页）

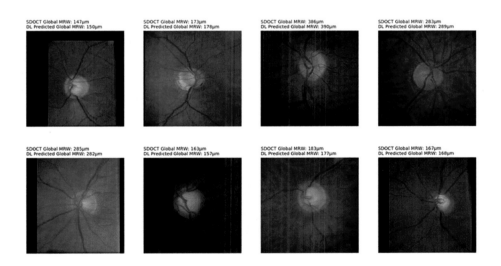

MRW，最小盘沿宽度。

彩插 52 深度学习和 OCT 预测最小盘沿宽度示例（见正文 504 页）

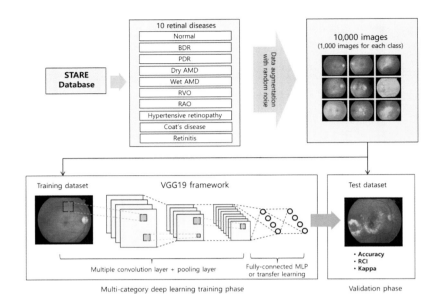

彩插 53 试验流程示意（见正文 506 页）

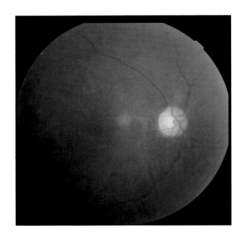

这一张图报告了黄斑前膜、黄斑裂孔及视神经萎缩。

彩插 54 多病种模型（见正文 507 页）

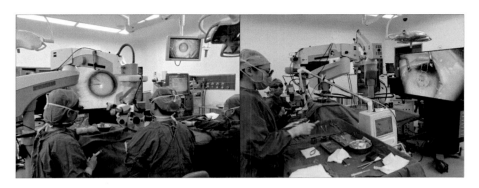

彩插 55 北京协和医院眼科医生依靠 3D 可视化手术系统进行玻璃体切除术（见正文 516 页）

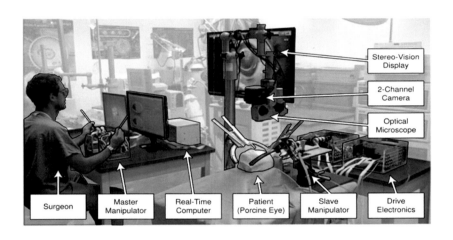

系统包括操作者、操作台、实时反馈计算机、手术患者、机械臂、驱动电路系统、手术显微镜及显示系统等。

彩插 56 眼科手术机器人系统示意（见正文 520 页）

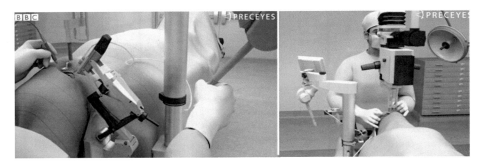

该系统完成了世界上首例人体眼内黄斑前膜剥除术。

彩插 57 英国 Preceyes 手术机器人辅助系统示意（见正文 527 页）

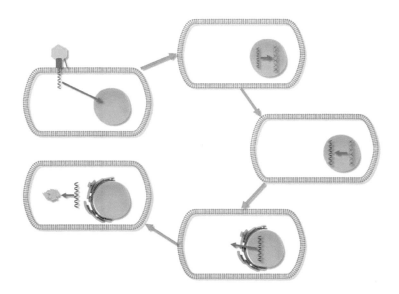

AAV 或其他病毒载体将单链 DNA 注入靶细胞中，DNA 被细胞核摄取，并利用宿主细胞自身的装置将单链 DNA 转化为双链 DNA。这一基因片段与它的启动子一起插入反向末端重复序列之间，在宿主细胞核内形成游离基因多联体。此后，这一基因片段可正常转录、翻译，表达靶蛋白。图中的 DNA 以蓝色螺旋表示，RNA 以红色螺旋表示。

彩插 58 病毒载体进行基因转导的一般原理（见正文 534 页）